U0313155

"十二五"国家重点图书出版规划项目

中医药信息学丛书

中医临床信息学

王映辉 刘保延 主 编

科学出版社

北 京

内 容 简 介

本书为"中医药信息学丛书"之一,主要介绍了中医临床信息学理论、研究方法、研究成果应用示范及研究进展。第一章系统论述了中医临床信息学理论基础、发展历程、概念、研究对象、内容、方法及目标,提出了中医临床信息学重点学科建设的目标、任务及作用。第二章至第四章介绍了中医临床信息采集、中医临床信息数据存储与管理、数据整合的方法与技术。第五章重点从中医临床信息的分析利用角度介绍了相关研究与成果示范应用,包括中医临床规律发现、中医临床经验传承、中医护理规律发现、中医临床决策支持系统、医院运营与决策管理支持系统等。第六章为中医临床信息学发展展望。

本书的编写获得国家中医药管理局重点学科建设项目、中国中医科学院中医信息学学科带头人项目、中国中医科学院广安门医院重点学科建设基金的支持和资助。

本书对中医临床科研人员及中医医院信息化工作相关人员的工作具有启发性,也可作为大学本科及研究生的参考用书。

图书在版编目(CIP)数据

中医临床信息学 / 王映辉,刘保延主编 . —北京:科学出版社,2017.3
(中医药信息学丛书)

"十二五"国家重点图书出版规划项目

ISBN 978-7-03-052308-2

Ⅰ.①中… Ⅱ.①王… ②刘… Ⅲ.①中国医药学 – 信息学 Ⅳ.① R2-03

中国版本图书馆CIP数据核字(2017)第052761号

责任编辑:刘 亚 曹丽英 / 责任校对:赵桂芬
责任印制:张 伟 / 封面设计:陈 敬

科学出版社 出版
北京东黄城根北街16号
邮政编码:100717
http://www.sciencep.com

北京京华虎彩印刷有限公司 印刷
科学出版社发行 各地新华书店经销

*

2017年3月第 一 版 开本:787×1092 1/16
2017年3月第一次印刷 印张:21 1/2
字数:538 000

定价:118.00 元
(如有印装质量问题,我社负责调换)

丛书编委会

主　　编　崔　蒙　吴朝晖　乔延江

编　　委　王映辉　李海燕　张华敏　赵英凯

　　　　　李园白　王　耘　姜晓红

《中医临床信息学》编委会

主　　编　王映辉　刘保延
副 主 编　张　红　张润顺　樊俊芝
编写人员　（按姓氏笔画排序）

马兆辉　王映辉　王致奇　毛　炜

白　杨　白　岩　田　琳　师　敏

刘　辉　刘保延　刘堃靖　闫英杰

李　婧　李文泉　李彦敏　李敬华

杨淑宏　吴　洁　吴一帆　宋观礼

张　红　张　华　张　静　张立宏

张素秋　张润顺　陈丽丽　和　菁

周建伟　周雪忠　周霞继　周雍明

孟思璠　赵　忖　姜又琳　贾开雪

徐丽丽　高殿璞　郭　敬　郭玉峰

樊俊芝　薛燕星

丛 书 序

    21 世纪是世界科学技术迅猛发展的时期，学科之间的交叉融合成为科技发展的重要趋势之一。其中，信息科学技术产生了广泛而深远的影响，对于医学领域也不例外。医学信息学是医学、计算机科学、人工智能、决策学、统计学和信息管理学的新兴交叉学科，在电子病历、医院信息系统、临床决策支持系统、远程医疗及数据交换标准等方面取得了丰硕的成果，已经在医院管理、教学和科研，疾病的预防、诊断和治疗等方面发挥了不可替代的作用。不言而喻，中医药信息学的发展历程更为年轻，富有潜力。中医中药流传数千年，至今仍然保持旺盛的生命力，在维护生命健康中发挥着独特而重要的作用。纵观中医药发展历程，总是与时代紧密相连，唯其如此，方能历久弥新。当今，现代科技背景之下，中医药学术繁荣复兴，与现代医学乃至其他学科的汇聚、交流、融合、互补，逐渐成为中医药时代发展的显著态势。

    中医药文献典籍浩如烟海，学术经验传承异彩纷呈，蕴藏着极为宝贵的学术资源，有待深入发掘。信息科学技术方法为此提供了崭新的机遇，对中医药学术的当代传承与发展发挥了重要的作用，中医药信息学这门新兴的学科也由此应运而生。同时，也当应看到，缘于学科性质、理论钩沉、社会文化背景、语言表述、思维模式、时代变迁等差异，中医药学术内容本身与信息科学技术的融合过程中必然存在重大挑战，中医药信息的获取、转化与共享等面临许多困难。这一点是医学信息学、地理信息学等其他与信息学交叉的学科发展过程中较少遇到的。所以尽管呈现出蓬勃的生机与巨大的潜力，但至今尚少有学者，也无专著对其内涵、外延进行详细论述。虽然已经成为国家中医药管理局重点建设学科，但其具体的学科建设仍是筚路蓝缕，充满艰辛，亟需奠基性著作充实其理论内核，支撑后备学术人才的教育培养。幸而，以崔蒙研究员等为首的学术团队，多年来致力于中医药信息学原理与方法学的研究、中医药信息数据库及中医药信息国际标准的研制，其进行了大量基础性的研究工作，积累了较丰富的经验和学识，很多工作与研究都充实了学科领域，为中医药信息学学科的设置、建设与发展提供了极其坚实的基础和有益的借鉴。

    对于一门学科而言，理论与实践工作同等重要。相比中医药信息研究工作的大量开展，学科理论建设工作有所滞后，长期势必会影响与制约学科发展。由此，中医药信息学丛书编撰工作的意义与价值显得极为关键。该书从全方位的角度介绍了这门学科的过去、现况和未来，对中医药信息的内涵、外延、研究方法、内容及意义等着墨甚多，阐发明晰而深刻，对中医药信息学下中医药信息标准、中医药科学数据、中医药知识工程、中药信息学、中医临床信息学、中医药图书馆学和中医药情报学等七个分支学科均有系统论述。概言之，其研究内容几乎涵盖了一切与中医药活动有关的信息，如临床、科研、教育、管理、文化、生产经营等领域所产生的信息，提高了对中医药信息获取、转化、传播与利用的能力。

    尤其值得一提的是，书中认为中医药信息是认识论层次的信息，具有现代整体性、动态时空性、现象理论等特征，其"主客融合的体验"及"包含本质的现象"等导致了辨证诊断和疗效的模糊，以及相对重视客体的整体变化状态，这些特点与大数据的"整体性""混杂性""相关性"三大特点不谋而合。如果能够借助大数据研究所获得的成果，从理论、方法学上解决体验信息获取、存储及传播的问题，必将对中医药学发展起到至关重要的推动作用。

　　目前，欧美发达国家对医学信息学的教育与训练非常重视，认为掌握必要的现代信息技术是医务工作者必须具备的一项基础知识和基本技能。这一点在中医药领域同样适用，但纵观国内临床医疗系统尤其是中医药领域，对此认识还尚待深化，这对拓展中医药工作者的视野、提升其临床水平及科研能力显然不利。我希望中医药信息学丛书的问世能够在较大程度上引发学界对此问题的关注与重视，推动中医药信息学术的普及与发展，获得更大范围的学界共识。

　　相比传承千年、博大精深的中医药学，中医药信息学刚刚起步，尚有很多的工作需要一一完成，还有很多的困难需要一一克服，可谓前路漫长且艰、任重而道远。可喜的是，中医临床信息学丛书的编撰为万里征程开了一个好头，为这门学科的发展奠定了基础，指明了方向，确立了模式。"前人栽树，后人乘凉"，希望广大中医药信息工作者以此为起点，在全面而深刻把握中医药学术特质与发展规律的基础上，有效借鉴、运用信息科学原理、方法、技术，不断丰富中医药信息学的内涵，探寻其内在规律，为中医药学术的传承、发展乃至创新提供更多的助益，充分发挥其独特作用。

　　传统与现代的交融总是令人充满无限的遐想与期待，处于高概念和大数据时代的中医药信息学更加深化其学科特质，望能引领中医药学科、事业与产业的发展。对于崔蒙、吴朝晖、乔延江主编及编写团队，我比较熟悉他们的工作，感佩学者们孜孜不倦、辛勤耕耘、认真治学的精神，创建一个崭新的二级学科实在不易，此书乃中医药信息学的奠基之作。书濒脱稿邀我作序，是对我的信任和鼓励，谨志数语乐观厥成。

王永炎
甲午季秋

序

　　21 世纪是信息化的时代，科技信息的发展已经成为推动科技进步和各项事业发展的重要推手。从 20 世纪 70 年代开始，计算机技术开始应用于中医药行业，信息技术的应用和信息人才的培养成了当务之急。2009 年 10 月国家中医药管理局将中医药信息学列为重点学科委培科目，委托中国中医科学院中医药信息研究所、湖北中医药大学为建设单位，有力促进了中医药信息学的发展。计算机科学、信息技术与中医药学相互渗透，在提升中医药服务能力、科学研究、学术经验的传承中发挥了十分重要和不可替代的作用。随着信息学科的飞速发展，云计算、大数据、物联网、移动互联网等同中医药学的交叉、应用、融合、创新、变革，正如火如荼地影响着中医药信息化的发展，同时也极大地促进了中医药信息学科的建设。中医临床信息学学科即是在这一背景下成长和发展起来的。

　　中医临床信息学是随着信息技术在中医临床中的广泛深入应用，信息科学与中医药学融合、创新、拓展的结果，具有指导、促进中医药临床科研、医疗、人才培养和相关业务发展的作用。

　　早在 20 世纪 90 年代，中国中医科学院广安门医院即开展了医院计算机室和网络室建设工作。20 余年来，遵循临床、科研、管理、服务一体化，以病人为关注焦点，坚持统筹规划、系统集成、分步实施的原则，使医院信息化建设逐步深入，处于全国领先水平，有力地支持了医院的科研和医疗工作，保证了所承担的北京市科技重大项目，"十五"国家科技攻关计划、"十一五"、"十二五"国家科技支撑计划和国家中医药行业重大科研专项等科研计划的完成，既促进了重大疾病中医临床诊疗规律的研究和名老中医经验的传承，同时又使中医临床信息学学科不断完善和发展。

　　映辉同志极具远见的创新思维，又有刻苦的钻研精神和坚韧不拔的工作毅力，在中国中医科学院广安门医院工作时就协助刘保延院长将计算机信息技术引进医院，后来担任副院长主管信息工作，为中国中医科学院广安门医院信息化建设做出了重要贡献。他调入中国中医科学院中医药信息研究所承担领导工作后，更是如鱼得水，发挥了他在中医药和信息两个方面的优势。2011 年国家中医药管理局将中医临床信息学学科列入重点学科建设。作为中国中医科学院中医信息学学科带头人，他对中医临床信息学的发展，提出了学科建设的目标与方向，对如何加强学科建设，发挥学科对中医临床的指导作用等提出了一整套的思路和认识。他整合了医院计算机中心、相关科室的研究力量，并与高校、研究院所、企业联合，组建了中医临床信息学学科建设研究团队，使中医临床信息学科有了飞速发展。该书即是在此基础上，对"中医临床信息学"进行了全面系统的总结，从中医临床信息学理论、研究方法及研究成果的实践应用，存在的问题及发展方向等方面进行了具体的论述。对于中医结构化电子病历的研发及应用、名老中医临床诊疗信息采集及分析挖掘、中医医疗与临床科研信息共享系统研发、中医临床诊疗术语集建立、中医医院综合运营与决策管理系统应用等方面，都在实践经验基础上提出了创新的理论，形成了一整套的方法学体系。该书的出版，必将对中医临床信息学科的建设和发展起到重要的引领和指导作用。

　　中医临床信息学是一个新兴的学科，学科建设刚刚起步，一定有一些不尽完善之处，有待我们在发展中加以解决。但作为奠基之作，对于启发同道，指导发展，无疑会起到十分重要的作用。我也期望中医专业及计算机专业人员，相互学习，共同进步，找准影响中医药发展的科学技术问题，在标准研究与应用、临床信息系统研发、数据采集的数量及质量、信息利用与决策支持等方面，共享共建，全面提升中医药服务的效率和水平，使中医临床信息学在健康中国、大中医建设中发挥更大的作用。通过我们的不断努力，来加快中医信息学学科的发展和完善。有感于此，谨以致贺，是以为序。

2016 年 12 月

自　　序

　　1978 年，北京中医医院"关幼波肝病辨证施治电子计算机程序"初步研制成功，1980 年 6 月在北京市中医医院门诊正式应用，开创了计算机信息技术在中医临床应用的先河。1982 年中国中医研究院（2005 年更名为中国中医科学院）广安门医院启动"名老中医智能模拟应用软件朱仁康中医系统 ZRK-82 的研究"项目，并于 1984 年荣获中国中医研究院科技二等奖，1987 年，"电子计算机模拟谢海洲老中医治疗颅脑损伤后遗症临床经验"荣获中国中医研究院科技三等奖，北京市科技进步三等奖；1989 年"电子计算机模拟谢海洲老中医治疗痹证临床经验"荣获中国中医研究院科技三等奖，北京市科技进步三等奖。1995 年，刘保延等在中国中医科学院广安门医院率先组建了医院计算机室和网络室，外派培训信息化人才，启动了中医医院信息化与中医临床及科研的系统结合工作，初步勾画了中医临床信息学科的蓝图，建立了医院信息系统和全国中医医院第一个门户网站"中医之窗"，开发了《中华针灸大成》、《世界针灸学会联合会成立十周年大会集萃》等多媒体光盘，开发应用了医院管理系统，形成了中医临床信息学研究能力。此后 20 余年来，医院信息化建设飞速发展，中医医院信息化建设逐步深入，从财务管理，到业务管理、质量控制、物资管理、流程再造等方面发挥着越来越重要的作用，同时，中医临床与科研对于信息技术的应用需求越来越迫切。

　　2002~2008 年，基于中医辨证论治个体化诊疗模式下临床规律发现与科研创新的需求，北京市科学技术委员会立项资助了立足中医辨证论治特点的临床科研信息共享系统建设，中国中医科学院广安门医院整合了医院计算机中心、相关科室的研究力量，并与高校、研究院所、企业联合，组建了中医临床信息学研究团队，在综合集成中医医院信息系统基础上，探索建立了中医医疗与临床科研信息共享技术平台，应用平台开展了名老中医经验传承、糖尿病、肿瘤、中风等示范研究，并以此带动了全国名老中医临证经验、学术思想研究性传承和国家中医临床研究基地信息共享系统的研究建设工作全面开展。随着研究的深入，中医临床信息学科的建设思路也越来越清晰，于是提出中医临床信息学科应在医学信息学、临床信息学建设一般原则及方法的基础上，结合中医自身规律特点，临床与科研密切结合，充分利用现代信息技术，建立符合中医自身发展需要的学科体系。

　　中国中医科学院重视中医临床信息学科建设，2010 年聘任王映辉为中国中医科学院中医临床信息学学科带头人，学科建设迈入快速发展期。学科队伍发展壮大，研究方向特色和优势突出，持续稳定。中医特色临床信息系统与管理系统集成建设应用、中医医疗与临床科研信息共享系统研究及应用、名老中医经验现代分析挖掘方法研究、医院综合运营与决策管理研究成果突出，作为牵头单位承担了北京市科技计划重大项目课题，"十五"国家科技攻关计划课题，"十一五"、"十二五"国家科技支撑计划课题，中医药行业专项，973 计划，863 计划等一系列课题，获得成果奖励 9 项，其中"中医临床科研信息共享系统"获国家科技进步二等奖。作为核心成员参与国家中医药管理局近年来的中医信息化重要规范、指南、规划等的起草和论证。中医临床信息学科建设，促进了医院信息化建设，整体水平居于全国同类医院的前列，获得国家中医药管理局"全国中医医院信息化示范单位"称号。荣获中国医药信息学会 2011 年、2012 年"全国医药卫生信息化先进单位"，中国卫生信息学会"2012 卫生信息化推进优秀奖"。

2011 年国家中医药管理局中医临床信息学科重点学科获准建设，中国中医科学院广安门医院为建设单位。

本学科特色与优势体现在中医结构化电子病历、名老中医临床诊疗信息采集系统、中医医疗与临床科研信息共享系统、中医经验分析挖掘系统、中医临床诊疗术语集、中医医院综合运营与决策管理系统等研发与建设方面，结合了中医理论特点和中医医院临床流程等，具有研究模式、方法学等方面的领先优势，有较丰富的实践经验，形成了一整套的方法学体系，开发了相应的具有自主知识产权的软件产品，为中医真实世界临床研究提供了技术支撑。真实世界的临床科研，是指在常规医疗条件下，利用日常医疗实践过程中所产生的信息数据开展的科研活动。在这一过程中，医务人员以病人为核心，以改善和保障病人健康状态为目标，充分发挥自己的主观能动性，选择适合的诊疗手段为病人服务，所开展的医疗活动均非为了某种研究目的而人为的对病人、医生、检测条件等进行特别的规定。

人类社会进入发展信息、提升智能的时代，智能扩展与提升是现在和未来人类技术发展的热点方向。信息科学技术和临床大数据为疾病与健康规律发现开辟了新途径，展示出广阔的前景，在中医药领域中更具应用优势。中医临床信息学科建设与发展的需求和条件也已成熟。

万事开头难。中医临床信息学科建设还处在起步阶段，本书以中国中医科学院广安门医院中医临床信息学科研究与建设实践为基础，简述了中医临床信息学的概念内涵与外延、研究内容、研究方法与研究成果，以期启发同道，加强中医临床信息学科建设，充分发挥中医临床信息学的作用和优势，为中医临床智力能力的扩展，为中医药理论和实践的传承创新开辟新途径！

编　者

2016 年 12 月

前　言

　　中医药学为我国的传统医学，信息学是一门新兴的学科，中医药信息学是中医药学与信息学交叉融合产生的一门新兴学科，是一个发展中的交叉学科领域。2008 年国家中医药管理局将中医药信息学学科列入二级学科培育目录。2009 年 10 月国家中医药管理局研究确定新一轮中医药重点学科建设点，其中中医药信息学为委培科目，建设单位为中国中医科学院中医药信息研究所、湖北中医药大学。

　　随着医疗卫生信息化的迅速发展，以病人为核心的临床信息化愈加全面而深入，中医临床信息学的作用和地位也日益凸显，中医临床信息学科作为中医药信息学的分支学科成长、发展的条件亦日趋成熟，2012 年国家中医药管理局又增设了 11 个中医药信息学重点学科建设单位，其中中国中医科学院广安门医院明确提出了中医临床信息学重点学科建设目标。中医临床信息学学科建设重视临床与信息等多学科的交叉、复合型人才培养，遵循中医药理论和规律，突出中医临床特点和优势，通过创新开发信息科学方法、计算机科学方法和知识管理方法，突出临床实践中的信息研究与成果转化的应用，促进中医临床知识发现、疗效提高、效率提升、知识和经验的传播与传承，促进中医药事业跨越发展。

　　中医药学与信息学有共同的理论基础，中医学是以临床实践为基础的科学，中医的传承和发展离不开中医临床实践，而且必须基于临床实践，基于真实世界中的临床信息开展研究，建立中医医疗与临床科研信息一体化的技术体系，将临床实践中产生的大量诊疗信息同步转化为科研数据，通过数据挖掘等方法，探索和发现临床规律及经验知识，再指导应用于临床实践，以扩展临床相关人员的信息功能特别是智力功能，解决中医临床研究与医疗实践脱节、中医经验和知识难以传承的问题。因此建立和发展中医临床信息学，是中医药学进步与发展的现实需求和必然趋势。

　　随着互联网、物联网、云计算等技术的发展，大数据时代已经到来，信息化、数字化的时代，中医临床信息学将在促进中医药服务适应"互联网+"模式，在创新服务理念、模式及方法等方面，起到很好的桥梁作用。中医临床信息学必将成为未来中医药发展不可或缺的基础及动力。

王映辉

2016 年 12 月

目　录

第一章 中医临床信息学概述

中医药信息学是中医药学与信息学交叉融合产生的一门新兴学科，中医临床信息学是中医药信息学的分支学科，是中医药信息学在中医临床诊疗实践中形成发展而来的。本章重点介绍了中医临床信息学的理论基础、发展历程、中医临床信息学的概念、研究对象、内容、方法及目标，提出了中医临床信息学科建设的目标、任务及作用。

第一节 中医临床信息学的理论基础

中西医分别从不同角度研究生命现象，西医侧重于从物质角度研究人体，中医侧重于从信息角度研究人体生命运动状态及其运动变化规律。中医临床诊疗过程涉及信息科学的信息获取、传递、处理、再生、施效及信息组织等环节。符合典型信息科学全过程模型。

一、中医药学的信息认识论

现代科学普遍认为世界是由物质、能量、信息 3 个基本要素组成，世界上的万事万物都处在运动变化之中，任何事物的运动变化都离不开物质、能量和信息三要素。其中，物质是不依赖于人的意识而又能为人的意识所反映的客观实在，它占有一定的空间，有不同的存在形态，如固态、液态、气态等。运动是物质的根本属性，时间和空间则是运动着的物质的存在形式。自然界和社会的一切形象，都是运动着的物质的存在形式。能量是物质运动转换的量度，简称"能"，世界万物是不断运动的，能量是表征物理系统做功的本领的量度。能量以多种不同的形式存在，按照物质的不同运动形式分类，能量可分为机械能、化学能、热能、电能、辐射能、核能、光能、潮汐能等。这些不同形式的能量之间可以通过物理效应或化学反应而相互转化。现代物理学已明确了质量与能量之间的数量关系，即爱因斯坦的质能关系式：$E=mc^2$。对于"信息"，目前尚无公认的定义，常见的有以下几种定义：信息是物质、能量及其属性的标识；信息就是信息，既不是物质，也不是能量；信息是事物现象及其属性标识的集合；信息是反映客观世界中各种事物特征和变化的知识，是数据加工的结果，信息是有用的数据；信息以物质介质为载体，传递和反映世界各种事物存在的方式和运动状态的表征；信息能够用来消除不确定性的东西等。综合以上几种定义，我们认为信息是事物运动的状态及状态变化的方式。

在人类的科技发展史中，不同时期对"物质、能量、信息"的利用是不同的。在古代人们主要是利用物质资源，主要的表征性技术是材料科学技术，主要工具是质料工具，体现的能力是体质能力。近代从蒸汽机发明到 20 世纪中叶，人们所利用的表征性资源是能量资源，相应的表征性技术是能量科学技术，表征性工具是动力工具。现代大体从 20 世纪中叶起，人们所利用的表征性资源是信息资源，相应的科学技术主要是信息科学技术，主要的工具是智能工具[1]。

　　中医学认为人体是以心（神）为主宰，以五脏（心、肝、脾、肺、肾）为中心，以精、气、血、津液为物质基础，通过经络将内在的脏腑和外在的形体官窍等相互连接络属而构成的一个系统的有机整体。它们相互协调、相互为用，通过气化活动，维系体内、外环境的相对平衡和稳定，维持人体的正常生命活动。正如中医经典著作《黄帝内经》所述："人之血气精神者，所以奉生而周于性命也。"血、气、精神是奉养生命，维持健康人体生理活动的基本因素。概括的说，精、气、神是生命活动的三大基本要素，也被后世称之为"人身三宝"，这与现代科学所认为的物质、能量、信息是组成世界的 3 个基本要素基本上是一致的。精是物质，是生命活动的本原及物质基础，是体内精华物质的总称，是构成生命体、产生并维持生命活动的物质基础，如《素问·金匮真言论》曰："夫精者，身之本也。"在中医学中，精有多种含义，精的本始含义，是指具有繁衍后代作用的生殖之精，如《素问·上古天真论》云："男子二八……精气溢泻，阴阳和，故能有子。"此为狭义之精，是中医学精的概念产生的始基。从精华、精微之意的角度出发，人体之内的血、津液、髓及水谷精微等一切精微物质，均属于精的广义范畴。

　　气是生命功能的动力和能量运动。气原属于哲学范畴，中医认为气运动不息，如《灵枢·脉度》云："气之不得无行也，如水之流，如日月之行不休……如环之无端，莫知其纪，终而复始。"一切生命功能都在气的运动变化中完成，故《素问·六微旨大论》曰："成败倚伏生乎动，动而不已，则变作矣。"可见，生命的存在，以气的运动为前提，气的运动停止，便是生命的终结。所以《素问·五常政大论》曰："气止则化绝。"中医还认为气无固定形状。《灵枢·决气》云："上焦开发，宣五谷味，熏肤、充身、泽毛、若雾露之溉，是谓气。"其指出气虽具有多种功能，但它却像"雾露"般无固定形状，同时，也认为气虽然在形态上是无形的，但却是有迹可循的。《素问·气交变大论》云："善言气者，必彰于物。"说明气是无形有征的能量运动。因此，气既是人体的重要生理组成部分，也是机体生命活动的动力。

　　神是人体生命活动的主宰及其外在总体表现的统称。神的内涵是广泛的，既是一切生理活动、心理活动的主宰，又包括了生命活动外在的体现。"有诸内，必形诸外"。内在的神机运动，可通过外部征象表现出来，凡视听言动、形色舌脉、喜怒忧思悲恐惊等都是神的具体体现，故中医学将生命活动的外部征象，即信息反映，亦称作"神"，并据此判断生命功能的得失存亡，如《素问·移精变气论》曰："得神者昌，失神者亡。"《灵枢·本神》所说："所以任物者谓之心，心有所忆谓之意，意之所存谓之志，因志而存变谓之思，因思而远慕谓之虑，因虑而处物谓之智。"外界事物的信息通过感觉入心，通过心的忆念活动形成对事物表象的认识，称为意。将忆念保存下来，即通过记忆来累积事物表象认识的过程，称为志。在此基础上酝酿思索，反复分析、比较事物的过程，称为思。在反复思索的基础上，由近而远地估计未来的思维过程称为虑。最后在综合上述信息的基础上，准确处理事物，支配行为对事物做出适当反应的措施，称为智。

　　精、气、神分别代表着生命活动的本原和物质基础、生命活动的动力与能量运动、生命活动的外在征象及调控。在生命活动中，精、气、神三者之间存在着相互依存、相互为用的关系，三者之间可分不可离，称为人身"三宝"。中医学对精、气、神的认识与现代科学对物质、能量和信息的认识是有相似之处的。

　　现代科学认为，人体就是一个物质、能量和信息相互联系、相互作用的复杂巨系统。人体各组成部分是按照一定的形式组织起来的有机整体，人体通过新陈代谢过程，时时刻刻与外界环境及生物体内部进行着物质和能量的交换与转化，从外界摄取食物，从中消化吸收各种营养物质，输送到全身各处，通过分解吸收食物获得所需的能量，为各项生命活动的正常运行提供能源。同时，人体还具有较为完备的调节系统和控制系统，通过与外界环境之间及人体内部各系统之间的信息交换，实现对各系统、器官、组织和细胞的各种功能进行有效调节和控制，维持机体的稳态，还能对外界环境的变化做出适应性反应，及时调整机体活动以应对外界环境的变化。人类对信息的认识、发展和应用，是在不断认识物质和能量的基础上实现的又一次伟大飞跃。因此，我们对事物的认识可从不同的角度去研究，既可以从物质的角度研究，也可以从信息的角度研究。而中西医学的最大差异就在于西医侧重于从物质的角度研究"人体"，而中医侧重于从信息的角度来研究"人"。

由于中医学与西医学分别产生于不同的文化背景，在思维模式、理论基础、方法论及社会文化背景等方面存在着明显的差异，两者不同的理论模式恰恰体现了两种不同的研究模式。

西医学主要从物质的角度来研究人体，力求找到组成人体最基本、最原始的物质。研究的切入点是人体的形态结构，研究的对象是模式生物或解剖生理，采用的方法往往是还原论指导下的分析、分离、鉴别等，建立分层模型进行实证研究，从人体、系统、器官、组织、细胞、分子、基因、蛋白等不同层次研究人体生命或疾病的本质，发现共性规律，找到同质群体，把握局部、相对静止和群体的规律，其主要目的是揭示人体生命的本质。西医学的研究特点是把复杂的问题简单化，把整体分解成部分，所研究的主体和客体常是分离的，研究的重点是人的疾病，对疾病要寻找病因或致病因素，探寻病原体的传播途径，诊断疾病主要依赖于检验检查等理化结果，治疗上以对抗疗法为主，旨在消灭致病源，本质上是一种对抗医学，其研究是寻找因果关系，主要回答"为什么"。

中医学是在人类与疾病做斗争的临床实践中逐渐发展形成的，是在分析人的各种表现、自然现象、干预治疗后的变化反应等，通过进行综合分析而形成的一门临床医学。中医主要从信息的角度来研究人体，力求找到可以驾驭人体生命运动状态及其运动变化的规律。中医研究的切入点是人体的运动状态及运动状态的变化，研究对象是有生命的人，包括正常人和病人，采用的方法是在整体论指导下，通过观察、类推、司外揣内、结合实践体悟等，形成脏腑、气血、经络、病因、病机、证候等理论，研究的特点是把握整体、动态、个体化的规律。中医学通过观察干预措施作用于人体后的运动状态及其变化规律等信息反馈的效果，来驾驭调节人体的运动状态至最佳状态，在人体的运动变化和干预措施之间建立了复杂的相关关系。中医学虽然不能完全解释疾病现象背后的实体原因，回答不了"为什么"，即疾病的本质，但是却能够揭示各种现象之间的相关关系，很好地回答"是什么"（图1-1-1）。由于人体的运动状态与所处的自然环境、社会环境、家庭环境、文化背景、哲学、宗教信仰等密切相关，因此中医要把握人体运动状态，更强调天人合一、形神统一、整体动态等。中医的理论、诊疗规律是医生在长期临床实践过程中，通过与病人的主客体互动总结出来的，不是用动物实验或在实验室中总结出来的。中医的理论是"证 - 治 - 效"紧密相关的一套完整体系，是以人为核心，从人的运动状态及变化方式入手研究人体生命规律，把干预方法和人体状态紧密关联，探索用适宜的方式使人体状态达到一种最佳状态的医学科学，中医是整体医学，其探求的是生命的相关性。

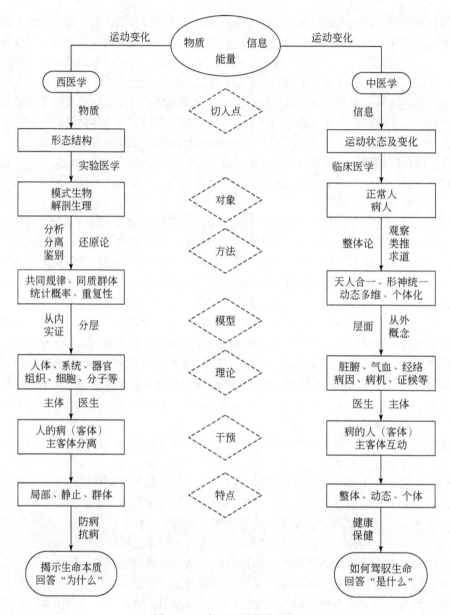

图 1-1-1　中西医理论模式图

二、中医临床信息认识论

　　中医学是一门临床医学，有独特的临床思维模式与诊疗行为，中医的临床诊疗实践过程体现了中医理、法、方、药的整体性，整个临床诊疗过程完全符合信息科学的典型信息全过程模型，即信息获取、信息传递、信息处理、信息再生、信息施效及信息组织等环节，最终产生控制行为，引导系统达到预定的目的状态，完成主体对对象施行的变革，控制的作用则是执行策略信息。例如，在临床实际工作中，医生首先需要全面、准确地获取病人的临床信息，主要通过望、闻、问、切四诊等方法获取病人的症状体征、饮食起居、精神心理、既往病史、检查检验等信息；然后充分运用各种中医辨证思维方法，对获取的临床信息进行提取处理，依据中医药理论，结合既往临床经验的总结体悟，进行综合分析，辨识疾病、证候，在综合辨识病证的基础上，提出干预措施，即确立治则治法与处方用药等，这是由信息到知识再到决策的信息采集、加工、处理、再生的过程；最后根据确立的治则治法，对病人实施遣方用药等措施，以达到治愈或改善疾病状态的预期目标，这是一个信息施效的过程。同时，根据病人用药等干预措施之后的信息反馈，不断调整、优化治疗策略。

　　总之，中医临床信息认识论符合信息科学典型信息全过程模型[1]。当医生主体与病人对象建立医患关系的时候，医生通过获取信息和传递信息来把病人所表现出来的本体论信息转变为第一类认识论信息，通过信息处理来深入认识病人的健康状态和病情的变化，形成知识，达到认知；然后在此基础上，信息再生出第二类认识论信息，即策略信息，后者就是指明如何把病人由疾病状态转变到健康状态或好转状态的控制策略。

　　中医临床信息认识论模型是医生通过自己的信息器官，如感觉器官、神经系统、思维器官、效应器官等认识疾病，改善人类生命健康活动过程的信息模型，是把信息科学的典型信息全过程模型和中医临床诊疗过程信息变化紧密地联系起来，两者高度吻合，提示可以应用信息学的理论来深入认识中医诊疗过程，为中医临床信息学提供了理论依据。两者的有机结合，将使得中医临床研究与信息科学研究相得益彰。中医临床信息认识论模型子过程主要包括以下5个方面（图1-1-2）。

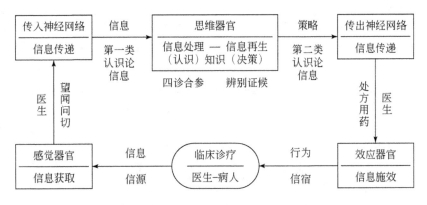

图 1-1-2　中医临床信息认识论模型

　　（1）第一个子过程是"临床信息获取"过程。一般来说，信息获取的任务主要包括信息的感知和信息的识别。其中，信息感知是指对事物运动状态及其变化方式的敏感和知觉，这是获取信息的必要前提。但是，仅仅能够感受到事物运动状态及其变化方式还远远不够，必须要有能力把所感受到的事物的运动状态及其变化方式表示出来。在具体临床实践过程中，临床医生首先要感知病人的健康状况、疾病的变化状态等，如利用视觉、听觉、嗅觉、触觉等感觉器官，采用中医望、闻、问、切四诊，或者辅以感官延伸扩展的相关技术设备，如舌诊仪、脉诊仪、检验检查仪器设备等，全面、准确地获取病人的临床信息，然后再把获取的临床信息如实地记录到临床病历中，或者以电子病历（electronic medical record，EMR）等形式记录到计算机系统中。

　　（2）第二个子过程是"临床信息传递"。信息传递包括信息发送、传输和接受等环节，最终完成把事物运动状态及其变化方式从空间或时间上的一点传送到另一点的任务，即通信或存储过程。具体到中医临床实践过程中，主要体现在：一是临床医生要把在第一个子过程中获取的病人临床信息，通过传入神经系统，传递给大脑，为下一步信息处理做准备；二是，检验检查等信息可作为采集方式的扩展，通过医院的相关设备获取后，传递给医生。这些信息，既可能是来自纸质的记录，也可能是存储在计算机中的电子临床诊疗信息。

（3）第三个子过程是"临床信息处理"。信息获取和信息传递过程所提供的信息是第一类认识论信息，它是对本体论信息的直接描述，反映了外部客体的运动状态及其变化方式。如果想利用这些临床信息来解决临床问题，还必须对这些信息进行适当的加工和处理，然后从中提取相关的知识，即认知过程。信息处理的最终目的也就是为了获得知识，实现认知。在具体临床实践中，一方面，医生直接或通过计算机等获取的信息是第一类认识论信息，反映了病人当时的疾病状态及病情变化情况。如果想利用这些信息，医生必须利用思维器官对这些信息进行加工和处理，并从中提取与病人本次就诊相关的诊疗知识。另一方面，如果要借助计算机协助分析，有时从临床获取和存储在计算机中的数据，还不能直接被分析利用，需要进行数据的预处理和数据的整理过程，经过规范化、标准化加工处理后，数据才能被用于分析挖掘。

（4）第四个子过程是"临床信息再生"。获得信息和加工处理信息的最终目的都是为了实现认知，获得知识，并利用获取的知识解决临床实际问题。因此，就需要有解决问题的策略。临床信息再生就是研究如何利用相关的知识制订能够解决临床实际问题的策略，信息再生的过程就是制订策略的过程，是利用已有的信息来产生新信息的过程。信息再生是一个由客观信息转变为主观信息的过程，是人们认识事物的升华和深化，所形成的策略信息是第二类认识论信息。在临床实践中，一方面，医生在对获取的第一类认识论信息进行加工、处理的基础上，四诊合参、综合分析、辨识证候，从而确立治则治法和处方用药等策略信息；另一方面，在临床信息加工、处理的基础上，利用信息技术、数据库技术及数据挖掘技术构建临床决策支持系统（clinical decision support system，CDSS），帮助临床医生制订临床决策，也能在一定程度上解决临床医生知识的局限性、减少人为差错、提升决策效率等，从而协助提高医疗质量。

（5）第五个子过程是"临床信息施效"，这是信息最终发挥效用的过程。前面经过了获取信息、传递信息、加工处理信息、再生策略信息一系列的子过程之后，需要将决策信息应用到临床实践中，发挥新知识的效用，将获得的第二类认识论信息应用到对象系统，解决存在的问题。在具体临床实践中，医生在确立了治则治法和处方用药等临床决策之后，必须付诸实际行动，施治于病人身上，发挥策略的效用，才能达到治愈或改善病情的目的。这种通过调节对象事物的运动状态及其变化方式，使对象处于预期的运动状态就是信息科学的所谓的"控制"。

"临床信息组织"涉及上述模型的每一个子过程，是整个信息系统的优化完善，是系统自组织的标志。通过信息组织，使得从信息获取到信息再生、信息施效等每一个过程更加准确、流畅、便捷，同时也使得整个系统不断得到优化、完善，中医临床决策过程更加智能，临床信息组织不仅涉及医患个体，而且涉及医患群体乃至整个医疗系统，最终目的是期望达到各层次、整体合理有序。

（王映辉　宋观礼）

第二节 中医临床信息学的发展历程

一、古代中医临床信息的承载与发展

中医学具有悠久的历史，中医的信息活动亦可以追溯到它所产生的时代。可以说，很早以前便有了中医的信息活动，这种信息活动是与中医学并存并伴随其发展而演进的。中医信息活动是我国最早进行的科技活动之一，经宋代、元代、明代、清代时期又有了长足的发展。

1.中医信息传递方式的演变

远古时代，我国人民在与疾病做斗争的过程中，就已经取得十分丰富的经验，人们对这些经验的认识就是信息，而这些信息只有在人们之间传递才有意义。在发明文字以前及文字发明后的一段时期，传递这些信息的主要方式就是口耳相传。

文字的发明对促进人类文明起了很大的作用。由于它能记录和传递语言；因此扩大了语言在时间和空间上的交际功用。纸的发明使信息的载体发生了根本性的变化，便利了信息的传播与积累，大大地促进了包括中医学在内的各个学科的发展，直到目前它仍然是书写和记录信息的最常见材料。早期的图书资料都是手工抄写的，一次只能抄写一份，限制了信息的传播与使用。祖先发明的印刷术，使记录和传播信息的方式发生了一次伟大的革命，大大加快了信息在空间交流的速度，中医学的绝大多数信息资料是以这种方式存在和传播的。

计算机、卫星通信及激光存取等新技术、新材料的应用也为中医信息的存储和利用描绘了光辉的前景[2]。

2.中医药信息工作的萌芽

中医信息工作是以目录书、类书和丛书、集注的相继问世为开端，并在此基础上进一步发展起来的。就目前所掌握的资料而言，秦汉之际，汉成帝侍医李柱国校方技，是有组织地进行中医信息整理与研究的最早活动，《七略》中的《七略·方技略》可以被认为是中医文献书目工作的最早著作，也可认为是中医信息工作的开端。

类书、丛书与集注的相继问世与发展，使一些行将失传的文献资料得以流传下来，其在搜集、保存中医药学遗产方面做出了重大的贡献。魏文帝曹丕使刘劭等编纂的《皇览》（佚，有辑佚本），则被公认为我国的第一部类书。其开创了类书的编纂体例。晋代皇甫谧所著《针灸甲乙经》可谓我国最早的医学类书。我国的丛书编辑始于《道藏》，元代杜思敬编辑的《济生拔萃》是现存较早的中医丛书。医经集注肇自梁代陶弘景的《本草经集注》。

类书、丛书与集注储存了大量的中医信息资料，至今仍然不断地为读者提供有价值的信息，不仅扩大了人们对中医学的了解与交流，而且也帮助人们提高研究工作的效率，从而推动了中医学的发展，为中医信息系统的建立与中医信息学的产生奠定了基础[2]。

二、中医临床信息学科的形成

1.中医药信息学科的萌芽阶段

我国古代中医药信息传递方式的发展变化、版本学及目录学的形成，现代中医药信息系统的建立，促进了中医药信息学的形成和发展[3]。

20 世纪 50 年代中医医院、研究院（所）及中医高等院校的相继创建，使中医的临床、科研与教育工作逐步纳入了正轨。

20 世纪 70 年代初，以韩济生院士为代表的科技工作者开始应用电子计算机来处理针刺麻醉实验中所遇到的数以万计的生物电信号和数据，探讨针灸麻醉的机制。这是现代信息学在中医药方面最早的应用。

1978 年，北京中医医院"关幼波肝病辨证施治电子计算机程序"的中医专家系统初步研制成功，1980 年 6 月在北京中医医院门诊正式应用，开创了计算机信息技术在中医临床中应用的先河。

20 世纪 80 年代，中国中医科学院在中医药信息学领域开展了大量的研究与应用。1982 年中国中医研究院（2005 年更名为中国中医科学院）广安门医院启动"名老中医智能模拟应用软件朱仁康中医系统 ZRK—82 的研究"项目，并于 1984 年荣获中国中医研究院科技二等奖，1987 年，"电子计算机模拟谢海洲老中医治疗颅脑损伤后遗症临床经验"荣获中国中医研究院科技三等奖，北京市科技进步三等奖；1989 年"电子计算机模拟谢海洲老中医治疗痹证临床经验"荣获中国中医研究院科技三等奖，北京市科技进步三等奖。

在中医药学文献数据库研究领域，中国中医研究院图书情报研究所于 20 世纪 80 年代初即着手筹建"计算机中医药文献检索资料库"，经过数年努力，与中国中医研究院基础理论研究所计算机室合作，1987 年初建成了我国第一个综合性的中医药学文献数据库[4]。一些中医药院校、中医医院成立计算机中心，面向中医药科研人员开展计算机应用培训，承担在校生计算机基础教学。

20 世纪 90 年代，随着国内外信息事业的飞速发展，中医药信息工作已经引起了普遍的重视，中医药信息学科已经从萌芽阶段走向了稳步发展的时期。《中国中医药学主题词表》的编写出版，是中医药信息工作向现代化迈出的重要一步，标志着中医药学信息处理和信息服务跨入了"电子时代"[5]。

1994 年北京中医药大学设置卫生事业管理（信息管理与信息系统方向）本科专业；1997 年 9 月，广州中医药大学与日本大阪高技术专门学校合作开办了计算机科学与技术专业（大专，3 年制）；1998 年我国教育部颁布的《普通高等学校本科专业目录》将林业信息管理、经济信息管理等 5 个专业合并为信息管理与信息系统专业；1999 年江西中医学院设置计算机科学与技术本科专业；2000 年黑龙江中医药大学设置了中医学（计算机工程方向）本科专业，标志着我国中医药信息专业教育正式起步。

2. 中医药信息学科的酝酿阶段

2002 年是中医药信息学快速发展的时期。2002 年广州中医药大学计算机科学技术专科专业升格为本科（4 年制），明确提出培养中医药学与信息学相结合的复合型专业人才，标志着中医药信息学专业教育进入新的历史时期。

2003 年"非典"之后，国家高度重视卫生、中医药信息化建设，信息技术在医药卫生领域的应用突飞猛进，社会对中医药信息专业人才需求高涨。此时，我国高校进入以扩大招生规模、扩大校区为主要标志的高速发展期。中医药院校由于学科单一、学科独立性强、对临床教学资源要求高等特点，在校生总数受到限制。为扩大办学规模，中医药院校逐步向以中医、中药学科为主干，多学科协调发展的办学方向迈进。在此背景下，中医药院校基于自身学科特性和资源结构，利用公共课、计算机基础课、中医药文献等教学资源，增设信息类专业，逐步开展中医药信息专业教育。同年 4 月，广州中医药大学决定以学校信息网络管理中心为基础组建信息技术工程学院，将基础医学院原有的"计算机科学与技术专业"及计算机、物理学、医学工程3个教研室，计算机教学实验室，基础工学实验室和教务处所属的电化教学中心划归该院。

2006年以前，先后有5所中医药院校依专业目录设置"计算机科学与技术"本科专业，培养目标、培养方向、课程设置上与综合性院校基本无差异。2007~2011年，先后有4所中医药院校设置"信息管理与信息系统"本科专业，开设此本科专业的中医药院校达到9所。但各院校培养目标有所不同，例如，广州中医药大学、北京中医药大学等培养方向为医药信息管理；山东中医药大学、南京中医药大学等培养方向则为医学图书情报，但都授予管理学学士学位等。2007年，国家中医药管理局《中医药信息化发展"十一五"规划纲要》提出"鼓励和引导中医药院校开设中医药信息管理专业，培养一批既懂中医药业务又懂信息技术的复合型人才"。

3. 中医药信息学科的创立阶段

2008年崔蒙"论建立中医药信息学"，是中医药信息学发展成熟和建立的标志[6]。文中系统论述了中医药学和信息学结合的基础和必然趋势，以及在理论和方法学上的结合点，中医药信息学学科的基本框架、主要研究领域和研究方向。

2008年国家中医药管理局将中医药信息学学科列入了二级学科培育目录。2009年10月国家中医药管理局研究确定新一轮中医药重点学科建设点，其中中医药信息学为委培科目，建设单位为中国中医科学院中医药信息研究所、湖北中医药大学。

2011~2012年，有7所中医药院校相继设置该专业，但各院校培养目标各有偏重，如医疗信息设备、中医药数据挖掘、医药软件等。2012年"医学信息工程"专业被教育部纳入高校专业目录，授予学位为工学学士。同年4月，广州中医药大学"信息技术学院"更名为"医学信息工程学院"。

自2012年卫生部《关于加强卫生统计与信息化人才队伍建设的意见》提出实施"实用型卫生信息技术人才工程"和"复合型卫生信息化人才工程"，国家中医药管理局《中医药信息化建设"十二五"规划》提出"加强中医药信息学学科建设"之后，国家中医药管理局增设北京中医药大学等8所院校和中国中医科学院广安门医院等3所医院为第二批中医药信息学重点培育学科建设单位。此阶段开设医学信息工程、信息管理与信息系统等本科专业的中医药院校持续增多。在湖北中医药大学信息工程学院的倡议下，2011~2013年全国高等中医药院校分别在武汉、南昌、杭州连续召开三届全国高等中医药院校信息（计算机）学院教育学术研讨会，推动建立中医药信息教育研究学术组织，促进了国内中医药信息教育经验交流与学术发展[7]。到2014年为止，我国共有20所中医药院校开设了中医药信息学的相关课程。

4. 中医临床信息学科的建立

中国中医科学院广安门医院中医临床信息学科起源于20世纪90年代，由本学科创始人、时任医院副院长的刘保延教授引进、外派培训信息化人才，组建了医院计算机室和网络室，初步建立了医院信息系统和全国中医医院第一个门户网站"中医之窗"。

2002~2008年，医院启动了立足于中医辨证论治特点的临床科研信息共享系统建设，适时成立了医院计算机中心，组建了中医临床信息学研究团队，在综合集成的中医医院信息系统的基础上，探索建立了中医医疗与临床科研信息共享技术平台，应用平台开展了名老中医经验传承、糖尿病、肿瘤、针灸中风病等示范研究，并以此带动了全国名老中医临证经验、学术思想研究性传承和国家中医临床研究基地中医医疗与临床科研信息共享系统的研究建设工作全面开展。

2009年11月，中国中医科学院启动新一轮学科带头人遴选，中医临床信息学学科建设首次被提出并得到充分重视，2010 年聘任王映辉为中国中医科学院中医临床信息学学科带头人。

2012 年国家中医药管理局增设了 11 个中医药信息学重点学科建设单位，其中中国中医科学院广安门医院明确提出以中医临床信息学科建设为目标，本学科建设迈入快速发展期。学科队伍发展壮大，研究方向特色和优势突出，持续稳定。学科在中医特色临床信息系统与管理系统集成建设应用、中医医疗与临床科研信息共享系统研究与应用、名老中医经验现代分析挖掘方法研究、医院综合运营与决策管理研究等方面成果突出。

三、国内外中医药信息学相关学科发展情况

目前国外尚没有中医药信息学科，与之相对应的是医学信息学，1974 年，医学信息学（medical informatics）作为一个专业术语被提出。20 世纪 70~80 年代，研究的内容主要是开发医院信息系统，如 1976 年 McDonald CJ 等开发的计算机辅助临床决策系统、Miller RA 等开发的 Internist-1 系统，同时也有探讨医学概念如何表达的基础问题。20 世纪 90 年代初期，研究的重点放在电子病历系统，尤其是医嘱录入的问题，以及早期的临床编码词典 SNOMED。1994~1999 年，随着美国医学信息学会的刊物 *Journal of the American Medical Informatics Association* 的创刊，一大批研究成果得以发表。这些研究的主题包括自然语言处理、临床数据表达（词表开发与使用）和医疗知识的计算机运用问题，也有对医疗决策支持系统的评价研究。最后在 1998~1999 年，一体化医学语言系统（UMLS）出现 [8]。

美国的医学信息学专业大都以研究生教育为主 [9]。与之对应的还有临床信息学（clinical informatics），美国医学专家委员会和美国医药信息学会（American Medical Informatics Association，AMIA，2008）批准学科核心内容和学位教育计划，四项核心内容包括基本原理、临床决策和照护流程改进、健康信息系统、领导与管理变革 [10]。美国医疗信息与管理系统学会（HIMSS）认为临床信息学是理解并集成信息技术和医疗健康领域，以确保有效地提供和支持医疗卫生行业的医生的业务目标。

我国医学信息教育开始于 20 世纪 80 年代，教育部在 1984~1986 年间批准了首批进行医学信息教育的院校，分别是吉林大学白求恩医学部、中国医科大学、华中科技大学同济医学院及中南大学湘雅医学院 [11]。之后随着高等学校本科学科专业结构调整及院校合并，一直没有批准新的医学信息学专业 [12]。自 2000 年始，各地方院校出现增办医学信息学专业的高潮，我国医学信息专业新增院校在 2001~2003 年达到高峰 [13]，2004~2006 年维持在每年 2 所院校增办该专业，近年来又有所提高 [14]。到 2014 年为止，我国共有 75 所院校开设医学信息学专业。

医学信息学和临床信息学均是信息科学在专门领域中的应用，其起源与发展均基于现代生物医学的理论与方法基础，其体系构建与方法应用均未能体现中医临床特点和内容。但其中部分的结构与方法，可以为中医临床信息学学科提供借鉴，其研究内容和成果也可与中医临床信息学学科互补，促进医学与健康事业的发展。

四、国内外中医药信息标准化发展情况

中医药信息标准建设在支撑中医药创新发展中具有重要的作用，标准化、规范化是中医药创新发展的重要基础，中医药信息化标准化研究是中医药信息化建设的重要内容。我国中医界研制了一系列术语标准，包括全国科学技术名词审定委员会在 2005 年出版的《中医药学名

词》、世界中医药学会联合会在 2007 年出版的《中医基本名词术语中英对照国际标准》，以及发布的国家标准：GB/T 15657—1995《中医病证分类与代码》、GB/T 20348—2006《中医基础理论术语》、GB/T 16751.1—1997《中医临床诊疗术语·疾病部分》、GB/T 16751.2—1997《中医临床诊疗术语·证候部分》、GB/T 16751.3—1997《中医临床诊疗术语·治法部分》、GB/T 12346—2006《腧穴名称与定位》、GB/T 13734—2008《耳穴名称与定位》、GB/T31773—2015《中药方剂编码规则及编码》、GB/T 31774—2015《中药编码规则及编码》、GB/T 31775—2015《中药在供应链管理中的编码与表示》等。2015 年，国家中医药管理局安排专项资金支持开展中医药信息标准制修订项目，以逐步完成中医药信息资源共享和交换，促进中医药信息基础设施建设和信息网络的安全可靠、互联互通，建立起统一开放的中医药信息标准体系。其启动 101 项中医药信息标准研究，其中关于中医临床信息标准的项目包括中医医院医疗质量控制信息数据元目录及值域代码（上海中医药大学附属曙光医院，负责人：周华）、中医医院护理管理信息数据元目录及值域代码（湖北省中医院，负责人：周琼）、中医医院护理管理信息基本数据集（湖北省中医院，负责人：万长秀）、中医电子病历基本数据集（中国中医科学院广安门医院，负责人：张红）、中医电子病历系统建设指南（中国中医科学院广安门医院，负责人：张红）、名老中医典型病案共享数据库建设指南（上海中医药大学附属龙华医院，负责人：肖臻）等共 43 项。

在国际上，目前中医药信息标准研究在国际标准领域开展的主要包括国际标准化组织（International Organization for Standardization，ISO）、世界卫生组织（World Health Organization，WHO）、HL7、临床数据交换标准协会（CDISC-the Clinical Data Interchange Standards Consortium，CDISC）等。ISO 是世界上最大的国际标准研制机构，已发布 19 000 多项国际标准，覆盖各个技术和制造领域，大大促进了经济和技术的发展。在我国中医界倡议下，ISO 于 2009 年成立了面向中医药领域技术委员会（TC），暂定名为"Traditional Chinese Medicine"，缩写为"ISO/TC 249 TCM"，秘书处设在中国。ISO 于 2014 年首次发布《中医药学语言系统语义网络框架》和《中医药文献元数据》两项国际标准，这两项标准是迄今为止国际标准化组织首次发布的中医药信息标准，对中医药术语信息系统和文献信息系统的建设起到了重要的支撑作用[15]。

WHO 在 ICD-11（疾病名称国际分类第 11 版）的修订工作中，专门设置了传统医学章节，拟将传统医学纳入，以证统病，中国、日本、韩国等国专家参与了 ICTM 项目，这是 120 年来首次加入传统医学，中国政府给予了高度重视。中国专家组、工作组和 WHO 密切配合，做了大量工作。中国于 2010 年提出了 ICD-11 传统医学部分的推荐方案，强调了将中医药学纳入 ICD-11 的内容结构和技术框架[16]。正在修订的 ICD-11 中加入中医药等传统医学的相关内容，包括：①疾病（传统医学），其内涵包括躯体系统的一系列功能障碍、症状、体征或临床发现。每一个中医疾病都有特定的症状学、病因、病程、预后及治疗效果。②症状学，通过传统医学的诊断方法获得的症状、体征或独特的临床发现，如脉象、舌质、舌苔等。③病因学，传统医学的病因学解释包括气候因素（也就是传统医学中的外因）、情感因素（也就是传统医学中的七情），或其他病理因素、过程或产物。④病程及预后，疾病发生后特定的发展过程及预后。⑤治疗反应，传统医药干预后的治疗反应。在一个特定的中医疾病中，症状学和病因学是必须包括的。病程、预后及治疗反应则不是必须包括的。传统医学的证指的是一个特定时刻的病人完整的临床表现和临床发现。临床发现可能包括症状学或病人体质等因素。⑥症状学，通过传统医学诊断方法发现的症状、体征或独特的临床发现，包括诊脉、舌诊、切诊等方法。⑦体质，指的是个体的特征，包括结构和功能的双重特征，反映个体适应环境变化的能力或对不同健康状况的身体敏感度。这是一个相对的水平，而这可能部分是由遗传基因决定的。目前已进入草案审核阶段。这些工作都将为中医临床信息学的发展及其在国际领域的拓展应用创造良好的条件。

在 CDISC 相关工作方面，建立了中医临床数据采集标准协议草案（CDASH^{TCM}），是对采集临床数据采集标准协议（CDASH）的补充标准。本草案定义了中医临床数据采集的基本内容，用于指导中医临床试验中数据标准化采集，以及作为确定中医专科专病临床试验数据采集内容的基础，并且将随着 CDISC 相关标准的修订而修订，目前 3 项标准正在酝酿中。参照 HL7V3 的处方模型构建中医处方数据模型，对中医处方信息的数据结构进行计算机可识别的定义、表示与格式约束，使其能够充分表征中医处方信息的概念与属性，为构建中医电子处方标准提供参考。该项工作得到了 HL-7 中国委员会的大力支持，以及 HL-7 国际委员会的认可，争取在 HL-7 中建立中医信息模型。

五、中医医院信息化建设

中医医院信息化发展起步于 20 世纪 70 年代中期到 80 年代初。这一阶段的主要内容是医疗设备数字化、中医专家系统和科研数据统计分析等。20 世纪 80 年代中期到 90 年代初为中医医院信息化单机应用阶段。这一阶段的主要内容是运用微型计算机（PC 机）进行医院行政事务管理，包括工资管理、卫生统计报表处理、病案首页信息管理、药库管理、器械管理等。21 世纪初期为基于网络的医院信息系统建设阶段。这一阶段的主要内容是医院管理信息系统在中医医院得到应用，利用医院信息网络，集成临床及管理相关软、硬件，使中医医院信息化快速发展。2011 年 10 月，国家中医药管理局印发了《中医医院信息化建设基本规范》和《中医医院信息系统基本功能规范》，是在《中医医院信息化建设基本规范》（试行）的基础上制定的新规范，进一步加强规范中医医院信息化建设，提高中医医院信息化水平，推进中医药信息化发展。2013 年在国家中医药管理局的规划指导下，出版了《中医医院信息化建设与管理》、《中医医院信息系统规划与设计》、《中医医院信息化研究进展与新技术应用》、《中医药标准化概论》，著作中涵盖了中医医院信息化建设管理规范、技术规范、新技术应用与标准化 4 个方面，用以规划指导中医医院信息化建设。

1. 硬件设施

医院信息系统的硬件设施主要指中心机房、网络设备、服务器、客户端等，可靠性和稳定性是硬件配置的重要指标[17]。信息系统硬件设施需符合国家和行业标准，建设之初进行整体设计、统筹规划，充分考虑后续业务的扩充性。网络设备、服务器和客服端之间需有良好的互联协作性，同时有一定量的硬件备用库存以备应急处理。日常硬件维护要做好本地化工作，建立完整的设备档案和技术文档，便于快速、准确地排除故障。

中心机房是医院信息系统数据交换、处理、存储的中心。机房选择位置应安全可靠，原则上选在网络系统的物理中心，机房的空间、装修需符合国家和行业的标准。整体环境需要防静电、防水、防火、防尘、防盗、防鼠、防雷击等安全防范工作，保持恒温、恒湿。机房需配备可靠的供电设施，包括双路供电、自备发电机及不间断电源（UPS）供电系统。同时，建立相应的机房值班制度和完整的设备档案及技术文档，保证及时发现并排除故障。

网络系统是医院信息沟通与共享的基础设施。网络布线系统应符合 TIA/EIA568 国际标准及相关的国家标准。设计应包含医院内的主要建筑物及所有与信息业务相关的楼宇，组建建筑群、设备间、干线、水平和工作区等子系统，构成完整的网络系统。网络线路关键部位需有应急线路，建立完整的工作文档（包括工程技术文档、线路图、信息点位置图、测试报告、验收报告）有助于安全保障。网络连接设备（包括交换机、路由器、集线器等）根据医院信息系统的特点选择不同型号，考虑到医院信息系统未来发展需求，提供足够的带宽。网络系统支持与医院外部网络的连接，满足医疗保险、远程医疗等的需要，支持社区咨询、网上预约、查询等功能。

服务器是医院信息系统的核心设备，具有高度的灵活性、可靠性和可维护性。服务器必须有足够的内存和存储空间，实现安全可靠的数据访问，有良好的备份和恢复机制。

2.软件系统

随着中医院信息化技术的不断发展，我们需要在目前以医院业务管理为主的基础上，以健康管理和中医"治未病"为指导目标，充分利用现代信息学技术，构建中医药大健康服务体系及相关中医医院信息系统。依据 2011 年国家中医药管理局制定的《中医医院信息化建设基本规范》，结合中医医院信息化建设实际，中医医院信息化建设主要的软件系统应包括门诊医生工作站、住院医生工作站、住院护士工作站、门急诊挂号系统、门急诊划价与收费管理系统、住院病人入出转管理系统、住院收费管理系统、药品管理系统、病历管理系统、院长综合查询系统、医疗统计系统、医技系统、物资管理系统、设备管理系统、经济核算管理系统、病人咨询服务系统等。

中医院信息系统由中医特色决定了其拥有一批具有中医特色的系统，如中药煎药管理系统、中医特色治疗管理系统、中药配方颗粒管理系统和中医护理管理系统、中医辅助诊疗系统、名老中医经验传承系统、中医临床研究分析系统、中医特色治疗管理系统等。这些具有中医特色的管理系统在后面部分章节中会详细介绍。

（王映辉　周霞继）

第三节　中医临床信息学定义

中医学是研究人体生命运动状态及其运动变化规律的一门临床学科。从信息角度来讲，中医临床诊疗过程涉及信息科学的信息获取、信息传递、信息处理、信息再生、信息施效及信息组织等环节，符合典型信息科学全过程模型，信息科学理论与方法融合应用于中医临床，由此形成了中医临床信息学这一门新兴学科。本节主要介绍了中医临床信息学的基本概念、理论基础和发展历程。

一、基本概念

中医临床信息学是中医药信息学的分支学科，是遵循中医药理论和规律，突出中医临床特点和优势，利用信息科学方法、计算机科学方法和知识管理方法，研究中医临床实践活动中的信息及其运动规律，以扩展临床相关人员的信息功能特别是智力功能，促进保健与疾病预防，提供更有效率和更安全的病人医疗护理，提高转化研究的有效性，提高中医药知识的利用，促进临床疗效提高、经验传承和中医药理论发展。

二、研究对象

传统自然科学的基本研究对象是各种层次、各种形态的物质和能量，而信息科学是以信息为主要研究对象。信息本身是既不同于物质也有别于能量的独立对象，这是信息科学区别于其他科学的最根本的特点之一，这也是信息科学之所以能够成为一门独立学科的最根本的前提。

中医临床信息学以中医临床实践活动中的信息为研究对象，主要包括真实世界日常临床诊疗实践中围绕病人所产生的信息的集合，如门诊、住院病历、理化检查、处方、医嘱、处置、护理记录、随访记录等，通过各种信息采集工具记录并保存，然后利用这些临床诊疗记录所产生的信息开展科研工作，以提高中医药防病治病的能力和水平，促进中医药学术发展及开展更广泛的健康服务。

三、研究内容

中医临床信息学以中医药学临床实际活动中信息的运动规律为主要研究内容。结合目前中医临床研究热点及需求，可从以下几个方面开展相关研究。

1.中医临床信息系统集成应用研究

重点解决中医医院各类信息系统的集成与应用，建立中医临床信息集成平台，主要采集临床病人基本信息、电子病历信息、检验检查信息、临床诊断及治疗信息、中医护理信息、临床结局信息等院内信息，同时采集健康档案、健康日志、随访信息等，推进区域或全国健康数据共享，努力采集病人全生命周期数据，同时，不断提高数据质量，为中医临床数据的有效利用、不断发现新知识提供支撑。

2.中医临床信息数据的整合、分析方法研究

中医临床数据结构复杂、数据量大，个体化表述较多，内容欠规范、完整，属于真实世界临床数据，多数情况下不能直接用于分析，需要根据研究目标，进行科学的集成整合、审核整理，即"数据审编"，数据分析利用的方法也与一般临床随机对照等研究采用的数据统计方法有所不同，因此，需要建立一整套数据整合、分析方法，解决中医临床数据利用中的难题，旨在将来自不同系统、不同格式及类型的数据的汇总、整合与数据预处理的技术难题，形成相关的软件系统及解决方案，深入开展适合中医药研究的数据分析挖掘研究，形成一系列满足中医临床辨证诊治规律、临床应用及验证的方法，服务于临床科研。

3.中医临床信息规律发现及经验传承研究

本类研究的目标在于对完成规范整理（即数据审编）后的数据，根据中医理论及临床科研需求，分析挖掘、研究总结名老中医经验、临床各学科病种诊疗规律，或发现或验证中医创新理论，探索创新临床规律发现及经验传承研究方法，形成分析、展示、共享、传播的技术平台和模式，并在应用实践中不断完善。本类研究是信息施效的基础和重要环节。

4.中医信息系统临床术语标准及应用研究。

临床信息的标准化、规范化是数据有效利用的重要基础性工作，中医临床信息学需要解决与中医临床相关的，以术语为主体的标准规范及其应用方法，形成满足中医临床数据采集及分析挖掘的术语支撑体系。该支撑体系既要符合中医理论及临床实际，又要满足当代中西医结合临床及研究工作的需要，同时，要与国际生物信息学等领域的标准规范实际对接，为中医药开发临床、基础及中西医结合研究奠定基础。

5.基于临床信息综合数据的中医医院运营与管理决策研究

将医院经济运营管理、临床诊疗信息、医院评价等工作相结合，对目前临床工作和医院系统效率、效果进行研究与评价，优化医院运行管理方案，促进医院系统性、整体性合理有序、高效运营，不断提高服务质量和水平。

6.在真实世界中医特色护理方案应用及评价研究

将现有中医护理方案集成于医院信息系统中，开展护理方案的临床适用性研究，评价中医护理方案的效果，通过临床实际不断优化护理方案。

以上只是中医临床信息学的示例研究，随着临床数据的不断增加、质量不断提高，与现代医学不断有机结合，建立标本库，关联基础生物信息库，不断完善慢性病管理、结局管理及病案注册管理等工作的展开，中医临床信息学研究领域将不断拓展，将在广泛开展中医真实世界研究的基础上，进一步开展较深入的基础研究，将有利于中医对世界健康卫生事业做出更大的贡献。

四、研究方法

中医临床信息学以信息科学方法论为指导，即以3个基本方法（信息系统分析方法、信息系统综合方法、信息系统进化方法），两个基本准则（物质能量信息三位一体准则、结构功能行为辩证相依准则）[18]为指导，信息科学方法论的突出特点在于它处理复杂事物和高级运动形式的能力，信息系统分析方法主要用来分析高级复杂事物的运动过程，通过对信息过程的分析来认识高级复杂事物工作机制的奥妙；信息系统综合方法主要用来构造高级复杂的人工系统（通过模拟或仿真），实现预定工作目标；信息系统进化方法主要用来变革高级复杂系统的工作机制，通过进化达到优化的状态。具体来说，信息科学方法论强调用信息观点和方法来认识、综合和变革高级复杂系统，突出这一点，解决了传统自然科学方法论注重在物质和能量方面进行研究和分析，而在涉及以信息过程为主要表征的复杂事物面前常常束手无策的局限。但物质、能量、信息三位一体准则提示我们，在处理高级复杂事物问题的时候要用信息方法开路，但最终还要落实到物质能量信息的综合体上来。信息方法还强调功能的观点，它一般可能从复杂系统的行为入手，透过行为来分析功能，把功能的分析和功能的满足作为分析、综合和变革系统的关键。它抓住了信息过程所体现的功能，而不是结构，而大多数高级复杂系统都是结构不明或结构复杂的系统。

人体是高级复杂系统，中医对人体生理、病理的认识与实践，更是基于包括天、地、人相应的整体观下的更大的高级复杂系统，中医临床诊疗行为过程也是一整套分析、综合和变革系统的过程，它遵循信息科学方法论的指导。中医临床信息学同时还遵循中医药理论和规律，结合信息科学方法论，形成了自己独特的研究方法——HED方法论（图1-3-1）。

H代表HIS（hospital information system，医院信息系统），即医院信息化的基础设施和网络系统条件，整合了医院LIS（laboratory information system，实验室

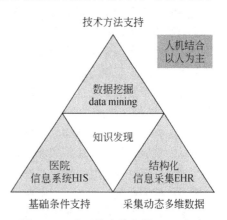

图1-3-1　中医临床信息学HED方法示意图

信息系统）、PACS（picture archiving and communication system，医学影像信息系统）、RIS（radiology information system，放射信息系统）等相关子系统，形成覆盖临床全过程的医院信息化网络平台。E 代表 EHR（electronic health record，电子健康记录），即以中医电子病历为核心的信息采集系统，全面记录以病人为中心的全部诊疗过程的信息和相关信息，其中结构化电子病历是临床诊疗信息全面数据化的工具，故中医电子健康记录应以中医结构化电子病历为核心。中医结构化电子病历，还需要规范化、标准化术语体系作为支撑，才能在临床过程中将实时、动态的临床诊疗信息同步转化为科研所需的结构化数据。D 代表 DM（data mining），即以数据挖掘为代表的数据综合处理分析方法及技术。数据挖掘需要建立专门的技术平台，平台包括中医临床数据预处理系统（extract-transform-load，ETL）、中医临床数据模型与数据仓库系统、中医临床多维检索查询与展示系统（on-line analytical processing，OLAP）、中医临床数据挖掘等子系统，人机结合，以人为主，面对中医的复杂、海量临床数据，解决如何方便、充分、高效利用获取知识发现的难题。HED 方法增强和扩展了中医在临床实践中的各种信息获取、整合、利用、管理等功能，利用中医结构化电子病历系统采集临床信息，实时、准确地将获取的临床信息转化为科研数据，利用数据挖掘技术开展中医临床辨证诊治规律发现及名老中医经验优化、传承研究，提高临床信息的高效整合及临床信息的有效利用，促进临床疗效提高，并为医院系统性、整体性的高效运营及管理提供决策支持。

五、研究目标

中医临床信息学科建设的目标是充分利用信息科学的原理、方法和技术，为中医临床服务，全面完整地采集中医临床相关信息，努力实现相关信息的数据化，提高对相关信息的利用能力和水平，从临床中不断发现新知识，同时促进新知识在临床的验证及推广应用，从整体上提高中医理念创新及临床实践的能力和水平。

传统的中医诊断主要依靠人体的感觉器官，收集人体局部或整体功能及状态变化的信息，通过中医理论和专家积累的经验进行处理，从而获得干预人体变化信息的规律性认识和知识。但人体感觉器官的敏感程度和辨识程度受到自身能力、知识掌握程度及范围等多方面的限制，只能获得有限的信息，因而只能做出定性的判断，在许多方面进行定量判断有一定难度。另外，人脑只能记忆和处理有限的数据，对于人体所收集到的某些海量信息无法进行精确的处理，造成临床经验积累困难，阻碍获得干预人体变化信息的规律性认识和知识的过程。由于信息技术的飞速发展，利用信息技术使人体的感觉器官功能能得以扩展和延伸，提高感觉器官的灵敏度和辨识程度，增加了获得的信息量；同时，信息技术的发展，也为辅助人脑进行海量信息处理提供了有效的帮助，从而加速了经验的积累过程，也就加速了获得干预人体变化信息的规律性认识和知识的过程[19]。因此信息科学的发展，尤其信息技术的发展，为中医药学的发展提供了最先进的方法和手段，增强和扩展了人获取临床信息、整合临床信息、管理临床信息、利用临床信息的功能，特别是这些功能的综合——智力功能。

因此，中医临床信息学以扩展、增强临床相关人员的各种信息采集、记录、转移功能特别是智力功能为研究目标，以提高中医药知识的利用，促进人类保健与疾病预防、提供更有效率和更安全的开展医疗、护理方法及方案，提高转化研究的有效性，促进临床疗效提高、经验传承和中医药理论发展为研究目标。

六、中医临床信息学外延及与相关学科的关系

中医临床信息学上位学科是中医药学、中医药信息学，与中医临床各学科及信息学、医学信息学、临床信息学、现代医学各临床学科及人工智能等相关学科有着密切联系。

中医药学（traditional Chinese medicine）是基于中国古代哲学思想基础上，在数千年临床实践中逐步形成的，以中医理论为指导，研究人体生理、病理及疾病的诊断和防治的一门临床学科。

中医药信息学是中医药学与信息学交叉融合产生的一门新兴学科，它是基于动态现象运动规律理论，遵循整体准则和动态准则，运用计算机与网络技术，研究中医药学领域信息现象和信息规律，对中医药信息进行表示、管理、分析、模拟和传播，以实现中医药信息的获取、转化与共享，提示中医药信息的实质与内在联系的一门科学。其是中医临床信息学的上位学科。

中医药学、中医药信息学为中医临床信息学提供理论与方法学指导，中医临床信息学的体系、方法学构建必须遵循中医药学自身的特点与规律。中医临床信息学的发展目标和研究内容必须适应中医药学发展的总体目标要求。

信息学（informatics）是以信息作为主要研究对象、以信息的运动规律作为主要研究内容、以信息科学方法论作为主要研究方法、以扩展人的信息功能特别是智力功能作为主要研究目标的一门综合性学科。它的基础是哲学、数理化和生物科学，主体是信息论、控制论和系统论，主要工具是电子科学和计算机科学。这一学科体系中的理论与方法，均可与中医药学结合应用，成为中医临床信息学发展的基础。而中医药学是利用简单方式解决复杂系统——人体健康问题的成功案例，是难得的信息学模型，两个学科的尝试合作，也有利于信息学新方法、新技术、新模式的建立及推广应用。

医学信息学（medical informatics）是研究生物医学信息、数据和知识的存储、检索并有效利用，以便在卫生管理、临床控制和知识分析过程中做出决策和解决问题的科学。其主要通过一些软件的开发和应用来实现临床诊疗过程的计算机管理、控制、数据交流和分析及决策支持等功能，常见的有医院信息系统、电子病历、图像处理、知识与决策支持系统、远程医学系统等。它是信息科学与医疗卫生科学的交叉学科，前者是其方法学，后者是其应用领域。医学信息学的子领域还包括临床信息学、护理信息学、医学图形信息学、顾客健康信息学、公共卫生信息学、口腔医学信息学、临床研究信息学、生物信息学和药物信息学等。

临床信息学（clinical informatics）是一门科学学科，旨在通过创新开发信息技术、计算机科学和知识管理方法以预防疾病，提供更有效率和更安全的病人医疗护理，提高转化研究的有效性，提高生物医学知识的利用。它是一个跨学科领域，涉及临床、生物医学和计算机科学、知识管理、信息技术、教育和医疗保健等（美国斯坦福大学医学院临床信息学中心）。

生物信息学[20]是一门新兴的交叉学科。以生物学及医学研究数据为研究对象，是生物学与计算机和信息科学相结合的学科，用来组织迅猛增长的生物学数据，并从数据中提取新的知识。

医学信息学、临床信息学和生物信息学均是信息科学的专门领域应用，其起源与发展均基于现代生物医学的理论与方法基础，其体系构建与方法应用均未能体现中医临床特点和内容。但其中部分的结构与方法，可以为中医临床信息学学科提供借鉴，其研究内容和成果也可与中医临床信息学学科互补，促进医学与健康事业的发展。

人工智能（artificial intelligence，AI）是研究、开发用于模拟、延伸和扩展人的智能的理论、方法、技术及应用系统的一门新的技术科学。人工智能是计算机科学的一个分支，它企图了解智能的实质，并生产出一种新的能以人类智能相似的方式做出反应的智能机器，该领域的研究

包括机器人、语言识别、图像识别、自然语言处理和专家系统等。人工智能从诞生以来，理论和技术日益成熟，应用领域也在不断扩大，其中自然语言处理、专家系统、决策支持等将在中医药临床信息学领域得到较广泛的应用。

中药信息学以计算机为主要工具，对蕴藏着大量中药学、化学、药理学和生物医学信息的文献资料进行分析、归类和整编，包括将中药的原植物、化学成分、药理作用和传统中医药经验理论中的药材性味、方剂配伍、适应证和药效等信息进行数字化处理，再整合大量生物实验和色谱、光谱数据，结合临床随机对照试验结果，然后根据研究课题的需要采用适当的数据挖掘方法分析这些数据，从而迅速提取隐含的有价值信息并挖掘出有逻辑性和规律性的知识。这是新的历史条件下中药信息学（TCM informatics）的主要研究内容[21]。中医药信息学的建立将对中药系统科学与系统工程、计算机辅助中药新药研发、对中药安全性评价及上市后再评价起到促进作用。

化学信息学[22]（cheminformatics）是近几年来发展起来的一个新的化学分支，它利用计算机技术和计算机网络技术，对化学信息进行表示、管理、分析、模拟和传播，以实现化学信息的提取、转化与共享，提示化学信息的实质与内在联系，促进化学学科的知识创新。中医临床信息学涉及的药物相关研究，涉及化学信息学的内容。

情报学是研究有关情报的搜集、整理、存储、检索、报道服务和分析研究的原理原则与方式方法的科学。情报学是由人、记录的知识和工具3个主要部分组成。情报学及技术在中医学研究领域中的运用，主要是利用计算机进行中医药情报资料的采购、编目、流通管理、语言翻译、文献标引及情报的分析统计等[23]。我国的中医药情报研究主要涉及中医药战略与政策、中医药情报学方法、国内中医药情报及国际传统医学发展研究等方面，并向政府部门、行业人员提供国内外传统医药情报咨询与科技检索查新服务[24]。

图书馆学是以研究图书馆的产生发展、组织管理和相关的图书管理为主要内容的一门科学。中医药信息学与图书馆学之间存在着密切的辩证统一关系，图书馆学可以指导中医药信息学的发展，图书馆学为中医药信息学提供了空间，通过成熟的图书馆学理论可以最大程度地发挥中医药信息学的效能，从而指导和促进中医药信息学的发展。中医药信息学在其发展过程中所总结出的经验和理论，将其上升为理论层面，则势必能够完善图书馆学的内容，同时对于图书馆学的理论提升也是一个重要的促进[25]。

另外，现代医学临床各科、循证医学、分子生物学、生物统计学、生物医学工程学、心理学等，也与中医临床信息学相关。

通过与本学科相关学科的交流及合作，可促进本学科内涵的发展，逐步形成具有中医特色的，服务于临床医疗、科研及医院管理，促进学术进步及效益提高的新兴学科。

（王映辉　周霞继）

第四节　中医临床信息学科建设

一、学科建设目标

中医临床信息学科建设是一项复杂的系统工程，涉及研究方向、团队、带头人、科学研究、人才培养、学术交流、条件建设、管理水平等众多要素的建设与发展。学科建设是教学、科研、医疗等各项工作发展的基础，是培养跨学科、高素质专业人才，造就高水平创新团队，发挥人才优势，产出高水平科研成果的重要保障。

学科系统化建设示意图如图1-4-1。

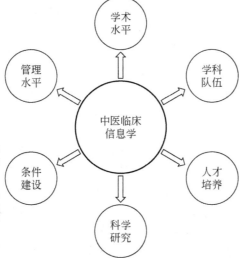

1. 明确学科的定义、内涵与外延、研究对象、研究内容、研究方法。
2. 学科发展良好，研究方向具有先进性和稳定性。
3. 学科建设对行业起到很好的引领及示范作用。
4. 积极开展科研合作，与国内外相关单位及高等院校建立良好的合作关系。

1. 建立学科建设管理机制与保障措施。
2. 医院及上级管理部门重视学科建设。
3. 制订重点学科的各项管理制度及建设经费配套措施，为重点学科的建设提供了制度保障。

1. 学术团队-多学科人才交融。由中医临床、科研、计算机、信息、管理、护理专业人才汇聚，形成国内外合作广泛的学科团队。
2. 学科梯队结构合理。由学术带头人、学科带头人、后备学科带头人、技术骨干及一般人员形成的人员梯队。
3. 在国内外影响力较强。

1. 完善的机房及各类软件，有科研专用机房，具有医院信息化及与信息利用研究相关的软硬件设备。
2. 临床及科研相关的数据库系统、分析挖掘软件、ETL软件、中医临床数据仓库平台、名医名家项目管理及数据采集平台等，满足临床数据采集、汇总、审编及分析挖掘的需要。

1. 师资：导师主要由博士后导师、博士导师、硕士导师及博士组成。
2. 人才培养：①制订人才培养制度和档案管理制度。②培养青年名医。③培养复合型高级人才。④为优秀的科研人员提供参加国内外学术交流、学习的机会。
3. 教学建设：①根据不同层次的人才制订不同的教学大纲、教学方法。②将学科首次提出的学科定义、内涵外延、研究方向、研究方法等纳入教材编写中。

1. 研究方向稳定，均具有较好的研究基础和相应的课题支撑，承担国家级、省部级及院级课题，科研经费充足。
2. 医院每年重点学科专项建设经费。
3. 形成的成果转化推广应用于全国各地。
4. 开发相关的软件或申报专利。
5. 发表学术论文、论著。

中心：学术水平　学科队伍　人才培养　科学研究　条件建设　管理水平　中医临床信息学

图1-4-1　学科系统化建设示意图

（1）学术水平：学科建设的水平决定着学科相关研究的学术水平。重点学科学术水平的评价要素包括：开展基于本学科特点和学术研究方向的内涵与外延的界定及相关文献研究，提出新观点，丰富和发展本学科理论体系的情况；学科主要研究方向的先进性和稳定性；学术创新与特色；在本学科或相关学术领域的影响力；对社会、经济、科学技术和以临床疗效为核心的中医药学术水平提高的意义与作用；学术交流与合作的开展情况等方面。

中医临床信息学重点学科首先应该确定学科的概念内涵及外延、方法论、研究模式等。确定学科的主要研究方向及各专业方向建设的重点内容。如在名老中医经验传承方向，构建"临床信息采集—经验挖掘提取—临床应用验证—机理机制研究—理论指导临床"的名老中医经验研究模式，构建基于临床经验知识的医疗决策支持体系；在医院信息系统构建方向，构建行业领先的中医医院信息系统，成为中医临床科研信息化建设示范基地；加强医院综合运营管理信息化建设，管理水平处于全国领先；重视中医临床术语本体研究，开展中医临床标准化、规范化术语应用技术体系研究等。在真实世界中医特色护理方案应用及评价研究，将现有中医护理方案集成于医院信息系统中，开展护理方案的临床适用性研究，评价中医护理方案的效果，通过临床实际不断优化护理方案。同时，加强与各临床重点学科合作，促进中医临床信息学科成果的转化。

为了提高学科的学术影响及学术水平，学术带头人、学科带头人及主要技术骨干应积极在国际、国内会议中进行专题报告；举办围绕研究方向的培训班；与国内外的科研院所、高校、国家重点实验室等建立稳定的合作关系；积极参与国家和地区中医药信息化规划、政策建议及项目建议等工作；努力推动中医临床信息学学科建设成为示范性重点学科，对行业起到引领及示范作用。

（2）学科队伍：学科队伍建设也是学科建设的关键。重点学科的学科队伍的评价要素包括学科队伍结构状况、整体素质、协作精神和发展潜力，学科带头人、学术带头人、后备学科带头人的学术水平、学术思想、在国内外的学术地位与影响，学科队伍建设措施和效果。

中医临床信息学重点学科团队应该努力形成由学术带头人、学科带头人、后备学科带头人、研究方向带头人、技术骨干及一般成员组成的合理人才队伍。学术带头人由中医药学及信息学专业具有较高造诣、学术水平较高的行业专家担任，学科带头人由在本专业领域有多年科研、教学及临床经验的专家担任，具体负责学科规范制订及工作任务的落实工作。重点学科建设能否取得成效的关键在于学科带头人[26]。学科带头人应该一直坚持在中医临床信息学科建设的第一线，集临床科研与管理、经济管理、信息化技术与管理和医院管理者职责和能力于一身，具备突出的综合能力和素质。以临床、科研、管理、服务一体化的思路统领实施中医临床信息学科建设和医院信息化，在行业中起到示范和带头作用。学科队伍由中医临床、科研、计算机、信息、管理、护理等方面专业人才构成，形成国内外合作广泛的学科团队，同时需制订学科队伍建设措施：①稳定人才、引进人才的措施。稳定的研究团队是学科稳定发展的必需条件，应制订相应合理的措施，保证引进人才在工资待遇、职称评聘、进修培训等方面给予优待，保证人才的稳定，便于学科进一步长远的发展。②营造宽松学术环境，发挥教学科研人员积极性和吸引国内外优秀学者来本单位工作的措施。吸引高素质国内外优秀学者、人才充实学科科研队伍。③设置关键学术岗位，配备主要学术骨干的措施。通过设置关键学术岗位，制订学科人才素质测评与选拔制度、学科人才培养、考核与奖励制度、学科教学管理制度、学科学分管理制度等，保证学术骨干发挥其应有的各项技能。④优化主要学术骨干知识结构。基于学科的研究方向、研究水平及学术影响力，定期举办国际、国内中医临床信息学学术会议，并定期参加国际会议，提高本学科在国内、国际的知名度。

（3）人才培养：高层次人才培养是重点学科建设的主要任务之一，重点学科人才培养评价要素包括高层次人才培养的机制、规模和水平；教学研究与改革、教材建设、教学内容的更新与规范、教学方法与手段的创新等。

学科团队建设及人才培养应该遵循老、中、青结合，以高学历层次人才为主的团队。学科招收或培养的研究生、博士后，坚持抓好开题、中期检查及出站答辩3个环节，导师全程参与指导学生，保证科研选题的科学性、研究内容及结果的科学性。学科主要目标是培养集中医药学、信息学、计算机学等于一体的跨学科复合型人才，对于临床专业的人员需要懂得信息学方面的知识，对于计算机或信息学专业的人员需要懂得中医基础方面的知识，同时需要掌握较高的外语水平，这样便于及时了解国际上信息学方面的最新进展。学科也要为优秀的科研人员提供参加国内外学术交流、学习的机会，充分调动他们的积极性，培养综合能力。

学科制度建设是提高人才培养质量的保障，因此，需建立完备、创新的人才培养制度及档案管理制度。学科的各种档案资料应统一管理，包括：学科申报书、规划书；学科的各种规章制度；学科每年的总结及下一年的规划；学科的经费支出情况；学科发表的文章及编写的教材；学科的各种论证会及教材编写会议资料，等等。对教学内容及教学方法进行积极的改革创新，在培养人方式、方法与手段方面，提出适合本学科特点的教学方法。探索诸如研究与应用结合、科研与医疗一体、人机结合、长短结合、理论与实践结合、师徒结合和多学科交流等多种模式与途径的教学方法；导师团队主要由博士后导师、博士生导师、硕士生导师组成，按不同研究方向交叉组成若干导师组，形成培养高层次人才的师资力量。学科教材建设一方面需要认真学习国内外相关学科教材及专著。计算机或信息学专业的人员需要认真学习中医基础方面相关的书籍，如《中医基础理论》、《中医诊断学》、《方剂学》、《中药学》、《中医内科学》、《中医儿科学》、《针灸学》、《中医妇科学》、《中医耳鼻喉科学》等及目前现有的中医药方面的国际、国内标准及规范。临床专业的人员需要认真学习信息学方面的相关书籍，如《信息科学原理》、《信息科学基础》、《信息技术通论》等。另一方面需要根据本学科自己的发展需求积极编写本学科的教材。目前本学科参考教材或资料有《中医药信息学》、《中医医疗与临床科研信息共享系统建设基本要求》、《中医医疗与临床科研信息共享系统项目实施指南》、《中医药标准化概论》、《中医医院信息系统规划与设计》、《中医医院信息化建设与管理》、《中医医院信息化研究进展与新技术应用》等。

（4）科学研究：重点学科科学研究评价要素包括，科研项目的质量和数量；科研成果的水平及获得的评价；科技成果、知识创新、技术创新的显示度及其产生的经济、社会效益。学科要发展，必须有明确、稳定、有特色的学术方向作为学科研究方向。研究方向的凝练是科研工作开展的前提，学科围绕明确的研究方向开展科研工作，积极申报承担各级各类相关科技项目、课题，积极与相关单位或企业建立横向科研合作，为其提供技术服务，与国内外相关单位及高等院校建立良好的科研合作关系。中医临床信息学重点学科研究主要侧重于3个领域：①中医临床信息化建设与管理；②中医临床信息提取、处理、再生与控制；③中医临床知识发现、经验传承应用与知识传播。重点任务是：①医院信息化研究与建设，促进规范管理、提高效率、保障安全、节约资源、惠及病人和员工；②中医医疗与临床科研信息共享系统研究与建设，使其成为真实世界中医临床科研新范式的技术平台，推动医院各临床学科建设，促其等发展成为重点学科（专科）；③名老中医经验研究方法平台研究与建设，推进形成基于临床诊疗数据的名老中医经验研究与传承的新模式，加速青年中医人才培养；④医院综合运营管理信息化研究与建设，促进医院精细化、科学化、规范化管理，为管理变革提供决策支持；⑤中医临床信息学原理和信息标准化研究，重点突出中医临床术语、临床诊疗数据处理规则等标准化研究；⑥真实世界中医临床各科及护理规律知识发现与应用评价研究，不断发现和优化临床诊疗及护理方案。

（5）条件建设：重点学科评价要素包括仪器设备的数量、水平和管理满足学科建设与发展需要的状况，学科基地的建设情况，图书情报、信息化建设情况，后勤保障的力度，学科自身建设及自我发展的能力。

条件建设是重点学科建设的重要保障，直接影响着重点学科建设的进展。经费不足是所有重点学科建设存在的共性问题，也是限制学科发展的瓶颈问题[27]。因此学科建设单位应给予重点学科专项建设经费，同时，学科可以通过申请科研课题、提供技术服务等方式，争取更多的建设经费，从经费上保障学科建设的顺利完成。

条件建设应该包括科研经费、研究场所主要核心条件及其他辅助条件。核心条件包括完善的机房及各类软件，科研专用机房，具有医院信息化及与信息利用研究相关的软硬件设备，部署着临床及科研相关的数据库系统、分析挖掘软件、ETL软件、中医临床数据仓库平台、名医名家项目管理及数据采集平台等，满足临床数据采集、汇总、审编及分析挖掘的需要。其他辅助条件包括中医临床信息学文献服务平台，图书馆、电子阅览室、数字图书档案馆，互联网、局域网、无线网络等对学科建设获取资料提供有力支撑。

（6）管理水平：提高学科管理水平，科学、规范地进行管理是学科建设取得预期成果的重要条件。在当今信息化时代，医院及上级管理部门应该更加重视中医药信息学科建设，制订和落实重点学科的各项管理制度及建设经费配套措施，为重点学科建设提供制度保障。

学科建设管理机制与保障措施主要包括以下几方面。

1）学科在学术带头人的领导下，成立学科带头人、后备带头人及业务骨干共同组成的学科建设小组。

2）学科建设小组共同制订学科建设规划、学科定位、发展方向、预期目标、规章制度及管理制度。

3）按照国家中医药管理局和医院制定的重点学科建设管理的要求，在医院重点学科办公室和有关领导部门的统一协调及具体指导下，逐步落实学科建设规划。

4）逐步健全各项管理制度，形成较为完善的组织管理规程，使学科建设规范化、制度化和科学化，并示范和创造体现中医临床信息学特色的、独特的学科文化。

5）学科管理制度建设。在学科的运行管理和组织管理方面制订相关管理制度，包括学科带头人岗位职责、学科后备带头人岗位职责、学科科研项目管理制度、学科科研质量控制管理制度、学科经费管理及审计制度、学科科研成果转化制度、学科科研成果知识产权保护制度、学科信息情报及档案管理制度、学科信息网络系统建设、管理与维护制度、学科人才管理制度、学科人才素质测评与选拔制度、学科人才培养、考核与奖励制度、学科教学管理制度、学科学分管理制度、学科师资队伍管理制度、学科用房和设备管理制度、学科培训班及进修人员守则、学科培训班及进修人员管理规定、学科研究室管理办法、学科研究室常用技术规范、学科研究室考核与评估制度、研究室人员岗位职责、研究室设备借用损坏赔偿制度、研究室仪器设备管理制度、研究室基本信息的收集整理制度、研究室工作档案管理制度、低值耐用品的管理办法、研究室安全卫生制度等。

二、学科建设作用

中医临床信息学是一门多学科交融的交叉学科，本学科的建设，不仅有利于中医临床信息学各研究方向科研的发展，也有利于促进各临床学科临床、科研及学术的进步。其推动作用主要有以下几方面。

1. 培育跨学科高素质专业人才

中医医院现代化的基础是信息化，中医医院的信息化需要大量的信息化专业人才，如何构建体现中医药特色、遵循中医诊疗规律、适合中医医院实际的中医电子病历，建设有中医特色的医院信息系统，更好地开发和利用中医医院信息数据，完成医药卫生体制改革方案关于信息系统建设任务，成为当前中医药信息化发展的重要内容，这些都离不开大量的既懂中医药知识又懂信息技术的复合型人才[28]。中医临床信息学重点学科人才培养的目标旨在培养集中医药学、信息学、管理学等于一体的跨学科复合型人才。通过教学内容、教学方法及教材上的改革创新，促进高层次、复合型、国际化中医药信息化人才的培养。

本学科还可通过名老中医经验研究方法平台建设，在真实世界中医临床科研范式的指导下，基于临床科研信息一体化理念，利用临床科研信息共享系统技术平台，全面、规范、准确、及时地采集名老中医的临床诊疗信息，经过数据的导入集成，数据的预处理及整理、分析挖掘等阶段，人机结合，以人为主，系统分析整理名老中医的学术思想及诊疗经验，促进名老中医的"经验"向"知识"再向"证据"转化，实现"临床信息采集—挖掘提取经验—临床应用验证—机理机制研究—理论指导临床"的阶梯递进，推动名老中医经验研究型传承新模式，加速年轻名中医成才。

因此通过重点学科建设不仅可以培养一批具备中医药学、信息学、计算机学的高层次复合型人才，而且充分利用现代科学技术，可以培养一大批青年名中医。

2. 促进多学科协作交融

重点学科是医院开展医疗、科研、教学活动的主要阵地，科研成果的主要产地，也是医院经济创收的主阵地，是完成教学任务的主力军。重点学科水平的高低直接影响着医院的声誉，是医院的品牌标志。加强重点学科建设，充分发挥其"龙头效应"，使医院的几个学科先"富"起来，进而形成一种辐射力量带动医院其他一般学科、新兴学科的共同发展，逐步形成结构比例合理的科研体系[29]。中医临床信息学通过推动与医院其他学科的协作交融，颠覆以往传统医疗模式，形成了一种创新的科研医疗合作模式。一方面，促进本学科内涵建设与发展，逐步形成了具有中医特色的、服务临床医疗、科研及医院管理，促进学术进步及效益提高的新兴学科；另一方面，在本学科建设中，与医院信息化建设、科研管理、运营管理等工作相结合，通过建立中医临床信息的采集、处理及知识发现的一体化技术，为医院其他学科提供技术服务和指导，可以带动医院其他学科快速发展，提高医院的核心竞争力。

3. 促进临床科研发展

中医学一切新理论、新方法、新技术、新方案的形成，均来源于临床，未来中医药学的发展也必须走"从临床中来，到临床中去"的道路。真实世界研究是基于临床实际开展的研究，与中医学术发展方式相同，中医临床信息学学科建设的内容之一，即建立中医真实世界临床研究的理论及方法。

通过中医临床信息学重点学科的建设，可以进一步促进医院临床科研的发展。本学科面向中医临床辨证论治特征和中医临床信息多维动态数据特性，提出"中医临床信息认识论模型"和"中医临床信息学方法（HED方法）"，围绕重点研究领域和主要研究方向，建立中医临床信息提取、处理、再生与控制、中医临床知识发现、经验传承与应用的技术平台，促进了临床科研整体水平的提升，也能有力推动临床各学科建设。重点学科水平是医院核心竞争力的集中体现[30]。在信息化时代，通过加强本学科的建设，能够有效地提升医院核心竞争力。

4. 促进医院信息化建设

中医医院信息化建设早期以满足医院财务管理、医疗设备数字化等工作，且以满足临床业务需要为主。随着医院信息化技术的发展，医院信息化将逐步整合医院全部设备、集成医院全部系统，覆盖临床科研各个环节，全面支持各类数据综合利用，为医务人员及管理人员提供全方位、科学的决策支持。这些工作，已远远超出当今国家对中医医院信息化建设的基本要求，而恰是中医临床学科建设的内容。

因此，中医临床信息学学科建设，将有利于从更高的角度，制订医院信息化建设和发展的规划，通过信息化建设全面提高医疗服务及运营管理的效率，减少差错，形成医院持续发展的强大动力。通过本学科建设，构建具有国内领先水平中医医院信息化集成应用系统，该系统包括中医医疗与临床科研信息共享系统、名老中医经验传承研究技术平台、中医临床辅助决策系统、医院运营精细化管理系统。通过医院信息系统建设可以促进医院信息化规范管理、提高临床效率、保障安全、节约资源、惠及病人和员工。通过医院综合运营管理信息化，促进医院精细化、科学化、规范化成本控制与绩效考核。因此通过学科发展，可以进一步促进医院信息化建设。

（王映辉　周霞继　张　红　张润顺）

参 考 文 献

[1] 钟义信, 周延泉, 李雷. 信息科学教程. 北京：北京邮电大学出版社, 2005: 6-8, 16-18.

[2] 秦玉龙. 实用中医信息学. 北京：中国中医药出版社, 2001: 21-22, 45-50.

[3] 刘军凤. 纵观历史谈中医药信息学形成和发展. 辽宁中医药大学学报, 2012, 14(9): 27.

[4] 陶慧宁. 我国医药学文献检索系统的发展概况及趋势. 南京中医学院学报, 1991, 7(3): 175-176.

[5] 吴兰成. 中国中医药学主题词表. 北京：中医古籍出版社, 2008: 10.

[6] 魏民, 王俊文, 储戟衣, 等. 中医药信息学的发展简史. 光明中医, 2010, 25(11): 1953-1954.

[7] 杨海丰, 谢言, 王高粱, 等. 我国中医药信息学专业教育发展过程及其基本现状研究 [A]. 第一届中国中医药信息大会, 2014.

[8] 崔雷, 陈东滨. 国外医字信息学科研热点的文献计量学分析. 医学信息学杂, 2007, 02: 100.

[9] 吕婷, 姜友好. 中美医学信息学教育比较研究. 医学信息学杂志, 2009, 30(12): 6-11.

[10] Reed M Gardner, J Marc Overhage, Elaine B Steen, et al. Core content for the subspecialty of clinical informatics. J Am Med Inform Assoc, 2009, 16: 153-157.

[11] 张士靖, 胡兆芹. 中美医学信息学教育的比较及其启示. 中华医院管理杂志, 2006, (6): 473-476.

[12] 崔雷. Medical informatics: 概意与历史. 医学情报工作, 2004, (4): 241-244.

[13] 杨凤丽, 刘岩, 刘亚民. 国外医学信息学教育发展现状及其对我国医学信息学教育的借鉴. 中华医学教育杂志, 2007, 27(5): 102-104.

[14] 崔雷, 方丽, 王琳, 等. 国内医学信息学院系科研热点分析及其与国际研究热点的比较. 医学信息学杂志, 2013, 34(3): 2.

[15] 董燕, 于彤, 朱玲, 等. 中医药信息标准化研究进展. 中国中医药信息杂志, 2016, 23(1): 127.

[16] 李照国. 中医术语国际标准化的若干问题探讨：从 WHO/ICD-11 到 ISO/TC249. 中西医结合学报, 2010, 8(10): 989-996.

[17] 国家中医药管理局. 中医医院信息化建设基本规范. 2011: 1-20.

[18] 钟义信. 信息科学原理. 北京：北京邮电大学出版社, 2002: 16-18.

[19] 崔蒙. 试论中医药学与信息学. 中国中医药信息杂志, 2002, 9(7): 65.

[20] 赵国屏, 等. 863 生物高新技术丛书·生物信息学. 北京：科学出版社, 2008: 11.

[21] 方睿. 中药信息学研究进展. 中国中医药信息杂志, 2009, 16(1): 2.

[22] 邵学广, 蔡文生. 化学信息学及其课程建设. 大学化学, 2002, 17(3)：12-15.

[23] 王为群. 浅述当代情报学及技术对中医药学科发展的作用. 南京中医药大学学报, 2007, 01: 49.

[24] 李彦文, 赵英凯, 崔蒙. 中医药竞争情报系统构建研究. 中国中医药信息杂志, 2011, 18(6): 5.

[25] 段青, 康小梅, 尚文玲. 中医药信息学与图书馆学的交叉与分界研究. 世界中医药, 2012, 7(4): 352.

[26] 郑承杰. 我国医学重点学科建设发展现状与展望. 中医临床新医学, 2011, 4(4): 375.

[27] 洪净，周杰，周景玉，等．扎实推进中医药重点学科建设努力提升中医药学术水平．中医教育 ECM，2014, 33(1): 13.

[28] 李金芳，赵臻．中医医院信息化人才队伍现状分析及思考．医学信息学杂志，2010, 31(7): 12.

[29] 吴倩文，卢建华，吴建国．加强医学重点学科建设的意义和方法．中国卫生事业管理，2007, 23(12): 812.

[30] 苏建军，蒋炳武，彭伟．重点学科建设与医院核心竞争力．中国煤炭工业医院杂志，2008, 11(12): 1950.

第二章　中医临床信息的采集

第一节　中医临床信息的特征、分类及采集系统

中医临床辨证论治过程是一个"病－症－证－治－效"密切相关的对病人状态进行动态调整的过程，而其中尤以"证（症）－治－效"三者最为关键。

分析中医临床过程，可大致分为"主体"和"事件"两类，主体主要有两个，一个是医生主体，一个是病人主体；事件包括现象和活动，现象主要指病人的临床表现，如症状等四诊信息及实验室检查等信息，活动是指医生根据临床所见对病人进行判断、干预等的过程，包括对病证的判断、治法、方剂、药物的应用等。临床过程还与初诊复诊等时间因素有关，在复诊过程中，由于治疗的影响，事件中还会产生疗效这一要素，中医的临床要素主要包括临床所见（症状、体征、检查结果等）、疾病（中医疾病、西医疾病）、证候、治法、干预措施（包括方剂、药物、穴位、其他治疗）等。由于人体是一个有机的整体，临床诊疗过程是一个完整的过程，这些要素之间存在着复杂的多维关系，中医的经验就蕴含在这些因素间的多维关系中。临床诊疗信息的采集与挖掘均需围绕这些要素。

分析挖掘这些临床要素的关系，是获取中医经验知识的有效途径，应用不同的方法，可发现其中蕴含的显性知识及隐性规律。

一、中医临床信息的特征

中医学在临床诊疗的过程中，强调既充分注意辨析疾病的特征信息，还要全面收集病人整体信息及相关的外部环境信息，这种通过临床实践而获取的人的信息形成了以人为中心的信息记录。以临床为导向，将真实的临床各类诊疗信息进行全面采集，整合现代医学的科研成果，形成中医临床医学信息的大数据，对这些信息进行整理和数据化处理，以便用于分析和总结中医临床诊疗的疗效和经验知识，这是中医信息学发展的方向。

1. 以人为中心的临床信息

人作为一个整体，贯穿整个医疗行为中，从门诊的问诊处方到住院的诊疗护理，无不持续记录着人的健康状态的变化。中医以人为中心，准确辨析病人的健康状态和病理变化本质，包括病史、症状、体征、检查检验、治疗情况，以及发病季节、发病影响因素，还包括体质、心理因素和社会、政治、经济、环境等信息，这些以人为中心的个体化的具体诊疗方法及过程通过病历、医嘱记录及生化检查、多种影像或病理检查等多种形式完整地记录在信息系统中，这些大量的事实型信息数据蕴含着中医临床宝贵的经验知识。

中医临床信息具有以下主要特征。

（1）多维度：要准确辨析病人的健康状态和病理变化本质，全方位收集和掌握临床信息是至关重要的，这些信息包括人口学信息、症状、既往病史、体征、实验检查、病证判断、干

预或治疗方法、结局转归、疗效评估等，还包括体质禀赋、季节气候、心理情志、地域、社会环境等信息。中医临床诊疗中更多地考虑"因人、因时、因地治宜"，临床医生在中医理论指引下，根据临床经验，对望、闻、问、切四诊信息进行感知、分析和归纳、理解，并对病人报告的各状态信息进行判断和评价，在医生处方用药的调整与病人病症变化的过程中，又蕴涵着多重关系，如症—证关系、方—证关系、症—药关系、症状的权重及它们与疗效的关系等。由上可知，中医临床诊疗信息体现出多维时空的特性，且中医临床诊疗过程的多因素是紧密相关的。

（2）多态性：中医临床信息的多态性主要表现在两个方面：一是数据类型的复杂性，中医临床诊疗望、闻、问、切及相关检验检查等信息中包含了诸如文本、图像、影像、声音等多种不同的数据类型；二是信息采集的个性化，由于人体信息的采集永远不能采用工业样品检测那样的方式由机器来完成，尤其是中医临床信息会因为采集者不同而表现出多态性的情况很常见，例如，对于同一病人的状态表现，不同医师因为学术流派和知识背景不同，采集和关注的信息要素和信息量因其不尽相同，随之的病证判断亦有所差异，相应的干预治疗方案也会不同，但是殊途同归，有经验的医师的诊治都能取得疗效，这一点在中医临床诊疗过程中表现更为突出。

（3）动态非线性：当一个变量的变化总是引起其他变量按照固定的比例改变时，称之为线性关系，具有单一、均匀、不变等特点；而当不同变量之间的变化不成比例关系时，称之为非线性关系，具有不确定性、永恒的新颖性和不可预料性等特点。

中医药治疗疾病的动态观念认为，由于病人因年龄、体质、季节，以及病变阶段等的不同，证候表现有很大差异，因而在诊断时注意证随时变，处理时治随证转，以变应变。动态观念是辨证论治的灵魂。从数学角度来看，同一疾病的证候差异与演变，其非线性变量是非常复杂的，辨证论治中的证变治变、随证立法、据法组方遣药与数学中的非线性观点是一致的。

人体是一个开放的复杂巨系统，各子系统之间的关系不是简单叠加的，是非线性的。在信息时代的今天，多学科交叉的研究方法已应用于很多领域，将数学非线性的思维方式应用于对中医药学的研究中，或许可以为中医药学的现代化研究开辟一条新道路；同时，中医药领域的成就也可能会反过来推动非线性理论的向前发展，从而为科学的共同进步做出贡献[1]。

（4）系统性：系统科学一贯主张从整体的角度研究系统，和中医理论有着天然的内在联系。中医理论不仅把人体看成一个整体，而且把人和环境看成一个整体（天人合一），在这种观念的指导下，中医学注重人与自然的相互联系、相互制约。在临床思维的过程中，始终将人体置于与天地万物普遍联系的统一体中，在自然界大范围内考虑影响人体健康的相关因素，采取相应的措施，诊疗和预防疾病。这种思想赋予了中医学整体、恒动、辨证的思维观，它要求医者以一种动态、非线性的思维方式认识人体的脏腑经络、病因病机，使中医临证思维具有联系性、层次性与复杂性[2]。

（5）复杂性：中医学理论从整体出发，具有多层次、多元素、动态联系的复杂立体思维结构，体现在辨证诊断和治疗过程中。

1）诊断思维的系统复杂性：中医在临证过程中，对临床资料的搜集，并不局限于观察机体全身与局部的变化，而是在注重病人形神两个方面异常的同时，十分重视自然环境对疾病过程的影响。因此在诊断过程中，医生所要获取的信息是多方面的，有精神、气质等整体信息，有形态信息，有年龄、性别、文化程度、居住环境、病史、家族史等个体信息，还有在众多信息高度融合的过程中派生出的大量具有多样性和复杂性的隐含信息。然后结合中医学理论知识及储存于医者脑海中的既往诊疗经验，对主证、病因、病位、病性、病势进行逐步全面的分析，概括病机，进而完成病证诊断思维的过程，具有层次性。在"天人相应"观的指导下，医者的诊断过程需要全面系统地考察、整合病人的疾病相关信息，体现了诊断思维过程的系统复杂性。

2）治疗思维的系统复杂性：一个完整的诊疗过程，不仅包括医生对病人的疾病信息的获取、分析过程，也包括医生对疾病信息处理后输出的治疗方案的过程。依据"天人相应"理论，在诊疗过程中，我们同样不仅要全面考察病人各方面情况，包括病人本身的体质、性别、年龄等，同时也要联系结合病人的生活环境、饮食起居、经济承受能力、社会心理因素、既往接受治疗情况，把握病人疾病过程的整体性、动态性、联系性原则，道法自然，三因制宜。中医治疗绝不是简单地以清除体内病原体为主，采取头痛医头、脚痛医脚的思维模式，而是针对主症，兼顾兼症的同时，考虑病人的个体因素及自然、社会因素，做系统决策，通过调整和恢复人之健康的自然整体关系，激发人体正气，抗病驱邪。中医诊疗过程从辨证立法、选方、用药涉及多种信息的处理，各个环节相互联系，层次分明，井然有序，具有系统复杂性[2]。

2.中医临床信息的大数据特征

大数据，顾名思义就是大规模的数据，特点是数据量大、数据类型多、价值密度低、商业价值高、处理速度快、潜在应用价值高。大数据的战略意义，不在于掌握了庞大的数据信息，而在于对那些含有意义的数据进行专业化提取和处理，使之成为一种巨大资源。

中医临床数据具有大数据的特征，数据量大，数据类型复杂，信息以文献资料及动态更新的、多媒体的临床病案的形式存在。然而，规律性的知识蕴含在海量的数据中，没有得到有效、系统地提取和充分利用，所以如何能够找到信息背后隐藏的医学规律和知识，如何将这些知识很好地挖掘出来，将中医的精华得以激活，成了中医信息发展的迫切任务[3]。

大数据时代的来临，将临床实践中所产生的大量、个性化的诊疗方案等信息进行数据化，在大数据管理和利用工具的辅助下，从不同的思维角度去再现、分析、重构、发现规律知识，将中医辨证论治的个体化诊疗实践中所蕴含的各种创新知识得以科学地展现，能够将这些知识继承和发展，这就是"从临床中来，到临床中去"中医发展模式。

在保持了辨证论治特征的个性化临床数据的支撑下，中医临床数据预处理、中医临床数据模型与数据仓库、中医临床数据多维检索查询与展示系统和中医临床数据挖掘等系统工具，为中医复杂、海量临床数据得以方便、充分、高效利用提供了技术支持。

通过中医临床信息学方法，利用以结构化电子病历为核心的信息采集系统，在完成中医临床诊疗业务过程的同时，将采集的临床信息转化为结构化信息，通过数据化处理，从而满足中医临床研究的需要，形成以临床信息为依托，"从临床中来，到临床中去"的中医发展模式[4]。

二、中医临床信息的分类

1.病人基本信息

病人基本信息包括病人的人口学信息和亲属的联系信息等，病人人口学信息包括姓名、性别、民族、年龄、身份证号、卡号、电话号码、首次登记日期、住址等；亲属联系信息包括亲属姓名、亲属关系、联系电话等。

2.病人就诊信息

病人门诊就诊或住院编号、就诊时间、科室代码、医院名称、诊治医生、护理人员、费用类型、费用明细等也可根据需要采集。标识门诊病人一次就诊或住院病人一次住院活动的编号，表示记录的主键，其余各类信息中均含有本字段。

3.中医电子病历信息

中医病历，又称为医案、诊籍，是中医临床各科医生对具体病人进行辨证论治的文字记录，其中主要记录着病人的生活习性、病情、诊断、治疗及预后等情况，从而成为保存、查核、考评乃至研究具体医生开展具体诊疗活动的档案资料。中医电子病历信息主要包括门（急）诊病历首页、门（急）诊病历记录、门（急）诊处方、门（急）诊治疗处置记录、门（急）诊护理记录、门诊检查检验记录、门（急）诊知情告知单、住院病案首页、入院记录、病程记录、上级医师查房记录、住院医嘱、住院治疗处置记录、住院护理记录、住院检查检验记录、出院记录、知情告知信息、健康体检记录、转诊转院记录、法定医学证明及报告、医疗机构信息等。

4.中医临床诊断信息

诊，诊察了解；断，分析判断。"中医诊断"就是中医行医过程中通过对病人的望、闻、问、切，以掌握病情资料，从而对病人的健康状态和病变的本质进行辨识，并对所患病、证做出的概括性判断。中医临床诊断记录包括中医疾病诊断及中医证候诊断两类。疾病诊断简称为诊病，是对病人所患疾病进行高度概括，并给出恰当的中医疾病名称。"证"实际包括证名、证候、证型等概念。将疾病当前阶段的病位、病性等本质，概括一个诊断名称，这就是"证名"。如痰热壅肺证、肝郁脾虚证、卫分证、脾肾阳虚证、膀胱湿热证、瘀阻脑络证等，均为证名。临床上有时又将证称为"证候"，即证为证候的简称。但严格的说，证候应是指每个证所表现的、具有内在联系的症状及体征，即证候为证的外候。临床较为常见、典型、证名规范的证，可称为"证型"。"辨证"是在中医学理论的指导下，对病人的各种临床资料进行分析、综合，从而对疾病当前的病位与病性等本质做出判断，并概括为完整证名的诊断思维过程[5]。

5.中医用药信息

中药在中国古籍中通称为"本草"。我国最早的一部中药学专著是汉代的《神农本草经》。唐代孙思邈编著的《备急千金要方》和《千金翼方》集唐代以前诊治经验之大成，对后世医家影响极大。明代李时珍的《本草纲目》，总结了16世纪以前的药物经验，对后世药物学的发展做出了重大的贡献。中药按加工工艺分为中成药、中药材。如今，随着对中药资源的开发和研究，许多民间药物也归入了中药的范畴。中药材除了传统饮片外，还有免煎颗粒剂等多种。所以，中药是以中医理论为基础，用于防治疾病的植物、动物、矿物及其加工品，目前常用中药材约1000味。通过对药品的名称（别名）、产地、质地优劣、药性、毒理、加工炮制、配伍客观化、规范化、数据化管理形成的计算机形式的信息存储即为中医用药信息。

6.中医治法处方信息

中医治法处方信息包括在临床治疗过程中，根据各环节特征属性，提取的中医特征治疗信息，包括治则治法及中医处方（中药处方、针刺处方、灸法处方、拔罐处方、电针处方、推拿处方、特种疗法处方等）信息。

7.中医护理信息

（1）评估类信息：指病人入院后护士需要掌握的一系列与病人健康护理问题相关的资料，包括直接与病人或者家属沟通掌握的第一手资料和利用医院信息系统提取的第二手资料两个部分的信息，主要包括以下内容。

1）病人一般情况评估信息，由护士通过望、闻、问、切四诊手段获得，信息内容主要包括神志、面色、形态、舌质舌苔、脉象、饮食、二便、皮肤等。

2）病人护理评估信息，可通过专科量表评估收集，包括专项护理评估和专科护理评估。

专项护理评估是指生活能力评估、压疮风险评估、跌倒/坠床危险因子评估、疼痛评估、静脉炎风险评估、营养状况评估、心理状况评估等；专科护理评估是指依据疾病特点开展的评估。护理评估信息应随着护理发展的变化而改变。

3）阳性体征评估信息，可利用中医电子病历系统、中医临床诊断系统、实验室检验系统、其他检查信息系统等直接提取。

（2）中医护理诊断类信息：护理诊断是指护士运用评判性思维，分析和综合护理评估获得的资料，以确定健康问题，做出护理诊断。这一分析和综合评估的过程，在中医护理中主要使用辨证的方法进行，即以中医学整体观念的理论为指导，采用八纲辨证、脏腑辨证等方法，将评估得到的相关信息资料进行综合分析，形成中医护理诊断。中医护理诊断可以依据不同疾病、不同证型制订。

（3）辨证或临症施护类信息：根据中医护理诊断问题，结合中医证候要点、中医治疗信息等，制订的一系列具备中医特征的护理信息，主要包括生活起居指导、饮食指导（辨证饮食）、运动养生（八段锦、五禽戏、降压操等）、中医用药护理（内服中药、外用中药、中药静脉给药等）、中医护理技术（耳穴贴压、艾灸、拔火罐、刮痧、穴位按摩、穴位贴敷、药熨法、中药保留灌肠、中药泡洗、中药离子导入等）、中医特色治疗护理、情志调理、健康教育等。

（4）护理评价类信息：针对病人主要证候、症状、中医护理问题所采取的辨证施护方法得到的护理效果的相关信息。主要包括以下几点。

1）专科专病中医护理效果评价信息：通过专科评价量表、相关检查检验结果或病人评价等对专科专病中医护理服务效果进行评价。

2）中医护理质量评价信息：由护理管理人员进行评价。通过中医护理专科、优质护理服务、相关护理记录等评价形式，实现对中医护理辨证施护方法落实、健康教育指导、中医护理记录等方面的质量评价，完成中医护理服务的动态分析与改进。

8. 实验室检查信息

实验室检查信息主要是指病历中记录的既往实验室检查信息与当前的实验室检查信息。外院检查内容及格式要与医院 LIS 内容相同，包括病人门诊就诊或住院编号、检查时间、检查指标名称、检查指标值、检查指标单位、标本等。因不同医院可能采用不同的设备及试剂，因而正常值范围及临床意义不同，因此，应提交各检查指标、检查方法、检测仪器、检测试剂、正常值范围说明（或正常值上下限）、检查医院名称等。

9. 其他检查信息

其他检查主要包括物理检查等，包括病历中录入的既往检查、外院检查及医院 PACS 等系统中存储的检查数据，结构化内容包括检查时间、检查项目名称、检查指标名称、检查指标值、检查指标单位、检查结果等。

10. 西医治疗信息

西医治疗信息是指病人在门诊或住院期间使用的西药等治疗信息，需要记录药品名称、成组信息、药品类型、一次使用剂量、用法、频率、开始时间、停止时间等，同时提供医院使用的西药字典表，标识药物正名、异名、生产厂家、规则等信息。

11. 知情同意信息

知情同意信息是指在医疗与科研中，病人签署的各类知情同意书等文书，包括知情同意书名称、签署时间、内容。签署者姓名、签署者与病人的关系、医师姓名及见证人姓名等。

12. 科研辅助信息

科研辅助信息是指与科研相关的量表、临床评价结果等信息。

（1）量表信息：电子病历系统具有创建量表的功能，量表格式及内容满足课题要求。量表原始信息包括量表名称、量表条目名称、选项值等信息。量表结果信息是指根据量表条目测评标准计算得出的量表各条目得分、各维度得分及量表总得分等信息、量表记录时间、量表采集次数、所属科室、负责医生、记录者、所属课题或项目名称等。

（2）临床疗效评价信息：用于对病人的疗效进行综合及分类的评价，综合评价是指综合各项指标，对本次治疗的综合评价，分类评价是指针对某一具体症状、体征、指标等信息的具体评价。疗效评价需要疗效评价的相关标准表，因此系统需集成临床评价类别及评价项目的信息。临床评价类别信息记录临床评价的主要方法，如病人报告的结局、医生报告的结局、生物学指标、终点结局指标、照顾者报告的结局、综合评价等。临床评价条目信息是指基于以上类别，结合某具体评价内容，制订的评价方法。进行临床评价时，逐条进行评价，包括评价项目名称、评价结果说明、科研项目名称等。

病人临床评论记录表是指根据某研究的临床评价标准对病例进行总体及分项的评价，主要内容包括评价项目、评价标准、评价结果等。

13. 病历首页信息

按照国家中医药管理局相关要求记录的病历首页信息，并以结构化方式存储。

14. 院外随访信息

院外随访信息是指病人离开医院后，通过医护或科研人员所收集到的病人的信息。鉴于中医门诊数据往往缺乏最末一次治疗的效果评价信息，因此，对门诊病人的科研随访信息补充是提高临床数据利用有效性的基础，而针对慢性病的住院治疗效果评价，随访信息也非常重要。随访信息应包括随访时间、随访内容类别、随访内容条目名称、随访内容条目结果、接受随访者、随访医生等。

三、中医临床信息采集系统

中医临床信息采集系统由住院医生工作站系统等组成，用于医护人员在进行预防保健、诊疗活动时，对以上病人基本信息等 14 类信息进行全面的采集。

1. 中医临床术语标准规范化应用技术体系

为满足临床电子病历撰写需求，同时确保多地区、多中心进行集团化重大疾病研究工作对临床信息采集与汇交的准确、实效、便捷的需求，并为后期基于特定研究目的进行数据分析挖掘工作顺利开展奠定基础，中医临床信息采集系统对来自中医临床科研工作的信息 / 数据的标准与规范提出了严格要求。术语是中医临床信息的主要载体，也是数据记录、存储与分析利用的基础，因此，对中医临床术语的标准化研究及推动术语标准在临床科研工作中规范化应用，是中医临床信息学标准规范建设的重要工作，建立中医临床术语标准规范化应用技术体系（Implementation Technological System of Traditional Chinese Medical Terminology Standards）是实现临床科研工作中术语来源标准化、应用规范化的基础保障。

（1）构建中医临床术语标准规范化应用技术体系的背景：标准化中医临床术语是中医药标准规范体系中最为基础也是最为重要的组成成分：文以载道，中医临床术语是相对抽象的中医文化、中医诊疗与中医养生保健预防理念的主要载体，依赖中医术语才实现了中医学理、法、方、药、术的记载、描述和表达。因此，中医临床术语标准化是更好继承传统中医事业，使其得到不断发展与创新的基础。

语言是信息交流的主要手段，标准化的中医临床术语则是中医药生产、教学、临床与科研在领域内部及领域间、学科间、产业间进行正确信息交流、保障业务顺利进行的基础，标准化是信息化的基础，中医临床术语标准化则是中医药领域信息化的基础，基于标准化的中医临床术语能够提升信息处理的能力，实现中医药信息高质、高速地采集、储存、管理与利用。中医临床术语的标准化是实现中医临床辨证论治过程标准化，进而建立中医临床评价体系的基础，而中医临床评价体系是实现科学、客观、综合地评价中医临床，实现中医药在新时代健康发展与推动中医药现代化事业进程的重要保障力量，尤为重要的是，中医临床术语标准还是建立中医药领域其他标准与规范的基础。

术语被作为最细小、最基本的元件参与中医药标准的制订，完成概念定义描述。标准化中医临床术语的采用不仅能够提高概念定义的精细度和准确度，还便于建立概念间基于语义的逻辑性关联，使制订的标准规范在质量与学术水平上得以整体提升。基于标准化对中医药行业的重要意义，更为解决实际工作对标准化中医临床术语的迫切需求，近30年来，我国中医药领域开展了大量基础性的标准化研究，涵盖了中医、中药、针灸等内容，目前已推出了包括行业标准乃至国家标准的系列标准。纵观已有标准，绝大部分面向特定的应用环境与应用目的，以中医学知识体系中特定范围的术语种类（如中医疾病与证候诊断类、中医基础理论类、针灸腧穴定位类等）为中心，实施了术语的再分类与编码研究，并主要以文字描述的模式进行了术语的标准化定义，部分标准还完成了术语与其同义术语的链接[6]。

电子病历的深入、高速推进，对标准化临床术语提出了新的需求，将已有标准成功地应用到临床科研工作中，既是各项标准制订的初衷，也是中医信息化发展的必经过程。但前期研究发现，标准的实际应用情况与预期水平存在较大差距，已有标准在临床科研工作中规范化应用已经成为阻碍中医药信息化工作快速发展的瓶颈问题。在中国知网（CNKI）以"标准"、"中医"、"应用"及已有中医标准的全名等作为检索词进行全库查询，除国家标准《中医病证分类与代码》有数篇文献外，论述其他已有标准应用情况的文献几乎为零。已有标准的应用性文献数量之少，一定程度上能够反映其在中医临床科研应用中的实际情况。通过与中医院临床医师的访谈，还发现临床工作者对现有标准的认知度普遍偏低，大多数人既不熟悉与中医临床科研工作相关的标准究竟有哪些，也不了解应该如何使用标准。

现有标准未能得到理想施行主要存在如下原因：①中医标准大多采用纸质形式发布，书籍是规范化术语的载体，虽然标准中具有对术语的明确定义，但仅凭人脑记忆来使用标准化术语或在使用中通过翻书查询都是不现实的，对标准内容的学习掌握与使用的不便阻碍了标准在实际中的应用。②已有标准大多各自围绕中医知识体系的局部分支建立，术语覆盖范围与描述能力相对有限，标准之间缺乏系统性关联。部分种类术语在不同标准间交错重叠，同时还有术语种类被遗漏，未纳入到标准化研究中，造成使用者难以甄别或无词可用。③当前多数电子病历采用了非结构化记录模式，在病历主体内容的书写上并无特殊监控手段，使其与纸质病历书写过程一样具有了高度的随意性，标准难以有效实施。

总之，缺乏有效的工具与方法成为已有标准规范化应用的主要瓶颈，建立起"中医临床术语标准规范化应用技术体系"，提出相应的工具与方法，将已有标准有机整合并借助信息化手段将其与结构化电子病历系统绑定，为使用者提供最大程度的便利，是突破已有标准应用瓶颈、使其得到充分发挥与利用的关键。

（2）中医临床术语标准规范化应用技术体系构建原则：中医临床术语标准规范化应用技术体系是将现有中医标准内容进行有机组合，并将其规范化地应用到信息化临床科研工作中的系统性工具。技术体系由实体术语集、基于互联网络的术语管理平台及相应的操作规范、指南组成。建立中医临床术语标准规范化应用技术体系应遵循：标准性、可用性、实用性、便捷性，以及在保持术语体系整体稳定下的动态可更新性，历史延续性等。

1）标准性：从引用术语的来源确保术语的标准性。技术体系中采用术语的主体，均应来自于已有的国际标准、国家标准、行业标准。对已有标准中尚缺乏的但临床切实需求的部分，则应尽量采用权威的典籍、教材、字典辞典等正式出版、有据可查的资料，这部分资料正式进入体系之前，还应遵循相应的规则进行专家咨询论证，以确保术语本身的标准性。

2）可用性：在可能的情况下尽量扩大术语覆盖范围，以保证术语的可用性。针对实际工作中可能涉及的全部中医临床信息，均应设定相应分类并纳入现有标准化术语。因此，会涉及中医学专有术语、现代医学专有术语及非医学专有术语标准的内容。以保证临床工作中能够从术语体系中找到所需术语。

3）实用性：在基础层次的术语集与支撑临床电子病历的术语字典中间建立过渡层次的术语集，根据临床科研工作关注的重要信息节点设定分类框架，着重引入基础层次术语集中的标准化术语内容，在确保术语标准性的基础上，提高术语的实用性。

4）便捷性：以疾病为中心，以临床科研关注的重要信息节点为分类框架，由临床一线工作者为主体，在系统梳理本病种、本疾病的诊断下，将上述每个分类中最为常用的临床术语，建立形成专病种临床术语集，为最终电子病历调用这些常用术语，提供最大的便捷性。

5）稳定与动态更新：术语体系中术语集的构成、框架、内容、功能均应保持相对稳定，因此在构建之初应做好顶层设计，确定制订、修订的原则与流程。应用技术体系中的术语，应能够动态更新并及时发布到临床一线。

6）历史延续性：为保障术语动态更新后，利用原有术语进行数据存储与病历编码的资料的可溯源性，术语本身应具有历史延续性，利用编码、参数等方式来实现。

（3）中医临床术语标准规范化应用技术体系的构建思路（图2-1-1）

1）建立起由不同层次、内容同源的术语集组成的实体术语集体系：实践证明，单纯依靠一部标准化术语集作为支撑，很难在实际应用中求得可用性与便捷性间的平衡。既满足足够的收词量术语以保证临床可用性，又要有针对性地提取最为常用的一部分术语应对临床病历书写与数据挖掘的需求，需要建立来源相同，分类框架各异，容量有所区别的多部术语集，共同协作完成对信息化临床工作的高效支持。

其中作为底层支撑的术语集，应在中医学本体理论指导下建立框架，分类分层收录已有中医药国家、行业标准的纯中医术语内容，在框架上实现与国际通用的现代医学术语集接轨，共享现代医学术语与非医学专有术语，从而在确保术语标准化的同时做到术语覆盖范围和容量上的最大化。

作为过渡层的术语集，应依据对中医临床科研工作关注的主要信息节点的分析，以及结构化电子病历中需要进行结构化的重点组分进行分析，重新建立术语集框架，将临床电子病历撰写与数据分析挖掘工作最为常用的术语种类作为框架分类，从底层术语集中导入相应分类的标准化术语，从而相对减少术语容量同时有针对性地满足临床较为常用术语的调用。

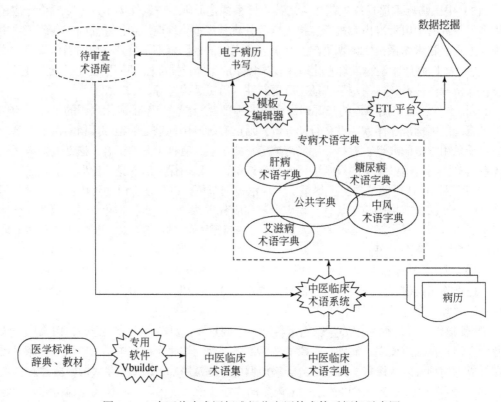

图 2-1-1　中医临床术语标准规范应用技术体系框架示意图

　　建立专病种中医临床术语集，以过渡层术语集的分类框架和术语内容为基础，由具体专病种临床人员结合以往术语应用情况及科学研究需要，人机结合，归纳、整理，从过渡层术语集中精选出本病种特殊疾病诊断日常工作最为常用的术语，形成以疾病诊断为中心的专病种术语集，作为实际工作中病历书写与数据分析的直接来源，能够在保证临床正常使用的情况下最大程度地缩小术语字典的容量，有效提高工作效率。

　　上述 3 个术语集内容上同源、术语标准化程度高，相互间实现了映射连接，分别完成了中医临床术语标准化研究工作的基础、应用基础及应用层面的内容，通过实践证明，这种术语集构建模式能够较为理想地满足临床科研工作的实际需求。

　　2）建立基于互联网络的中医临床术语系统：借助互联网络，搭建以标准术语集为核心的中医临床术语系统。纳入中医临床标准术语，由专职机构负责术语的认证、论证、审核，以及动态更新、维护。同时，借助此平台可由遍布于各地的专病种人员结合各自切实需求进行检索查询，加工形成本病种专用术语集，导出并应用。由临床中实际采集到的新术语，还可以借助平台通过专家论证审核的方式完成标准化处理，扩充到标准化术语源并为其他用户共享。

　　3）各临床单位形成的专病种临床术语集需与本地电子病历系统配合，由临床一线人员按照结构化电子病历书写的需求，以病历书写中的关键信息节点为主体制作特定的系列数据元及其取值，以供书写病历使用，从而完成电子病历系统对标准化术语的调用。

　　4）制订标准规范与操作指南，在实践中不断调整完善，加以丰富。针对术语集本身的制修订、术语平台的操作、术语发布与动态更新等工作环节，均应制订详细的规范与操作指南，确保所有使用者按照统一的规定进行术语的加工、使用。

（4）中医临床术语标准规范化应用技术体系的组成

1）中医临床术语集：《中医临床术语集》突出中医学理论指导，借鉴现代术语学与本体论构建理念，从分类框架的设定、中医术语概念的确定、语义关联和连接词的确定等方面参考了 SNOMED CT（Systematized Nomenclature of Medicine——Clinical Terms，系统化临床医学术语集，版权归属于 IHTSDO 组织）的方法学。吸收国内已完成的对中医术语标准化研究成果，采用当前成熟的本体论工程和术语知识库构建方法，完成的一部具有中医特色、能够实现与世界水平同步接轨、概念标准分类合理、编码完善、易于被计算机处理和被临床医生广泛接受的中医临床标准术语集。《中医临床术语集》与 SNOMED CT 具有相同的研究目标与应用环境，均服务于信息化临床科研工作，为病历书写与数据挖掘提供标准化术语支持。

《中医临床术语集》以 12 轴作为顶级分类框架，将"临床发现"和"操作/治疗"作为重要的两大分类主轴，并设定了"中医病证"、"药物/器械"、"处方"、"机体形态"、"环境"、"量词"、"连接词"、"特殊概念"、"经验"、"原理"共计 12 个顶级分类。每个顶级分类之下相应设置了不同深度的亚层分类。术语集的框架体系是支撑术语集的骨干，是保持术语集稳定、可用的基础。

《中医临床术语集》以中医学术语为主体，收录的内容来自当前已发布的中医类国家、行业标准。构建中医临床术语标准规范化应用技术体系的主要功能是为《中医临床术语字典》提供标准化、规范化中医临床术语。

2）中医临床术语字典：依据临床科研关注重点，进行了 37 轴分类的建制；构建《中医临床术语字典》目的在于为编制《专病种中医临床术语集》提供典范与工作基础，各参与临床单位参照构建《中医临床术语字典》的分类框架与工作方法来制订各自病种为中心的《专病种中医临床术语集》。《中医临床术语字典》分类框架的建立基于对临床科研工作关注的共性关键信息点的分析研究，其术语主体上源自《中医临床术语集》（表 2-1-1）。

表 2-1-1　中医临床术语字典的 37 种术语分类表格

序号	术语种类	释义	举例	病历结构中重点关注区域
1	症状	病人体会到的痛苦或不适等异常感觉	头痛、咳嗽、腹痛等	主诉、现病史、刻下症、首次病程、病程、门诊记录
2	体征（注：不含舌脉、体格检查）	由医生检查到的异常改变	反跳痛、体温升高、脉律不齐等	主诉、现病史、刻下症、首次病程、病程
3	其他异常临床所见	除症状、体征之外，用于描述当前病人迫切需要就医的异常发现，是定性的描述。如心电检查、影像学检查、临检异常结果的描述、手术后变化等	心肌缺血、血糖升高、冠心病某年、肺癌放疗后等	主诉、现病史、刻下症、首次病程、病程
4	检查结果	指通过临床实验室分析所得到的定量信息	血压：150/80mmHg	现病史、首次病程、病程
5	诱因	导致疾病及其他异常临床所见发生的直接、间接诱发原因	吸烟、饮酒	现病史

序号	术语种类	释义	举例	病历结构中重点关注区域
6	中医病因	致病因素，泛指破坏人体相对平衡状态而导致疾病的原因	如"六淫"——风邪、寒邪、暑邪、湿邪、燥邪、火邪；七情——喜、怒、忧、思、悲、恐、惊。瘀血、水湿痰饮、结石等	中医辨病辨证依据
7	中医病机	病机是疾病发生、发展与变化的机制	阴阳偏盛，阴阳偏衰，气血津液失调，寒热虚实转化等	中医辨病辨证依据
8	治疗结局	即疗效，药物或手术等方法治疗疾病的效果	痊愈、显效、好转、无效、无明显疗效、疗效不佳、恶化、死亡	现病史，出院记录
9	中医病位	病变解剖部位、中医理论指导下的脏腑经络定位	心、肝、肾、脾、肺、小肠、大肠、心包、胆、膀胱、胃；十二经络；六经；卫气营血；三焦	中医辨病辨证依据
10	中医病性	病理改变的性质，也就是病理变化的本质属性	寒、热、寒热错杂、上寒下热、上热下寒	中医辨病辨证依据
11	预后	指预测疾病的可能病程和结局	预后一般、预后差、预后不良、预后好、预后良好、预后不良	中医辨病辨证依据
12	病势转归	在疾病的发生、发展过程中，由于邪正斗争产生的消长变化，导致病势的不同发展和转归	正盛邪退、邪正相持、邪盛正虚、邪去正虚、正虚邪恋	中医辨病辨证依据
13	中医疾病诊断	有特定病因、发病形式、病变机制、发病规律和转归的一种病理过程	需采用现有国家标准（95国家标准、97国家标准合集），如消渴病、腹泻、痹症等	诊断（入院、出院），现病史，既往史、家族史
14	中医证候诊断	证候疾病过程中，具有内在联系的一组特定症状或体征。医生通过对该证候进行辨析，所做出的诊断性结论称为证名。临床较为常见、规范的证名则称为证型	需采用现有国家标准（95国家标准、97国家标准合集），如气虚证、脾肾阳虚证、气血亏虚证等	诊断（入院、出院），现病史，既往史、家族史
15	中医病证结合诊断	具体疾病的中医疾病诊断＋中医证候诊断	如乙型肝炎诊断，腹痛——肝郁气滞证。糖尿病诊断，消渴病——气阴两虚证	诊断（入院、出院），现病史，既往史、家族史
16	西医疾病诊断	对人体正常形态与功能的偏离	需采用ICD-10标准，如冠心病、胃溃疡、急性支气管炎等	诊断（入院、出院），现病史，既往史、家族史
17	中医治则	治疗原则，治疗疾病时必须遵循的法则	需采用97国家标准中的治则治法内容。国家标准中没有的，依据字典、教材加入。如未病先防、治病求本、调整阴阳、扶正祛邪、正治反治等	诊疗计划、病程

续表

序号	术语种类	释义	举例	病历结构中重点关注区域
18	中医治法（含药物、非药物）	是在医生对疾病进行辨证之后，根据辨证结果，在治则的指导下，针对具体的病症拟定的直接而有针对性的治疗方法，是对治则的具体体现和实施	需采用97国家标准中的治则治法内容。国家标准中没有的，依据字典、教材加入。如解表法——发汗解表、理气解表；治痈疡法——解毒散痈、托毒透邪	诊疗计划、病程
19	西医治法	在西医理论指导下，对疾病采用的治疗方法	抗炎、溶栓、口服、静脉滴注药物疗法；脏器移植法；物理疗法；放射疗法等	首次病程病情要点、诊疗计划、病程
20	中成药	是以中草药为原料，经制剂加工制成各种不同剂型的中药制品，包括丸、散、膏、丹各种剂型	如补中益气丸、六味地黄丸等	首次病程病情要点、诊疗计划、病程
21	中药饮片	中药材经过按中医药理论、中药炮制方法，经过加工炮制后的，可直接用于中医临床的中药	如麻黄、桂枝	首次病程诊疗计划、病程
22	西药	相对于祖国传统中药而言，指西医用的药物，一般用化学合成方法制成或从天然产物提制而成	如硝苯地平缓释片等	现病史、首次病程病情要点、诊疗计划、病程
23	穴位	是人体脏腑经络之气输注出入的特殊部位，既是疾病的反应点，又是针灸临床的刺激点	如合谷穴、风池穴、足三里、涌泉、三阴交等	首次病程诊疗计划、病程
24	方剂	在辨证、辨病、确定立法的基础上，根据组方原则和结构，选择适宜药物组合而成的药方和制剂	麻黄汤、桂枝汤	首次病程诊疗计划、病程
25	操作方法	针法、灸法	如指切进针法、直刺、深刺、捻转法、循法、温针灸、隔姜灸等	针对针灸临床基地重点病种，临床中常用的操作方法
26	中医舌象	病人舌质和舌苔的变化情况	如舌红、舌暗、舌硬、舌上有瘀点苔黄、苔白等	中医望、闻、切诊
27	中医脉象	用手指感觉到的脉搏跳动的形象，或称为脉动应指的形象	如脉浮、脉沉、脉弦等	中医望、闻、切诊
28	程度	症状的发展过程与限度、进度，症状（体征）达到的状态	轻度、中度、重度甚、加重、减轻、消失	主诉、现病史、刻下症、首次病程、病程
29	因素	决定症状发展的原因、条件	食后(进食后)、久行、生气、便后、饥饿（空腹）、劳累后、食凉后	主诉、现病史、刻下症、首次病程、病程
30	特征	可以作为症状（体征）发生与发作及转变的显著特点与基本性质	反复发作、时作、偶作、阵作、起病急、起病缓、时轻时重、空腹发作	主诉、现病史、刻下症、首次病程、病程
31	频次（次数）	指同一个症状或者动作重复出现的次数	次数增多、次数减少反复治疗数次	主诉、现病史、刻下症、首次病程、病程
32	时间	时间是事件（症状与体征）发生到结束的时刻间隔	夜间、凌晨、午后	主诉、现病史、刻下症、首次病程、病程
33	量的变化	指事物（症状）的量的变化	增多、减少、量多、量少、减少偏少	主诉、现病史、刻下症、首次病程、病程

序号	术语种类	释义	举例	病历结构中重点关注区域
34	性质	症状的性质	刺痛、酸痛、胀痛、冷痛、麻木、灼热	主诉、现病史、刻下症、首次病程、病程
35	分型和分期	疾病（症状）的分期与分级	Ⅰ°、Ⅱ°，Ⅰ期、Ⅱ期，1级、2级，Ⅰ型，Ⅱ型	主诉、现病史、刻下症、首次病程、病程
36	部位	面目或人体某部分的位置	左上肢、右上肢、左侧、右侧、左、右	主诉、现病史、刻下症、首次病程、病程
37	阴性判断		无尿多、无头痛	主诉、现病史、刻下症、首次病程、病程

标准化术语来自中医临床术语集，实现术语标准的规范应用：《中医临床术语字典》具有37种分类的顶级框架，其中部分分类轴的术语内容与《中医临床术语集》中的顶级分类相同，可以直接将完整的分类内容直接导入；部分分类如症状、体征，其术语内容在《中医临床术语集》中同处症状/体征分类中，需要鉴别区分后分别导入；部分分类需要在《中医临床术语集》的二级乃至三级子类中进行切分后导入；还有部分分类，是《中医临床术语集》中缺失的内容，需要依据现有国际标准、国家标准、行业标准、权威字典词典及教材中导入。

通过将《中医临床术语字典》37种分类与《中医临床术语集》的分类进行对照，《中医临床术语集》中有的术语分类包括症状、体征、中医舌象、中医脉象、检查结果、中医病因、中医病机、病势转归、中医疾病诊断、中医证候诊断、中医治则、中医治法、中药饮片、方剂、西药、穴位、操作方法共17种分类。目前《中医临床术语集》中没有的分类包括中成药、西医疾病、诱因、中医病位、中医病性、预后、其他异常临床所见、西医治法、治疗结局、中医病证结合诊断10类主体术语及10种属性分类。对于《中医临床术语集》中已有分类的术语，直接按照对应分类导入《中医临床术语字典》，对于《中医临床术语集》中没有相应分类的术语，目前也没有相应的国家标准、行业标准，本研究根据权威的书籍及教材进行筛选并经多次研讨，将规范的术语纳入到《中医临床术语字典》。《中医临床术语字典》在中医术语标准规范化应用技术体系的具体功能就是承上启下，满足临床科研实际工作需求。

3）专病种中医临床术语集

以疾病诊断为中心，建立本病种的知识体系：建立《专病中医临床术语集》，并非需要将全部临床术语统统纳入，而是仅将与本病种下具体疾病诊断高度相关的一部分术语纳入体系即可。通过系统化地整理而建立起的以疾病、重点术语分类为纲目的知识树，明确了各种术语之间的相关关系，对今后进一步实现结构化可自由书写的信息共享系统。以及针对特定项目进行的数据分析挖掘都能提供更为理想的支持。

术语整理工作应由临床人员为主完成，反映真实世界需求：执行统一的37种术语分类框架，由临床科研一线人员依据各病种、各临床科研关注的重点信息，提出对重点信息的需求并实体化到术语分类中。原则上，允许依据实际情况提出分类框架的增删意见。需增加的分类要提出确切的需求原因，并参照统一的格式提交新分类的定名与定义、示例及该分类在病历结构中经常出现的病历结构区域，经统一论证后增加。

遵循标准化的操作流程，实现在不同临床单位的重点病种中，统一依据同一个术语分类框架对诸病种常见疾病诊断之下的常用术语进行分类整理，切实贯彻"真实世界研究"的理念。

　　《专病种中医临床术语集》构建工作，应由参加过统一培训的临床一线医生为主体完成，信息化人员作为重要辅助人员参加。由完成每日具体病历书写的专科医生进行术语整理筛选，并强调术语整理的成果即是将来会真实应用到中医医疗与临床科研信息共享系统中的内容，不仅有助于提高工作质量、效率，更能保障所整理术语的真实性。

　　《专病种中医临床术语集》构建需要经过术语整理与术语标准化两步走的工作流程，具体内容如下。

　　第一步，术语整理。为了提高术语整理工作的实效性，通过编制《专病种临床常用术语收集表》，以体现《中医临床术语字典》的 37 种术语分类要求，列出需要进行术语分类整理、同义术语整理、上下位术语整理等工作内容。专病种临床人员，可以依据该表格针对病种常见术语进行手工整理。

　　第二步，术语的标准化。由临床人员分类汇总来自"真实世界"的中医临床术语，具有真实、可靠、实用等诸多优点。但由于方言、术语粒度等各方面的原因，还不能达到标准化要求，需要借助工具实现术语在概念层次上的标准化。通过开发基于互联网 B/S 模式的《中医临床术语系统》以供临床人员使用。系统内置了《中医临床术语字典》，能够供使用者依据系统提供的标准化概念解释，将整理的术语映射匹配到来自《中医临床术语字典》的标准化术语上，完成来自"真实世界"术语的标准化。

　　《专病种中医临床术语集》三级审核及专家共识。为保证《专病种中医临床术语集》在整体和具体术语上的规范性、代表性，三级审核反馈的机制，包括各临床单位自己审核、跨单位联合审核及省级甚至更高层次的专家组审核及专家共识机制，经过三级审核及专家共识后的术语才可以作为《专病中医临床术语集》在临床上进行应用。

　　（5）中医临床术语标准规范化应用技术体系的网络化术语管理平台：中医临床术语网络平台（Internet-based TCM Terminology Administrative Platform）基于 B/S 模式建立，内置了中医、现代医学及非医学专有的标准化术语，具备用户权限管理和术语加工、审核、展示、导出功能。术语中心管理员可以针对标准化术语集进行维护、更新，受训后的临床一线工作者，可操作系统筛选、审批本病种具体疾病诊断所需的术语，形成专病种标准化术语集以供电子病历撰写与数据挖掘使用（图 2-1-2~ 图 2-1-6）。

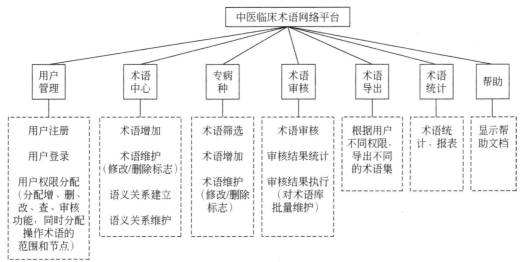

图 2-1-2　中医临床术语标准规范应用技术体系的中医临床术语网络平台功能示意图

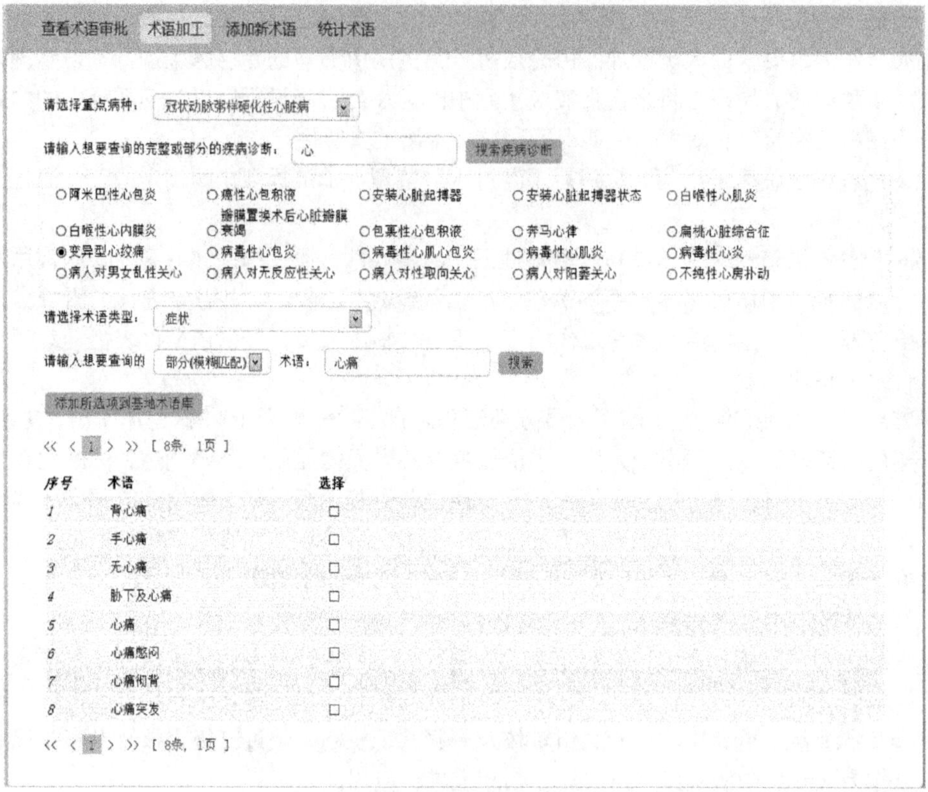

查看术语审批　术语加工　添加新术语　统计术语

请选择重点病种：　冠状动脉粥样硬化性心脏病

请输入想要查询的完整或部分的疾病诊断：　心　　　　搜索疾病诊断

○阿米巴性心包炎　　　○癌性心包积液　　　○安装心脏起搏器　　○安装心脏起搏器状态　○白喉性心肌炎
　　　　　　　　　　　瓣膜置换术后心脏瓣膜
○白喉性心内膜炎　　　衰竭　　　　　　　　○包裹性心包积液　　　○奔马心律　　　　　　○扁桃心脏综合征
●变异型心绞痛　　　　○病毒性心包炎　　　　○病毒性心肌心包炎　　○病毒性心肌炎　　　　○病毒性心炎
○病人对男女乱性关心　○病人对无反应性关心　○病人对性取向关心　　○病人对阳萎关心　　　○不纯性心房扑动

请选择术语类型：　症状

请输入想要查询的　部分(模糊匹配)　术语：　心痛　　　　搜索

添加所选项到基地术语库

《《 ＜ 1 ＞ 》》 [8条，1页]

序号	术语	选择
1	背心痛	☐
2	手心痛	☐
3	无心痛	☐
4	胁下及心痛	☐
5	心痛	☐
6	心痛愁闷	☐
7	心痛彻背	☐
8	心痛突发	☐

《《 ＜ 1 ＞ 》》 [8条，1页]

图 2-1-3　专病种术语加工功能界面

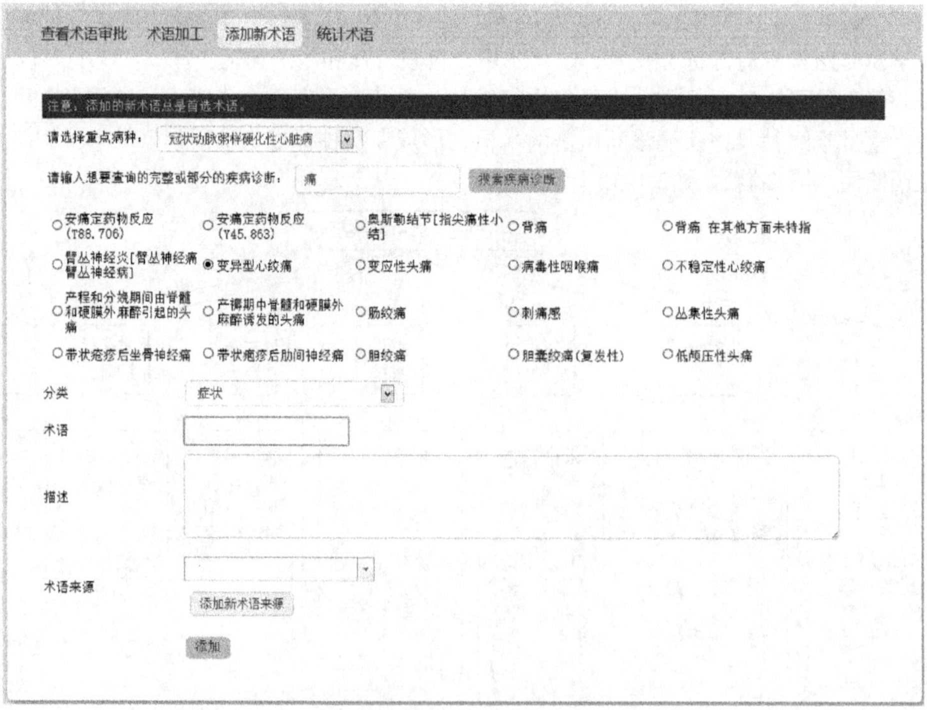

查看术语审批　术语加工　添加新术语　统计术语

注意：添加的新术语总是备选术语。

请选择重点病种：　冠状动脉粥样硬化性心脏病

请输入想要查询的完整或部分的疾病诊断：　痛　　　　搜索疾病诊断

○安痛定药物反应　　　○安痛定药物反应　　　○奥斯勒结节[指尖痛性小　○背痛　　　　　　　　○背痛 在其他方面未特指
　(T88.706)　　　　　　(Y45.853)　　　　　　结]
○臂丛神经炎[臂丛神经病　●变异型心绞痛　　　　○变应性头痛　　　　　○病毒性咽喉痛　　　　○不稳定性心绞痛
　臂丛神经病]
○产程和分娩期间由脊髓　○产褥期中脊髓和硬膜外　○肠绞痛　　　　　　　○刺痛感　　　　　　　○丛集性头痛
　和硬膜外麻醉引起的头　麻醉诱发的头痛
　痛
○带状疱疹后坐骨神经痛　○带状疱疹后肋间神经痛　○胆绞痛　　　　　　　○胆囊绞痛(复发性)　　○低颅压性头痛

分类　　　　　症状

术语　　　　　［　　　　　　　　］

描述　　　　　［　　　　　　　　　　　　　　　　　　　　　　　　　　　　　　　　　　　　　　　］

术语来源　　　［　　　　　　　　　　］

添加新术语来源

添加

图 2-1-4　专病种新增术语功能界面

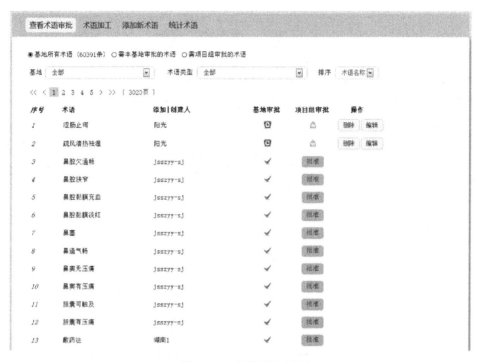

图 2-1-5　术语审批功能

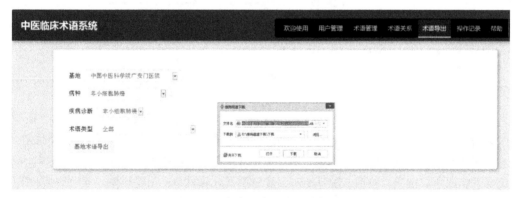

图 2-1-6　专病种术语导出功能界面

2.住院医生工作站系统

（1）系统概述：住院医生工作站系统是协助医生完成病房日常医疗工作的计算机应用程序，主要功能包括协助医生进行病历记录、记录诊断、医嘱、检查、治疗、手术及会诊、转科、出院等活动[5]。

住院医生工作站面向病房临床医生，实现了临床医生日常工作的各种需求，提供下达医嘱、书写病历、开申请单、查询报告单、查询体温单、填写首页、病历检索等功能。它将病人在院期间的所有临床医疗信息通过计算机管理，并给医生临床工作提供许多有益帮助，通过医生工作站可以将传统病案中的大部分内容电子化。

（2）系统流程设计：系统针对医生的工作流程，主要包括下达医嘱、书写病历、开申请单、查询报告单、病历检索等，医生工作流程图如图 2-1-7 所示。

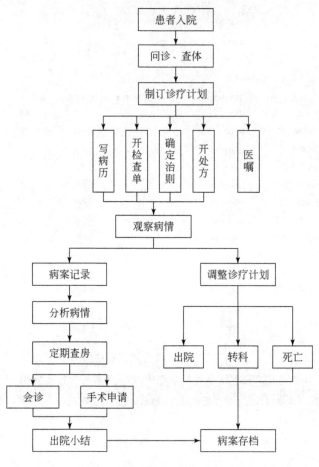

图 2-1-7　医生工作流程图

系统通过唯一标识号码获取病人基本信息，可以按照病人住院号、姓名及诊疗卡号等不同类型标识号查询病人基本信息。同时，支持病人基本信息的修改和补充完善。住院医生站自动采集住院病人入院信息，包括入院日期、出院日期、入院科室、出院科室、入院诊断和出院诊断等，提供根据病人住院医疗记录，自动生成首页住院天数、确诊日期、手术及操作、费用、护理等信息[6]。系统通过医嘱录入界面显示病人标识号、姓名、性别和年龄、病人过敏药物。会自动记录医嘱录入时间、录入者，提供长期医嘱、临时医嘱和中药处方医嘱录入功能和长期医嘱的停止功能，支持医生单一操作停止所有医嘱，如出院医嘱、分娩和手术医嘱、转抄医嘱等。医生还可以基于模板录入医嘱，或者选择模板中单条或多条医嘱，插入（添加）或删除医嘱。住院医生站提供临床药品、诊疗项目等字典及分类检索、编码检索和关键词检索等功能，以供医生录入医嘱使用。同时，支持医保政策查询、医保政策符合性自动检查和提示功能，支持多套医保政策。

（3）系统功能设计：医生工作站主要包括病案、病程、医嘱、检查、检验、体温、处方、会诊八大功能。此外医生还可以自定义很多日常用到的模板，如套餐医嘱、协定处方、病历模板等。其功能框图如图 2-1-8 所示。

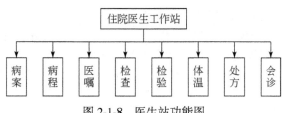

图 2-1-8 医生站功能图

1）病人的新建、转入、转出、提交

新建：当医生需要接收一个新入院的病人的时候，可以使用系统将病人加入到自己的档案夹内。

移入：当医生需要接收一个别的医生移出的病人时使用此功能。有 3 种病人可以移入：①在院病历，是被别的医生移出的病人；②学习病历，是自己想要学习的病人；③会诊病历，是其他医生要求会诊的病人。

移出：当医生不作为一个病人的主治医生时使用此功能。移出病人适用于在院病人，学习病人，会诊病人。

提交：当病人出院后，医生填写完善病人病案、病程等信息后使用此功能，提交后的病历不能修改其信息，只能在学习病历中调用查看该病人信息。

2）病案首页：病案是通过中医"望闻问切"，器械检查、诊断、治疗、护理等医疗活动获得有关资料，并进行归纳、分析、整理形成的医疗记录工作记录，它反映了治疗疾病的全过程，是临床医生进行正确诊断、抉择治疗和制订预防措施的科学依据。根据国家相关管理部门相关要求，病案首页有相对固定的内容，包括诊断信息（有中医诊断和西医诊断）、手术信息、其他信息，还可以补充或修改病人相关的一些信息，在病人出院后，整理完成病案病页，并打印，病人相关信息永久保存在医院信息系统中。

3）病程等住院病历：病程就是病人接受的详细诊疗过程的记录。病程只有有相应权限的医生可以修改及删除，医生可以选择相应模板，调入并编辑，其他对病人管理的医生可以打开病程进行查看病人的病情等情况。

4）检查：主要功能是填写检查申请及查看检查结果，检查申请保存后医嘱会自动增加一条检查的医嘱。检查结果可自动引用到病程等病历记录中。

5）检验：主要功能是填写检验申请及查看检验结果。检验申请分为空白检验单和制式检验单，空白检验单会自动生成医嘱，制式检验单可以选择生成或不生成医嘱。检验结果状态可以看到检验单当前的状态，提示检验科室没有收到检验申请、收到申请、已执行、初步报告、确认报告、其他。

6）医嘱：医嘱功能里可以新开、作废、查询该病人的医嘱，医嘱名称、医嘱类别、开始时间、医嘱内容四项均不能为空，可使用套餐医嘱、复制医嘱的方法提高开医嘱的效率。医生开医嘱保存提交后，在护士站没有转抄之前医生可以作废相应医嘱。

7）体温等护理信息：体温等生命体征是日常护理工作重要内容之一，医生可以根据体温、脉搏、呼吸、血压、体重等信息观察病人的状态，体温等信息由护士站录入，医生可以直接查询或打印体温单。

8）处方：医生可选择西药、中成药或草药开新处方，通过新增和删除功能录入详细的处方内容。处方系统具有复制处方、调用协定方等功能，快速录入与以往相同药品的处方，可以定义调用协定处方，减少重复输入提高工作效率。

9）会诊：是主治医生邀请其他科室医生为病人进行会诊，主治医生填写好会诊申请，其他科室的指定医生就可以把该病人移入，查看该病人的信息，对病人进行会诊。会诊流程为：主治医生填写会诊单—会诊科室确认会诊单—会诊科室填写会诊意见—主治医生查看会诊结果—主治医生结束会诊。

3. 住院护士工作站系统

（1）系统概述：住院护士工作站系统是协助病房护士对住院病人完成日常护理工作的应用程序。其主要功能包括协助护士完成住院管理、床位管理、医嘱处理、费用管理、药品管理和护理文书书写等工作[7]。

它实现了在病房中病人信息管理所需的各种要求，包括病人信息、医嘱、床位、摆药、出院通知、查询、维护、帮助功能。各项功能通过工作窗口来实现，主要窗口及其切换关系如图 2-1-9 所示。

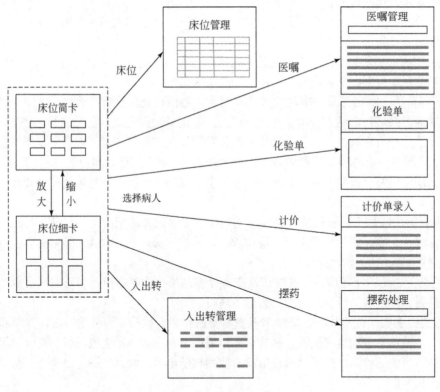

图 2-1-9　护士工作站

（2）系统流程设计：见图 2-1-10，主要包括以下功能。

1）病人入院：护士使用护士工作站，将已办理好入院手续的病人进行入科处理，然后安排床位，并通知医生接诊[8]。

2）处理医嘱：医生通过医生工作站输入医嘱后，护士工作站会接收到医嘱，护士会对医嘱进行审核和执行，打印医嘱单及各类医嘱执行单，护士凭医嘱单对病人执行医嘱。执行医嘱的过程同时进行全部记录。

3）录入中医护理文书：护士可以通过护士工作站录入护理文书，包括体温单、护理评估单、一般病人护理记录单和危重病人护理记录单及手术清单记录单等。系统实现了床边实时同步采集，支持模板辅助录入和护理文书按相应格式打印的功能，减少了护士的工作量。

4）病人出院：护士通过护士工作站停止病人的长期医嘱，进行出科操作，将医嘱和护理文书打印归档，病人即可办理出院手续。

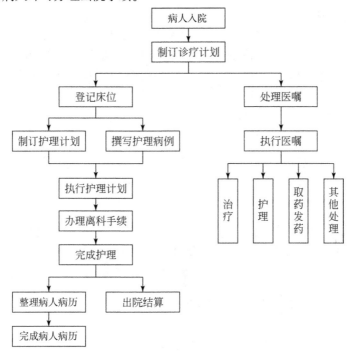

图 2-1-10　住院护士工作站业务流程图

（3）系统功能设计

1）病人基本信息录入：住院护士站可以通过唯一标识号码获取病人基本信息，支持按照病人姓名、住院号及诊疗卡号等不同类型标识号查询病人基本信息，同时提供病人基本信息修改及补充完善功能。

2）住院管理：护士可以通过护士工作站为新病人分配床位和取消分配床位，同时为新病人指派管床医生和责任护士。指定时间内入院的病人可以通过系统办理退住院手续，可以转科和取消转科，也可办理出院和出院召回手续。

3）床位管理：系统提供转床、自动更改床位费、自动收取和停止收取床位费等功能，为病人设置包床或取消包床。护士通过病人信息一览表，包括全病区病人的床号、住院号、姓名、性别、年龄、诊断、入院时间、医保类别、病情（病危、病重）、护理等级、陪护和饮食等信息查询床位使用情况。

4）医嘱处理：住院护士站通过声音和提示板等方式提示护士处理新医嘱，护士可以查询并处理新开（含新停止）、未转抄医嘱、已转抄医嘱、未审核医嘱和已审核医嘱等内容的医嘱列表，同时可以进行医嘱转抄、查对。系统支持查询和打印病区医嘱审核处理情况，提供各类执行单打印、重新打印功能。通过按照医嘱类型、医嘱内容、药品剂型、给药途径等条件配置生成各种医嘱执行单完成护理工作。

5）中医护理文书：护士可以书写护理文书，包括体温单、护理评估单、一般病人护理记录单和危重病人护理记录单及手术清单记录单等。

6）药品管理：护士通过护士工作站管理病区基数药品、病室小药柜、普通药、大输液和针剂、麻醉药品、精神药品、毒性药品、贵重药品和出院带药。完成向中、西药房申请发药、取消申请发药功能。同时，可以支持多药房发药，如住院药房、急诊药房和门诊药房药品的发放。

4. 中医护理管理系统

（1）系统概述：中医护理管理系统对各类护理人员基本情况和现状、护理工作计划的有效性、中医护理方案、中医护理质量评估、绩效考核等现代护理管理所需的决策信息按发生时间、发生内容进行查询、分析和信息再利用。该系统可对护理管理中的各类公文、护理会议、护理公共信息、护理工作计划与总结及护理部和护士长日常管理工作实现上传下达的网络化管理[9]。

系统总体拓扑图如图 2-1-11 所示。

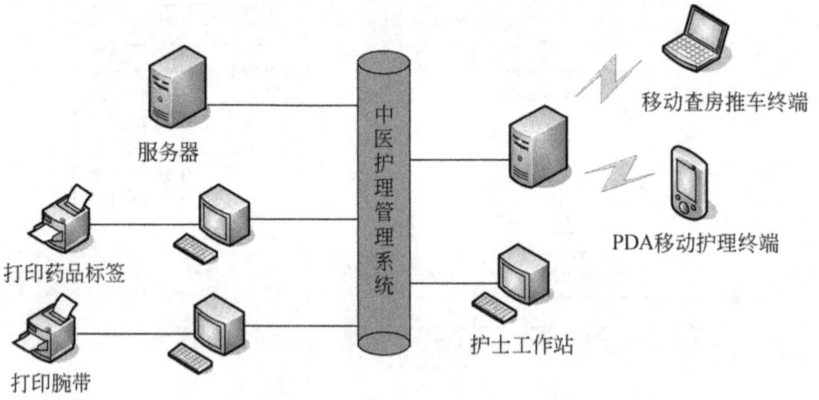

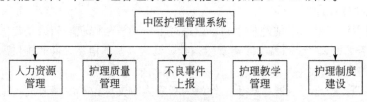

服务器　中医护理管理系统　移动查房推车终端　PDA移动护理终端　打印药品标签　护士工作站　打印腕带

图 2-1-11　中医护理管理系统拓扑图

（2）系统功能设计：中医护理管理系统的功能设计如图 2-1-12 所示。

中医护理管理系统
　人力资源管理　护理质量管理　不良事件上报　护理教学管理　护理制度建设

图 2-1-12　中医护理管理系统功能图

1）人力资源管理：通过中医护理管理系统实现对各类护理人员包括在职护理人员、进修护理人员、实习护理人员档案电子化管理，实现护士排班、人员调配等动态管理，规范和方便护理部对全院护士的管理。动态管理档案包含个人专业技术档案和科室专业技术档案，个人专业档案主要有基本信息、学历、职称职务、工作经历、进修记录、专业获奖、社会任职等内容；科室专业档案主要有学分汇总、继续教育项目、学术会议、论文论著、科研课题等内容。依据需求查看和统计各层级护理人员的各项内容，通过信息交互功能、生成和自动显示功能，以便于各级管理者实现查询、调动和人力派遣的时效性。

2）护理质量管理：是护理工作的永恒主题和重要目标，利用信息系统把护理质量管理的核心指标优质护理、中医专科、文件书写等护理质量标准应用于临床护理质量全过程的控制与评价。质量管理系统随时为管理者提供相关的准确信息，可按月、按季度、按年自动生成各项核心护理质量管理分析报表，为管理者提供可靠的决策支持和依据；各科室及时了解护理工作中的不足，积极采取有效对策，提高护理质量，提高病人的满意度。

3）不良事件管理：护理不良事件是指由于医疗流程或医护措施导致的具有高风险或非预期的病人伤害[10]。不良事件是护理管理的重要组成部分，是护理防范措施的重要环节。利用信息系统做好不良事件的及时上报、整改，可杜绝不良事件的发生，保证病人安全，有效减少护患纠纷的发生。系统实现对不良事件进行预警分类和等级分类，对发生原因、过程及结果进行分析，制订有效、具体、可行性强的改进措施，按三级管理权限对整改措施进行追踪评价，同时完善护理记录内容，动态观察事件结果，最大程度地减少病人伤害。

4）护理教学管理：主要是完成实习护生的信息化管理，主要包括学籍管理、教学计划、在线考核（理论知识和中西医技能操作）、课程安排、出科考核、师资配置、教学质量评价、考核聘用等。护理教学管理系统实现各数据按不同的时间、范围进行汇总提取显示，教学管理者和带教老师对护生信息进行动态管理与维护，实习护生也可利用信息管理系统在线学习和考试，完成实习评价和对带教导师的评价，使护理教学管理更科学、更规范。

5）护理制度建设：分为两个层级包括科室和护理部，每个层级都包括工作制度、工作职责、操作规范、下发文件（院级发文和护理部发文）、中医护理方案。护理部层级中下发文件（外来文件和内部文件）、行业标准、系统操作手册等。权限设置分科室护士、科室管理者、护理部管理者三级权限，对查看、阅读、上传、修改的内容进行管理控制，职责分明。

5.中医辅助诊疗系统

（1）系统概述：中医辅助诊疗系统是在中医电子病历系统的基础上，综合利用问题求解、机器学习、专家系统及自然语言理解等人工智能技术，按照知识工程要求建立的、用以辅助临床医生开展诊疗活动的计算机应用程序。其主要功能包括建立中医基础知识库和专家库，建立诊疗决策模型，获取病人的诊疗信息，提示辅助诊断及治疗方案等[7]。

（2）系统流程设计：中医辅助诊疗系统针对病人诊疗流程，辅助临床医生开展诊疗活动，具体流程图如图 2-1-13 所示。

1）选择初步诊断病名：根据病人主症等信息，初步确定就诊科别，如内、外、妇、儿等科别，并确定初步疾病诊断名称。

2）采集症状等临床表现：医生通过望、闻、问、切四诊信息，获取病人的症状，在系统提供的症状等临床表现列表中选择病人的相应条目，如中风的症状有舌萎、苔薄白、苔腻、手足重滞等[11]。

3）选择初步的证型：系统根据医生输入的病人临床表现，自动判断可能的证型，并在每一可能的证型后显示具体"可能性指数"。例如，恢复期，气虚络瘀证：14.5%；中经络，阴虚风动证：9.1%；中脏腑，闭证，痰火瘀闭证：7.7%。医生可选择不同证型，根据已有知识库得出的诊断，可能性指数越高，诊断为该种证型的可能性就越高。

4）补充症状等临床表现信息：医生根据系统的证型判定后，系统会给出高度相关的其他症状，可以在系统中补充新的症状等，弥补初步诊断的不足，使诊断更加准确。

5）疾病诊断与治疗：系统可以根据输入症状类信息、证型诊断显示诊断结果，提供参考治疗方案，以便为临床医生提供一定的决策支持。输出信息主要包括病名、证型、症状，以及相应方名、药物、针灸穴位、

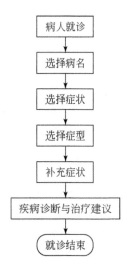

图 2-1-13　中医辅助
系统流程图

药膳、医嘱等[5]。

(3)系统功能设计

1)知识库创建:中医辅助诊疗系统建立并管理符合中医基础理论规范的开放型公用知识库、专业知识库和专家知识库,提供建立并管理辨证规则库、处方用药规则库和随症加减规则库,支持自行建立和管理专家特色知识库,支持中医证候目录库的创建和修改等。

2)诊疗决策模型创建:医生通过按照八纲、脏腑、六经、卫气营血、病因等传统辨证方法构建诊断决策模型,按照"症状—辨证要素—证候—治疗—疗效"的思维模式开展诊断活动。系统可根据名老中医辨证思维自行构建诊断决策模型,提供治疗方案、处方用药方案的辅助决策模型。

3)获取病人临床信息:医生可以将病人的诊疗信息,包括病人基本信息、症状体征信息、证候、中医疾病诊断、西医疾病、检查、检验、手术、用药、后期康复、疗效等,可以录入到系统中,一方面为确定诊疗决策提供依据;另一方面,也为后期进一步分析挖掘及优化方案提供支撑。

4)提供诊疗建议:医生根据病人的一般情况、四诊、检查和检验结果,选用合理的决策模型开展诊疗活动。系统根据病人临床信息,通过诊断决策模型自动生成辨证结果,向医生提供可能的中医临床证型。针对具体疾病的不同证型,通过治疗决策模型自动生成治疗方案、处方用药方案,同时提供各种历史参考病案和常规诊疗方案。

5)决策模型评估与优化:通过比对系统提示的最佳决策方案和医生实际采用的决策方案的符合率验证决策准确性,对系统中包含的决策模型进行评估,进而对决策模型进行自动或半自动优化;同时,结合临床评价结果及后期数据分析挖掘结果,可对适应库的应用情况及科学性进行评价,使系统知识库得到不断完善。

6.中医特色治疗管理系统

(1)系统概述:中医特色治疗管理系统是协助中医特色治疗科室进行中医特色治疗(针灸、推拿、康复训练、中医食疗等)管理的计算机应用程序。其主要功能包括接受治疗申请、会诊管理、制订治疗方案和记录治疗执行情况等(图 2-1-14)[7]。

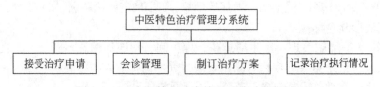

图 2-1-14　中医特色治疗管理系统功能设计图

(2)系统功能设计

1)接受治疗申请:系统会自动获取医嘱信息,如治疗项目名称、治疗次数、治疗部位、价格、金额、执行科室、申请科室和申请医生等,可以进行预约登记。

2)会诊管理:医生可以通过中医特色治疗管理系统申请会诊,在线查看会诊病历和书写会诊记录。接收会议科室可直接下达治疗医嘱,同时支持病人所在护士站处理治疗医嘱。

3)制订治疗方案:医生可以在系统上制订治疗方案,包括治疗项目、时间、次数、部位、穴位和中药等。同时可以在针灸治疗方案中开具治法、针法和穴位;在推拿治疗方案中开具手法、穴位和部位;在中医膳食治疗中开具中药饮片处方和使用方法。

4)记录治疗情况:医生可记录治疗日期、治疗时间、治疗者和治疗效果等,也可以通过模板录入治疗实施情况。

5）输出治疗信息：系统支持输出治疗信息到相应的系统。

6）查询与统计：中医特色治疗管理系统提供临床科室中医特色治疗情况、费用的查询与统计功能，如治疗人次、治疗项目等工作量信息，支持中医药特色设备使用情况的统计与查询，也可统计治疗疾病、治疗效果、相关费用等信息，同时支持中医药特色设备使用情况的统计与查询[7]。

7.中药管理系统

中药管理系统包括中成药、普通饮片、小包装饮片、中药配方颗粒、中药煎药剂等的管理，其中中成药、普通饮片及小包装饮片的管理模式与西药相同，在此不做赘述，重点介绍具有中医特色的中药煎药管理系统及中药配方颗粒管理系统。

（1）中药煎药管理系统

1）系统概述：煎药管理系统是完成日常煎药工作管理的计算机应用程序。其主要任务是记录及处理从医生开出处方到药剂师确认处方，调剂师调剂、核对，煎药师泡药、煎煮、下锅直至发药确认等整个过程产生的数据信息。支持药品处理每个环节时限设定，并具备提醒功能；支持根据处方药物功效属性，根据功效属性定义煎煮时间；支持根据处方确认时间自动生成取药时间；支持根据汤剂袋条码追溯该汤剂的相关记录信息；支持根据日期和处方号，追踪该处方流转环节；支持查询煎药容器清洁记录，水质监测记录，煎药室消毒记录[12]。

煎药管理系统目的在于通过科学地控制、监测煎药各环节和相关指标，规范煎药流程和人员操作，提高汤剂药品质量，同时实现人员工作量统计和药品追踪及质量追溯。

2）系统业务流程：操作员通过扫描处方条码（日期＋处方号）和人员工号，记录处方信息在流转的每个环节状态标志、人员信息、时间信息；处方信息在某状态超过设定时限，系统会以消息框的形式提醒操作员；药师确认处方时，选择药物功效（如一般药物、解表类、滋补类等），确定该处方药品煎煮时间；系统根据剂数和每剂所煎份数，计算袋数，每个汤剂袋条码唯一，由日期＋处方号＋顺序号组成[13]（图 2-1-15）。

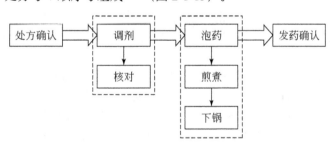

图 2-1-15　系统业务流程图

门诊病人：药师收到门诊处方核对确认，打印病人取药凭证，并生成待发药信息；发药人员通过扫描凭证条码和汤剂袋条码核对确认发药。

住院病人：药师收到病区处方核对无误，确认收费，煎药室完成煎药流程，病区护士确认接收，生成摆药单信息；每日发药人员通过摆药单摆出病人当日的汤剂；护士给病人发药时通过扫描汤剂袋条码和病人腕带条码核对确认发药。

3）系统功能设计：本系统可通过 PDA 端程序扫描采集信息；或者通过电脑端程序，使用扫描枪采集信息。录入查询每日的水质监测信息，容器清洁信息，煎药室消毒记录及相关责任人信息。

系统参数维护：流转环节时限设定；提醒时间间隔设定；药物功效属性定义，以及各功效药物对应煎煮时间设定。

工作量统计：可按日期区间、人员工号、工种类别统计人员工作量，并可按需要格式导出。

查询追溯：按处方生成日期和处方号，查询处方流转情况；根据扫描或录入的汤剂袋条码可追溯到如调剂时间、调剂人员、核对时间、核对人员、泡药时间、煎药时间、发药人员、服药病人信息等。

门诊取药凭证信息：条码信息（日期+处方号）、病人姓名、性别、病历号、处方日期、处方号、药品用法、剂数、袋数、预计取药时间等。

打印汤剂袋标签信息：门诊处方，汤剂条码、病人姓名、性别、病历号、处方生成日期、处方号、顺序号、药品用法；住院处方，汤剂条码、病人姓名、性别、病历号、病区号、床位号、处方生成日期、处方号、顺序号、药品用法。

4）应用效果：煎药管理系统实施后，大大减少了人员操作差错，提高了人员工作效率和责任心，提高了煎药室管理水平，为病人提供更加及时、优质、满意的服务。

（2）中药配方颗粒管理系统

1）系统概述：近年来，医院信息化建设逐步呈现多元化的发展趋势，各种先进设备和技术的引进都需要信息系统提供有力的支撑。然而随着医院的发展，作为最具有中医特色的中草药管理上却略显落后。随着人民群众对中医药服务需求的快速增长，中医医院针对病人病情个体化灵活调整的中药复方应用的需求也日益增长，然而传统中药散片需要有大面积的存放场地、多组人员称重调剂、准确性难以把握、环境上也存在杂乱扬尘的问题；单味小包装配方颗粒剂每味药的包装外观基本一致，且失去了饮片的基本外形，不易分辨，增加了调剂人员手工调剂和核对的难度；而小包装饮片虽然不需要称重调剂，但在煎制前需要拆开每味药品的独立包装，这些调剂管理模式都避免不了流程耗时长的问题，给病人和医院的相关部门带来不便。

中药配方颗粒自动发药机是按处方自动、快速、精确配药，取出任意重量的单味或多味中药颗粒，组成方剂，统一包装，交付给病人的智能配药取药设备。现代化的配方颗粒自动发药机的引进及相关信息系统的建设，可以为病人提供更高效的服务，进一步保证药品调剂的准确性，减轻调剂人员的工作强度[14]。

2）业务处理流程设计：在接口系统、数据维护设计及硬件设备环境搭建完毕后，进行程序联调，联调成功后进行程序试运行，中药配方颗粒自动发药机调剂工作需要在 HIS 系统和设备中共同完成，具体业务处理流程有两种方式：一种是与 HIS 系统通过接口进行数据交互实现；另一种是在发药机系统中完成。现以与 HIS 系统通过接口进行数据交互实现方式描述业务流程[15]（图 2-1-16）。

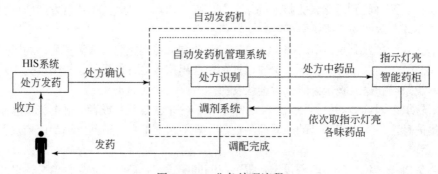

图 2-1-16　业务处理流程

第一步，窗口收方人员收到病人两联处方后，在 HIS 处方发药程序中通过扫描病人处方上方条码，调出处方数据核对后进行处方确认，处方确认同时系统内部进行库存的处理并写入处方主记录与明细记录表，窗口人员将处方交由中药配方颗粒自动发药机操作人员进行药品调剂。

第二步，自动发药机操作人员通过二次扫描病人处方上的条码，接口程序读取 HIS 系统已确认处方数据，自动发药机根据读取到的处方，设备上相应药品亮灯指示，调剂人员按照指示灯取出一味药品，扫描药瓶上的条码，设备按饮片及颗粒当量自动换算出相应颗粒量倒入药盒，处方上每味药依次处理，组方完成后发药机自动包装成盒，打印服药签，操作人员粘贴到药盒上。

第三步，调剂完成后，发药机操作人员将处方底方，调剂好的药盒传递给窗口收方人员，窗口人员交付病人完成调剂工作。

3）系统功能设计：中药配方颗粒自动发药机信息管理系统主要实现以下功能。

管理功能：根据实际需要对发药机实现系统自检，按处方自检系统复位，选择处方让发药机发药。系统管理员可以维护用户信息，包括添加、修改、删除账户。系统能自动备份系统数据库及系统日志。

电子处方管理系统：支持两种方式，①医生开具处方在发药机中进行；②支持与 HIS 系统接口，直接读取 HIS 系统处方信息进行确认发药。

药品管理：支持两种方式，①药品基本信息在发药机中进行维护，包括药品信息的添加、修改、删除。根据药品使用统计，能及时提示药品使用状况、包括各药品过期状况、紧缺状态；②药品基本信息在 HIS 系统中进行维护，发药机系统通过接口计算当量[16]。

划价系统：支持两种方式，①收费人员根据唯一的处方编号，选择处方划价，收费；②支持与 HIS 系统接口，直接读取 HIS 系统处方信息进行确认发药，不在摆药机中进行收费。

4）应用效果：中药配方颗粒自动发药机的引进及系统的建设，实现了颗粒调剂的自动化操作，降低了药剂人员的劳动强度，减少了每位病人的取药等待时间，减少了饮片调剂中的损耗，也使医院信息化建设在中药调剂管理方面有了更深层次的应用。根据药品的使用频率和数量还能够快速测算出药品的存货数量和补充周期。可以说，配方颗粒系统的使用是在药品调剂管理系统改进方面的一次探索。设备使用一个阶段后，在场地和技术成熟的条件下，可以逐步取消人工根据指示灯取药的工作模式，而变为使用机械手按方自动进行药品调剂。系统的建设同时可以为西药和中成药的自动摆药调剂提供有益参考。

8.中医电子病历系统

（1）系统概述：病历是病人病情、诊断和处理方法的记录，是医护人员进行医疗活动的信息传递媒介和执行依据，是临床教学和科研的主要信息源。病历在医疗工作中的基础地位，决定了它对医疗、教学和科研水平的重要影响。如何提高病历的记录质量和管理利用水平，是医院管理的一个重要目标。

中医病历，又称医案、诊籍，是中医临床各科医生对具体病人进行辨证论治的文字记录，其中主要记录着病人的生活习性、病情、诊断、治疗、疗效及预后等情况，从而成为保存、查核、考评乃至研究具体医生开展具体诊疗活动的档案资料。中医病历历史悠久，源远流长，经历了漫长的发展过程。商代甲骨文记载疾病的卜辞，可看作我国现存最原始的病历。我国现存最早、较完整、有文字记载的病案是由西汉医学家淳于意创立的"诊籍"。在《史记·扁鹊仓公列传》中记载了 25 个病案，其中详细记载病人的姓名、性别、住址、疾病、诊断、治疗、疗效及预后情况，包括内、外、妇、儿、五官等各科疾病，虽然形式尚不统一，所记项目尚不完善，但已具备了病案的雏形。自汉代以后至清代末年，几乎每个朝代都有病案的记载，明代以前的病案相对比较简略，明清时期，病案的收集和研究工作受到重视，大量的病案专著不断涌现，这个时期的医案内容、格式已经较为详细、规范。

20世纪初，伴随着近代医院在我国的出现，中国现代病历开始出现。现代病历不同于传统病案，它借鉴了西医病历。1914年北京协和医院开始建立并保存较为简单的病历，并于1916年在病历记录中增加了医嘱记录，形成中国现代病历的雏形。新中国成立后，我国高度重视病案的规范化，吸收国外的经验，使病案从格式到内容逐步完善。1953年，卫生部召开医教会议，将诊籍、医案、病历等正式定名为病案。1982年拟定了《中医病历书写格式和要求》，1992年我国颁布了《中医病历书写规范（试行）》，促进了我国中医病案的规范化。此后根据使用中出现的问题，在国家中医药管理局领导组织下进行了修订，经过大量中医和中西医专家的调研、修订、论证工作，发布了《中医病历规范（试行）》，2002年8月23日，卫生部、国家中医药管理局关于印发《中医、中西医结合病历书写基本规范（试行）》的通知，该规范自2002年9月1日起施行。2008年卫生部统计信息中心开展了电子病历数据标准的研究制订工作。标准研制是在收集了国内20家数字化试点医院的上万张各类业务表单的基础上，通过对业务表单的综合分析与整理，归纳出138张各类业务表单，完成了业务需求分析。在此基础上，结合各类医疗业务规范，完成了电子病历基本架构与数据标准的研制，并于2009年7月形成征求意见稿，2009年12月，由卫生部和国家中医药管理局联合颁布了《电子病历基本架构与数据标准（试行）》。国家中医药管理局又于2010年5月1日颁布了最新的《中医电子病历基本规范（试行）》，表明我国中医病历电子化在逐步走向规范。

提到电子病历的发展，一定要提到美国医药研究所做出的贡献。他们先后两次开展了电子病历进展状况研究并分别于1991年和1997年出版了电子病历研究进展报告，对电子病历的概念、意义、进展及存在的困难进行了综述。该书把电子病历称为computer-based patient record，是以电子化方式管理的有关个人终生健康状态和医疗保健行为的信息，它可以在医疗中作为主要的信息源取代纸张病历，提供超越纸张病历的服务，满足所有的医疗、法律和管理的需求[17]。

中医电子病历是在西医电子病历基础上，结合卫生部、国家中医药管理局关于《中医电子病历基本规范（试行）》和《中医、中西医结合病历书写基本规范（试行）》相关要求，中医证候、症状体征、诊断等术语和名称遵循文献资料及国家颁布的《中医临床诊疗术语·证候部分》标准，研发的适用于中医医院或者综合医院中医科使用的电子病历。

1）系统目标：依据《电子病历临床文档数据组与数据元（试行）》、《中医病历书写基本规范》、《电子病历基本架构与数据标准（试行）》、《中医电子病历基本规范（试行）》等标准规范。以医院HIS、LIS、PACS、RIS等信息系统为基础，采集、存储、传输、提取和处理医疗卫生信息，内容包括门（急）诊病历首页、住院病案首页、门（急）诊病历记录、入院记录、病程记录、出院记录、医嘱单、各种检查检验申请与结果、手术记录、护理信息、体温单、医学影像检查资料、病理资料等。建立完善的知识库向用户提供完整、准确、主动、智能化的数据、警告、提示和临床决策支持能力，从而帮助医院提高整个医疗活动的效率和质量。电子病历系统内置常用模板管理，常用元素管理、病历图形管理、知识库、相关文件管理等，使用时可直接选择，调用相关内容，方便医生书写病历，提高工作效率。

2）系统框架：中医电子病历基本架构划分为门（急）诊病历、住院病历、健康体检记录、转诊（院）记录、法定医学证明及报告、医疗机构信息6个业务域的临床信息记录构成。各业务域的信息内容再根据临床业务规范和实际应用需要，细分为20余个基本数据集。基本数据集包括门（急）诊病历首页、门（急）诊病历记录、门（急）诊处方、门（急）诊治疗处置记录、门（急）诊护理记录、门诊检查检验记录、门（急）诊知情告知单、住院病案首页、入院记录、病程记录、住院医嘱、住院治疗处置记录、住院护理记录、住院检查检验记录、出院记录、知情告知信息、健康体检记录、转诊转院记录、法定医学证明及报告、医疗机构信息。中医电子病历基本架构图见图 2-1-17。

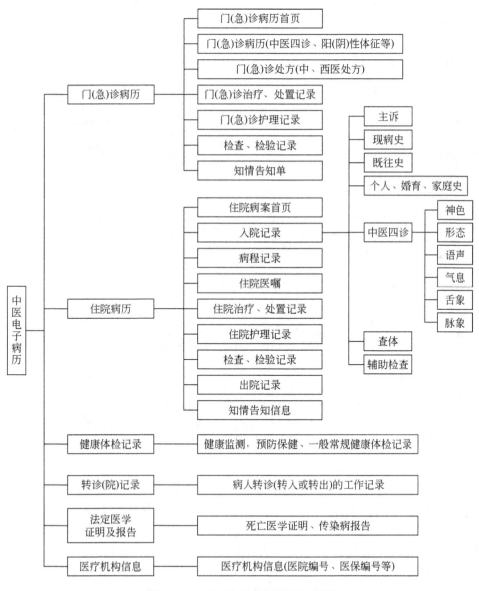

图 2-1-17　中医电子病历基本架构图

（2）系统功能设计：中医学经过 2000 多年的发展，形成了许多特有的名词术语，其内容涵盖了四诊、诊断、治疗方案、中药处方等。如中医独有的病名，肝痨、卒中等；中医基础理论名词，如肺主治节、乙癸同源等；中医治法名词，如寒者热之、培土生金等；中医方名，如华盖散、玉女煎等。作为中医病历，其内容多使用中医专用术语进行记载，在建设电子病历系统的过程中，我们应充分考虑中医特性，组织医院的中医专家建立标准的中医临床规范术语库，提供给所有医生使用。在定义这些内容时，同时还应参照国家卫生管理部门颁布的《中医病历书写规范》要求，保证其内容的准确性和规范性。规范便捷的临床病历书写、连贯顺畅的医院业务操作，以及有力的医政管理和质量控制是医生和医院管理者最基本的需求，因此设计中医电子病历系统时需要使用结构化存储，制作灵活多样的电子病历模板。

1）结构化存储：利用结构化电子病历，制作灵活多样的电子病历模板，实现临床诊疗信息的结构化采集（图 2-1-18）。

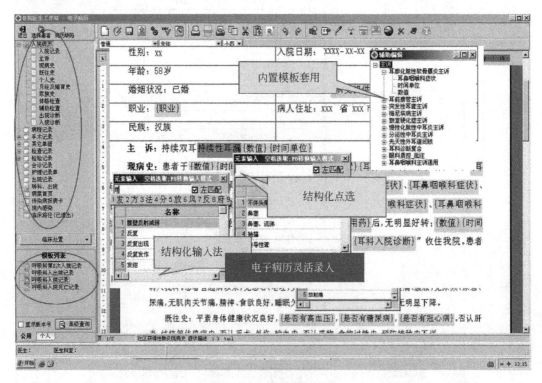

图 2-1-18　结构化存储图

2）病历模板库：开发所见即所得的中医电子病历模板编辑器，此功能减少了建立模板的时间，降低了创建模板的难度，通过简单的培训即可使医生掌握制作模板的方法（图 2-1-19）。

3）必填项检查：完善中医电子病历模板编辑器，使其在建立病历模板的过程中，能够设置模板内所用元素是否为必填项，同时根据此功能又衍生出了针对病历基本元素是否缺失的质控功能（图 2-1-20）。

4）支持中医临床常用语快速调用：在保证病历录入质量的前提下，简化医生的病历书写时间（图 2-1-21）。

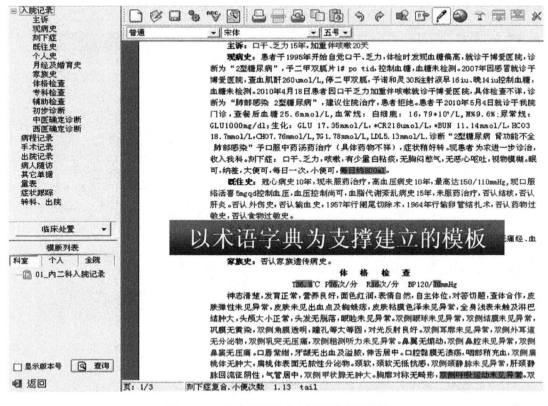

图 2-1-19　从病历模板库中调用的病历模板

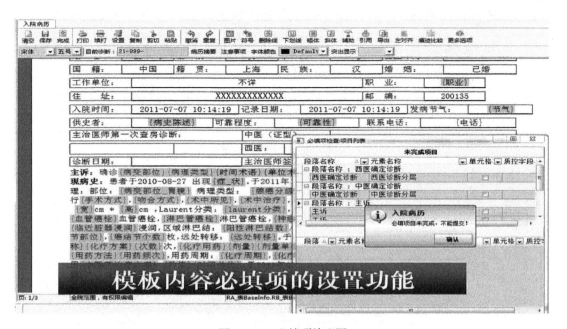

图 2-1-20　必填项检查图

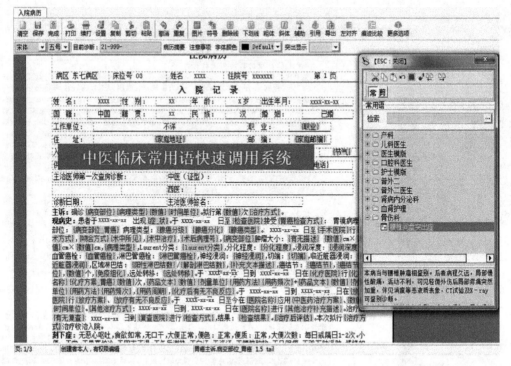

图 2-1-21 支持中医临床常用语快速调用功能图

5）支持修改痕迹保留，保留各级医生的修改痕迹：能够记录上级医师的修改记录，且能对修改内容进行比对（图 2-1-22）。

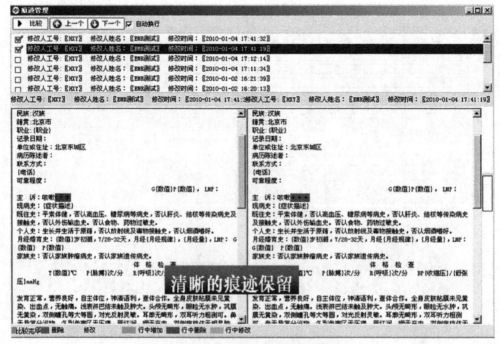

图 2-1-22 保留修改痕迹功能图

6）支持数据元素绑定、实现多文档同步刷新技术：开发以中医临床术语为基础的基本元素与术语的对接工作，进而为结构化信息采集系统的底层技术做好了支撑（图2-1-23）。

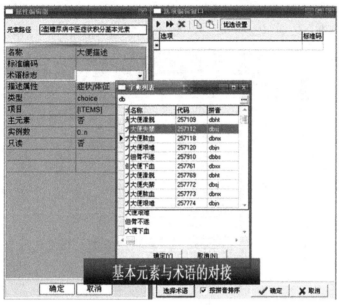

图 2-1-23　基本元素绑定功能图

7）时效控制机制：完善基于中医结构化数据采集系统的质控管理，实现对在院病人的过程质控、对出院病人的终末质控，在质控方式上实现了时限质控和内容质控，并可定制质控内容（图2-1-24）。

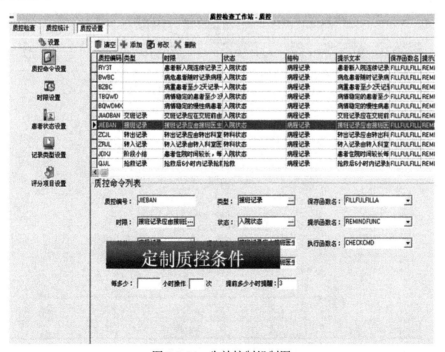

图 2-1-24　失效控制机制图

8）中医临床输入法：开发以中医临床术语为基础，符合中医临床病历录入需要的输入法工具，提高数据采集速度，增强便捷性（图 2-1-25）。

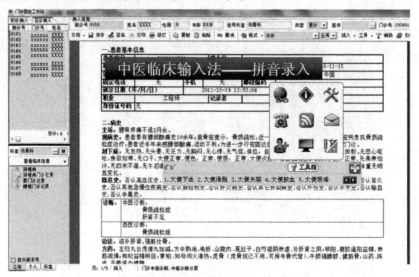

图 2-1-25　中医临床输入法功能

集成输入法工具箱功能，帮助医生对生僻术语的查询、个性化设置、术语分享、术语添加、术语校正等工作。

开发有服务器端存储医师病历录入习惯的功能，从此医生在任意工作站上登录，都能使用自己的录入偏好。

9）随访：建立符合中医临床与科研需要的病人随访系统，跟踪收集病人离开医院后的相关医疗信息，加强病人的依从性，提高服务的质量和水平（图 2-1-26）。

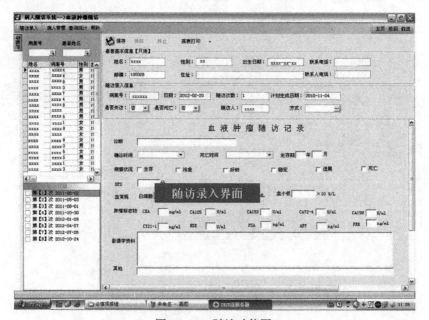

图 2-1-26　随访功能图

10）系统功能模块：见图 2-1-27。

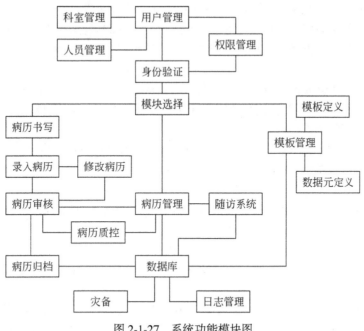

图 2-1-27　系统功能模块图

（3）XML（e-xtensible markup language，可扩展标记语言）类型数据存储技术在结构化中医电子病历上的应用：病历的描述模型是电子病历最基础的问题，XML 为病历内容的描述提供了有效手段。

XML 是一种结构化描述语言。它随着因特网技术和电子商务的发展成为 HTML 的后继者。它的优势在于，它不仅是一种标识语言，更是一种可以定义描述对象结构的元语言。XML 文档自含结构，使得系统间交换的信息可以互相"理解"。

使用 XML 描述病历内容，要先定义病历内容的结构（DTD）。在此基础上实现业务数据库中病人信息到病历结构的转换，从而实现由以类型为中心的数据库描述到以人为中心的描述。形成的 XML 文件是病历存储管理的基本单位。

采用 XML 文件来记录病历，并不排斥病人信息的数据库表示。病历的 XML 描述与数据库记录有各自的适用范围，它们将共同存在。数据库系统主要用于支持日常的业务处理和病人信息的采集。其中需要大量的数据检索和更新。业务系统要保持高效率，过期的数据不宜在数据库中长期保存。电子病历系统所实现的病历浏览，主要是对病人信息的提取，数据不再更改，要保证数据长期联机。因此，将其建立在 XML 内容管理上。病人出院后，将病历内容转为 XML 描述文件。两种描述同时存在并保持相对独立，依据用途各自使用。

XML 描述一个文档的基本特征是，使用者可以通过文档类型定义（DTD）来定义文档（病历）的结构。所有遵循这一结构的病历文档通过 XML 分析器（parser）可以将其内容还原为结构化的字段并进行处理，这为病历内容的通用化处理奠定了基础。

病历信息除了通过开发传统的基于数据库的录入程序录入不同的信息内容外，还要考虑大量的表格化的专科病历的录入方法。这些表格化的内容在病历中大量存在，而我们又很难为各种表格化的病历内容开发各自不同的数据结构和应用程序。XML 为这一问题的解决提供了契机。我们可以通过设计工具来定制符合各种表格病历内容的 XML 文档 DTD 及相应的录入屏幕。通过通用的 XML 处理程序对表格病历 DTD 及屏幕定义的处理，实现定制的录入屏幕。用户录入的内容就是结构不同的表格病历 XML 文档，它可以与其他病历内容一起管理和处理，当前甚至出现了商品化的类似于 WORD 的 XML 文档编辑器，从而使基于 XML 的病历内容的录入更为简便。

基于 XML 的病历内容的显示可以说是"水到渠成"，因为浏览器 IE5 直接支持对 XML 描述的浏览。将病历的 XML 描述配合以 XSL 样式描述，可以通过浏览器生成希望的界面，无需开发专门的应用程序。

由于 XML 文档的结构化，理论上，可以对 XML 文档进行各种结构化检索和统计。目前，已经有许多工具提供 XML 文档的检索。当然，对于大数据量，基于 XML 的检索与基于数据库的检索在性能上相比还有较大差距。

病历的信息交换是电子病历的一个重要目标。信息交换的前提是标准化。XML 为电子病历提供了很好的交换载体，但 XML 仅是描述病历信息的"元语言"，要使交换的病历的内容能为对方所"理解"和处理，还必须有交换双方约定一致的病历描述结构即 DTD。制订有关病历信息的文档类型定义 DTD 的标准，是应用 XML 于电子病历交换的关键，在这方面 HL7已经做了大量工作。

以医疗信息交换为目标的 HL7，在其正在制订的最新版本 3.0 中结合了 XML。HL7 组织正在制订用于医疗和病人信息交换的 DTD。它包括两个方面的标准；一是在 HL7 的消息（message）中处理原来的语法外，定义 XML 作为消息的另一种描述语言；二是制订采用 XML 描述的病历结构 PRA。后一种标准可以直接用于电子病历描述。在该标准中，根据病历信息的结构化程度，依次将标准划分为三级：仅描述病历头信息的一级结构、描述病历的各个组成节的二级结构、描述各节具体内容的三级结构。

接收方只要根据约定的结构，借助于 XML 分析器，编写相关的处理程序，就可以将病历存入到本地数据库中或进行相关的处理[18]。

（4）系统数据库基本表设计：具体内容见表 2-1-2~ 表 2-1-7。

表 2-1-2　数据元字典（data_dict）

字段中文名称	字段名	类型
数据元标识	Data_id	C
数据元名称	Data_name	C
数据元拼音码	Input_py	C
数据元五笔码	Input_wb	C
数据元标识符	Data_code	C
数据元值域	Data_value	C
数据元值类型	Data_value_type	C
是否为复合数据	Is_composite	C
是否为标准数据元	Is_standard	C

表 2-1-3 数据组字典（datagroup_dict）

字段中文名称	字段名	类型
数据组标识	Datagroup_id	C
数据组名称	Datagroup_name	C
数据组标识符	Datagroup_code	C
层级	Datagroup_level	C
上级数据组标识	Datagroup_parent_id	C

表 2-1-4 文档节点字典（section_dict）

字段中文名称	字段名	类型
文档节点标识	Section_id	C
文档节点目录标识	Section_catalog_id	C
文档节点类型标识	Section_type_id	C
文档节点名称	Section_name	C
文档节点标识符	Section_code	C
文档节点拼音码	Section_py	C
文档节点五笔码	Section_wb	C
是否共享	Is_shared	C
XML	Section_xml	C
所有人标识	Owner_id	C
所有人类型	Owner_type	C

表 2-1-5 模板字典（mould_dict）

字段中文名称	字段名	类型
模板标识	Mould_id	C
病历标识	Emr_id	C
模板名称	Mould_name	C
模板类别	Mould_class	C
医生工号	Doctor_code	C
护士	Nurse_code	C
模板创建人标识	Creator_id	C
模板创建日期	Creat_date	D
修改人标识	Alter_id	C
最后修改日期	Last_modify_date	D
所有人标识	Owner_id	C

表 2-1-6　病历字典（emr_dict）

字段中文名称	字段名	类型
病历标识	Emr_id	C
病历名称	Emr_name	C
病人标识	Patient_id	C
病案号	Inp_id	C
医生工号	Doctor_code	C
护士	Nurse_code	C
病历创建人标识	Creator_id	C
病历创建日期	Creat_date	D
修改人标识	Alter_id	C
最后修改日期	Last_modify_date	D
应完成时间	Should_finish_date	D
完成时间	Finish_date	D
审核人标识	Check_id	C
审核日期	Check_date	D
状态	Status	C

表 2-1-7　病历归档字典（emr_file_dict）

字段中文名称	字段名	类型
病历归档申请标识	Emr_file_apply_id	C
病历标识	Emr_id	C
门诊标识	Patient_id	C
申请日期	Apply_date	D
层级	Emr_level	C
文档标识	Doc_id	C
文档日期	Doc_date	D

9.慢性病管理信息系统与信息采集

（1）系统概述：慢性病管理信息系统是协助慢性病管理人员实现"长期随访，医患互动"

慢性病管理核心理念的计算机应用程序。其主要功能包括协助进行疾病登记、病人信息管理、随访提醒、记录诊断、医嘱、检查、治疗、病情评估、生活质量评估、病人居家自我管理情况评估（如饮食、运动管理）、初步数据统计分析、慢性病宣教等活动，完善的慢性病管理信息系统开发应具备详细的云端交互计划，协助实现慢性病管理中心与协作中心、慢性病管理人员与慢性病病人及照护者之间档案信息、管理日志、数据、管理评估报告及宣教资料等信息的云端共享及管理者与管理者、管理者与病人及照护者之间的实时交流。

慢性病管理信息系统目前主要面向慢性病管理人员包括专科医生、护士，未来发展将面对专职营养师、心理咨询师、中医健康调养与运动治疗师及病人和其照护者，协助实现慢性病管理中不同角色人员日常工作的各种需求，提供建立疾病登记记录、随访日历、自动提醒、书写随访日志（病历记录）、查询检查检验报告、病人居家调养日志（包括用药、饮食、运动等）、针对疾病的多维量表评估如心理、睡眠、病人报告结局（PRO）等，并且具有一定的统计分析和数据挖掘功能，能够协助慢性病管理人员自动生成针对每位病人的动态病情评估及管理质量评估报告，协助慢性病管理人员及时发现慢性病管理中可能存在的问题和薄弱环节，及时调整管理和宣教策略，促进慢性病管理质量的持续性提高。

（2）系统业务流程：系统针对慢性病管理体系不同角色人员设置不同的功能模块，以适应各种角色人员的工作流程。其中，专科医生的工作流程，主要包括疾病登记与分类、书写病历、开具检验检查申请单、下达医嘱（包括用药处方、调养要点等）、设置随访时点及随访内容（病情评估、量表评估等）、查询记录检验、检查报告单、病历检索、药物检索、不良事件及药物不良反应记录、动态数据调阅与初步分析报告等。

慢性病管理护士的工作流程，主要包括建立病人管理档案、管理日志、随访提醒、随访医嘱实施记录及反馈、病情评估及量表评估记录（包括营养状态、体成分、体能及各种量表评估）、病人居家自我管理状况评估（包括用药记录、饮食日记、运动日记及其他调养日志的监测与评估情况）、健康教育实施与评估记录、管理质量报告等。

病人及照护者的工作流程，主要包括随访预约、居家自我管理日志的填报（包括血压、血糖监测日志、饮食日记、运动日记及其他调养情况的记录）、慢性病知识的在线学习、自我管理心得及经验分享等。

系统通过唯一标识号码获取病人基本信息，可以按照病人身份证号码、姓名、诊疗卡号、慢性病管理档案号等不同类型标识号查询病人基本信息，同时，支持病人基本信息的修改和补充完善。慢性病管理系统自动采集病人建档信息，包括首诊日期、随访日期、建档专科、中西医诊断等，能够根据病人疾病诊断及分期，自动分类归档储存；根据门诊医疗记录及慢性病管理人员设置的随访周期，自动生成随访日历、标注随访提醒，自动生成理化检验指标变化趋势图及医疗费用等信息。

系统通过病历录入界面显示病人标识号、姓名、性别和年龄、就诊时间、建档时间、病人过敏药物，会自动记录病历录入时间、录入者，提供西药、中成药和中药处方医嘱录入功能、居家调养医嘱录入功能、理化检验单及检查申请单开单功能，能够自动生成慢性病管理档案首页、随访记录。医生还可以自建常用医嘱、常用处方模板，并可部分或整体引用模板内容。慢性病管理信息系统提供病人病史、就诊记录、临床药品、诊疗项目等字典及分类检索、编码检索和关键词检索等功能，以供医生查阅使用，同时，支持医保政策查询、医保政策符合性自动检查和提示功能，支持多套医保政策。系统还具有可拓展的量表嵌入功能，以适应不同疾病管理过程中添加新的疾病测量工具的潜在需求（图2-1-28）。

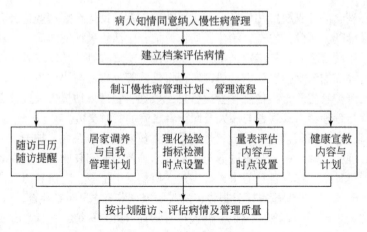

图 2-1-28　慢性病管理流程图

（3）系统功能设计：慢性病管理系统在兼容门诊系统和住院病历系统的基础上，主要具有慢性病流程管理与随访提醒、健康教育日程管理与提醒、病人档案及评估量表录入、理化检验结果导入、可穿戴式设备结果的链接导入、数据报表生成及导出、手机 APP 等远程用户端的实用、慢性病知识库等功能。其功能框架见图 2-1-29。

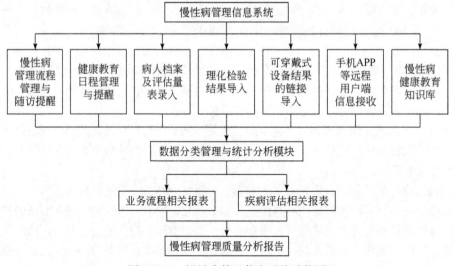

图 2-1-29　慢性病管理信息系统功能图

1）慢性病管理流程管理与随访提醒：以清晰的图示及标识显示慢性病管理的实施步骤、日程规划、工作进程及工作提醒。

慢性病管理流程：由每个专科或专业组针对特定病种制订该病种相应的慢性病管理流程，专业管理人员可根据专科或专业组的统一规划在系统中添加、修订及删减各种疾病的慢性病管理流程模板，在每位病人纳入慢性病管理时，慢性病管理人员根据疾病种类及病情自动引用管理流程模板，并依据流程建立该病人的慢性病管理计划包括实施步骤、日程规划及评估内容。

随访日历及随访提醒：以日历形式显示随访日期、随访种类（如日常随访、关键评估时点随访等），并以不同的标识设置随访提醒。慢性病管理人员可根据病人疾病种类及病情评估情况设置、修改随访日期、随访种类及随访提醒标识。

工作进程及工作提醒：以一览表或图标形式显示慢性病管理工作进度，标注未完成工作事项，以便提醒慢性病管理人员及时跟进。系统提供相应的检索功能，可根据输入的检索信息如病种、日期等显示系统中目标病人人群的管理工作进程，并标识未完成项。

2）健康教育日程管理与提醒：有各专科或专业组指定详细的健康教育计划包括题目、主要内容、目标人群、实施周期等，慢性病管理人员在系统中建立健康教育日程，系统根据健康教育计划中设置的目标人群自动匹配系统中对应的病人人群，以方便慢性病管理人员组织落实健康教育计划。慢性病管理人员可根据系统提示及健康教育实施的具体情况，建立、修改健康教育日程表，并设置提醒。

3）病人档案及评估量表录入：病人档案包括人口学资料、简要病史资料及病情评估情况等。档案的具体项目及内容可由专科或专业组根据病种进行灵活设置及增减。医护人员或病人填表后，由人工或其他智能设备录入系统。

4）理化检验结果导入：通过与 LIS 系统和 PACS 系统的链接自动导入目标人群的理化检验及影像检查结果，支持批量导入。

5）可穿戴式设备结果的链接导入：设置可穿戴式设备数据导入端口，兼容的多种数据传输模式，便于市场主流品牌可穿戴式设备结果的识别、导入。

6）各项数据的报表生成及导出：根据数据类型形成分类报表，并可按病种、按就诊时间等各种检索需求生成目标病人人群的数据报表，可根据数据类型及设定的需求进行初步统计分析，并以简洁的统计图标形式显示结果。

7）手机 APP 等远程用户端的使用：支持不同角色人员远程登录慢性病管理信息系统，根据权限查阅、上传相关信息包括病人居家自我管理日志等，并可实现医患在线互动。

8）慢性病健康教育知识库：根据病种及适宜人群分类存储、在线分享慢性病的相关科普知识及健康教育内容，慢性病管理人员、病人及其照护者在实施慢性病管理及自我管理过程中可进行经验分享，借鉴维基百科的经验，支持使用者对知识库信息进行增补、修改及更新，但只记录、保存未经修改时的内容。

（张　红　姜又琳　马兆辉　白　岩　刘堃靖　李　婧　周建伟　郭玉峰　周霞继

张素秋　白　杨　陈丽丽　孟思璠　赵　忙　毛　炜　吴一帆）

第二节　中医临床科研信息采集的质量控制

中医临床信息学科涉及的内容以临床内容为主，同时也包含了科研信息，两者均需要进行严格质量控制。其中，中医临床信息质量控制是基础，首先要满足临床业务质量控制的基本要求，其次，要尽可能满足中医临床科学研究的需要，为科学研究提供高质量的数据。

一、中医临床信息的质量控制

中医临床信息的数据采集是中医医院或综合医院中医科临床管理和科研的关键环节之一。中医临床信息采集包括门诊患者信息和住院患者信息两大部分。

门诊患者信息包括患者姓名、住址、联系电话、就诊时间、科别、中医四诊情况（包括主诉、现病史、既往史，阳性体征、必要的阴性体征）和辅助检查结果，诊断及治疗等。

住院患者信息包括姓名、性别、年龄、民族、婚姻状况、出生地、职业、入院时间、记录时间、发病节气、病史陈述者、主诉、现病史、既往史、个人史、婚育史、家族史，中医望、闻、切诊应当记录神色、形态、语声、气息、舌象、脉象等，病程记录、手术同意书、麻醉同意书、输血治疗知情同意书、特殊检查（特殊治疗）同意书、病危（重）通知书、医嘱单、辅助检查报告单、体温单、医学影像检查资料、病理资料等。

中医临床信息的可用性，关键是临床数据采集的质量。如何对临床信息数据采集进行适当的管理以保证数据的完整性、可靠性和准确性，并保证数据的真实性。将这种管理称为中医临床信息采集的质量控制。按照中医临床信息的数据模式，可以采用数据源、逻辑一致性、灵活的查询统计、终末评估四种方式。数据源核查保证真实性和可靠性，数据输入阶段的逻辑核查保证信息在数据输入阶段就开始对输入的数据进行逻辑核查，数据查询、导航、视图、汇总分析功能，保障临床信息的质量，终末评估具有很强的质量反馈作用，可以作为临床信息采集质量的重要指标。

中医临床信息采集质量控制架构，如图 2-2-1 所示：

HIS（Hospital Information System，医院信息系统）、中医电子病历系统、LIS（Laboratory Information Management System，实验室信息管理系统）、PACS（Picture Archiving and Communication Systems，医学影像信息系统）、RIS（Radiology Information System，影像信息系统）作为中医医院或综合医院中医科临床信息数据采集系统，一直担负着对内为医院的医、教、研、管理服务，对外是公、检、法部门进行工伤事故鉴定和医疗纠纷处理的重要依据。尤其电子病历的出现方便了医务工作者书写和查询病历，提高了工作效率。同时，如何保证和提高临床信息数据的质量，已成为当前医院亟待解决的问题。

中医临床信息采集的质量控制主要包括病历书写、诊断、治疗、抢救、手术、麻醉、处方等方面，按采集信息的准确度、逻辑一致性、数据源的可靠性可分为以下三级质量缺陷标准。

1. 逻辑不一致缺陷

（1）主诉与现病史、体格检查、诊断和治疗等逻辑信息不一致。

（2）病史采集、体格检查、病程记录等数据采集错误或数据源信息不真实或遗漏重要记录直接导致误诊、误治或延误抢救造成重度后果的。

（3）医技检查结果与临床不符，主管医师未结合临床实际及时复查。

（4）处方剂量、剂型与用法不符，门诊处方无诊断、应做皮试未记录皮试者。

（5）数据源记录缺失，如出院患者缺出院记录、死亡患者缺死亡记录、手术患者缺手术记录等。手术记录中手术对象、部位、方式错误、手术适应症不明确等逻辑一致性错误。

2. 数据源缺失缺陷

（1）各种操作记录不全、病案首页填写不全。

（2）病程记录未反映病情恶化或转归。

（3）入院 3 天内无科主任或者副主任医师查房记录。

（4）病程记录中对各种检查未进行分析或对阳性结果未进行分析。

（5）主要诊断依据不足，又缺乏必须检查，以致诊断不明。

（6）遗漏合并症或并发症的诊断和治疗。

（7）病危患者病情恶化，进行抢救未请示上级医师、科主任会诊，或上级医师会诊或查

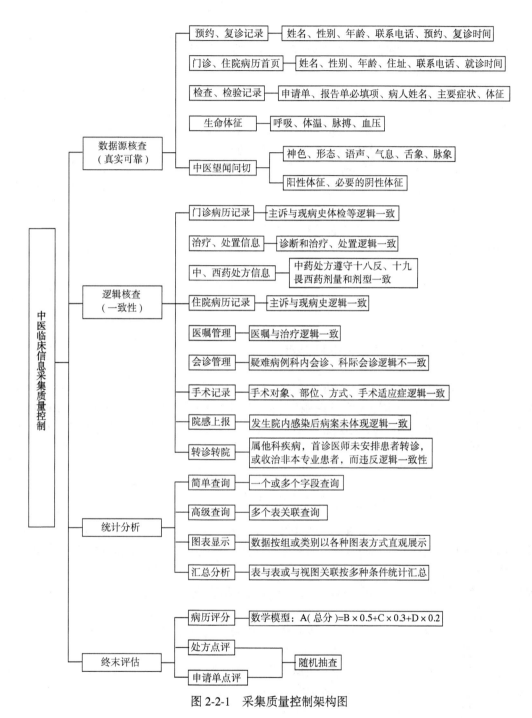

图 2-2-1　采集质量控制架构图

房记录不全者。

3. 一般缺陷

（1）病历书写医学术语不当。

（2）遗漏次要诊断或主次诊断排列顺序不当，诊断名称不一致。

（3）一般药物剂量偏大、偏小、重复使用，未及时停用、换药。

4.终末评估

按临床信息完成的质量制定中医临床信息质量控制的分级标准

分级：分为Ⅰ、Ⅱ、Ⅲ、Ⅳ、Ⅴ共五级。

分级标准：

Ⅰ级（优）：0 ~ 3个一般缺陷。

Ⅱ级（良）：1个数据源缺失缺陷和0 ~ 3个一般缺陷。

Ⅲ级（中）：2个数据源缺失缺陷和0 ~ 3个一般缺陷。

Ⅳ级（低）：3个数据源缺失缺陷。

Ⅴ级（劣）：1个逻辑不一致缺陷。

5.统计分析

（1）基本查询：根据唯一或多重的查询条件的设定来对全部数据进行筛查。

（2）高级查询：多个关联表之间实现临床信息数据的核查。

（3）全文检索：对表中的所有数据进行模糊查询。

（4）汇总绘图：将数据表中的数据或查询结果，按组或类别以多种图表的方式进行展示，更直观、方便查看数据。

二、中医科研信息的质量控制

中医科研信息质量控制是指在满足临床业务基础上，面向研究主题，需要满足特定研究要求的质量控制。利用临床实际数据开展的研究属于真实世界研究（real world study，RWS）范畴，RWS是目前国内外临床研究的热点，由于信息技术的发展，医院各类信息系统的广泛使用，真实世界研究的数据将主要来源于电子病历及医院信息系统收集的数据，这些数据的质量，决定着真实世界研究的质量与水平。

（一）高质量临床科研数据的基本特征

数据质量是反映数据且能够真实反映客观世界的程度及对特定应用的满足程度。高质量的数据能够客观真实地反映事物的本质。由于真实世界临床研究是一个较新的研究课题，对于临床数据质量，目前尚无统一的标准。同样一组数据，面对不同的研究需求，可能表现出不同的数据质量。然而，数据在反映客观世界，完成信息传递功能的同时，应该具备以下基本的属性。

1.准确性

准确性即正确性，是数据质量的根本属性，是指数据与临床实际符合的程度。

2.可用性

数据可用性是指存储在数据库中的数据，符合面向数据利用所设计的数据库中相关属性的约定，符合相关的业务要求，研究者可理解并解释这些数据。可用性是数据应该满足的首要特性。

3.完整性

完整性用来表示信息的完整程度，包括3个方面的内容，分别是实体完整性、引用完整性和域完整性。实体完整性要求每个记录必须是唯一的；引用完整性定义了一个关系数据库中不同表的相关列之间的引用关系；域完整性要求表的某一列的数值在该列合法的数值范围内。

4.一致性及规范性

一致性从数据对应用逻辑的符合程度去考察数据的质量，规范性是指数据格式及内容符合预设的标准规范要求。

5. 时效性

时效性是指临床数据来源于业务系统实时采集的有效数据。

以上特性从不同角度反映数据的质量，他们之间也是相互关联的，高质量的数据应确保以上各属性满足研究的需要。

（二）真实世界临床数据质量常见问题

真实世界研究要求研究者在完成临床工作任务的同时，同步完成科研数据的采集工作，由于临床与科研工作目标不同，医护工作者业务繁忙，加之部分研究者的质量意识不强，质量控制措施不到位等原因，容易出现质量问题。主要原因如下。

1. 质量标准认识不统一

既往临床研究，特别是随机双盲对照试验（RCT），研究对象为特定人群小样本数据，数据质量控制强调最大程度地遵循《药物临床试验质量管理规范》（GCP），减少不精确的数据，提高数据的准确性。

目前临床数据呈不断增长趋势，每个病历的数据量较大，可分析的病历数量也越来越多，部分研究已达到千万级，真实世界临床研究将进入"大数据"时代。对于"大数据"而言，有学者认为对数据质量要求相对较低，利用大数据分析适宜的挖掘方法，找出其中可能蕴含的规律。然而"大数据"并不是放弃数据质量，基础数据准确性是前期及基础，正因为个体数据的准确性，才使得大数据出现了"混杂"，其"模糊性"是在个体数据准确性的基础上显示的，且临床数据与一般的数据不同，其目的是从中发现对临床有价值的疾病特征、诊疗规律及预后因素，结果关乎生命，生命是无价的。因此，尽可能提高数据质量，是临床研究必须面临的问题。

数据质量的提高是一个系统工程，涉及数据的需求、数据收集和利用的各个环节，需要建立合理的评估标准、管理体系，需要专门的人员团队，负责数据质量提升工作或进行相关服务工作，而其中质量标准至关重要。对于真实世界临床研究数据质量，既不能因数据量大而疏于质量控制，任由数据出现各种各样的误差或缺失，也不能像规范的临床随机对照试验一样，过分严格地控制每个环节，应结合研究目标，在真实反映临床实际的情况下，最大程度地满足科学研究的需要，以此为基础，构建质量标准。

2. 质量控制制度不健全，方法不够完善

数据质量控制应从可用性、准确性、及时性、完整性、可取得性、可解释性、可衔接性、客观性、有效性等方面综合考虑，由于缺乏对数据质量的统一标准要求，导致对临床数据质量控制的原则不明确，缺乏相关质量控制制度及规范的方法。良好的质量控制方法应能够发现数据中隐藏的规则、评估整体的数据质量、定位错误数据，如数据采集软件应具有数据质量控制功能，为提高数据质量提供技术支撑[19]。

3. 质量控制责任及分工不明确

RCT 研究数据质量控制有专门人员，对于临床真实世界研究而言，参与数据采集的人员既有临床人员，又有科研及管理人员、实习进修人员、各级专业人员；在数据利用阶段，涉及数据预处理人员、统计分析及数据挖掘人员，他们均可能因数据筛选及转化，影响数据的准确性及完整性。以上人员中，既往工作多数不是专门从事数据质量控制工作的，缺乏质量控制经验，如果缺乏严格的工作分工，责任不够明确，可导致某些环节无人行使质量工作，或质量制度落实较难。故应加强质控意识，科学组织，责任明确，建章立制，使大家在完成临床业务工作的同时，收到高质量的临床数据。

4.质量控制成本高，落实较难

质量控制需要投入人力及物力，真实世界临床研究是一项需要持之以恒的工作，涉及的单位及人员主体工作是临床，过分强调科学研究需求，或投入的科研成本过高，可能影响临床业务，可导致工作落实时面临重重困难；如果不重视科研信息的质量控制，又可能得不到符合研究需要的高质量科研数据，无法得到预期的成果。因此，数据质量控制亦需要控制成本，使落实实施变得可行。

（三）真实世界临床数据质量问题规避策略

1.制订真实世界医学数据质量标准的基本要求

小数据时代要求"精确性"，在"大数据"时代，数据质量更强调完整性及混杂性。由于数据量大，少数不准确甚至错误的数据在所难免，但这些错误不应影响到总体数据分析挖掘。大数据时代要求我们重新审视精确性的优劣，我们不必要竭力避免混杂性，而且认为混杂性是一种标准途径。但我们认为，在其他领域，这种原则可能较适用，在临床研究中，这种混杂性的大量存在不适合于精度需求较高的研究，临床研究关乎病人生命健康，在目前还没有达到大数据规模时，还是应该最大可能地避免错误及混杂，确保每个病例数据的准确性及完整性，不宜原则上放松对数据准确性的要求。我们认为，真实世界临床研究高质量数据应具有以下几个特点：①能够满足临床工作需要，达到较高水平；②满足研究者有限科研需求及行业共性研究需要；③需要的人力及物力投入在临床科研可接受的范围之内；④病例数据满足准确性、一致性、完整性要求。

2.建立研究质量控制制度，加强过程质量控制

根据共性及个性化研究需求，建立质量控制制度，电子病历是医院信息系统的核心，要充分利用该系统采集临床科研信息，确保数据采集的时效性，通过模板设计，确保数据的可用性、完整性及规范性。以病人为中心整合医院信息系统(HIS)、检验信息系统(LIS)、影像系统(PACS)等数据资源及临床科研有关效果评价、跟踪随访等内容，解决了数据的关联性，在满足正常医疗工作对时间和效率要求的情况下，解决了诊疗信息数据化的技术难题[20-24]。临床数据质量标准的基本要求包括以下几个方面。

(1) 重视源数据的质量：真实世界中医临床研究的素材是临床病历资料，病历数据的质量决定了中医临床研究成果的质量。为保证获得高质量的病历数据，临床医生必须"看好每一个病人"，提高病历相关数据质量。医生要尽量使用规范化的临床术语实时、完整、全面、准确地记录临床诊疗信息。要注意记录中医辨证论治等特色信息，要有临床效果的评价，要注意病人的随访[25]。

(2) 制订研究方案，有重点地进行数据化，制订质量基本要求：为保证研究数据的质量，确保在一定周期内形成预期研究目标的数据，应基于中医自身发展规律，面向临床问题，充分考虑临床数据的复杂性及数据采集过程中的困难，设计基于临床科研共享系统开展真实世界中医临床研究实施方案。在实施过程中，对研究方案不断进行调整与优化，确定临床信息数据化的内容及数据化的方式，有重点地进行数据化，科研数据质量控制重点对科研需要的关键信息。

(3) 根据质量要求设计科学合理的采集方式及工具：真实世界中医临床科研对临床数据质量要求，相比一般医疗病历书写规范的要求更加严格，例如，在数据的完整性方面，住院病人既要包含如入院记录、首次病程记录、日常病程、出院记录等内容，还需要全结构化的医嘱、实验室检查、物理检查、用药信息等，根据研究需求，还要动态、全面地跟踪一些与疾病及疗效评价密切相关的信息，如量表、随访等信息在数据准确性方面，要求各指标在合理的变化范围之内，与临床实际相符；在数据的一致性方面，临床信息必须与科研信息相关内容高度一致；在对病人进行入、出院中医临床症状评价时，入、出院症状必须相对应，同时需要科学地设计采集工具，确保在书写临床文书时，便捷、准确地完成科研数据的采集。

（4）量化质控指标：科学的质量管理需要量化质量控制指标，评价数据质量相关要素，如应用正确的数据量/记录总量表示数据的正确性；应用缺失数据记录/全部记录，对缺失数据、汇总数据的误差进行定量分析；用数据集中所有满足条件的数据量/记录总数，表示数据完整性；用数据库中所有满足条件（针对某个具体规则）的数据量/被考察的记录总数，计算一致性；数据集中所有尚未失效的数据量/集合中记录总数，考察数据时效性。

（5）严格实施过程管理，控制偏倚：基于临床科研信息共享系统开展真实世界研究要求同步完成临床与科研两项工作，在实施流程及数据管理方面也必须按两者的要求统一管理。高质量的数据要求可溯源、准确、及时、完整、一致，最大程度地控制各类偏倚，保证数据质量。数据质量控制要贯穿于临床研究工作的全过程，从数据的采集、数据的汇总转储到数据整理、分析挖掘，每一个环节都需要严格实施过程管理，加强全程质量控制，确保获得高质量的临床数据。

3. 落实人员责任

相关人员应共同肩负数据质量控制责任，将科研病例质量纳入绩效考核之中，定期进行考核，在力所能及或各自职责范围内，最大程度地提高数据质量。

4. 人机结合，构建质量控制完善的技术支撑条件

在质量控制方面，设计良好的质量控制技术体系起着非常重要的作用，但技术及方法不能解决所有的问题，相关专家及人员的参与，"人机结合"方法的使用，主动审核数据，保持数据完整准确，完善质量控制技术体系，共同肩负数据质量控制和数据治理责任，是解决数据质量问题的重要方法。

5. 建立数据质量评估体系，将质量控制工作常态化

数据质量是科学研究的生命，真实世界研究是一个长期的过程，数据质量体系应在建立长效机制的基础上，将质量控制工作常态化，方可不断积累临床数据，基于"大数据"开展更深入及更大范围的临床研究，同时，根据研究主题的变化，面向临床问题，不断调整数据质量的要求，也是我们开展真实世界中医临床研究的重要方法。

（张　红　姜又琳　张润顺　宋观礼）

参 考 文 献

[1] 孟庆刚，王连心．中医药研究别忘了非线性．中国中医药信息杂志，2005(9)：5-6

[2] 屈婷婷，孟庆刚．从"天人相应"观谈中医临证思维的系统复杂性．中华中医药学，2013(5)：1004-1006.

[3] 刘保延．真实世界的中医临床科研范式．中医杂志，2013(6)：32-35.

[4] 刘保延．大数据绘制当代中医航海图．中医药临床杂志，2013(8)：55-58.

[5] 朱文锋．中医诊断学．中国中医药出版社，2004(1).

[6] 郭玉峰，尹爱宁，周霞继，等.浅谈中医临床术语标准化工作现状及其深化推进.中国中医药信息杂志.2009, 16(11): 3-4.

[7] 国家中医药管理局.中医医院信息化基本功能规范.2011: 1-72.

[8] 沈绍武，董亮，张红.中医医院信息系统规划与设计.北京：中国中医药出版社，2013, 19: 181-182.

[9] 张萍，程薇，齐卫东.护理管理信息系统应用与管理体会.医学信息，2003, 16(6): 317-319.

[10] 张洪君，成守珍.临床护理与管理信息化实践指南.北京：北京大学医学出版社，2016.176.

[11] 陈曦，刘海昀，任现志.构建基于贝叶斯(Bayes)网络的中医辅助诊疗系统模型.中国中医药现代远程教育，2010, 8(9): 55-56.

[12] 郭峻.中药配方颗粒自动化调配系统的研制.湖北中医药大学学报，2011, 13(1): 44-46.

[13] 杨华.自动化系统应用于门诊药房的实践与体会.中国药业，2012, 21(4): 65-66.

[14] 马红，顿建平.中药配方颗粒在现代化中药房中的应用.北京中医药，2011, 30(5): 386-387.

[15] 徐多勇，李志蜀，袁小玲，基于 UML 对中药配方颗粒自动发药机建模.微计算机信息(测控自动化)，2008, 24(1-1): 214-216.

[16] 岳琳哲.中医电子病历概述.中医药管理杂志，2008(2).

[17] 李包罗.医院管理学，信息管理分册.北京：人民卫生出版社，2003.

[18] 邓韩彬.中医电子病历系统的设计与实现.电子科技大学，2012.

[19] 宋红梅，刘保延，何丽云，等.电子病历中医科研数据采集过程中质量问题及对策.中国中医基础医学杂志，2011, 17(9): 955-956.

[20] 谢琪，江丽杰，刘保延，等.开展真实世界中医药效果比较研究的关键问题及对策的探讨.世界中医药，2014 (1): 28-31.

[21] Liu B, Zhou X, Wang Y, et al. Data processing and analysis in real-world traditional Chinese medicine clinical data: challenges and approaches. The Statistics in medicine, 2012, 31(7): 653-660.

[22] Zhou X, Chen S, Liu B, et al. Development of traditional Chinese medicine clinical data warehouse for medical knowledge discovery and decision support. The Artif Intell Med. 2010, 48 (2-3): 139-152.

[23] 刘保延，谢琪，史华新，等.构建真实世界临床研究技术平台的组织管理策略.中医杂志，2013, 54(24): 2071-2075.

[24] 史华新，刘保延，谢琪，等.构建服务流，促进中医药科技成果转化与应用.中医杂志，2013, 54(9): 726-728.

[25] 刘保延，周雪忠，张润顺，等."医疗与临床科研信息共享系统"中医电子病历系统信息基本要求.中国数字医学，2012, 7(10): 57-60.

第三章 中医临床信息数据的存储与管理

第一节 中医临床信息数据的存储与管理

一、系统概述

中医临床数据由医院信息中心统一管理，相关数据存储在相应的系统中进行永久保存。根据国家有关信息管理的规定，结合本院具体要求进行数据的存储、归档及备份。其中，病案作为中医临床信息中最重要的载体，中医临床信息学科的发展，为病案信息管理的模式、方法及技术带来了革命性的变革，现重点介绍中医电子病案信息管理系统的存储与管理。

电子病案信息管理系统是对全院门诊及住院病案进行编目、归档、整合、借阅、示踪及管理的信息管理系统。通过数字化技术，实现病案数字化的安全存储及网络化高效利用；对医院现存的全部历史病案（包含住院、门诊）实施翻拍扫描及数字化加工，并实现数字化加工病案信息与系统中病案信息的有机融合；简化病案管理流程，提高工作效率，尽力减少人工操作环节，使医院病案管理实现数字化、自动化、网络化和规范化。

二、系统业务流程

电子病案信息管理系统工作流程，见图 3-1-1。

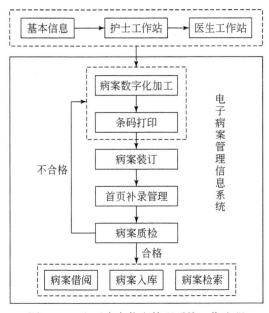

图 3-1-1 电子病案信息管理系统工作流程

1. 病案数字化阶段

医院病案室一般有两类病案：一种是电子病历使用后，同时有纸质及电子版病案；另一种是库存的历史病案，只有纸质版。根据两者来源不同，病案数字化的流程也有所不同。

（1）电子病历使用的病案数字化流程：近年来，由于电子病历使用，病历中的大部分记录方式为电子文档打印稿，由于电子签名尚未普遍使用，临床工作中还有一些文件无法实现完全电子化记录，如知情同意书等，需病人或家属同意并签字，病历中的各级医师签名等。目前多数医院仍以纸质病历及电子病历同时保存的方式进行，这部分病历的归档涉及纸质文档的数据化，电子文档的补充等过程。为保持纸质原始记录的完整性，对文档进行拍摄或扫描。数字化具体流程如下。

1）病案资料收集：从各病区收回出院病案，做好接收确认手续。

2）病案资料整理：为实现高速不间断拍摄，必须预先对需要拍摄的病案资料进行整理。

3）病案资料质控：对病案的类别、内容进行质检，保证存档病案资料的准确性和有效性。

4）病案编码：采用 ICD-10 和 ICD- 9-CM- 3 对诊断、病理和手术进行编码。

5）病案首页信息完善：核查纸质病案，病案的首页信息录入病案管理系统，为用户检索查询编制索引。

6）病案资料数字化：对病案资料逐页拍摄或扫描。

7）影像质检：对拍摄影像资料的质量进行检查，将不合格的资料做上标记返回重新拍摄。

8）病案资料备份：备份数据通过两种方式，一是对拍摄的病案影像资料及时备份刻录到 DVD 光盘中；二是把拍摄合格的病案影像资料上传到数据库服务器。

9）提供检索查询服务：相关人员可从不同的检索入口进行检索查询，查看所需的病案数字化影像信息。

（2）历史病案数字化流程

1）病案下架：从病案库房将要拍摄的病案下架。

2）以下步骤同"6）~9）"内容[1]。

2. 病案整合阶段

通过数字化处理的纸质病历部分与系统采集的病程记录等电子文档、LIS 系统生成的电子检验报告、PACS 系统生成的影像资料及电子检查报告进行数据整合，分类归档，同时查看是否有门诊病历，进行统一整合。

3. 病案流通与示踪阶段

病案编目、归档、整合、装订、上架后，病案可以进入流通阶段。数字化的电子病案可以根据不同的使用权限提供给临床医生及管理部门使用。

4. 病案打印、管理、统计阶段

可以根据不同病人、不同权限支持病案的打印；同时可以支持各种查询统计病案工作。

三、系统功能设计

1. 系统功能框架图

系统功能模块应包括病案数字化加工、首页管理、病案借阅与示踪、病案检索、病案统计及相关的管理功能模块，且各模块下还涵盖有相关功能。其功能模块框架图见图 3-1-2。

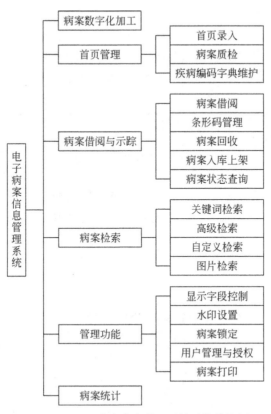

图 3-1-2 电子病案信息管理系统功能模块图

2.电子病案信息管理系统功能描述

（1）数字化加工：通过对门诊（包含门诊、急诊、科研、毒麻）病案首页、住院的纸质病案实行全程的翻拍扫描，将纸质病历转化为电子文档，对每份电子病案文档进行病案的编目分类，如病案首页、入院记录、病程记录、出院记录、手术记录、知情同意书、护理记录、医嘱等，实现病案数字化的生成。为病案信息的电子化管理与利用，提供基础数据和可靠的保证。

在病案加工过程中应制订《病案数字化操作规范》、《病案数字化拍摄手册》、《病案数字化质检手册》、《病案数字化图像质量管理规范》等，并严格按标准规范执行。加工期间须确保病案的完整性、安全性和保密性，具有良好、安全的加工流水线，加工数据备份有效合理，数据以安全的存储方式移交,加工形成的数字化病案(如病案首页信息等)应该与原文准确匹配。

1）病案翻拍或扫描加工基本流程：病案整理—病案翻拍（扫描）—病案编目—图像处理—图像质检—数据上传，具有成熟专用的图像处理软件，能对字迹洇透、字迹断续、图像杂点、图像深浅不均、图像歪斜等问题进行图像处理，保证图像质量，并能根据病历页面内容对每幅图像进行属性标注。

2）成品及质量要求

图像要求：图像清晰，无歪斜，打印清晰。

索引要求：每幅图像均有属性标注，且可更改。

数据对应：病历索引数据与病历图像对应 100% 正确。

3）病案整合归类编目：对医院信息系统形成的电子化病历和纸质病案资料翻拍扫描加工

后进行整合、分类编目、归档。

（2）首页管理

1）首页信息录入：对首页信息录入、修改、删除、查询等。

2）病案质检：对扫描成像与电子病历合成的部分进行质检，包括图像清晰度、同一性、病案归档顺序等。

3）疾病编码字典维护：对西医诊断（ICD10）、中医诊断（TCD）进行补充、查询、维护。

（3）病案借阅与示踪

1）病案借阅：借阅登记，预约登记，出库处理，在借查询，打印应还者名单和借阅情况分析等。

2）条形码管理：系统具备生成、打印、识别条形码的功能，同时可对原始纸质病案使用条形码技术装订、装箱、上架保存，并实现条形码定位管理功能，以便于对原始纸质病案的快速查找。

3）流转追踪：确保纸质病案及时回收，加强对其流转情况的追踪，采用条形码技术快速录入纸质病案所处于的流转环节。

病案入库归档的统计。通过对病案归档或扫描日期的识别，获取病案入库归档日期、归档天数、入库人及病人基本信息等。每月病案归档天数统计、示踪病案的去向及未归档病案提示，可在此模块直接统计生成，提高病案入库归档统计的工作效率。

（4）病案检索：病案检索与阅读，系统能够提供灵活的病案检索功能（尤其要满足按照病案首页全部项目检索），以确保准确地检索到符合条件的病历数据，并且通过调阅功能实现病案阅读。系统能够屏蔽病案阅读时对病案进行的非法拷贝。病案阅读应有专门的界面窗口，并可为用户提供改变排序、筛选内容等阅读辅助功能，能提供彩色阅读功能。

1）关键词搜索：可以针对于病案首页上的任一项实现，精确与模糊的检索功能。

2）高级搜索：可以按照列出的各种查询条件对病案进行查询，这种检索方式常用于检索条件比较多的情况下。

3）自定义搜索：可以自定义组织查询条件的组合进行搜索。这种检索方式常用于需检索的条件比较复杂的情况下。

4）病案图片浏览：对病案图片的浏览进行了严格的权限控制（阅读/打印/导出），可以设置需要过滤的图片分类（如只显示病案首页或病程记录等），查看病案图片的同时可利用提供的"浏览工具箱"对图片进行一系列的处理（如放大/缩小/全屏/黑白彩色切换/裁剪/打印等）。浏览期间可对感兴趣的病案收藏到收藏夹并且可以填写笔记，显示病案图片时可以设置阅读水印，用于病案的保护。

（5）管理功能

1）用户管理与授权：对于病案管理可以实现严格的分级权限管理，对于不同人员进行分组授权，其中，病案室工作人员，可以具备对病案全库进行管理、调阅、归档的权限；科主任，可以调阅本科室的病案信息；科内医生，可以调阅本人管理的病人病案信息。另外对于跨科室调阅：需要提交申请，病案室批复授权后方可浏览要求调阅的病历。

2）显示字段控制：可以设置在浏览器中浏览病案时列表中所显示的字段，可以在用户级别和用户组级别上进行显示权限的控制。

3）水印设置：可以制作在打印时叠加上去的水印，并且在打印病案的时候可以将其叠加到病案图片上。

4）病案锁定：可以将一些特殊的病案进行锁定，被锁定的病案将无法在浏览器中被查询到。

5）病案申请审批：对浏览器中提交过来的病案阅读申请进行审批，可以为申请的病案设定阅读的时限等。

6）病案错误报告：处理病案浏览器上用户反馈上来的病案错误（如图片缺页／分类错误等）。

7）打印功能：可以根据病案调阅需求的不同，对数字化病案按照城乡医保、异地医保、商业保险、特殊病种、生育保险、伤残鉴定、公检法等不同组合分类调阅和批量打印，能直接定位病案的不同项目打印，同时统计所需费用，并可自己调整实际费用，并对打印情况进行登记归档，可以对核查的有效证件进行复件留存备案。

查询申请过打印或复印的申请人信息，并可查看申请人相应的申请信息、证件照、打印的病案记录、费用等。

（6）病案统计

1）病历利用日志与统计：系统能对系统使用过程进行记录，特别是对阅读、打印等操作，应能够保存这些操作的用户名、操作内容（如阅读或打印了某份病历的某几页）、操作时间等。系统能对病案的利用情况进行统计，包括病案的阅读申请、打印申请、阅读情况、打印情况进行统计分析，并形成报表。

2）病案定位：查询病案在库房中的位置，可按病人姓名、病案号、出院日期、条码号、打包号、库房号或库位名查询，并生成统计报表。

3）病案浏览统计：可查询用户，科室在某一时间段内数字化病案使用情况，并生成统计报表。

（张　红　周建伟）

第二节　中医科研信息数据的存储与管理

中医临床科研数据的存储与管理应在临床数据的基础上，充分利用医院的集成平台，形成以病人为中心的，整合病人各类临床数据，并增加与科学研究有关的结局、随访等信息，构建便于共享使用的数据存储、管理与应用平台，该平台一般以数据仓库作为技术支撑。中医临床科研信息的存储、集成、整理和预处理等任务需要在中医临床数据模型设计的基础上，选用适宜的大型数据库管理软件，具备配套的数据集成与预处理软件，建立满足数据集成汇总、数据预处理及支持分析挖掘的数据仓库平台。

一、技术概述

从临床数据中提取科研分析所用数据，并进行存储与管理，需要构建相应的技术和应用平台，实现数据的动态集成、数据预处理和数据分析应用。主要的关键技术涉及数据存储模型设计、大规模数据存储和管理、数据分析与挖掘的数据处理支持等。数据存储模型的设计需要结合临床科研数据分析目标，确定数据模型需要涵盖的信息内容、信息要素，并构建信息要素之间的关系，形成信息参考模型，在此基础上通过具体的数据库管理系统，构建实际的物理数据模型。大规模数据存储与管理则需要借助主流数据库管理系统如 Oracle、DB2、MS SQLServer 等进行实际数据的管理，基于相应的数据前处理组件（如 ETL），完成数据集成、数据整理和数据转换等功能。鉴于对数据分析和挖掘功能的支持需求，需要在物理数据表的部署和优化等方面灵活的支持复杂查询 SQL 语句的操作和各种数据转换操作功能等，以保证数据分析的数据查询效率。

二、数据存储模型设计

领域数据模型的设计一般都是一个自下而上和自上而下相结合的过程。在数据模型的设计过程中设计人员需要具备全局的领域框架知识，同时也需要根据具体的实例数据进行自下而上的分析，从而实现能够涵盖实例数据，并体现领域全局框架，可扩展的数据模型。中医临床数据仓库数据模型设计在初期阶段就应该详细深入地分析临床诊疗业务数据的数据内容、结构及相关关系，逐步理清临床实际诊疗数据的模型结构和特点。在此基础上，根据中医临床数据仓库应用和研究的目标（以中医临床研究为主要应用目标），提取实例数据中的中医信息主题要素，并提炼形成面向临床研究的中医临床信息模型。

1. 参考信息模型设计

在医学信息领域中，HL7 参考信息模型（RIM）是具有广泛接受度和权威性的医学信息模型，HL7 RIM 遵循 HL7 面向信息交换，而不是信息存储的原则。RIM 中的每件事物都是通信或信息交换的一个主题，每个通信中的概念都有一个标志符，可以被读取、交换和归档。HL7 RIM 最上层的类为实体（Entity）、角色（Role）和动作（Act），强调医疗业务过程中的一定角色的实体参与下的行为信息规范。其直接目的是实现医疗过程中各业务信息系统（如 HIS、CIS、LIS 和 EMR 等）交互的信息规范。由此可见，HL7 RIM 需要足够灵活而复杂的结构框架，以表达医疗业务广泛的信息内容。不同的医疗业务系统的实现一般只关系到 HL7 RIM 部分的数据模型。面向科研的中医临床信息模型针对中医临床研究，以实现中医临床数据仓库和数据分析为目的，通过对中医临床信息模型的研究，为能满足中医临床研究应用分析需求的中医临床数据仓库的数据模型设计提供全局、可扩展的参考信息模型。因此，不同于 HL7 RIM 的信息规范内容，需要注重中医临床研究中关注的信息元素及其关系，注重对临床诊疗过程产生的具备研究价值的数据进行分类规范。在临床数据分析和对中医理论要素总体认识的基础上，形成对中医临床诊疗数据中主体内容的划分和定义。中医临床诊疗过程是医生对病人的症、病证动态把握和治疗的过程，在中医理论知识的基础上，通过对症的理解和判定形成对病人疾病状态的认识和处方治疗效果的评价。其中处方治疗过程包含着医生的临床经验，是一种行为性的事件，时间信息和处方结果（如汤药、成药、针灸处方等）是治疗的主要信息内容；而医生对病人病证的判定是一种主观的疾病状态认识，相比较而言，临床诊疗过程中的症信息则是一种具备主观认识和描述的客观现象，是病人疾病状态的实在表现。显然，医生、病人和药物等是中医临床诊疗信息中的物理性实体；而阴阳、虚实、寒热、表里、证候、疾病、药性、功效、归经等则是中医临床诊疗信息中的概念性实体。

因此，在对中医临床信息要素框架认识的基础上，结合实际的临床诊疗数据内容和特点分析，根据中医临床研究的普遍信息粒度和层次，构建中医临床参考信息模型是至关重要的。该模型需要注重中医临床数据以事件为核心的基本特点，对诊疗事件的分析是中医临床分析的主要内容。事件本身是人文和认知性的，世界上并不实际包含事件，事件是一种旨在被采用对变化的有用或相关模式进行分类的方法。在中医临床信息模型中，事件包含了医疗实体参与下，在一定时空发生的行为或动作的信息内容。通过详细分析中医临床病历的信息构成及科研分析目标，我们设计构建了以事件（Event）和实体（Entity）核心类别的中医临床参考信息模型。

在中医临床参考信息模型研究的基础上，需要借此设计数据仓库的操作数据存储（operational data store，ODS）数据模型、细节数据模型、多维数据模型等多层次数据模式，以支持数据集成、数据整理和数据分析等多阶段的数据管理任务。为提高数据查询效率，可应用物理视图及分区表等技术保障数据管理性能。数据仓库的数据模型设计包括逻辑模型、中间层数据模型和物理模型3个层次的设计任务。数据逻辑设计的框架基本确定了后续OLAP的方向和数据挖掘的主要目标，但具体明确的应用和挖掘目标在后续的应用研究和开发中仍可不断修改完善。逻辑模型设计以实体和关系为特征（一般以ER图表示），确定数据仓库的主题及主题关系范畴，需要整合多角度的用户数据视图。物理数据模型的设计可采用PowerDesigner等可视化软件进行设计和管理。PowerDesigner是Sybase公司的企业级面向对象建模解决方案，能够高效地支持多达60余种关系数据库管理系统数据表的设计。

2. ODS数据模型设计

鉴于临床数据的来源业务系统多种多样，且在进行具体分析之前需要整合全面的数据类型和数据内容，因此，构建ODS数据模型，并进行相应来源数据的拷贝式存储，以提高数据集成效率和保证数据质量。考虑中医临床研究的目标，ODS数据模型的设计需要涵盖病人基本信息、临床表现信息、临床诊断信息、治疗信息和疗效评价等相关信息内容。数据的表结构尽量与来源业务系统数据表结构保持一致性，但鉴于多源数据集成的需要，增加额外元数据信息非常必要。但ODS数据模型设计相对是简单的，可以对现有的业务数据源进行详细分析，提炼共性数据结构，进行物理数据表的设计实现。

3. 细节数据模型设计

中医临床数据仓库以病人、临床所见、诊断、治疗等为主要主题域，以病人的就诊行为及过程为主要活动内容。因此，细节物理数据存储以侧重中医临床研究涉及的诊疗活动为纽带，以病人为信息核心，形成简洁能够衔接ODS数据模型和数据存储的数据存储环节。该模型结构的核心表需要以病人住院或就诊信息表为基础，该表的主键就诊编号唯一标识了一次完整的诊疗行为及活动，并把病人的一次就诊行为界定为如门诊、住院（具备完整的住院病历的诊疗过程），以及医生可能的随访行为。一次诊疗行为中核心对象是病人，以及与其相关的检查、诊断、服药和其他治疗活动。门诊行为只关心诊断和治疗行为结果如处方、针灸或者其他的治疗方案，对于病人在家具体服药的时间、次数及其他的可能依从性行为则不能进行有效的跟踪和记录，而住院病历则囊括了以上的相关治疗信息。

病例数据的一个主要特点是以病人为对象，以各离散时间段的诊疗活动组成的纵向数据集，其主要信息表包括病人就诊信息表、临床诊断信息表、临床病历基本信息表、临床复方信息表、临床中药信息表、临床西药信息表、理化检查信息和病程跟踪信息等主要物理表。这些物理表及其关系涵盖了所有中医临床诊疗过程中的数据，如病人就诊信息表包含病人就诊编号、就诊次数、医院编号、住院号/门诊号、就诊时间等确定了一次有关联的诊疗行为，其相应的病人则有相应的病人编号；若就诊次数大于1，则表明某一病人多次在同一医院住院或者多次在同一医院门诊。

除了病人住院信息表、病人基本信息表和医院信息表之外，病人一次门诊过程中涉及的物理表为诊断表、临床病历信息表、临床复方和中药表、临床西药表，根据门诊诊疗的不同内容，可能部分病例还涉及量表和随访表等物理表，因此，细节数据模型及其物理表需要囊括所有的科研分析数据内涵，为从不同维度进行主题分析和多维数据模型构建做准备。

4. 多维数据模型设计

多维数据模型是多维分析和在线分析应用服务的数据源，以事实表和维表表达的关系多维数据模型是物理视图或视图的数据基础。数据模型包含 ROLAP 和 MOLAP 两种基本模式，ROLAP 采用关系表模式进行多维数据的存储和管理；而 MOLAP 则采用数据立方体（data cube）的形式进行数据建模和管理。本节以 ROLAP 的雪花型数据模型设计为例进行相关技术介绍。例如，临床复方药物多维模型旨在为从多个角度和维度分析临床处方用药规律提供高效、逻辑明确的模型基础，包含一个事实表——临床复方事实表和多个分层的维表如治法、药物、诊断、临床表现、病人和医生等，多层的维表结构体现了雪花型多维模型的特点，其结构相对复杂。基于以上事实表和维表设计结构，能够支持多维度的临床复方药物主题分析应用。可以从不同的维度如医生（名老中医）、病人、诊断、临床表现和时间等分析临床复方药物的使用情况，可以治疗某病证的处方用药经验或规律。临床复方多维事实表的内容原则上应该直接包含药物组成和结构化的治法信息，但鉴于数据存储容量和效率的考虑，我们在该多维模型中把中药组成和治法组成从事实表中拆分出来，以维表的方式存储。在 OLAP 主题开发和设计时，可根据需求，创建新的物理视图 / 视图，把以上两个维表实体化为临床复方药物度量的内容。

三、数据管理

在数据存储模型设计的基础上，对中医临床科研数据的管理可采用大型数据库管理系统如 Oracle、DB2 等进行数据的物理存储和数据管理。相对业务系统的数据库管理操作，数据仓库的数据管理需要支持查询密集型和分析密集型应用，因此，采用具有强大数据仓库功能的数据库管理系统版本如 Oracle 9i、Oracle 10g、Oracle 11g 等进行数据仓库的部署是必要的软件基础条件。数据存储环境构建后还需要研发或部署相应的数据集成和数据处理工具，以完成从业务数据源到数据仓库数据的集成和管理。数据管理是实现大规模数据积累、高质量数据形成的主体任务，涉及繁杂的处理流程和处理任务，需要结合数据库管理和临床专业知识进行有效的数据内容管理，是实现高质量数据挖掘分析的关键。结合临床科研分析需求，下文介绍主要的数据管理任务和环节。

1. 数据集成处理

进行源自业务系统的数据源集成是数据仓库存储管理需要解决的首要任务。由于来源数据的格式和内容多种多样，一个鲁棒的数据集成方案还要解决各种可能存在的数据不一致性问题，从而实现不间断地数据批量集成处理。数据集成处理包括两大主流技术：数据仓库和联邦数据库。数据仓库实现物理上的数据集成，而联邦数据库通过查询翻译实现逻辑上的数据集成。针对临床业务系统的安全性和业务响应需求，中医临床数据集成宜采用基于数据仓库的集成技术。在 ODS 数据模型和细节物理数据模型的基础上，结合合适的 ETL 组件，可以进行数据集成处理。

2. 复杂数据查询

复杂数据查询是数据分析的普遍需求。临床数据集成导入到数据仓库之后，针对各种数据分析和数据筛选的需求，需要进行联机数据查询处理。在大型关系数据库管理系统中，都支持复杂的 SQL 查询语句。同时，其支持数据仓库的版本则具备如物化视图（Materialize View）和分区表的创建，这些相关技术主要功能就是支持大数据集的高效存储和查询。另外，数据库前端处理软件如 PL/SQL Developer、Golden、Toad 等可以辅助进行数据仓库的日常数据管理和数据处理任务。

3. 数据规范整理

中医临床科研信息数据的规范整理是临床数据分析利用的重要步骤，主要包括数据信息内容的修正和语义一致性处理。信息内容的修正主要涉及以病历为主的数据中存在的部分错误信息如错误的性别、年龄和异常的理化指标等，该部分处理不同于后续的数据预处理，根据对应的临床病历信息，可以对数据进行修正和补充，在此不做详述。

语义一致性处理主要包括术语性数据的规范整理。由于临床术语使用和自然语言表述的多样性，中医临床数据的术语性数据规范整理是非常关键的环节。对术语数据的规范整理总体上从同义词规范、相关概念信息扩展和术语的上位归纳 3 个方面需要进行处理。同义词规范主要处理临床病例数据中的不规范数据如气滞、气滞证，都统一为气滞证，以及概念性的同义术语如关节痛、关节疼痛，需要统一为关节疼痛；相关概念信息扩展则对涉及的概念信息通过字典表进行必要扩展，例如，中药名称，需要通过增加包含中药规范名称、中药归经、性味、功效、药物分类等信息的中药字典表进行信息扩展，从而提供了从归经、性味、功效和药物分类等维度对中药的使用情况进行分析的数据基础。数据整理是中医临床数据用于科研分析的必要环节，不能忽视和省略。在数据仓库平台基础上，可以利用数据库前端软件进行少量的数据规范整理，但规范化的数据整理需要借助成套的工具软件进行，如可以扩展 ETL 软件的功能进行数据规范整理。

数据规范整理形成的结果是在信息内容上已经规范和合理的临床科研数据，在进行数据分析之前还需要进行合适的数据预处理，对面向特定目标的分析用数据集进行清理、筛选和转化，以便能支持数据分析操作的高效进行。

4. 数据预处理

数据挖掘或多维分析是从最原始的业务数据到知识发现的过程。为提高挖掘分析的效用和获得可靠知识的可能性，进行系统的数据预处理是关键步骤。数据预处理的前提是相应数据集的信息内容已经准确无误，已经实现了错误信息的修正和语义一致性处理，因此需要前述数据规范整理步骤的支持。数据预处理包括数据清理、数据筛选和数据转换等任务，是产生可分析数据集及多维数据集的基础环节，数据预处理在数据挖掘研究领域中具有大量阐述，详细的内容参见相关数据挖掘书籍[2, 3]。数据清理负责对不满足质量要求的数据进行筛除和删除，一般在 ODS 数据存储中进行，从而保证进入细节数据仓库的数据质量。如发现一些必需信息（如年龄、性别和疾病诊断等）缺乏的临床数据记录，需要在 ODS 进行删除，不能由其流入下一个环节。数据筛选则实现对临床科研数据的筛选，以产生供分析使用的数据集，是对用于分析的数据样本的选择，包括样本记录筛选和特征变量筛选两个方面。如某分析研究中仅涉及 2 型糖尿病数据，则需要依据一定的筛选条件对数据仓库中的数据进行样本筛选，形成仅包含 2 型糖尿病的临床数据。数据转换则是为满足多维分析和数据挖掘的数据格式要求，对经过整理规范的分析数据集进行数据格式、数据表达形式和信息值等的转换。如统一将性别的"男"、"女"信息转换为"M"和"F"；将纵向数据转换为横向数据格式；缺失值的随机化处理，等等。鉴于临床数据的复杂性和个体性，在一般数据预处理步骤的基础上，进行语义化的数据转换也是提高数据可用性的重要步骤。语义化数据转换处理需要结合临床术语系统或者本体进行操作，成熟可用的临床术语系统是基础。

（周雪忠）

参 考 文 献

[1] 李海燕, 何建梅, 李凤君, 等. 建立数字化病案管理系统的实践. 中国病案, 2011, 12 (11): 16-17.

[2] Han J, Pei J, Kamber M. Data mining: concepts and techniques. Elsevier, 2011.

[3] Witten I H, Frank E. Data mining: practical machine learning tools and techniques. Morgan Kaufmann, 2005.

第四章 中医临床信息数据的整合

医院信息化建设经过近 20 年的发展，逐步形成了 HIS、RIS、PACS、LIS、病案管理、物资管理、财务管理、科研管理、人事管理、协同办公等信息系统，但是由于各个系统分别按照独立业务系统建设，不同业务系统采用不同信息标准，导致业务系统之间不能有效协同，信息资源不能充分共享，无法满足日益增加的多样化服务需求。因此，医院信息系统如何有效整合互通成为当前医院信息化建设的重点。

第一节 整合的目的

实现 HIS、RIS、PACS、LIS、EMR、CIS 等系统无缝连接构成完整数字化医院信息系统，使各种设备通过网络互联，解决医疗设备和系统间兼容与通信[1]。

优化工作流程，全面整合医疗卫生资源，消除信息孤岛，实现信息资源共享。

建立以病人诊疗信息为主体的，满足医疗、科研、教学、运营决策等多方面要求的医疗信息资源库。

第二节 整合的原则

标准化原则：系统整合尽量遵循统一通用标准，以便后期扩展、维护，如 TCP/IP、DICOM 通信协议，DICOM 图像数据格式，HL7 标准、IHE 标准流程。数据编码尽量遵循国际标准、国家标准、行业标准数据字典。在限制条件下要做好本地字典与标准编码字典的对照。

信息共享原则：全面分析医院信息系统间的业务、数据关系，做好整合体系结构设计和通用的接口程序，使医院各信息系统达到互联互通。

安全性原则：由于信息涉及病人隐私和医疗档案，所以要采用安全的数据传输和严格的身份认证和访问控制机制保证数据的可靠安全。

独立性原则：确保每个系统特定独立，系统通过扩展自己的软件和硬件实现与其他系统的通信。

第三节　整合方式

一、基于数据仓库技术的整合方式

1. 关键技术

（1）数据仓库：是一个面向主题、集成、相对稳定、反映历史变化的数据集合[2]。通过周期性抽取、转换、迁移各异构数据源中的数据，实现异构数据信息在物理上的集中存储与管理，达到整合集成的目的；实现对数据的多主题、多维度、多粒度、快速高效的分析查询统计，用于决策支持、分析统计、趋势预测。优点是便于进行联机分析处理（OLAP）和数据挖掘（data mining，DM）。

（2）ETL（extract-transform-load）：是数据抽取、清洗、转换、装载的过程[3]，即从数据源抽取所需数据，经过数据清洗，最终按照预先定义好的数据仓库模型，将数据加载到数据仓库中去。

（3）OLAP：以面向主题的方式进行数据组织，通过多维数据的结构来进行数据的存储。OLAP技术对多维数据的分析动作包括切片、切块、旋转和钻取，其目的在于进行跨维度和跨层次的计算与建模，能够在多维度的数据结构中按照二维来切片，按照某一维来切块，通过改变维的层次或位置来对片、块或整个多维数据进行数据钻取和旋转。

（4）数据挖掘：利用多种分析手段和工具对大量数据进行分析提取，从而发现有用的知识和规律。数据挖掘步骤：从数据源中选取所需的数据并整合成用于数据挖掘的数据集；基于某种算法找出数据集中所隐含的规律；尽可能以可视化的方式表示出规律。

2. 数据仓库功能

（1）信息处理：支持查询、基本的统计分析，并使用交叉表、图表进行报告

（2）分析处理：支持基本的OLAP操作，包括切片与切块、下钻、上卷和旋转，并且支持数据仓库的多维数据分析。

（3）数据挖掘：支持知识发现，包括找出隐藏的模式和关联，构造分析模型，进行分类和预测，并使用可视化工具提供挖掘结果（图4-3-1）。

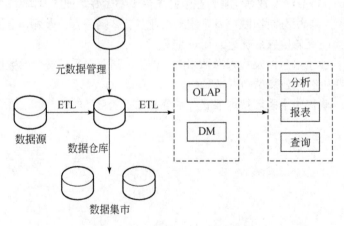

图4-3-1　数据仓库体系结构

3. 应用

（1）决策支持系统：集综合运营管理、绩效考核、临床决策等功能为一体的综合软件系统。系统以 HIS、PACS、CIS、LIS、EMR 数据为基础，结合绩效考核方案，运营管理指标方案等管理机制和临床需求，通过数据仓库、数据挖掘、联机分析处理等多种技术手段，全面客观地反映医院的实时运营状况和各部门的绩效考核结果并为临床人员提供病人诊疗过程全方位的数据信息。

（2）系统介绍：利用 ETL 工具，实现 HIS、PACS、LIS、EMR 等不同源数据导入、核查、转换后形成多维数据，再经 ETL 处理建立规则库，对原始数据进行规则处理，转化为可分析的规则数据仓库。按照临床、管理部门的相关需求，建立主题、数据准备、建立数据模型、解释评估模型、运用巩固模型 [4]，通过 OLAP 和 DM 技术，设计实现实用、完整、智能、安全、稳定的决策支持系统。

（3）绩效考核：结合科室绩效考核方案，计算出考核结果，并实现绩效分析，绩效结果评价、科室绩效反馈、安全管理和考核指标数据钻取，形成客观公正的考核体系。

（4）院长决策支持：面向医院领导，提供医院整体运营数据，为院长决策提供支持，可实时查询门诊人次、在院人次、出院人次、经济运营情况等当日关键指标运营状况；按月查询科室工作量、收支情况；病人等待时间统计，分析门诊病人从挂号到离院各就医环节的时间分布；医院药占比分析，分析医院、科室乃至每个医生的药占比，有针对性地控制药品比例；医疗收入同期对比分析，对医院或科室同期的各种费用进行对比分析，找出医院收入增加或减少的原因；单病种分析，包括对单病种的费用、住院天数、治疗方案等进行分析，以便及时总结经验，找出最佳的治疗方法。

（5）临床决策：临床医护人员可以以病人为主线，查看病人门诊、住院记录信息，如诊断记录、医嘱记录、处方记录、治疗信息、体征信息、病历文书、检查影像、检验结果等信息。在数据挖掘系统支持下，医生可分析总结前期数据中包含的临床知识，如名老中医的辨证论治经验等，为临床辨证、选方、用药提供参考。

二、基于 HL7 标准的整合方式

1. 关键技术

（1）HL7：是医疗数据交换、管理和整合的标准。HL7 可以应用于多种操作系统和硬件环境，也可以进行多应用系统间数据的交换，所有异构系统都可以通过 HL7 顺利沟通；采用 HL7 作为标准的医院信息系统和医用仪器、设备可以完全做到无缝连接和医学数据信息的无障碍交换，为医院内部各子系统之间、医院之间、医院与卫生行政部门之间的数据交换和资源整合奠定了基础 [5]。

在 HL7 通信协议中，消息（message）是数据在系统间交换的基本单元，每条消息都有各自的消息类型，含触发事件的这类消息用于定义消息目的。一个消息由多个段（segment）组成，每一段都有相应的名称，用于界定其内容或功能。而一个段又由多个数据字段（data field）组成。一个消息中的第一个段是消息头段（message head segment），指明了发送和接收的程序名、消息类型及一个唯一的消息 ID 号码等，接下去段的构成由消息内容决定。HL7 信息定义已从入院、出院、转移（admission、discharge、transfer）发展到病房和病人信息管理、放射系统、化验系统、药房系统、收费系统等各个方面。

基于 HL7 标准数据交换的基本原理：使系统的数据首先转换为标准的 HL7 消息格式，然后按照一定的网络传输协议传送到接收方，接收系统在应用层上进行相应的应答并进行一定的有效性验证，消息通过有效性验证后送到应用程序，再按照 HL7 标准的语法规则进行解析，将消息转换为应用程序数据[6]。

（2）XML（可扩展标记语言）：由嵌套、加标记的元素构成，一个 XML 文档由包含数据或其他元素组成。XML 语言简单、灵活、开放，具有内容和结构分离、互操作性强、支持多种编码、可扩展性强、平台无关性等特点，主要用于 Web 服务，统一的管理数据存取格式，不同应用系统间数据的共享和交互。

（3）数据映射和通信机制：如图 4-3-2 所示，发送时，数据由转换模块将 DB 数据读出并形成一个包含字段和数据的 XML（基于 DB 的 XML），然后 XSLT 将基于 DB 的 XML 转换为 HL7 段名代码和数据的 XML（基于 HL7 的 XML），再由转换模块基于 HL7 的 XML 转换为 HL7 消息，最后通过发送方的 HL7 引擎发出[7]。

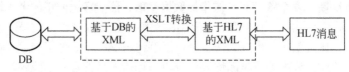

图 4-3-2　数据映射

数据映射主要有两种：语法映射和语义映射。语法映射主要包括字段名称、顺序、长度及类型不同，或字段需要合并、分解；语义映射指数据代表不同含义。

如图 4-3-3 所示，HL7 引擎接收应用发生的数据，并转换为 HL7 消息，通过应用之间的消息传递，完成整个信息系统的数据整合和数据映射，实现整个系统数据共享，保证系统数据一致性。HL7 引擎完成整个消息的生成／解析、转换和传送，HL7 引擎接口包括协议接口、数据接口、应用接口，支持常用的接口标准。应用程序包括 HIS、RIS、LIS 等医疗应用程序和管理应用程序。HL7 的实现机制就是触发事件，接收方接收消息并对该消息进行安全存储，并检查消息的消息头记录后，判断发送方是否需要表示成功接收或安全存储的确认消息，如需要，产生确认消息并返回发送方。

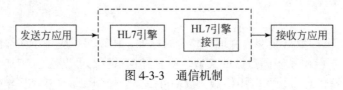

图 4-3-3　通信机制

2. 应用示例

HIS 与 LIS 的整合。HIS 将检验申请以 HL7 请求消息的形式经消息路由模块至 LIS 的 HL7 引擎，HL7 引擎按 HL7 标准定义解析消息。经身份验证后提取申请号插入 LIS 库中一条记录，然后将检验项目代码、病人 ID、医生信息填入相应字段。检验项目完成，经审核后，LIS 调用应用接口，访问 LIS 库读取报告单信息，构造检验结果消息，将报告单编号、检验结果数据填入消息字段，然后该消息经消息路由模块至 HIS[8]。

利用网络及数字技术，解决当前医院医疗信息资源不能充分共享、医疗服务不连续、信息标准不统一、各业务系统不能有效协同的问题，实现医院信息系统的统筹规划、资源整合、互联互通，为病人提供公共服务，为运营决策提供有力手段，帮助医生全方位了解病人诊疗信息，辅助发现中医临床知识和规律，为科研教学、统计分析提供有效支撑。

中医临床信息数据的存储与管理是针对临床业务需要及科研需求，对临床研究多中心数据的数据抽取、转换和导入处理，并以临床术语库为基础进行数据规范整理，形成可分析利用的临床数据集和多维数据库。对通过前处理导入的临床数据按照临床信息模型进行组织和存储管理。以数据库管理系统为依托，实现完善的数据安全管理和存储备份，支持日常的数据查询和数据导出等操作。

针对中医临床研究数据管理中人为影响因素多、研究者与数据管理者交互多、费时而成本高、研究单位条件差别大、具有我国自主知识产权的软件少等共性问题，利用计算机网络技术、数据库技术等，设计开始满足面向不同的数据采集方式，实现以病人为中心的临床数据的整合利用，满足数据管理的多重需求。

中医临床信息数据的整合是将与临床科研相关的数据进行整合、集成，以方便业务及科学研究需要，旨在实现电子病历系统与医院其他各信息系统的数据共享，通过元信息存储或数据导入的方式，实现电子病历数据采集过程中对医院其他信息系统数据的访问和交互。针对医院不同信息系统数据源的特点，数据集成模块具备元信息管理和数据导入两个主要功能：①元信息管理。通过建立元信息，对 PACKS 和 RIS 等系统的数据实现联机访问，实现在电子病历使用过程中对相关信息的浏览访问，其实际数据仍存储在 PACKS 和 RIS 等原系统的数据库中。②数据导入。实现对 LIS 和 HIS 等与病历相关数据的自动导入。

参 考 文 献

[1] 陈俐，俞朝晖，翁盛鑫，等.数字化病案库系统功能及工作流程.解放军医院管理杂志，2011, 18(10): 907-909.

[2] Inmon W H. Building the data warehouse. John wiley & sons, 2005.

[3] Kimball R, Caserta J. The data warehouse ETL toolkit. John Wiley & Sons, 2004.

[4] 唐现策，曾军杰，崔亚玲，等.病案数字化系统的实施及体会.中国病案，2011, 12(5): 33-34.

[5] 李树民，廉立军，杨文琦.我国医学信息学研究论文的计量分析.医学信息学杂志，2009, 30(12): 44-48.

[6] 朱凌云，吴宝明.医学数据挖掘的技术、方法及应用.生物医学工程学杂志，2003(03): 68-70.

[7] 王华，胡学刚.基于关联规则的数据挖掘在临床上的应用.安徽大学学报（自然科学版），2006(02): 100-216.

[8] 李雯娟，曾照芳，陈睿.基于医学信息数据仓库模型的数据挖掘.生物信息学，2009(02): 146-149.

（张　红　白　岩　周雪忠）

第五章　中医临床信息的分析利用

中医是被数千年临床实践证明行之有效的医学科学，在当今时代，面临基于还原论的现代医学研究模式的挑战，中医需要用创新的研究模式和方法，阐明其临床疗效及科学内涵。根据中医学科特点，刘保延提出真实世界中医临床研究的新范式[1]，即以人为中心，以数据为导向，以问题为驱动，医疗实践与科学计算交替，从临床中来到临床中去的临床科研一体化的科研范式。该范式继承了中医研究的基本模式，融合现代临床流行病学、循证医学、统计学和信息科学等概念、理论和技术，以中医医疗与临床科研信息共享系统（以下简称"共享系统"）为技术支撑[2~4]。

随机对照试验（randomized controlled trial，RCT）是在理想条件下进行的临床研究，纳入严格，内部真实性高，外部真实性低，样本量相对较少，外推性差，不良反应不易发现[5]。与其相对应，真实世界临床研究（real world study，RWS）是针对 RCT 结果与临床实际不一致的情况，面向临床复杂问题处理方法，发展并形成的一套研究方法，是目前临床研究的趋势。

几千年来，中医一直遵循着从临床中来到临床中去，不断总结经验，渐变与突变相结合的发展过程，提高理论水平及临床疗效的发展方式[6]。中医诊疗知识本身来源于临床实际，临床实际数据中隐含着诊疗规律。利用临床产生的实际病例资料，开展真实世界临床研究，有望不断发现其中有价值的经验知识，进行推广应用，从而提高疗效。建立中医医疗与临床科研信息共享系统，遵循真实世界中医临床研究范式，利用临床大数据进行创新研究，是中医发展的必由之路。

面向海量的临床大数据，复杂多样的临床问题，应首先针对利用现有研究方法难以展现中医临床中优势和特色的科学问题，运用创新的技术和方法获得知识发现，揭示中医临床实践中蕴含的经验与知识，便于临床推广应用，这类研究可以归属为"中医临床新知识的发现"，在选择研究对象及内容时，可选择临床重大疾病，特别是在这些重大疾病中中医药治疗效果相对具有优势的病种。此外，中医药经验传承也是行业面临的重大问题，名老中医代表了中医药行业的最高水平，通过基于名老中医临床诊疗数据的知识发现方法研究，开展名老中医经验的研究型传承工作，可以更加快速有效地推动名老中医经验传承，促进青年人才成长。以下从这两个方面分别加以论述。

第一节　中医临床规律发现

基于临床数据进行数据挖掘、知识发现揭示规律，是中医理论发展及临床疗效提升的重要措施。中医临床数据挖掘需根据中医学术的特点，针对研究内容及临床面临的主要问题，围绕不同的主题进行分析。中医临床诊疗经验和知识，包括辨证经验、辨病经验、选方用药经验、疾病演变规律预测等，涉及分类结构型知识（如疾病、证候、症状等分布）、分类判别型知识

（如疾病诊断及辨证过程）及组合型知识（如辨证要点、药症关系、方证关系等），可选择或研发适宜的分析挖掘方法，针对这些问题开展研究，获得知识发现（图5-1-1）。

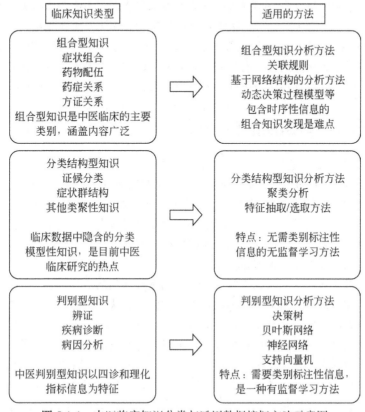

图5-1-1 中医临床知识分类与适用数据挖掘方法示意图

中医临床数据挖掘，需要确立中医临床问题，再针对采集到的临床数据，设计数据和信息模型，同时结合选择相应的数据挖掘算法，利用通用软件或研发专门针对中医临床学术特征的算法组合及模型，进行挖掘分析得出结果，人机结合，对结果进行解析，形成医学结论（图5-1-2）。

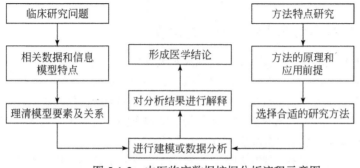

图5-1-2 中医临床数据挖掘分析流程示意图

建立中医临床数据挖掘的技术和相关平台，满足中医临床研究的特定需求，形成数据预处理、特征筛选、数据建模、挖掘分析和结论阐释的便捷流程，以供临床研究人员学习掌握，利于开展研究。

中医临床数据中隐性知识的发现，不仅要依靠计算机和软件挖掘分析，更需要中医专家参与对数据选择、挖掘方法、挖掘结果进行分析、提炼和修正，不断提高数据选择、挖掘方法、挖掘结果的准确度和把握度。因此，数据挖掘必须与专家解读及理解相结合，计算机形成的结果，必须与专家的认识相结合，即人机结合，以人为主。基于中医临床数据挖掘，形成有关中医基础理论、中医临床诊疗规律、有效方、新方法与新技术等方面的成果，才能使知识理论得到提升及升华，使新的发现转化为可推广应用的成果。

一、中医临床数据挖掘方法

医学数据的挖掘分析是数据挖掘领域公认的研究难点，相对商业、通信和金融等领域，具有更高的复杂性模型和知识库的支持要求，中医临床数据挖掘研究的功能应当包括：①体现中医基础理论原理的多种复杂数据建模方法；②整合中医基础理论知识进行挖掘分析的能力；③复杂网络分析能力；④高维稀疏数据的高性能分析能力；⑤关系数据的分析支持；⑥纵向疗效评价数据分析支持；⑦非独立同分布的数据分析支持；⑧在线或联机挖掘分析的能力；⑨数据隐私保护能力等方面的内容和特点。

中医临床诊疗过程是医生对病人症、病、证动态把握和治疗的过程，以中医理论为基础，通过对症的理解和判定形成对病人疾病状态——"证"的认识和处方治疗效果的评价。其中处方治疗过程包含着医生的临床经验，是一种行为性的事件，时间信息和处方结果（如汤药、成药、针灸处方等）是治疗的主要信息内容；而医生对病人病证的判定是一种主观的疾病状态认识，相比较而言，临床诊疗过程中的"证"、"症"信息则是一种具备主观认识和描述的客观现象，是病人疾病状态的实在表现。显然，医生、病人和药物等是中医临床诊疗信息中的物理性实体；而阴阳、虚实、寒热、表里、证候、疾病、药性、功效、归经等则是中医临床诊疗信息中的概念性实体。

将以上要素，用计算机技术的方法加以表达及实现，即中医临床经验的计算机模型，进一步细化，形成细节数据物理模型。通过将中医临床病例信息用数据仓库的形式表达后，可采用多维检索与展示技术对中医临床显性知识进行分析，对隐性知识，则应用复杂网络方法、关联规则、聚类分析、判别分析等方法开展中医临床数据挖掘。中医临床数据挖掘工作实施主要包括以下环节。

（一）中医临床数据仓库及数据模型的建立

对中医海量临床数据的分析需要建立中医临床数据仓库。通过详细深入地分析临床诊疗业务源数据内容、结构及相关关系，逐步理清临床实际诊疗数据的模型结构和特点。在此基础上，根据中医临床数据仓库应用和研究目标，提取临床实际数据中的中医信息主题要素，并提炼形成面向中医临床研究的中医临床信息模型。在分析中医临床要素及学术特点的基础上，构建中医临床数据模型，以模型为基础，建立数据仓库。

数据仓库是面向主题、集成、时变和不可变更的支持管理决策的解决方案。建立数据仓库要以中医临床数据模型为前提，将不同采集点采集的信息进行汇总、导入到数据仓库中，且对数据进行进一步的规范化整理，然后选择适宜的分析挖掘方法进行分析研究（图5-1-3）。

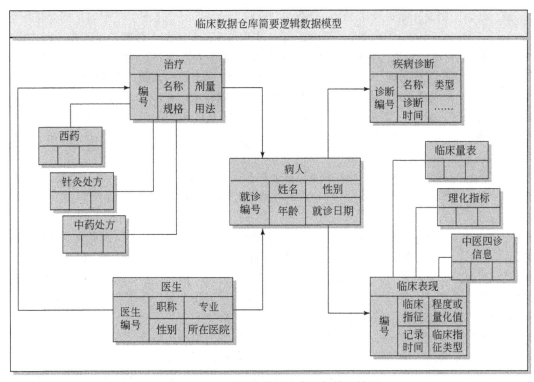

图 5-1-3　中医临床数据仓库逻辑模型简图

（二）中医临床数据审编

数据审编（curation data）又称为数据整理、数据前处理或数据预处理，是数据挖掘准备的重要工作。数据整理是对信息采集系统获得的临床信息，进行进一步的规范化整理。通过校验、表示、管理、保存等一系列活动来支持数据发现和检索、维护数据质量、赋予数据更多价值、支持数据重用等。数据整理需要采用专门的工具软件 ETL（extract-transform-load，数据抽取、转化及装载）软件来协助完成，人机结合，由专业人员建立整理原则及操作规程，由计算机按照规则统一进行转换，最后形成相对规范的用于分析挖掘的数据集。

数据整理工作以规范化术语为基础，基于 ETL 软件实现对来自门诊/住院病历的症状体征、理化检查、诊断名称、处方、治法、药物等数据的自动批量规范化整理，为进行临床数据的分析利用奠定了基础。其主要包括以下内容。

1. 诊断整理

在完整保留原始病历信息不变的前提下，为保证诊断及治法信息符合国际或国内标准，同时符合中医临床专家的学术思想，满足不同科学研究目标需要，诊断整理时需遵守规范、统一的原则，整理时必须使用统一、规范的病名，应至少在一个研究主题范围内做到统一，如"胃脘痛"、"胃痛"、"胃脘痛病"、"胃痛病"等统一为"胃脘痛"（中华人民共和国国家标准·中医临床诊疗术语·疾病部分 GB/T 16751．1-1997）。与现代医学诊断不同，中医诊断包括中医疾病诊断和中医证候诊断两类，证候诊断要尽量分解到与国家标准或行业标准基本一致的最小单元，如气滞血瘀，可拆分为"气滞，血瘀"，同时术语要尽量统一规范，如肝脾失和、肝脾不调、肝脾失调、肝郁脾虚等，统一规范为"肝脾不调"，"气不足、气亏虚、气虚衰"等统一为"气虚"等（中华人民共和国国家标准·中医临床诊疗术语·证候部分 GB/T 16751.2-1997）。整理后术语的粒度大小由各研究小组依据研究目的确定，如"肝阴虚"、"心肝阴虚"、"肝肾阴虚"均有"肝阴虚"，如果不进行进一步拆分则以上证候诊断为 3 种证型，拆分后则分别转化为"肝阴虚"、"心阴虚"、"肾阴虚"等证候因素，三者均有"肝阴虚"，有利于分析其共性特征。如有些名称拆分后描述可能失真，可保留原来的描述，如"胃气上逆"、"肝肾亏虚"等。

2. 治法整理

治法的整理原则与诊断整理原则相似，需要根据研究目标建立相应规则，一般情况下，粒度要细化到术语的最小单元，如理气活血，其数据预处理规则可以转化为"理气"、"活血"。

3. 症状类数据整理

结构化采集系统中形成的症状类数据主要包括临床表现中的症状、体征及病史或体格检查中录入的症状、体征数据等，包括与症状、体征相关的部位、性质、程度、诱因、加重缓解因素、变化情况、检查结果、治疗效果及个人史、体质、饮食、性情等。由于中医临床个体化的特点，症状类术语使用常不规范，多使用医生个人常用的表达方法，造成表达不统一，为此需将症状类信息进一步规范，形成便于分析和规范展示的数据。

前期研究中，数据库中症状类信息是以字段名与值结合后的实际意义进行整理，整理成两类规则：一类是最终术语描述规则；另一类为字段名与值的统一规则。前者是指字段名与字段值可归纳为一个或多个具有完整确切医学含义的术语，后者是无法归纳为独立的术语，需要字段名与值结合方可表达其临床意义，有的还需要对字段名与字段值做进一步的规范。

在整理最终术语描述规则过程中，注意整理后的术语描述要与整理前具有完全相同的意义，名词术语使用更加规范，粒度要相对统一，粒度的大小取决于临床实际，如腹痛、右下腹痛、上腹痛，因其各自有不同的临床意义，均可作为独立术语。每个临床术语之间均应在术语本体库中建立术语间的上下位及同义等关系，在分析与展示时，可根据术语库信息，对术语进行重新归类、降维等处理。字段名与值的规则重点是症状变化情况、诱因、加重因素、缓解因素、症状程度等，字段名与值某一项的规范及字段名与值两个部分内容均不规范或不能满足分析挖掘需要等情况。例如，字段名为空腹血糖，值为 7.84mmol/L，规则整理后的新字段名为"空腹血糖 _mmol/L"，新字段值为"7.84"，通过这样的规则数据，就将空腹血糖转化为了可进行统计分析的数字格式的数据。

4. 方剂的整理

方剂整理包括方剂名称的规范、方剂名称的拆分及方剂名称的补充。方剂名称规范的目的是将同一方剂的不同描述进行统一，如葛根芩连汤与葛根黄芩黄连汤统一为"葛根黄芩黄连汤"；方剂名称的拆分主要是为了分析共性规律，如四君子汤合二陈汤合方，分别拆分为四君子汤、二陈汤；方剂名称的添加是针对临床工作中，未录入方剂名称，分析挖掘时需要方名，根据专家确定的方剂组成原则，根据药物组成，为其自动增加方名。

5. 药物的整理

药物的整理主要包括药物名称的规范及药物异名规范为正名两类。医院不同、地域不同，中药名称的使用常有较大差异，为此需要对药物名称、异名间进行转化。中药整理通过中药规则表来进行，将不规则的中药名称与中药正名对应，或将不同的中药名对应到同一编码，即可实现中药名称的规范及转化。药物的整理还包括中药相关信息的补充，如功效、性味、归经、毒性、最大剂量、最小剂量、有效成分、药理作用等，通过建立中药基本信息表，中药正名异名转化规则表等，即可通过 ETL 系统实现相关药物信息的自动转化。对于来源于非电子处方的药物，药名的规范化工作会更多，除了名称转化外，还可能包括药物的拆分及剂量的转化，如焦三仙各 10g，需要规范为焦山楂 10g，焦神曲 10g，焦麦芽 10g 等。

在药物转化过程中，需要同时结合药物的用量及频次，折算成可比较的剂量，并不能以处方中开具的剂量，如临床医生在开具丸药、膏方时，常常在一服药中开具了 1 个月甚至更长时间的用量，此时，可将口服中药剂量转化为成人一日口服剂量，以便分析比较其用量特征。

6. 检验检查类数据的整理

检验检查类数据整理的目标是实现检验检查数据的规范性、一致性，确保可比性，同时包括文本信息的结构化及数据化处理，以满足数据分析利用的需要，包括对检验检查所属类别、检验检查项目名称、值及单位等方面的规范化处理。

7. 同义词整理

在整理及分析过程中，仍会有一些术语未完全对应到相应概念术语，则可通过同义词规则的建立进行进一步的整理规范。

8. 数据格式的处理

不同的统计软件和分析挖掘方法及软件对数据格式有不同的要求，如数据库中的数据与分析挖掘软件要求的数据格式不相符，可通过字段名称序列化、纵向数据转化等方式，对数据格式进行加工处理。字段名称序列化可将字段名为汉字的表转化为统一的英文变量名，分析完成后再转化为中文变化名；纵向数据转化，可根据需要实现纵向数据与横向数据的转化，使数据能满足国际通用统计分析软件数据格式的要求。针对国际通用软件输出结果均为英文变量名，不利于专业人员读懂，通过变量名称的自动替换，将分析结果中的英文变量名，统一替换为具有临床实际意义的中文名称，便于对分析结果进行直观的表达与展示。

（三）中医临床数据分析挖掘方法

数据挖掘是指从数据库的大量数据中揭示出隐含的、先前未知的并有潜在价值的信息的非平凡过程[7]，是当前实现大规模数据分析的主要方法之一。数据挖掘方法按获得的知识类型可分为分类和预测分析方法、聚类分析方法，以及关联规则等其他分析方法，种类繁多，具有成千上万种特色各异的分析算法，且数据挖掘是当前大数据时代的热门技术和方法，所谓大数据分析的主要技术就是数据挖掘，在面向不同的数据类型如文本、图像、影像和生物信息学数据等都形成了解决不同问题的分析方法，数据挖掘已经在诸多领域广泛应用。本节简要介绍几类主要数据挖掘方法概念与相关算法，同时重点针对中医临床数据挖掘分析的问题，分别对经典的数据挖掘分析方法如分类分析方法、聚类分析方法，以及几种近年来国内外面向中医领域进行的数据挖掘分析方法和模型进行介绍。

在中医药临床诊疗规律的分析研究中，数据挖掘研究是近 10 余年来的研究热点，而临床辨证[8~10]和处方配伍[11]是主要的核心分析问题。业内学者对中医药数据挖掘研究分别从数据挖掘方法，应用研究问题等角度进行了多个方面的综述和讨论[4, 12~14]。虽相较现代医学而言，中医药数据挖掘研究的深度和应用研究仍然有限，一般用于研究的数据量也相对较少，但中医药数据挖掘研究确已成为近年来的研究热点。在中医临床诊疗规律如证候分布、辨证经验、处方配伍经验[15~16]、药症关系[17]和有效处方分析等方面都进行了不少研究工作。特别的是，香港科技大学张连文教授专门利用症状之间的关系研制了隐树模型（层次隐类模型）[18~23]，用于特定病种证候要素或者证候的发现，建立了一种基于贝叶斯结构学习和推理的多维聚类方法。该方法已经应用于肾虚证、抑郁症、糖尿病、冠心病和失眠等多种临床病种，已经成为证候探索分析的有效方法。张教授研究小组还研发了可以免费使用的隐树模型软件-Lantern，在其个人主页可以免费下载。针对中医临床诊疗关系是体现疾病与药物干预之间的复杂作用问题，周等应用复杂网络方法 [24]，主要面向复方药物配伍问题，研制了多种中药处方复杂网络分析方法，以尝试解决核心处方、药症关系和有效处方等分析问题 [25~28]，并研发了采用 Java 语言实现的 Liquorice 软件 [29]。目前采用复杂网络分析中药配伍知识也已经成为研究和应用的热点 [30~40]。下面分别就中医临床诊疗规律分析所用的几种数据挖掘方法的原理和应用研究进行介绍和讨论。

1. 分类分析方法

分类（classification）是数据挖掘的主要类别和功能之一，也称为有监督学习方法（supervised learning，从机器学习的角度进行分类）。分类方法通过从数据中抽取或者建立相应的分类模型（classifier，称为分类器），利用该模型计算机对新样本或者实例进行自动分类。在中医领域中，医生通过中医四诊信息进行证候诊断的过程就是一种典型的分类问题，其中四诊信息是一个实例或者样本的特征，而证候就是类别标记。分类器需要基于充分的训练样本数据进行学习的，这些样本称为训练集（training set），必须具有完整的特征和类别标记信息，因此，也称为有标注的样本。如我们进行中医证候诊断的分类器学习时，需要具有充分数量的同时包含四诊信息和证候诊断信息（诊断信息往往是临床医生人工判定的）的临床数据，当这些数据用于训练分类器的时候，就称为训练集。按照分类分析方法模型的学习和应用等环节，可以将分类方法的运用分为 3 个基本步骤：①学习过程；②测试或者校验的过程；③模型的应用。第一和第二步骤是构建分类器的完整步骤，第一步进行分类器的学习，利用训练集数据和算法学习得到相应的分类器模型（不同的模型往往与不同的算法相结合）。在第二步的测试与校验阶段则往往需要采用各种不同的策略进行分类器的性能评价。如十重交叉验证（10-folds cross validation）就是进行分类器性能评价的一种具有广泛应用的方法。该方法将具有标注的数据集随机划分为 10 份，然后任选其中 9 份数据子集进行分类器的学习（训练），并采用另 1 份数据子集进行测试 / 校验，类似进行 10 次重复的分类器学习和测试。从而获得对分类器性能相对可靠的评价。在具体的性能评价方法上，分类器的评价可采用多种不同的方法如准确度（precision）、召回率（recall）、F1 测度（F1 measure）和受试者工作特征曲线（receiver operating characteristic curve，ROC 曲线）等，不同的评价方法提供了从不同维度对性能的要求。如准确度考虑的是被分类器判定为某类别的样本中，真正是该类样本的百分比。第三步：模型的应用则是对经过模型的校验之后认为可靠和在性能达到要求的分类器进行实际的自动分类应用的过程，是分类模型具体效用的体现。往往我们在中医临床相关研究中各研究者提及的各种证候的自动辨证模型其内涵多是一个分类器，而且原则上在性能上通过了校验和评价，最终表明是可靠的。

一般我们提及分类模型的时候，其核心往往涉及采用不同的算法和原理实现的分类器模型如决策树（decision tree） [41]、线性分类器（linear classifier）、基于规则的分类模型（rule-based classification）、贝叶斯分类模型（bayes or bayesian network classifier） [42]、神经网络（neural network） [43]、支持向量机（support vector machine） [44] 和惰性学习分类器（lazy learner） [45] 等。在相同的数据集上，采用不同的分类模型和算法，将得到不同的分类器，也即不同的自动分类模型或知识。而以上提到的性能评价方法为选择和评价不同的分类器提供了较为客观的基于数据的依据和准则。

在中医临床数据挖掘研究领域，辨证诊断是典型的分类问题。自 2000 年以来，针对多种疾病的中医证候诊断和辨证知识分析问题，各领域研究人员应用多种分类模型如决策树[46]、朴素贝叶斯方法和贝叶斯网络[47~53]、神经网络[54~55]和支持向量机[56~57]等进行了分析研究。各研究案例中以各种形式和方法收集的临床病历数据为主，以特定疾病如冠心病、糖尿病、癌症、肝病、黄疸病和妇科疾病等的主要证候辨证分析为主要目标。湖南中医药大学学者则尝试了采用分类模型建立证素辨证体系的探索。另多位学者采用多种分类模型进行了辨证分析的比较研究[58~61]，以确定在特定数据和病种中较为合适的辨证分析方法。如在周氏等[61]进行的北京某名老中医近 500 例首诊数据（103 个四诊变量）的气滞证分析中，比较了支持向量机，贝叶斯网络和决策树等方法，而支持向量机和决策树的性能较好，F1 值超过 81%。鉴于相关中医临床数据挖掘研究中数据往往在几百例左右，且自变量如症状体征较多（几十至几百维），是一种典型的高维小样本数据集。同时，由于各数据集仍缺乏统一的术语规范（包括症状和证候变量的数据），因此，相关研究获得的结果在可比性和可重复性方面仍难以有效保证。

2.聚类分析方法

聚类分析（clustering analysis）也称为无监督学习（unsupervised learning）[62]，是利用对象之间的相似性将物理或者抽象性数据对象分组为多个类别的过程。由聚类得到的对象组成的子集或者组称为簇（cluster），簇内的对象比较相似，而不同簇之间的对象比较不相似。不同于分类方法，聚类分析方法不需要预先明确类别信息，而仅需要对象的属性或者特征信息，由计算机根据对象属性之间的相似性自动进行类别的识别和发现。因此，聚类分析能够发现新的类别和知识，如中医临床数据中不需要预先确定的证候诊断标注，而仅需要提供临床病历样本的四诊信息，依据一定的相似性计算方法就能获得簇的类别信息。跟分类方法一样，聚类分析方法的结果受到两个主要技术的影响：①相似性计算；②聚类分析算法。

相似性[63]是度量对象之间一致性与类似程度的方法，是人类的基本认知能力之一。在计算机领域中，相应的相似性计算方法包括 Jaccard 相似性、余弦相似性和 Sørensen–Dice 相似性等。不同的相似性方法能够使用的数据类型有一定差异，如 Jaccard 相似性和 Sørensen–Dice 相似性仅适用于二值数据，而余弦相似性则同时适用于二值和实数值数据。同时，相似性也可以采用与其相反的度量 - 距离进行衡量，即距离越大，则相似性越小。相应的距离计算方法有很多如欧几里得距离、明可夫斯基距离、曼哈顿距离和汉明距离等，存在很多种不同的分析算法，依据不同的算法可以得到不同的聚类分析结果。

聚类分析算法则依据构建聚类的方式分为各种不同方法，如基于划分的方法，基于层次的方法，基于密度的方法及基于网格的方法和概念聚类方法等。其中基于划分的方法的典型算法有 K-Means 方法、K-Medoids 方法和期望最大化（expectation maximization）方法等。K-Means 算法以 k 为参数，把 n 个对象分为 k 个类，以使类内具有较高的相似性，而类间相似性较低。并采用类中所有对象的平均值（被看作类的中心）作为类的代表。K-Means 算法在计算的时间复杂度方面较低，是一种快速算法，但存在需要指定类的数目，平均值能够定义的数据、对孤立点数据敏感和仅适合于发现凸面形状的类等局限。其他各种聚类方法也存在类似的各种各样的优势和缺点，因此，结合具体的分析问题，按照该问题研究中优先考虑的约束指标或者要求，选择合适的聚类分析方法是进行聚类应用研究的关键之一。

就中医临床数据分析而言，证候流行病学、病人亚群分析和临床处方配伍等是聚类分析问题。证候流行病学研究旨在发现特定现代医学病种的主要证候类别，从而形成病证结合的临床诊疗和临床研究模式，为中医的临床研究和诊疗奠定基础。近 10 余年来，中医药领域学者对临床中常见的慢性病的证候分型类别进行了大量聚类分析研究，如胆病[64]、冠心病[65~67]、胃炎[68~70]、各类癌症[71~73]、肠易激综合征[74]、类风湿关节炎（RA）[75]，乃至咳嗽症状[76] 等证候类别分析。在以上相关研究中，张月等[73] 将 350 例的肺癌样本采用变量聚类进行分析，发现痰浊阻肺证、气虚证、肝郁化火证和瘀血阻络证四大主要证型，这些证型在样本中能有较好的解释度。张声生等[74] 利用 360 例的腹泻型肠易激综合征观察数据聚类分析表明，肝郁脾虚证、脾虚湿阻证、脾胃湿热证和脾肾阳虚证是四大主要证型，且临床表现上除了肠内症状为主以外，精神心理症状也是重要的表型信息，反映了其病机与中医肝、脾的密切关系。刘氏等对类风湿关节炎的观察样本的四诊资料进行 K- 均值聚类分析，并结合临床专业知识归类总结类风湿关节炎病人的中医证型，获得湿热痹阻、寒湿痹阻、风湿痹阻、肾气虚寒、肝肾亏虚 5 个主要证型，与既往临床研究结果较一致。其他的更多相关研究不再详述，总体而言，基于划分的聚类如 K-means 和基于层次的聚类方法被广泛采用，且主要的聚类对象是四诊或症状变量，而对病人或观察样本的聚类较少。因此，可以确认，大部分面向证候分型的聚类分析研究，实际上以发现症状的组合为主要结果，这些症状的组合有些在给定的疾病样本中具有较高的出现频度，有些则频度较低，需要将聚类结果与样本进行关联，结合其样本覆盖率才能进行证型分布的理想解释。而实际上，当前的大部分研究在完成变量聚类分析后并未进行以上关联，从而存在错误解释的问题[77]。后续研究中应该加强以样本为对象的聚类分析，从而形成更加可靠的证型流行学分析结果。

面向特定人群的主要临床处方类别或者配伍组合研究则旨在发现针对一定适应证的主要处方类别及其药物配伍，以确定针对不同亚群的基本处方，从而把握中医在治疗特定疾病的个体化复方治疗规律。熵聚类方法[78~79] 在药物组合和配伍的分析中被广泛应用。面向各种疾病或者名老中医的用药经验分析是主要的研究问题。如任氏等[80] 对文献报道的 300 余则名老中医治疗冠心病的医案处方进行聚类分析，采用 SPSS 中的层次聚类方法对药物的配伍类别进行分析，发现 16 个药对，7 组三元组药物和 5 组多元药物组合，体现了当代名老中医治疗冠心病多以健脾化痰、行气活血等药物组合为主，同时兼顾运用养心安神、调补阴阳等药物组合的治疗规律。

以上相关研究的介绍远不能涵盖近 10 余年中医药领域临床诊疗规律聚类分析研究的所有重要工作，在临床问题的归纳上也比较初略，仅为读者提供窥豹一斑的机会。就目前而言，一方面，深入面向中医基本问题的针对性聚类分析方法研究仍然欠缺；另一方面，在具体研究中只要是以发现对象或样本的相似性为目标，都可进行聚类分析研究，但如何选用或研发合适的聚类分析方法，进行对应数据的分析，是一个需要经验和不断思考的过程，也是能否获得可靠分析结果的关键。

3.马尔可夫决策过程模型

辨证论治是中医的重要特色。在中医临床中，医生对一个病人的诊断和治疗都需要结合环境因素，根据病人的疾病状态进行动态合理的处方用药。中医与西方现代医学不同，它的理论、治疗规则和治疗方法都是来自临床研究而不是实验室研究。因此，临床实际中的病人病历记录和中医医师的诊断、治疗记录是第一手的经验资料，这些资料真实地反映了中医辨证论治的思想，同时也反映了中医治疗疾病的临床疗效。因此如何从临床诊疗数据中发现有用的治则、治法和处方用药规律对于中医的传承和发扬都具有十分重要的意义。

借助计算机技术的不断发展，数据仓库技术为存储海量的、结构化或者半结构化的临床数据提供了有力的工具。然而，本课题的研究目的是利用计算机技术，在从大规模临床历史数据中提取基本的、有效的动态处方用药规律方面做有益的尝试和探索。

由于临床诊疗过程是一个动态的并且存在诸多不确定性因素的决策问题，这个问题是一种典型的不确定性环境下的、多阶段的、动态调整的序贯决策问题。在人工智能领域中，部分可观察马尔可夫决策过程（partially observable markov decision process，POMDP）很好地结合了系统的感知、行动和反馈，是不确定环境下进行序贯决策的一种强大的数学框架[81~82]。图 5-1-4 给出了用 POMDP 对中医临床诊疗过程建模的图示。每一个诊次中，病人处于某一个健康状态，但是当时的健康状态是隐藏的，并通过病人的症状表象表现出来。临床专家利用望、闻、问、切及理化检查等手段可以检测这些症状，经过临床专家对病人疾病状况的诊断，利用中医基本知识和他的经验确定治则治法，给病人开出处方。在下一个诊次时，临床专家能够观察到病人症状的变化和处方的疗效，然后通过辨证论治动态调整处方或者处方加减。

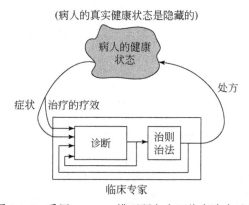

图 5-1-4　采用 POMDP 模型研究中医临床诊疗过程

在给定具体观察值的情况下，POMDP 旨在通过目标函数的约束，实现使得目标函数值达到最大或较大的序贯行动集合。冯等利用 POMDP 模型建立处方决策模型，研究优化多阶段复杂干预过程的处方决策方案，指导临床医生决策诊疗方案，并在冠心病和糖尿病等重大慢性疾病中医临床优化处方分析中进行了应用，获得了相比医生本身更具疗效优势的序贯治疗方案[83~84]。但鉴于 POMDP 问题求解的复杂度极高，进行近似求解是基本研究思路，而中医处方的组合维度很高，如何跟中医灵活的诊疗决策过程和特征相结合，适当降低特征维度，进行特定近似求解算法的研究将是实现可行分析方法的关键。

4. 主题模型方法

传统中医药是遵循中医基础理论条件下的创造性和试验性的过程。中医临床诊疗实现了以疗效最大化为前提下的人体治疗试验。几千年来，在中医辨证论治条件下，同步实时记录了大规模的临床真实数据。从这些数据中提取知识和规则对理论研究及指导临床实践是一项重要的任务。《伤寒论》中的辨证论治模式一直被后学者奉为典范并付诸实践。它以特征性的症状或症状组合来概括和认识疾病，作为临床辨证的主要依据，同时做到了纲目并举、化繁为简的效果，为后人提供了认识疾病的思路和方法。

为了按照《伤寒论》的思路，自动提取大规模诊疗数据中隐含的规则，我们需要寻找一种有效的机器学习方法。概率主题模型（topic model）已经成为机器学习和文本数据分析的主流数据分析模型[85~86]，它可以自动提取大规模数据中隐含的主题（topic），其中每个主题用一些词的多项式组合进行描述。主题模型可以自动提取隐含在文档集中的主题，并按照词的分布形式直观地表达主题，为无监督地分析文档和预测新文档提供了方便的工具。主题模型的基本思想是假设存在 K 个（隐） 主题，其中每个主题是词的多项式分布，文档是由这 K 个主题随机混合产生的。学习得到隐含在文档集中的各个主题及概率分布，同时找到每篇文档对应的主题的概率分布及每个主题对应的词的概率分布的过程。主题模型刻画了文档的简单概率生成过程，它是一种产生式概率模型（generative probabilistic model）。即若想生成一篇新文档，需要在 K 个主题中选择一个概率分布，然后从这些主题中提取词，这些词便组成了这篇新文档。这里的主题是一个抽象的概念，而词是具体的概念。其具体的模型如图 5-1-5 所示。

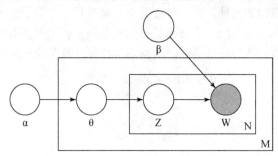

图 5-1-5　主题模型示意图

　　主题模型利用具体的概念表达抽象的概念，并利用"主题"这个抽象的概念表达隐含在大量词中的主题结构，也达到了纲目并举、化繁为简的效果，与《伤寒论》的辨证论治中的"辨证"思想基本吻合。同时主题模型还可以捕获词的语义信息，解决一词多义、一义多词的问题。而这个特点也可以有效适应中医症状术语描述的丰富性、多样性的现状。针对中医临床诊疗数据的多关系及其数据分布特征，张等研制实现了多种以症状、诊断和中药为特征的主题模型，进行患病人群的辨证结构及其对应处方信息分析[87-88]，并在糖尿病、冠心病和癌症等多个慢性疾病进行了应用研究。

二、中医临床数据挖掘内容及示范研究

（一）中医基础理论相关研究

　　中医基础理论是对人体生命活动和疾病变化规律的理论概括，它主要包括阴阳、五行、运气、藏象、经络等学说，以及病因、病机、诊法、辨证、治则治法、预防、养生等内容。中医基础理论的形成，是在中国古代哲学思想的影响下，在大量的预防保健、防病治病的实践中逐步形成和发展的，因此，临床资料中，不仅蕴含着疾病发生、发展及防治的规律，也同时为中医理论的验证、新理论新学说的形成提供了基础。

1. 阴阳五行学说

　　（1）研究内容概述：阴阳五行学说是中医药学的重要哲学基础，是在古人对世界的朴素唯物主义认识论的基础上形成的，虽然存在一定的科学性，但其科学内涵及在新的历史条件下的具体问题，还需要结合当代中医药临床数据加以分析。利用中医药临床信息学方法，将人体健康数据、大自然数据与中医阴阳五行学说相结合，可从临床实际中，深入认识这一理论的科学内涵及可能存在的问题，有利于进一步发展和完善中医基础理论。

（2）研究示范：有关阴阳在临床中的客观存在，高惠璇将聚类分析应用于阴阳学说研究中，通过对 1000 个病例数据进行分析，通过对四诊信息 28 个指标的观察，通过对定性数据的量化处理，将临床数据形成 1000×159 元素组成的矩阵，以此作为聚类分析的原始资料，通过系统聚类，得出综合分类结果，与医生分类结果基本吻合，在 6 个综合分类中，两者一致的比例达到 56.5%，结果提示，可以通过外在宏观表现对人体状态进行分类，提示阴阳在人体状态分类中起着重要的作用，提示统计分析及数据挖掘方法与中医结合开展研究大有可为[89]。衡炳芳对 1998 年 1～12 月在四川大学华西医院门诊就诊病员 150 例的调研，发现病员群体中存在不同的阴阳偏盛的体质类型。在预防保健方面以补阳为首选，调理阴阳平和，让身体处于健康的最佳状态，可帮助医者正确认识疾病，合理地辨证用药，为病人提供合理的医疗保健，能起到事半功倍的效果[90]。

在五脏阴阳五行的数据建模方面，孙氏认为，中医理论体系是以元气说为基础，阴阳五行说为研究方法，宏观地说明各脏腑功能之间相互制约、转化和相生相克等错综复杂关系。由于含有很大的不确定和模糊因素，很难用精确的数学模型来处理，而模糊控制能很好地处理这一问题。孙氏以五脏自身为入手点，分别从单个脏系、五脏整体的内部进行建模与分析，来发掘五脏内部的调节机制，对单一脏器及五脏整体进行了建模，从人体内部入手，建立了五脏系统的模糊模型，实现了模糊控制与五脏的结合，是对基于五行理论及脏腑理论数学模型的探索[91]。

在五行与临床的关系方面，戴氏采用跨年度大样本方法，对运用中医五行辨证治疗胃脘痛 1248 例进行回顾性调研分析，得出胃脘痛的五行辨治层次有三：一是胃土本脏腑寒热虚实胃脘痛辨治；二是胃脘痛病及肺、心、肾、肝的母病及子、子病犯母、相乘、相侮的五行辨治；三是他脏病及胃脘痛的五行辨治。通过临床证实了五行学说的临床意义，同时也完善胃脘痛的五行辨治系统，丰富了五行理论。这种系统认识与现代西医消化病学认识不谋而合，即消化系统疾病可以有非消化系病的表现，非消化系病可以有消化病的表现。治疗上，通过平调脾胃与他脏五行制化对胃脘痛的五行治法，紧扣"实者泻之、虚者补之"的治则，注意腑虚补脏，脏实泻腑的灵活运用，才能平调胃土与其他四脏五行制化的关系[92]。

孙氏认为五行学说是中医藏象理论的主要基础之一，依据对于中医理论形成过程的认识，试用通径分析为主的统计学方法，对北京中医药大学中医信息学研究室"中医药基础数据库"中方剂文献数据库的部分方剂适应证及古代经典中医医案《名医类案》、《续名医类案》中的部分医案进行了分析。结果表明：中医藏象理论中的五行学说相关内容有一部分得到了验证，但有更大的部分没有得到验证，由于用于分析的数据的局限性，分析的结果更多是参考性和启发性；整个研究的更大意义是依据对中医理论发生、发展的认识，考察用统计学方法进行中医理论研究，在方法学上的可行性与合理性[93]。

五行学说也是中医临床确定治法的重要参考因素，金海浩将培土生金法、金水相生法、滋水涵木法、益火补土法等间接补法，统称为五行相生间接补法。收集用以上治法治疗的古代医案 817 例，主要应用粗糙集重要度分析、数据关联挖掘和因子分析等方法进行研究，结果提示培土生金法治疗的主要症候以有痰、气短喘促、纳差、咳血咯血、便溏泄泻、乏力、咳嗽，脉虚、软、细、数为其表现，病机上包括肺脾气虚、肺胃阴虚和肺脾（胃）阳虚等方面（其中，肺脾气虚是主要方面）。在用药上，茯苓、陈皮、白术、人参、黄芪、麦冬、半夏、甘草、五味子、杏仁、大枣、贝母、山药、当归、党参、白芍、生姜等。药物归经以肺、脾经为主。本法使用时常配合辛开理气化痰之品，补而不腻，祛邪而不伤正。金水相生法治疗的症候以咳嗽、喘促、有痰、咳血咯血、舌红无苔或燥或黄、脉细数为主要表现，病机上以肺肾阴虚为主。用药为麦冬、山药、茯苓、贝母、陈皮、熟地、甘草、五味子、生地、沙参、山茱萸、牡丹皮、杏仁、牛膝、当归等。本法应用时应注重先天之本肾，滋肾以补肺（即水生金），滋肾养肾处于核心地位。滋水涵木法：头晕和视物不清是滋水涵木法应用的最主要症状，弦、细、数脉等是最主要脉象，同时常伴有虚、软等虚损不足的脉象。使用药物以熟地、白芍、麦冬、当归、生地、菊花、茯神、牡蛎、枸杞子、山茱萸、茯苓、牡丹皮、山药、五味子、阿胶、酸枣仁、牛膝、石斛、石决明、龟板等为主。用药归经以肾肝为主，肾经载病略高于肝经。益火补土法治疗的症候以泄泻、腹胀痞满、腹痛、纳差、呕吐恶心、舌淡红、苔白或腻、脉细、沉、虚、大、微为主要表现。病机上，属于脾肾阳虚或心脾阳虚或脾气（阳）虚。治疗上，以温补命门以生脾土为主，但也包括补心火以温脾土，但后者并不占主导地位。用药以茯苓、白术、附子、肉桂、山药、人参、熟地、甘草、陈皮、山茱萸、炮姜等为主。在归经上，脾经因子重要性＞肾经因子重要性＞心经因子重要性。在粗糙集和因子分析基础上，以五行相生法为一个整体，分析症候、药物、治法之间的支持度、作用度和双关联置信度，即分析症—药关联、药—药关联、药—法关系等，深入研究五行相生法用药的内在机制。根据症—药相关性，发现与药物正相关的症状大部分是药物自身功效范围内的症状，但也有一部分正相关的症状是与药物自身功效无关的所累及的母脏或子脏的间接症状。从症状与药对之间的关联来看，与药对自身功效直接对应的高置信度症候比单味药增多，而间接对应症候减少。母病及子或子病及母出现的相关脏腑同时受损的症候表现和病机是使用五行相生间接补法的依据。该研究提示，粗糙集理论和数据关联分析方法是方剂治法中数据分析的有效方法之一，可以分析模糊的、边界域不清的、潜在的数据资料。因子分析研究原始变量的内部关系，简化原变量的协方差结构，分析变量中存在的复杂关系。数据挖掘和分析结果显示，应用五行相生间接补法，我们必须遵循两大原则：一是根据母病及子或子病及母的相关脏腑表现和病机来确定治法和选择用药；二是应注重补益先天之本——肾和后天之本——脾，这也是其他补益方法应该遵循的原则。本研究结果提示，可以用五行学说阐释脏腑功能特性和相互间关系，也可以从中得到某种启发，但不可用定格化的五行生克理论去套脏腑关系[94]。

有关阴阳五行与自然景观、人体感受的关系，肖生萍采用现场调查和问卷调查的方法对上海3个居住区绿地中阴阳五行理论的应用方式、表现形式和应用效果进行了探究。以每个功能区应用了阴阳五行理论为子集合进行概率预算。对人与环境关系进行了有益的尝试。结果显示，阴阳五行理论在整个景观中所占比例约为53.2%，占一半以上；其中，植物造景区和亲水景观区使用频率较高，文化展览区和活动健身区使用频率接近零。对阴阳五行理论在城市绿地中的应用提出以下建议：应充分协调各个景观功能分区的阴阳五行理论应用频度，使之平衡；尽可能将阴阳五行理论融入所有造景元素中去，而不是局限于主要造景元素；利用造景元素多方面的特性去表现阴阳五行理论，包括体量、质感、空间、图案等，充分发挥阴阳五行理论对人身心方面的治疗作用。对于类似于文化展览区、活动健身区等景观区，可以宣传普及阴阳五行理论与养生保健方面的知识，提高居民出行的积极性，促进居民身心健康[95]。

2.藏象学说

（1）研究内容概述：藏指藏于体内的内脏，象指表现于外的生理、病理现象。藏象包括各个内脏实体及其生理活动和病理变化表现于外的各种征象。藏象学说是研究人体各个脏腑的生理功能、病理变化及其相互关系的学说。五脏六腑生理病理的外在表现，均是临床信息的重要组成部分，而藏象理论，则是知识本体。研究者可选择某一脏腑或某几个脏腑对其本质特征、外在表现、相互关系等进行分析，如肝脾关系等。

（2）研究示范：藏象理论是中医学理论的核心，多年以来一直是中医学界研究的重点。医家对人体生理病理现象的观察提供了极为丰富和大量的感性认识材料，通过分析归纳，从中发现规律，建立理论。这种"司外揣内"的方法虽然绕过了复杂的人体内部结构和呈非线性关系的人体局部功能，可以较好地把握人体整体的生理病理规律，但其自身的不足也影响到了整个藏象理论的准确性。高氏采用 SPSS10.0 和 SAS8.2 的可靠性分析、因子分析、主成分分析、相关分析、回归分析和隐变量分析等方法等。通过对于肺、肾生理功能的验证分析，表明采用统计学方法来进行五脏生理功能研究是可行的 [96]。

在总的方法论方面，吴弥漫通过分析中医藏象学说形成的历史背景，以黑箱理论形象地阐述了中医藏象学说的研究方法，指出中医的藏象研究方法是在不打开人体黑箱的前提下，直接通过对输入、输出信息的动态观察和分析而建立起来的，这种"司外揣内，以象知藏"的藏象研究方法正是对信息的充分利用，包含有信息论、系统论方法的基本原理。学习和研究中医藏象学说，必须走出将中医脏腑系统与西医解剖器官对号入座式研究方法的误区，如此才能阐发中医学术真谛，发扬光大中医学术 [97]。

藏象本质研究是中医理论体系研究的重要组成部分。神经内分泌免疫（NEI）网络与中医整体观念在很多地方有相似之处，几十年来，通过 NEI 网络进行的中西医结合藏象本质研究取得了许多进展。大量的 NEI 网络相关指标被引入藏象本质的研究中，并且研究方向不断朝纵向延伸，文献量激增。但是各种 NEI 网络相关指标在五脏系统研究中是否存在差异性，即五脏系统 NEI 网络指标的横向研究报道尚属少见。数据库及数据挖掘技术在中医药研究中的广泛运用，使得五脏系统间大规模的比较研究成为可能。刘瑜通过分析神经内分泌免疫（NEI）网络与藏象的内在联系。方法以中国学术期刊网络出版总库中的中医学、中药学、中西医结合 3 个专题数据库为主要来源，检索以 NEI 网络相关指标为主要方法研究藏象本质的期刊文献，建立相关数据库。采用数据挖掘方法，对病位、证型、治则治法、病证结合与 NEI 网络指标进行关联规则分析，得到关联规则，绘制关联定向网络图。结果绘制高频病位、证型、治则治法、病证结合与 NEI 指标关联定向网络图 44 幅，得到 19 条关联规则。肾与肝本质研究侧重下丘脑 – 垂体 – 性腺轴、下丘脑 – 垂体 – 肾上腺轴、下丘脑 – 垂体 – 甲状腺轴，脾本质研究侧重脑肠肽相关指标，心本质研究侧重血管内皮功能相关指标，肺本质研究重点集中在体液免疫、内皮素及肿瘤坏死因子 α。结果提示，应用数据挖掘方法探讨 NEI 网络与藏象的内在联系是可行的，发现了不同藏象系统间 NEI 网络研究的差异性，对藏象本质研究具有重要意义 [98~99]。

莫芳芳基于中医古籍研究的"肺与大肠相表里"理论应用情况分析，通过中医古籍和前人诊疗实践，发现肺病多导致便秘、泄泻、痢疾、脱肛、腹痛腹胀、痔疮便血、肠痹等肠病发生；肠病多导致喘证、咳嗽等肺病发生。通腑是肺病治肠的主要手段；理肺、润肺、豁痰是肠病治肺的重要手段。分析发现，在病因特点上，热、燥、寒邪影响肺或大肠，多易发生肺病传肠，或肠病传肺，说明肺与大肠两者有着共同的病因易感性，可反证肺与大肠之间的内在联系。在病机传变特点上，导致肺病及肠与肠病及肺的内在病理机制是一致的，表明气机升降与水液代谢是实现肺与大肠之间内在联系的基本途径，反证了肺与大肠的生理功能——肺主气司呼吸、主宣发肃降、主通调水道与大肠主传化糟粕、主津两者相互对应，息息相关。在治疗特点上，通腑、理肺的肺肠互治可反证肺与大肠生理功能密切相关，同时也证明了"肺与大肠相表里"对临床的重要指导意义 [100]。

中医医案是承载着中医医理的宝贵资源，从医案中总结理论，是发展中医基础理论的一条切实可行的道路。医案信息内涵极其丰富，主要有背景信息、内容信息和评价信息。数理分析方法具有系统性、多角度、大通量、客观化的特点，能够用于分析大量而复杂的中医临床医案，客观总结归纳症、证、病、方、药间复杂的关系。

张启明将古代医案建立数据库，采用非条件 Logistic 多元逐步回归、偏斜主成分聚类和 Φ 相关分析，使五脏疾病的辨证用药统计规范化，并发现肾在五脏关系中的重要调节作用。还基于统计结果总结了五脏的发病规律、生理功能和解剖学基础。依据传统中医理论述的"精、气、血、津、液"的基本特征，将阴精和阳气分别定义为供能物质和能流，并基于阴阳五行关系建立五脏精气生理模型和脾、肺疾病病理模型。计算机数值仿真显示五脏精气的季节性周期变化与中国气候变化的时空规律完全一致，并获得了区别虚实寒热证候的不同频谱。从理论上证明了借助供能物质和能流的检测直接辨识五脏证候的可行性 [101]。

周莺基于古代情志病证医案。考虑到医案的辨证分析、病机因素和治法分析均带有较多的研究者的主观因素，重点着力于古代情志病证医案信息中病、症、药的数理分析，挖掘病 – 症 – 治的特点和关系，以基本方药推测基本病机，反推和验证情志病证的证治规律。研究共涉及古代 91 本医籍的 1040 条医案，涉及的情志病证有心悸、不寐、郁证、痫证、癫证、狂证等 17 种病种。多数医案未明确记录诱因（60.5%），在情志诱因中又以多种情志因素混合诱发得多。情志病证医案的病位在心、肝、脾为多。症状及舌脉情况情志病证共涉及症状 338 种，所有出现总频次共有 3331 次。临床症状以心悸、不寐、眩晕、惊恐等表现较为多见。根据因子分析，症状归为 6 类：心肾类相关因子、热证相关因子、神志类相关因子、肺系类相关因子、脾系类相关因子、情志类（肝系类相关症状）相关因子。载有舌象者占 9.81%，有脉象者占 40.4%。以脉弦滑出现频次最高，其次依次为脉弦数、脉数、脉细弦、脉虚。复合脉象中以弦脉、数脉出现最多，辨证情况从寒热辨证和虚实辨证来看，属热证者为多，虚证、实证则无明显差异。气血津液辨证以痰湿内停证证型最为多见，其次为痰热证、气虚证、气郁证、气郁化火证。从脏腑辨证体系看，以心系、肝系辨证使用频次较高，而肺系的辨证频次最低。证型分布以脾气虚最多，其次为肝火上炎、肝风内动、肝气郁结等。治法及药物情况分析情志病证的治法以补益法最多，其次为化痰法、清热法、和解法等。医案中共涉及药物 444 种，药物所出现总频次共有 9936 次，茯神、甘草、半夏、酸枣仁、茯苓、当归、白芍、远志等在情志病证中的使用频率较高。常用药物组合：秫米、半夏；菖蒲、远志；柏子仁、茯神；大枣、甘草；柴胡、甘草；柏子仁、酸枣仁；黄芪、当归，等等。根据因子分析结果，结合中医中药理论，常用药物分为 7 类：补虚类、化痰熄风类药、安神类、养阴类、养肝类药、化痰理气类、清肝疏肝类。根据药物因子与症状因子之间的 pearson 相关性进行症 – 药关系分析，结果提示，虽然部分相关系数假设检验 P 值均 < 0.05，但相关性系数值均较小。症状和药物典型相关分析发现 1 ~ 12 典型相关系数检验结果 P 值均 < 0.05，症状与药物间相关性有统计学意义。关联分析结果发现单一药物与单病种间的关联关系不密切，但药物组合与病种间有密切关联，同时，总结了常见情志疾病的证候、治法、用药规律等。本研究提示数理统计的方法适用于复杂的中医医案信息研究，也同样用量化的依据证实和明晰了中医理论。多种情感过程产生的复杂情绪变化是情志病证的主要诱因，这一论点也更与临床实际相符。情志病证的论治较多采用脏腑辨证论治体系和气血津液辨证论治体系。脏腑功能紊乱也是情志病证的一个非常重要的病理机制，虚损病理改变主要集于脾、肾、心、肝等脏，以气虚、阴虚、血虚为主；而实性病理改变则主要见于肝、心、胆、胃等脏腑，以火邪、痰邪为主。辨证论治、辨病论治和辨症论治三者结合运用在情志病证治疗中具有重要的临床意义。医案分析可发现临床常用药对、药物组合和各病证的有效药物。通过数据，证实了中医理论，为临床提供依据，并为临床及实验研究提供了进一步探

索的线索[102]。

　　肝藏象理论是中医藏象学说的重要组成部分，其溯源于《黄帝内经》，至清代肝藏象在藏象学说中的地位更为凸显。张莎莎选取清代著名医家叶桂代表著作《临证指南医案》为研究对象，运用计算机技术和现代统计学方法，深入挖掘叶氏医案对肝的生理功能、病理变化及临证辨治规律的相关认识。其主要包括以下 3 个部分：肝藏象理论的源流梳理及《临证指南医案》从肝论治的现代研究，《黄帝内经》以"肝气通于春"、"肝主藏血"描述了肝的主要生理功能，提出"肝者，罢极之本"是肝的重要特征。肝在窍合目，在体合筋，在液合泪，在志为怒是肝的主要生理联系。"肝主疏泄"作为肝的主要生理功能之一的认识，其理论源头虽与《黄帝内经》有关，但主要由后世医家发挥而成。文章从后世普遍认同的肝主疏泄、肝主藏血、肝为罢极之本 3 个方面将肝藏象主要理论进行源流梳理，对其生理、病理特点及临床表现进行了简要的分析。从肝本脏本经为病及肝与他脏同病两个方面，对《临证指南医案》从肝辨治的现代研究加以总结，并对叶氏阐发之肝藏象理论的独到之处进行重点梳理论述。《临证指南医案》肝藏象相关医案辨治规律的数据挖掘，通过计算机检索及人工筛选的方法，本着全面、完整的原则，共纳入《临证指南医案》肝藏象相关病案 538 例，并构建数据库。通过 PASW Statistics18.0 软件，运用频数分析对症状体征、病因病机、处方用药等出现的频数进行统计，运用二分类 Logistic 回归分析对"证 - 症"、"证 - 药"等关系进行分析。从多个角度对肝主疏泄功能失常和肝主藏血功能失司相关病案进行数据挖掘，很多信息印证了肝藏象理论中肝主疏泄和肝主藏血的生理功能及病理变化，如肝疏泄不及主要导致肝胃虚寒、肝郁气滞、肝郁脾虚等证，肝疏泄太过主要导致肝火犯胃、肝风内动、肝胃不和等证。另外，对"肝为起病之源，胃为传病之所"说、"阳化内风"说、"肝为血舍"说等叶氏独到之论也提供了资料佐证，以进一步完善肝藏象理论。在《临证指南医案》肝藏象相关理论临床应用病案分析方面，遴选近代名医丁甘仁、恽铁樵及导师李其忠教授肝藏象相关典型病案几则，结合《临证指南医案》相关内容进行简单阐述分析，提示后世医家在治疗肝系疾病时的立法遣方思路深受叶氏相关医案辨治思想的影响。该研究深入、系统整理了《临证指南医案》肝藏象理论及临证规律，为肝藏象学说的理论探索及应用研究提供了科学、有力的资料佐证[103]。

3. 经络理论

　　（1）研究内容概述：通过大量临床信息的采集及分析，可分析发生于人体的、与经络相关的现象，并对其分析总结，对于加深对经络本质的认识，具有一定的意义。

　　（2）研究示范：焦顺发在稽山县全县范围内进行了神志清楚、语言清晰理解能力正常的工人、农民、学生等 6 万人的经络普查，共发现有感传现象者 3120 人，占 5.2%，并对部分调查者的经络现象进行了初步研究，通过标准化刺激，基于感传敏感者判定标准，总结出针感与年龄、性别、部位等的关系，提示部分感传与传统经络理论的一致性，同时发现，部分感传与传统经络循行不符，总结出了感传的性质、宽度与速度，感传的两向传导性与阻碍性，感传与疾病的关系等，并发现刺激后沿传感线可以出现感觉异常带、感传消失、在不同部位用各种刺激可出现不同范围的感觉异常。在此基础上，探索发现了针刺头针疗法的感觉区，在头部感觉区上 2/5 针刺后，感觉异常变化范围较广泛。针刺不同部位，可以出现不同部位的感觉异常。根据上述现象，探讨了"同经相应""互为表里"和"头为诸阳之会"等特殊意义。另外，根据刺激后的一些反应特征，提出了在普通人群中，有传感线的人群可能进行针刺麻醉效果比较好的设想[104]。

　　林枫采用文献回顾的方式，将网络思维的认识论和网络分析技术的方法论相结合，从复杂网络的新视角探讨经络研究。结果表明经络可以看作是由腧穴和经脉所构成的复杂网络。网络分析的思维和方法应用于经络分析的范式正在形成，有望对理解经络实质和指导临床实践产生深远的影响，开辟了一条通过数据分析，解释经络本质的创新方法[105]。

4. 气血津液理论

（1）研究内容概述：气血津液是临床重要的辨证及施治手法，通过对病历信息的分析，可了解中医临床信息与中医气血津液理论的关系，深化对其的学术认识。

（2）研究示范：中医认为气血津液是构成人体生命活动的基本物质，其动态变化可反映人体脏腑功能的生理与病理变化，观察气血津液的动态变化并将其量化即显得十分重要。现有报导通过对气血津液的动态检测方法及其识别装置研究，也见到了通过临床辨别病证在气、在血的特征及关键信息。牛婷立等通过对健康与疾病人群的唾液、汗液、尿液、血液等物质的采集分析结合自创的三步检测法动态获取其 pH、温度、电解质、分泌量、标志物、舌、颊血流量等信息，进行数据统计分析，对比其病理生理等多信息的相互关系，并联合应用四诊合参装置采集研究对象的四诊信息，得出生物学与四诊信息综合的多层次拓扑网络，形成动态气血津液辨识装置，最终目的在于形成以气、血、津液为要点的识别模式及可扩展的中医量化关键技术[106]。

情志疾病多与“气”的异常有关，周氏通过对 1040 条古代医案分析，发现涉及的情志病证有心悸、不寐、郁证、痫证、癫证、狂证等 17 种。情志病证的论治较多采用脏腑辨证论治体系和气血津液辨证论治体系。从气血津液辨证论治角度看，基本病机特点是气虚、气机不畅，在此基础上可产生气郁化火、血虚和痰湿内停等病理变化[102]。

5. 六经辨证理论

（1）研究内容概述：基于《伤寒杂病论》的六经辨证，也可结合中医临床信息进行相关假说的实用性及科学性验证与评价。

（2）研究示范：廖云龙从《伤寒杂病论》六经辨证的生理、病理等方面论述了六经辨证的模糊性，认为这种模糊性是《素问·热论》的二值逻辑向多值逻辑思维方式的发展，模糊和精确是互相依存、互相联系的矛盾对立关系，模糊性是绝对的、普遍的，而精确性则是相对的，是模糊性的特例和体现。思维的所谓“活性”问题，归根到底是模糊识别、模糊分析和模糊综合评判等思维机制问题。对这种思维方法的进一步研究，将有助于对六经实质的探索，并使《伤寒杂病论》辨证论治精神更加发扬光大[107]。

有关伤寒论的理论阐述，吴雄志根据数学聚类分析的原理，提出六经辨证分 3 个基本步骤进行。首先根据疾病的阴阳属性分阴阳两类，从而将诊断确立于三阴或三阳之中。接着根据疾病的病位不同，采取纳入法或排除法，明确病发于何经，进一步缩小诊断目标。最后根据阳经之在经在腑或阴经之寒化热化，以及兼证、杂证的有无，最终确定其病证类型及选用药。此法在辨证过程中逐步缩小诊断目标，同时明确病性、病位、病证，最终能够准确地选方用药[108]。

为了揭示现代中药配伍用量与六经辨证的关系，李爱敏用数理统计方法对《范中林六经辨证医案选》中桂枝与甘草配伍中的处方进行了研究分析，以桂枝、甘草为例，得出 3 个不同的一元线性回归方程，并进行 3 个线性回归方程两两回归系数比较，提示回归系数间均无显著性差异，提示现代六经辨证所用处方中桂枝与甘草的配伍用量确实有一定规律[109]。

6. 证候学研究

（1）研究内容概述：中医临床信息中既包括了中医证候诊断，也同时包含了病人的四诊信息、检查检验、治疗干预措施及结局评估等，保留了疾病的动态演变特征，而且这些数据均是相互关联的，通过分析他们之间的关系，有利于从不同角度了解证候的本质、证候与其他临床要素的关系，对证候判定标准等进行评价及应用，从而完善中医证候理论。例如，在足够量数据的支撑下，可分析疾病、地域、人群的证候分布特征；选择疾病不同时期的证候数据，可分析疾病不同时候的证候特征及证候演变规律，或慢性病不同并发症的证候分布及相兼规律；通过对证候相关性进行分析，可获得证候相兼特点；通过分析某证候的临床表现，可进行证候特征研究，选取不同的数据集，可分析不同疾病、性别、年龄、不同地域人群的证候特征；在证候诊断标准研究方面，既可通过临床实际，分析总结证候判定标准，也可分析既有国家、行业的证候诊断标准与临床实际判定结果是否一致，从而找出适用性更好的证候诊断标准，或对证候诊断标准进行科学的评价，也可发现临床实际中，医生在证候判断中存在的问题；也可通过临床症状、症状组合、体征、检查指标与证候及证候变化的关系研究；证候与预后的关系研究，等等，这些基于临床实际数据得出的证候研究结果，对完善证候基础理论具有重要参考价值。

　　（2）研究示范：证候是困扰中医规范化、现代化，制约中药疗效评价的关键科学问题之一，而证候要素作为辨证体系中的重要概念，一直是揭示证候实质的核心研究内容。何氏等认为，随着与哲学、数据挖掘、系统科学、信息学、天文历法、时间医学等学科不断地交流及融合，证候要素概念的内涵及证候要素的研究方法正经历着更新。通过对证候要素及其相关概念的辨析，证候要素研究方法的回顾分析，可以为我们深化对证候要素概念的认识，提高证候要素研究水平及层次，提供认知学和方法学借鉴[110]。

　　张润顺基于北京市科技计划重大项目、国家"十五"攻关科技计划课题形成的当代名老中医医案共7749例（23 278诊次）临床数据，进行了证候标准的适用性研究。病例分为A、B两组，A组为名中医本人判断为肝脾不调证医案968例（1870诊次）；B组为医生未判断为肝脾不调证病例7305例（21 408诊次）。A组与B组病人在不同诊次的证候可能有所不同，同一病人在两组之间有可能同时出现，故两组病例数之和不等于总病例数。肝脾不调证候诊断标准参照《中华人民共和国国家标准中医临床诊疗术语·证候部分》：肝失疏泄，脾失健运，以胁胀作痛，腹胀食少，情绪抑郁，便溏不爽，或腹痛欲便、泻后痛减，脉弦缓等为常见症，并结合《中药新药临床研究指导原则》（以下简称《指导原则》）制订纳入标准（以下简称《标准》）。主症：胃脘或胁肋胀痛，腹胀，食少纳呆，便溏不爽；次症：情绪抑郁或急躁易怒，喜叹息，肠鸣矢气，腹痛欲泻，泻后痛减，舌苔白或腻，脉弦或脉细。符合主症3项（胃脘或胸胁胀痛必备），或主症2项（胃脘或胸胁胀痛必备），次症2项。在保留原始信息含义不变的前提下，对各类数据进行进一步的规范，统一到国家标准或指导原则的术语条目，如将纳呆、食少、纳差、饮食差、饮食减少等统一为纳差；将胃脘痛、胃痛、脘痛、心下痛、剑突下疼痛等规范为胃痛；将善太息、喜太息、喜叹息等规范为喜叹息，等等。设计程序，根据《标准》，对病人每一次就诊时的症状进行逐一匹配，如符合《标准》，则确定该诊次证候为"肝脾不调"，否则即为"非肝脾不调证"。全部病例资料中，530诊次病人属于肝脾不调证，占总诊次的2.28%。由于两组病例基数不同，故将两组分别进行统计分析。以病例数为单位统计，结果见表5-1-1，以诊次数为单位统计，结果见表5-1-2。

表 5-1-1　《标准》判断结果病例数统计

组别	病例数	《标准》肝脾不调	《标准》非肝脾不调
A 组	968	155（16.01%）	813（83.99%）
B 组	7305	305（4.18%）	7000（95.82%）

表 5-1-2　《标准》判断结果诊次数统计

组别	诊次数	《标准》肝脾不调	《标准》非肝脾不调
A 组	1870	175（9.36%）	1695（90.64%）
B 组	21 408	355（1.66%）	21 053（98.34%）

　　由表 5-1-1 及表 5-1-2 可知，A 组中，应用《标准》判断，只有 155 例符合肝脾不调证，符合率为 16.01%；有 175 诊次符合肝脾不调证，符合率为 9.36%。结果提示，以专家判断为标准，则《标准》的符合率较低。B 组中，《标准》将其判断为符合肝脾不调证者有 305 例（占 4.18%），355 诊次（占 1.66%）。98.34% 的诊次两者判断一致，但《标准》将病例数的 4.18%，诊次数的 1.66% 纳入到肝脾不调证中。提示如果以专家判断为准，则《标准》判断亦有发生错误的可能性。可以看出，如果以人的判断为标准，则标准阳性率并不高，同时还会将一定的阴性结果判断为阳性，提示基于《标准》判断证候，常会出现一定的偏差。为进一步分析这种错误发生的原因，作者对 B 组中《标准》纳入肝脾不调证的病例进行证候分析，可知其主要证候为肝气郁结、肝胃不和、脾胃不和、脾胃虚弱、湿浊、湿热、痰热、寒热错杂、饮食停滞等，提示机械地应用证候诊断标准，与相似证候较难区别。该研究结果提示，中医证候诊断标准适用性不高，原因可能有多个方面：一是证候本身具有主观性，历代亦未形成统一的认识，有的标准过于机械、僵化不能适应临床实际的需要，有的则过于灵活，初学者难以把握；其二，证候的判定常常与医家的学术观点有关，部分医家基于其个人认识，可能将与其相关的肝胃不和、肝气郁结、脾胃虚弱、脾胃不和等证候也纳入其中。证候是疾病所处一定阶段的病理概括，中医证候既具有诊断学属性，又具有治疗学属性，是中医辨证论治的重要依据。证候诊断标准是中医临床研究的基础，必须对其进行不断的优化。根据目前标准存在的问题，因此，制订证候诊断标准应在中医理论指导下，基于海量临床真实数据的基础上，结合专家共识，建立循证的中医证候诊断标准，提高中医证候诊断标准的普适性[111]。张润顺同时基于名老中医肝脾不调证临床实际数据，分析其诊断肝脾不调证的标准。选择肝脾不调组医案 734 例，非肝脾不调组医案 771 例作为对照组，将其临床表现转化为结构化信息，并进行规范化处理，利用支持向量机方法，分析每一症状对诊断肝脾不调证的相关系数。结果提示，对肝脾不调证候诊断支持度最高的症状依次为面色青、多发性抽动、肝功能异常、神疲、畏热、月经后期、肠化、唇暗、蜘蛛痣、寒热、矢气多、小便偏黄、左关脉弦、胁痛、咽部异物感、全身畏寒、胁胀等，与国标及《中药新药临床研究指导原则》纳入标准有较大差异。专家共识等形成的标准与临床实际符合度低，提示标准的制订应通过专家意见结合临床实际数据[112]。

　　张润顺针对中医临床证候描述欠规范，层次不一致，内容较笼统的特点。在证候理论指导下，以肝脾不调证为示范，总结了肝脾不调证症状结构特征，提出从病位、病性、病势、病理因素、兼证及证候量化等方面分层辨证的方法，总结中医临床思维模式，使辨证深化细化，并形成相应的证治规律。作者基于门诊跟师观察病例 378 例，665 诊次；当代名医医案 522 例，1110 诊次（分布于 18 个省市自治区）；古代肝脾不调医案 68 例，95 诊次，得出肝脾不调证各层次要素的特征，除肝脾不调外，兼夹证候有血瘀、湿浊、湿热、痰浊、热毒、瘀毒、水饮、肝胃不和、肝阴虚、肾阴虚、血虚、肾气虚、肾阴虚、脾胃虚寒、气血不和、寒热错杂、心神不安、冲任失调、风火、脾阴虚、胃阴虚、心气虚、食积等。用 Weka 软件进行兼证间关联规则分析，结果显示，临床上合并出现的证候主要有水饮、血瘀与气滞，肝阴虚与肾阴虚，湿热、血瘀与毒邪，气虚与阴虚，气虚与血虚等。研究提出证候规范化表达的方法，构成证候的主要内容均是需要表达的具体内容，如病位、病性、病势、病理因素、兼证及证候的轻重主次等定量信息。以"证候单元"或"证候单元"组合的形式表达是一种可行的方法，提出肝脾不调证分层辨证总体框架及方法，应以中医证候分层理论为指导，从理论上分析、归纳肝脾不调的证候的层次结构特征，以此框架为基础，建立肝脾不调证分层研究的数据准备方法，使分层辨证研究成为可能[113]。

谢颖桢等探讨了中风证候组合与病程、病情严重程度的关系。用基于熵的关联度方法计算中风6个证候要素两两之间的相关度，定量描述不同时点中经络及中脏腑证候要素的相关程度。结果提示，中风急性期不同时点证候要素相关性最高的分别为风－火、痰－热（火）、气虚—阴虚、气虚—血瘀和痰—瘀。在多个时点中经络与中脏腑证候要素相关度最高的组合不同。通过对中风中经络与中脏腑病程不同时点证候要素相关度的纵向及同一时点的横向比较，发现证候要素组合规律与病程、病情严重程度密切相关。病证结合的临床研究有助于制订临床诊疗决策与康复计划[114]。

7. 病因病机研究

（1）研究内容概述：中医的病因病机理论是在大量临床实践基础上总结形成的，常见的病因，如六淫、七情、饮食、劳倦及痰浊、瘀血、水饮等病理产物，当自然环境、人体体质、所患疾病、所处病期等不同时，病因病机常有异。《黄帝内经》、《伤寒杂病论》、《诸病源候论》等著作阐述是当时那个时代的病因病机特点，当代人体的病因病机特点应综合大量当代病人健康管理及病历数据获得，分析不同病理因素的作用及相互影响，并将这些病因病机理论补充到中医理论中。

基于临床信息开展病因病机研究，在信息采集时应注意对病因病机相关要素的采集，对病机的判断要尽可能客观规范。

（2）研究示范：刘锋以《中华医典》中收录的医案类古籍为主要研究对象，筛选符合条件的医案建立数据库，进行数据挖掘。结果提示，高血压病常见的病因依次为未知病因、痰、风、过劳、产后、怒、湿等。这些医案没有明确将"盐（咸）"作为病因明文记载于其中，这或许和中国古代医案的记载习惯有关，"盐（咸）"作为病因的情况可能就隐含在未知病因之中[115]。

冠心病已经逐渐成为当今威胁人类身体健康的三大疾病之一。如何科学、准确地提供冠心病及时预防、治疗方案，降低发病率，在冠心病诊断领域变得尤为迫切。李丹利用当今流行的数据挖掘技术，对在诊治冠心病的临床中积累的大量临床信息资料进行科学提炼，分析挖掘冠心病的病因，提示冠心病对下列属性的依赖重要性比较顺序为：①高血压；②高脂血症；③吸烟；④糖尿病；⑤饮酒；⑥男性年龄50岁以上者。通过对冠心病数据进行关联规则挖掘，能够找出病人信息中潜在的有价值的信息，为冠心病数据诊断和治疗提供依据。另外，本文所总结的关于冠心病的病因规律与医学专家研究得到的结论是相符的。因此，这种关联规则挖掘方法也同样可以推广应用于其他疾病的诊断和预防，使该理论在实践中得到不断完善，从而达到辨证施治的目的[116]。

王义国基于从山东中医药大学图书馆挑选宋代、元代、明代、清代及近现代1484位医家医案专著229册，医案51 181条。结果提示，五脏发病与五季不完全具有传统意义的对应关系一致的情况，不完全支持"五脏各以其时受病"的传统观点。外感六淫致病具有明显的季节性，内生五邪与五脏发病存在对应倾向，外感六淫与五脏发病、内生五邪与五季、外感六淫与内生五邪无明显对应倾向，外热、暑邪、外湿合而为暑邪，夏与长夏合而为夏[117]。

8. 治则治法研究

（1）研究内容概述：在临床科研数据中，完整地保留了针对不同病人个体，由不同地区、不同医生及不同学术流派干预疾病的方法及措施，系统总结这些内容，对于丰富祖国医学治则治法理论十分重要。结合临床疗效评价，可对这些治则治法进行评价，进一步研究这些干预措施的有效病例，与无效病例进行比较分析，可发现相关病证的有效治则治法、疗效特征，从而优化治则治法理论，进一步提高疗效，如以活血化瘀为例，通过深入分析，可总结其适宜的疾病，在不同疾病及不同时候，根据证候特征，结合最适宜的选方用药规律，从而优化活血化瘀的临床应用方案。

（2）研究示范：戴俭宇对《名医类案》、《续名医类案》两部医案类书中从肾论治医案进行筛查整理，运用文献计量学、分类学、统计学、诠释学等研究方法及数据挖掘技术，对该类医案的病名、证名、体质、病因、病机、症状、治则、治法、方剂、中药、针灸、调护等内容分类系统研究，提炼出从肾论治的关联性、规律性知识。结果提示，从肾论治医案见于163种病名之中，内科疾病医案359例，外科疾病医案80例，妇科疾病医案16例，儿科疾病医案20例，五官科疾病医案46例。出现证名23种，肾气虚（9）、肾阴虚（4）、肾阳虚（3）、热症（3）、脾气虚（3）、阴虚阳亢（3）、脾肾两虚（2）、脾肾阳虚（2）、阴盛阳虚（2）、胃气虚（2）、少阴病（1）、少阳阳明症（1）、气脱（1）、脾气郁结（1）、肾精亏虚（1）、肝阴虚（1）、肝火犯胃（1）、心肾气虚（1）、气血两虚（1）、火证（1）、湿症（1）、足二阴虚寒症（1）、足三阴虚寒症（1）。从病因统计，其中156例医案明确了致病因素，主要病因集中在房劳（43）、情志内伤（30）、饮食不节（27）、烦劳（25）、外感六淫（18）、失治误治（11）、年老体衰（2）等。从肾论治医案出现的症状以不可拆分症状要素统计达1500多种，包括内科、外科、儿科、妇科、五官科等各科疾病症状，其中《名医类案》从肾论治医案症状表述600多种，《续名医类案》从肾论治医案症状表述1100多种。前20位症状如下：食少（75）、口渴（54）、多痰（48）、小便涩滞（42）、发热（42）、咳嗽（40）、遗精（38）、泄泻（36）、消瘦（33）、便秘（32）、腹胀（27）、倦怠（27）、自汗（25）、腰痛（24）、小便淋痛（23）、头晕（22）、胸满（20）、小便短少（19）、口干（18）、足膝痿弱（17）。治则15项，见于126例医案中，其中扶正固本（52）、虚则补之（37）、缓则治本（15）、标本兼治（11）、因人制宜（9）、扶正祛邪（6）、先补后攻（6）、调理阴阳（5）、急则治标（3）、寓补于攻（2）、攻补兼施（2）、祛邪扶正（2）、先攻后补（1）、因时制宜（1）、寒因寒用（1）。《名医类案》从肾论治医案出现治法52种，共计103次；《续名医类案》从肾论治医案出现治法17种，共计26次。《名医类案》、《续名医类案》从肾论治医案合计出现治法58种，129次，按出现频次由高到低排序，位列前10位的治法如下：滋补肾阴（21）、补益肾气（7）、补脾益气（6）、温补脾胃（6）、补脾益肺（5）、养血清肝（5）、滋补心肾（4）、补血养肝（4）、滋补肝肾（4）、清热解毒（4）。两部医著合计在从肾论治医案中使用方剂189条，736次，前10位的有六味地黄丸（144）、金匮肾气丸（127）、补中益气汤（96）、六君子汤（19）、十全大补汤（18）、滋肾丸（17）、四物汤（17）、八珍汤（12）、四神丸（8）、附子理中汤（8）。使用中药206味，1231次，按使用频次由高到低顺序排列前20味中药使用率占所有中药使用率的49.39%，分别是五味子（80）、麦冬（58）、人参（47）、甘草（44）、黄柏（39）、茯苓（36）、白术（28）、附子（26）、知母（26）、牛膝（24）、肉桂（24）、当归（23）、枸杞子（23）、山药（22）、熟地（21）、黄连（19）、生地（19）、陈皮（17）、栀子（17）、白芍（15）。对使用中药聚类统计后发现补虚药、清热药、收涩药、利水渗湿药 4 类中药使用率占所有中药使用率的 3/4 还要多。此外，还发现从肾论治医案中医家的补肾重脾思想得到集中体现，《续名医类案》从肾论治医案中医家善于滋补肝肾思想得到较多表达，这与两部医著的作者学术主张实现了某种契合，两部医著作者在选案中的倾向性对从肾论治医案的研究结果具有一定影响。这些结果对于临床具有一定的指导意义[118]。

孙小添利用中医"肾藏精"藏象理论知识管理平台提供的统计方法及数据挖掘方法，对清代名医 10 部医案类文献中与肾相关的内容从病因、病机、病名、证名、症状、治则、治法、方剂、中药、针灸、体质、养生、康复及其他 14 个方面进行系统分类研究，总结清代著名医家临证时从肾论治的理、法、方、药特点。得出其病因、病机、学科、症状、治法、方剂、中药及归经、功效分类、体质、养生、症状等方面的特征。4621 例清代名医从肾论治医案中没有具体的治则表述，体现治则属于辨证论治中"理"的一部分，说明治则是中医治疗中高度抽象的概念之一。5621 例清代名医从肾论治医案中滋补肾阴法在与肾相关治法中占主导地位，适应病证广，应用频率高，得到清代医家的广泛应用，医家通过滋补肾阴达到燮理阴阳、调和五脏的思想得到充分体现。6621 例清代名医从肾论治医案处方仍宗于经方，忌峻补之剂；六味地黄丸为补肾阴第一方；温补肾阳以金匮肾气丸为首选方。7621 例清代名医从肾论治医案中补益类药物的使用频率最高，又以补阴药居首。药物性味以甘温为主，主要归肾、肺、肝三经[119]。

胡慧良采用文献研究法，通过查阅历代对疫病治疗有突出贡献的医家和著作，结合核心期刊，重点挖掘、梳理先秦、两汉、晋、唐、宋、金、元、明、清代至民国时期疫病的治则，在治则下整理疫病的治法，并分析、汇总疫病的治则治法，从系统性、理论性和临床指导性上完善疫病的治则治法。结果提示，历代医家不管是在理论上还是在实践上都将扶正祛邪奉为疫病治疗的圭臬，疫病的具体治法方药都是扶正祛邪这一最高治则下的发展与完善。三因制宜充分体现了中医治疗疫病的原则性与灵活性，对于疫病的有效治法都是根据天时、地利因素与人的体质特点等综合之后提出的正对之法。寒温一统是中医疫病学发展的趋势，历代医家从临床实践出发，沟通寒温学说，使寒温由分而合，相互促进，融会贯通，呈现螺旋式的上升。疫病多表现为表里同病的特点，单用解表，则在里之邪难去，仅治其里，则在表之邪不解，故须表里双解，使病邪得以分消。升降相因旨在通过升阳中之清阳，降阴中之浊阴，恢复人体正常的升降功能，达到辟邪而靖疫、定乱以致治的目的。阳明经是伤寒六经传变与温病卫气营血、三焦传变的汇通点，在疫病的治疗上独重阳明，截断扭转是可行可法的。现阶段治疗疫病过用清热解毒，滥用寒凉有其历史沿革，但这与中医的辨证论治理念相背，值得进一步研究探讨。建议在扶正祛邪这一总治则的指导下，因时因地因人制宜，用寒温一统的战略视野谋划全局、以表里双解为纬、以升降相因为经、立足独重阳明这一中心，整体调节，多靶点治疗。建议病性治疗上寒温一统、病位治疗上表里双解、病势治疗上升降相因、传变治疗上独重阳明的疫病辨证论治体系或具有一定的可行性[120]。

贺晓婷以郭立中教授近两年来门诊所积累的从温肾运脾论治慢性胃炎的临床病案为研究对象，以现代计算机数据挖掘技术为方法，对导师从温肾运脾法论治慢性胃炎的临床经验进行全面总结。结果提示，219 例 486 诊次的病案中，男性病人 47 例，占 21.46%，87 诊次；女性病人 172 例，占 78.54%，399 诊次，男女比例为 1 ∶ 3.7；年龄最大为 75 岁，最小为 14 岁，其中以 40~59 岁年龄阶段病人最多，占 54.33%。在中医诊断方面，共出现 8 个中医名诊断，依次是痞满、胃痛、胃凉、嘈杂、泛酸、泄泻、纳呆、呕吐。西医诊断方面，共出现 14 个西医病名诊断，分别为慢性非萎缩性胃炎 199 例，占 90.87%；慢性萎缩性胃炎 20 例，占 9.13%；伴 HP 感染 14 例，占 6.39%；伴胆汁反流 11 例，占 5.02%；伴肠化 11 例，占 5.02%；伴糜烂 9 例，占 4.11%。从温肾运脾论治的慢性胃炎的临床常见主症为脘腹胀闷、嗳气、胃痛、纳呆、泛酸，常伴见怕冷、寐差、神倦乏力、大便稀溏、头晕等症状；舌质常见淡紫、淡红、体胖、边有齿痕；舌苔常见薄白苔、白腻苔；脉象常见虚脉、弱脉。从温肾运脾论治的慢性胃炎病性属虚，或虚中夹实：核心病机为脾肾阳虚，常见兼夹病机为寒湿中阻、寒湿凝滞、土不伏火、寒湿内盛等。常用药物为制附片、公丁香、砂仁、姜（生姜、干姜、煨生姜、炮姜）、炙甘草、白豆蔻、术（生白术、炒白术、苍术）、半夏（法半夏、姜半夏、生半夏）、桂（桂枝、肉桂）、参（生晒参、党参）等，通过分析挖掘，将温肾运脾论治慢性胃炎更加明确[121]。

　　蒋跃绒采集了陈可冀院士诊治且资料完整的心血管疾病血瘀证病人医案 277 份，建立医案数据库，记录病人一般资料、初诊记录、理化检查、中药处方、复诊记录。统计活血化瘀药物使用频次，采用关联规则对药物配伍、药-病、药-症关系进行对应分析，并对症状、体征的常用药物进行多维数据分析。发现心血管疾病血瘀证治疗共使用活血化瘀药 20 种，其中使用频次排在前 5 位的依次为赤芍（32.13%）、延胡索（29.60%）、川芎（28.88%）、丹参（25.99%）、红花（23.10%）。药-病关联分析显示，冠心病支架置入术后血瘀证常用川芎、赤芍；高血压病血瘀证常用牛膝、赤芍、生地黄、川芎、丹参；心律失常血瘀证常用延胡索、川芎、生地黄、丹参、当归。冠心病出现心痛症状时，使用药物置信度最高的是延胡索（0.80）、丹参（0.80）、薤白（0.80），出现紫暗舌、黄苔时，置信度最高的是赤芍（0.80），紫暗舌、畏寒同时出现时，置信度最高的是当归（1.00）；多维数据分析显示，血瘀证不同症状、体征用药也有差别，治疗瘀斑舌，牡丹皮使用较多；治疗心痛，延胡索使用较多；治疗头痛，川芎使用较多。结果提示，陈可冀院士治疗心血管病血瘀证常用赤芍、延胡索、川芎，临证根据疾病、病位、兼证和兼症的不同，灵活选用活血化瘀药[122]。陈可冀教授一生致力于活血化瘀研究，擅用活血化瘀法治疗各种疑难病症。但在临证之时，陈可冀教授强调活血化瘀大法，又不拘泥于此。陈可冀教授在治疗冠心病时，祛浊利湿与活血化瘀并重，用药力求精当，注意舌象变化，充分体现了中医辨证论治的精髓所在[123]。

9. 五运六气学说

　　（1）研究内容概述：五运六气简称为运气，是中国古代研究气候变化及其与人体健康和疾病关系的学说，是古人对自然环境和人体生命、健康、疾病的高度认知。其基本内容，是在中医整体观念的指导下，以阴阳五行学说为基础，运用天干地支等符号作为演绎工具，来推论气候变化规律及其对人体健康和疾病的影响的。运气学说涉及天文、地理、历法、医学等多方面的知识，是中医整体观的重要体现。运气学说中五运六气的对应关系，是指阴阳、五运（行）与六气的对应关系，这种关系通过信息技术可以得到更高效、精确的展示，同时，利用临床信息、气候、天文等大数据信息，有望对运气学说的科学性进行更客观、全面的评价，同时，有可能发现新的知识与规律。

　　（2）研究示范：顾植山通过研究证实，SARS 的发生，使运气学说"三年化疫"的理论得到了完全应验；运气学说对 SARS 的临床辨证论治也具有很大指导意义。"运用五运六气理论预测疫病流行的研究"课题所做的近两年的疫情预测，与实际情况也基本相符。实践证明，运用五运六气理论时，采用多因子综合和从动态变化进行分析的方法，可以取得较为准确的预测结果[124]。

　　黄金昶等从运气学探讨了肺癌病人发病规律，发现年龄在 40 岁以上的病人，出生时中运为水运、木运不足，司天为阳明燥金、少阴君火、太阳寒水，主气为阳明燥金、少阴君火和厥阴风木，生辰运气学与发病时运气学五因素重叠 3 个以上年份者，容易在阳明燥金、少阳相火、厥阴风木之时发病[125]。

利用数据挖掘技术开展五运六气学说研究，目前文献报道还不是很多，但随着大数据时代的到来，这方面的研究会越来越多。

（二）疾病特征研究

1. 疾病证候特征研究

（1）研究内容概述：疾病可由于内部及外部等因素导致人体生理、心理或与社会的不协调状态，表现为症状、体征和生命指标异常，疾病的表现复杂多样，且会随着社会、历史、环境的变化而发生改变。系统总结疾病的特征，特别是当代的或与地域等因素相关的疾病特征，对疾病早期诊断、治疗及预后均有重要意义。通过临床科研数据，可从疾病的发生发展、不同的病程、年龄、并发症、发病地区等进行比较分析，从而了解疾病发生发展的客观规律。对未知疾病，也可进行探索性分析。结合病例标本库及相关基础研究，可进一步探索疾病的本质特征。此外，还可进行疾病分类方法研究，如中医基于证候、症状分类的价值及科学性评价等。

（2）研究示范：中风是严重威胁人类健康的常见病，中医药是防治中风的重要方法之一，深入认识中风临床特征对提高本病的防治能力具有重要作用。国内学者经过多年的研究总结出中风病的 6 个常见证候，分别包括风证、火热证、痰湿证、血瘀证、气虚证、阴虚证。各个证候均有其各自的特点，除具有中风主症以外，兼症是证候辨识的重要依据。例如，风证的特点为病情变化快、肢体拘挛、舌体歪斜、颤抖、目珠游动、头晕目眩等；火热证的特点为心烦易怒、声高气粗、口苦咽干、舌红、苔黄、大便干燥等；痰湿证的特点为咳痰或呕吐痰涎、表情淡漠或寡言少语、头昏沉、舌胖大、苔厚腻等；血瘀证的特点为头痛如针刺或如炸裂、肢体疼痛、疼痛位置固定、多为刺痛、口唇紫暗且面色晦暗、舌下脉络瘀张青紫、脉涩或结代；气虚证的特点为神疲乏力或少气懒言、稍动则汗出、大便溏、手足肿胀、活动较多时心悸、舌胖大边多齿痕、脉微；阴虚证的特点为午后颧红或面部烘热或手足心热、头晕目眩、盗汗、耳鸣、咽干口燥或两目干涩或便干尿少、舌瘦而红干多裂、光红无苔等。通过对北京中医药大学东直门医院、北京中医药大学东方医院、中国中医科学院西苑医院、中国中医科学院广安门医院和首都医科大学附属北京朝阳医院住院的病人病历信息，并经过数据挖掘得出中风的证候组合及演变规律。

1）证的演变规律决定病情的变化及预后：以时间为横轴、聚类中心点分值为纵轴，将中风的风证聚类中心点的结果做出曲线图，结果见图 5-1-6。

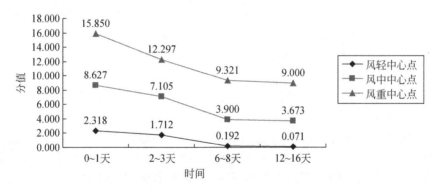

图 5-1-6 中风的风证聚类中心点动态演变图

从图 5-1-6 可以看到随着时间的推移，风证聚类中心点的值迅速下降，至发病 6~8 天，下降趋势逐渐稳定，6~8 天以后基本趋于平稳。在 6~8 天时曲线图的斜率最大。

中风的发生多由于风痰瘀血痹阻脉络或者风火相煽等因素所致，因其具有发病迅速、变化快的特点，非常符合风邪致病的"善行而数变"的特点，故以"中风"命名。在中风的发展过程中，风邪多决定病人病情稳定与否，风证值的变化直接与预后密切相关。风证的值升高多预示着病情有反复或复发的倾向，风证值的下降多预示着病情逐渐稳定。大多数病人在 6~8 天后风证趋于稳定，因此大多数病人在发病 1 周后病情稳定。

2）中风病证候及组合演变规律：以发病时间为横轴，以证候及证候组合所占的比例为纵轴，做出证候及组合的动态演变图（图 5-1-7）。

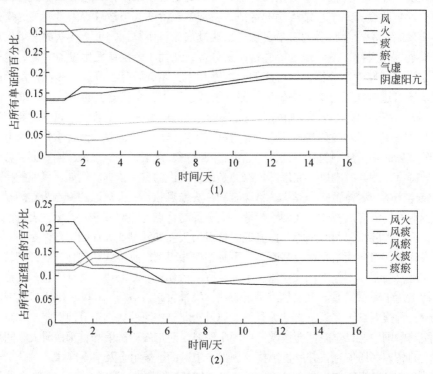

图 5-1-7　中风证候及组合演变规律（1）；中风病证候及组合演变规律（2）

从上述两图可以看出，无论是单证还是两证组合，演变规律在 2~4 天呈现变化，4~8 天变化较为迅速，8 天后证候逐渐呈现稳定态势。发病时不同病人症状不同，主要是发病时证候组合规律有所不同，但无论是哪种组合，在发病 8 天后证候逐渐呈现稳定态势，也就是说证候演变的扳机点在发病 6~8 天。以上结果，对于总结中风证候演变，确定科学合理的中医治疗方案具有重要参考价值，临床用药时，病人发病后第一次方剂可以拟定 3 剂，3 天后根据病人的病情变化，再拟定 4 剂，7 天后可以每次拟定一周的方剂，关键是发病 6~8 天后一定要根据病人的病情调整、更换方剂[126~128]。

通过数据挖掘，可对某一证候的特征进行全面总结。如游本铿对肺热证进行了深入研究，本证源起自《黄帝内经》始，就有了初步的论述，《伤寒论》对肺热进行了详细的辨证论治，如著名的麻杏石甘汤证、麻黄连翘赤小豆汤证等，本文兹对此做探讨与研究。肺有实热，有虚热。肺实热证，为肺经邪热炽盛的病证。肺虚热证，属于劳热之一，多为肺脏阴津不足，虚热内生。

从《伤寒论》肺热证病证表现、肺热治疗特点等进行探讨，肺热病证表现为：①肺本身症状，咳嗽，甚至气喘，吐黄痰或脓血，胸闷，汗出，身热，烦躁等症，主要反映在麻黄杏仁甘草石膏汤证、麻黄升麻汤证、葛根黄芩黄连汤证、大青龙汤证、桂枝二越婢一汤证、栀子豉汤证、大陷胸汤（丸）证之中。如麻杏甘石汤证、葛根芩连汤证之"汗出而喘"；大青龙汤证、栀子豉汤证之烦躁；栀子豉汤证之"短气"、"胸中窒"等。②咽喉症状，表现为咽喉干燥、疼痛、发痒，或喉咽不利，自觉喉中有痰，不易咯出，咽中有异物感，甚至出现唾脓血。因肺热而出现喉咽症状，在《伤寒论》中有麻黄升麻汤证、甘草汤证、桔梗汤证等。③皮肤症状，包括各种皮炎、皮疹、皮癣、发黄、面部痤疮等病，麻黄连翘赤小豆汤证为其代表；④鼻窍症状，肺热可导致各种鼻炎、鼻窦炎、喷嚏、流涕、鼻痒、鼻衄、鼻干、鼻鼽等，《伤寒论》中的桂枝汤证出现"鼻鸣干呕"，太阳伤寒中见有"呕逆"，就是太阳表邪影响到肺的缘故。⑤大肠症状，肺与大肠相表里，所以肺中有热，常会下趋于肠，使大肠传导失常，导致腹泻的发生。《伤寒论》的葛根黄芩黄连汤证，就是在这种病机下发生的。在肺热的治疗上，总的原则是肺热宜清宜散，这是因为肺主皮毛、开窍于鼻，与外界相通，所以用清散之法以利邪气外出。《伤寒论》常用的清肺方剂是麻黄杏仁甘草石膏汤、麻黄连翘赤小豆汤两方。在病机与证候方面，历代医家有不同观点，表现为：①表邪郁滞说；②中风伤寒说；③阳气郁遏说；④外寒内热说；⑤肺热说。在组方上，《伤寒论》用于清解肺热证常用药对是：麻黄配石膏，石膏用量大于麻黄一倍以上。在证治规律研究方面，探讨了麻杏石甘汤方证的基本构成、应用范围及发病、用药的规律。该方运用十分广泛，不仅用于呼吸系统疾病、传染性疾病、皮肤病等与肺关联较为密切的疾病，而且被扩大运用于内科、妇科、儿科、皮肤科，甚至是外科等诸多疑难杂症的治疗，并广泛取得了非常满意的疗效。麻黄连翘赤小豆汤证，强调的是湿热郁蒸于表，其辨证要点是：身黄（目黄、皮肤黄）如橘子色，小便不利而色黄，心烦，口渴，身痒，无汗，甚见水肿，或伴恶寒、发热等表证。舌红、苔黄或黄腻或黄白相兼，脉滑或滑数或浮滑等。常用药组为麻黄、连翘、赤小豆。同时，基于108条该方文献，分别对麻黄连翘赤小豆所治病证之脉证、病机、治法、用药规律及发病规律进行统计，提示本方治疗疾病达35种之多，其中以泌尿系疾病和皮肤病为多，分别占41%和27%，但也被广泛应用于其他系统疾病的治疗当中[129]。

刘硕通过对《冠心病合并病证候要素、证候特征及证候病机演变规律临床专家调查问卷》填写结果的分析，准确、完整地筛选冠心病合并心力衰竭中医证候的有效信息，形成冠心病合并心力衰竭中医病证结合病因病机、证候特征。通过数据挖掘技术及统计学方法对数据库进行分析，明确冠心病合并心力衰竭证候要素的判断标准，确定证候特征，分析其证候病机演变规律。冠心病合并心力衰竭病人体质总体以阳虚质、血瘀质居多。前心衰阶段以气虚为主，主要涉及心、肺、脾，可见气滞、心气虚、脾气虚。前临床阶段以气虚血瘀为主，主要涉及心、肝、脾，可见气滞、血瘀、痰饮、心气虚、脾气虚、心阳虚、脾阳虚、肝血虚。临床阶段以阳虚血瘀为主，主要涉及心、肾，可见痰饮、心气虚、心阳虚、肾阳虚。终末阶段以阳脱为主，主要涉及心、脾、肾，可见痰饮、心阳虚、脾阳虚、肾阳虚。冠心病合并心力衰竭可归纳为4个阶段13个证候类型，具体为：前心力衰竭阶段包括心脾两虚证、气虚冲逆证；前临床阶段包括气阴两虚证、气虚血瘀证、肝脾不调证、湿阻气结证、阳虚饮停证；临床阶段包括宗气虚乏证、饮停阻络证、肾虚水泛证、寒饮阻络证；终末阶段包括喘脱亡阳证、水气凌心证。冠心病合并心力衰竭从前心力衰竭阶段到前临床阶段的演变规律是所有证型均易转化为肝脾不调证；从前临床阶段到临床阶段的演变规律是气阴两虚证、气虚血瘀证、肝脾不调证与阳虚饮停证都易转化为宗气虚乏证，湿阻气结证易转化为肾虚水泛证；从临床阶段到终末阶段的演变规律是宗气虚乏证易转化为水气凌心证，停饮阻络证、肾虚水泛证与寒饮阻络证易转化为喘脱亡阳证[130]。

刘强为发掘心气虚证辨证论治规律的新知识或被忽视的内容，构建心气虚证的网络结构。运用数据挖掘技术，对心气虚证古代文献资料、临床信息和科研进展等方面的数据进行聚类挖掘，发掘心气虚证辨证论治规律的新知识或被忽视的内容。结合挖掘结果，运用网络结构可视化思想构建心气虚证网络结构图，并运用反转录聚合酶链反应（RT-PCR）探索心气虚证基因网络结构。结果提示，心气虚证常见病因或诱因为思虑劳倦、七情过激、久病体虚受邪、年高脏弱；常见主诉为胸闷、气促、胸痛、心悸、头晕和下肢肿；常见症状有胸闷胸痛、心悸气短、神疲乏力、活动后加重、易惊善忘、汗出异常、卧欠安；常见体征有口唇发绀、心律失常、颈静脉充盈、肺部湿啰音、心界左下扩大；常见舌象为舌暗红或淡暗，苔薄白；常见脉象为弦细或细弱而虚；常见实验室检查结果为心律失常和心肌缺血改变；常见科研指标为心功能、血液流变学和心电生理改变；常见鉴别诊断有肺气虚证、心肺气虚证、心血虚证、心阳虚证、心阳暴脱证、心脾两虚证、心胆气虚证；常见西医病种有冠心病、高血压、心脏瓣膜病和心肌病；临床常用方剂有生脉散、瓜蒌薤白半夏汤和归脾汤；常用中药有人参、茯苓、麦冬、黄芪、丹参、瓜蒌、薤白、远志、桂枝、菖蒲和朱砂；常用针灸疗法为艾灸心腧穴；常用养生方法有省咸增苦、导引"呵字诀"、少思虑和侧卧屈膝；常规禁忌有思虑和服食生冷、猪肉。心气虚证的网络结构研究表明，网络思想在中医学的应用最早可以追溯到战国秦汉时期，主要标志为五行学说与中医的结合；心气虚证存在不同层次的网络调控机制；β受体、内皮素（ET）和一氧化氮合酶（NOS），三者为心气虚证微观网络结构的关键节点。该研究提示，数据挖掘技术有助于中医学发现新知识或被忽视的内容。中药治疗心气虚证的机制可能与心气虚证的基因网络调控有关，单味益气中药疗效优于单味补血和活血药，益气活血复方效果优于单味中药[131]。

为探索心脑合病（即冠心病心绞痛合并动脉粥样硬化性血栓性脑梗死）的证候分类及证候特征。王建华等采用临床流行病学调查的横断面研究方法，对国内 11 家三级甲等医院就诊的982 例心脑合病病人的症状、体征、舌象、脉象等中医四诊信息建立数据库，采用频数统计及因子分析、关联规则等数据挖掘方法，对心脑合病的证候进行归纳分析。结果显示，心脑合病病人出现频率较高的四诊信息依次是肢体不遂、胸闷、乏力、头晕、身体困重、神疲、少气懒言、胸痛、肢体麻木、舌下脉络紫色等；心脑合病病人证候分为 8 类：气血亏虚、肝气郁结、痰浊壅盛、脾肾阳虚、痰热内蕴、痰瘀互结、心肾阴虚、气虚血瘀，并初步确定了各证候的诊断要点。该研究提示运用因子分析、关联规则的无监督分析方法研究证候分类及证候特征有一定的科学性、客观性和实用性[132]。

胃脘痛是临床常见病，中医治疗胃脘痛有其明显优势，然而在辨证论治上缺乏规范性，为了更好地了解胃脘痛的学术发展，对明清时期医家治疗胃脘痛的医案记载进行了数据挖掘总结，整理分析了该时期胃脘痛的舌脉、证型及其关系，为现代医家治疗胃脘痛准确辨证提供了参考与借鉴。陈静慧以《中华医典》及广州中医药大学图书馆为平台，收录明清时期医家治疗胃脘痛的医案，收集医案中舌脉资料、方药，并对舌脉及其方药之间进行统计分析，利用统计学方法对舌色、舌质、舌苔、舌态及舌象与脉象、舌象与证型、脉象与证型进行频数、关联及聚类分析，并结合中医理论知识和统计结果，总结明清时期胃脘痛的舌、脉、证之间的关联，从而探寻明清时期医家胃脘痛辨证的内在规律，以更好实现中医的传承，提高现代医家治疗胃脘痛的诊疗水平。结果提示，舌象方面：①明清胃脘痛医案中舌色以淡白舌、淡红舌多见，未记载舌色的医案仍较多，占 76.63%；②苔色以黄苔、白苔多见；③苔质中以腻苔、润苔、薄苔等相对多见，镜面舌、类剥舌相对较少；④舌形以胖舌、齿痕舌、舌有芒刺多见，这与脾的生理功能密切相关,脾主运化水湿,脾胃功能失调,水湿代谢受阻,故见舌胖大、有齿印;芒刺主热,在明清时期医案中常见,当与其时瘟疫流行、热邪郁于内相关;⑤明清胃脘痛医案中记录舌态是舌象中最少的一类,说明胃脘痛病人舌态多数大抵正常,仅有3例记载了痿软舌,1例颤动舌,痿软舌提示气血亏虚已极或津伤,颤动舌提示虚损或动风。脉象方面:明清时代胃脘痛病人多以弦脉、滑脉、弦滑、涩脉及细脉为主,说明该病主要与肝、脾、胃等脏器有关;选取医案中25.64% 未记载脉象,其比例相较于舌象的记载(未记载比例为40.61%)多,说明历代医家均重视脉诊,脉诊在四诊中占首要地位。证型方面:本研究收集医案中,胃脘痛证型以肝郁脾虚、肝郁气滞、血瘀证比例最高(>10%),其次为寒湿困脾、湿热蕴脾、食积证、脾气虚证(>5%),其余证型较少(<5%),证型的分布特点与现代证型类型相类似。数据分析相关性方面:舌诊在中医四诊中占据重要地位,尤其与胃肠病密切相关。在该研究中,部分证型与舌象具有显著相关性,分别为:①胃阴虚与裂纹舌、紫舌;②胃络瘀阻与黄苔、枯舌;③湿热蕴脾与鲜红舌;④胃热炽盛与剥苔;⑤阳明经证与燥苔。其他舌象之间、舌脉之间、脉象与证型之间部分有相关性,但相关性不显著。尽管明清医家已认识到舌诊的重要性,也对历代医家重视脉诊忽略其他三诊的做法进行了批判,提倡四诊合参,并在其医案中对舌诊记录有所增加,但是本研究中收集医案未记载舌诊仍较多,且多数记录不全面,可能与医家只记录有诊断意义的舌象有关,且医家对舌象的重视源于温病的发展,在温病医案中记录较多,因此导致胃脘痛医案中舌象记录相对较少。结论:本研究通过对中医胃脘痛的病名、病因病机、辨证论治的源流进行了梳理,总结了古代文献针对该病论述,当代中医治疗该病的现状及现代医学对胃脘痛的研究进展,使历代对胃脘痛的认识,呈现出清晰的脉络。本研究重点阐述了明清时期舌象、脉象、证型三者的特点及三者的关系。从特点而言,可见明清医家对于舌脉证型的认识,以及当时的病人特点;就关系而言,特别是舌象与证型、脉象与证型的关系,通过统计学的方式展现出来,使得辨证论治的支持更加充分。在临床上通过观察舌脉指导我们更加准确地辨证,且为进一步将舌象脉象与临床用药研究结合起来,以指导临床治疗用药,提供了基础[133]。

张平通过对现代文献中慢性胃炎证型,慢性胃炎脾胃湿热证临床症状、舌象、脉象、方剂、药物、药物加减等资料的数据挖掘。研究慢性胃炎脾胃湿热证的证候特点,并以药测证、以方测证,探讨病证结合模式下脾胃湿热证的辨证规律。同时,基于全国6所医院(武汉、北京、厦门、盐城、合肥、成都)消化内科门诊和住院的慢性胃炎病人600例病人数据,纳入脾胃湿热证组及非脾胃湿热病组。用SPSS 20.0软件对数据进行处理和分析,结果提示,文献数据挖掘中,慢性胃炎中脾胃虚寒证出现频次最高,其次为肝胃郁热证和脾胃湿热证,明显较其他证型高。各证型中发病病例数,肝胃郁热证最高,为23%,脾胃虚弱证为22%,脾胃湿热证为16%,三证型总计61%。慢性胃炎脾胃湿热证症状,出现频次最高的为口苦。症状由高到低依次为口苦、胃脘痞满、尿黄、胃脘胀痛、口臭、恶心、胃脘灼热、纳呆、大便溏、呕吐、口渴少饮、口黏腻、肢体困重。在慢性胃炎脾胃湿热证脉象中,脉滑频次最高,为97次,由高到低依次是脉滑数、脉濡数、脉弦、脉弦滑、脉濡缓、脉数。在舌象上,总频度最高的为舌质红、舌苔黄腻、黄厚、腻、舌边尖深红等。慢性胃炎脾胃湿热证选用方剂由高到低依次为连朴饮、半夏泻心汤、黄连温胆汤、三仁汤、藿朴夏苓汤、清化饮。药物使用率最高的药物为黄连,其次为半夏、厚朴、甘草、茯苓、黄芩、陈皮、蒲公英、薏苡仁、藿香、蔻仁、苍术、枳壳。清热化湿类药物在各慢性胃炎脾胃湿热证中大量选用,黄连、半夏、厚朴、茯苓、甘草、蒲公英均有较高的使用。瓦楞子、厚朴、薏苡仁、竹茹、蛇舌草、苍术、莱菔子、佩兰、陈皮、莪术、砂仁、代赭石、枳实、蒲公英、白术等药物在慢性胃炎脾胃湿热证药物加减上针对性强,使用率高，疗效好。瓦楞子针对反酸症状使用率最高，配合乌贼骨；延胡索针对疼痛选用率最高，常与川楝子配合；大便秘结时大黄使用最高，恶心呕吐的竹茹、生姜配合；纳呆时麦芽、鸡内金、神曲、谷芽使用率高，厚朴对胀满效果好。湿偏甚藿香、苍术、佩兰使用率高，热偏甚蒲公英、黄芩使用率高。文献研究中慢性胃炎各证型中肝胃不和证（肝郁气滞证和肝胃郁热证）>脾胃虚弱证>脾胃湿热证，以上证型的发病病例数占慢性胃炎中医证型的70%。药物加减中由高到低依次为竹茹、瓦楞子、大黄、苍术、生姜、延胡索、佩兰、旋覆花、蒲公英。在慢性胃炎脾胃湿热证主要症状中，慢性胃炎中频次由高到低依次为：脘腹胀满>胃脘疼痛>嗳气>烧心感>食少纳呆>便溏不爽>肢体困重>口苦>睡眠差>呃逆>大便秘结>反酸>口臭>口渴少饮>胃中嘈杂>恶心欲吐>胸闷>小便黄。最终筛选出百分率>50%及具有统计学意义的条目作为慢性胃炎脾胃湿热证诊断量表内容，确定出脘腹胀满、肢体困重、口苦、口渴少饮、口臭、便溏不爽、嗳气、睡眠差8项症状为慢性胃炎脾胃湿热证的相关因素。综合文献和临床研究，制订以下慢性胃炎脾胃湿热证量化诊断内容，主要包括慢性胃炎的特异症状、慢性胃炎临床症状严重程度分级、脾胃湿热证证候的轻重程度量化。确定其主要证候依次为：①胃脘胀满或胃脘胀痛或胃脘灼热疼痛或胃脘隐痛（特异症状）；②肢体困重；③口苦；④口渴少饮；⑤口臭；⑥便溏不爽；⑦纳呆；⑧舌边尖红伴点刺、舌体胖，或舌边尖红伴点刺舌质老；⑨舌根部苔黄厚，或舌根部苔黄腻，或舌根部苔黄厚腻，或舌中后部苔黄厚，或舌中部、根部苔黄腻，或舌中后部苔黄厚腻；⑩脉象上主要有脉滑数，或脉滑，或脉濡数。具备①、⑧、⑨、⑩即慢性胃炎特异性症状一项加舌象、脉象可诊断慢性胃炎脾胃湿热证。脾胃湿热证证候的轻重程度分级：①轻度为舌边尖红伴少许点刺，舌根部苔黄腻；②中度为舌边尖红伴点刺，舌根部苔黄厚腻，或舌中后部苔薄黄腻，或舌边尖红舌体胖，舌根部苔厚腻；③重度为舌边尖红绛伴明显点刺，舌质老，舌中后部苔黄厚腻，或舌边尖红绛伴明显点刺，舌质老，全舌苔燥厚腻，或舌边尖红，舌体胖，舌中后部苔厚腻，或舌边尖暗红，舌体胖，舌中后部苔厚腻[134]。

唐伟收集640例755诊次胃脘痛病例，采用聚类分析及因子分析的数据挖掘方法，对胃脘痛的中医临床证候及四诊信息进行研究。结果提示胃脘痛临床证候可分为6类：脾胃虚寒、肝气犯胃、湿热中阻、脾胃气虚、痰湿内蕴、瘀血停胃，每一类证候对应贡献率不同的特异的四诊信息。结论胃脘痛有特异的证候分类及四诊信息，通过数据挖掘方法深入研究，对胃脘痛的规范化诊断提供了有效的数据支持，能提高辨证准确性[135]。

赵文光采用聚类分析及因子分析的数据挖掘方法，对重症肌无力的证候及四诊信息进行研究。方法收集100例重症肌无力病例，记录症状、舌象和脉象等临床资料，对临床资料进行聚类分析及因子分析。结果重症肌无力临床证候可分为4类：脾肾亏虚、气阴两虚、脾胃虚损、肝肾亏虚，分析每一类证候对应贡献率不同的四诊信息。结论通过数据挖掘方法深入研究重症肌无力的证候分类及四诊信息，有助于重症肌无力的规范化诊断，提高辨证准确性[136]。

薛飞飞以肝郁脾虚证为切入点，用数据挖掘技术中的数理统计的方法对肝郁脾虚证的古今文献进行了研究。不仅有助于加深认知肝郁脾虚的辨证论治规律，也为证候的研究提供了一种有价值的方法学上的探索。以《中华医典》中"肝郁脾虚证"、"肝郁证"和"逍遥散方证"的相关文献作为数据挖掘的数据集。以现代期刊中"肝郁脾虚证"的相关文献作为数据挖掘的数据集。研究方法用数据挖掘中的方法之一——数理统计为挖掘工具，如频数分析、因子分析和判别分析等数据挖掘技术对古文献中肝郁脾虚证和肝郁证，以及现代期刊中的肝郁脾虚证的数据进行挖掘试验，从而发现并总结规律。研究结果表明，古代文献中肝郁脾虚证和肝郁证症状组成基本相似。肝郁证常见的兼证为肝郁脾虚、肝气犯胃和肝郁化热。在现代文献中，腹胀

（痛）、胁肋胀痛（闷）、脉弦、舌淡红、苔白、食欲不振和便溏症在各病肝郁脾虚证出现频率都很高，可以看作是肝郁脾虚证的核心证候，说明疾病各自的症状特点，并未掩盖总体证候特点。各病的肝郁脾虚证依然呈现着各自的特点，因此需建立疾病之上的共性标准及基于疾病的个性诊断标准。通过判别分析，对肝病、胃病、肠道疾病和抑郁症的肝郁脾虚证初步建立了计量诊断函数，为肝郁脾虚证的规范化提供了一定的诊断依据。以方测证，现代文献中记载的肝郁脾虚证造模方法比较成功，逍遥散的调节呈现出区域选择性、时相性和双向调节作用[137]。

　　郑绍勇从中医古籍文献中逐条摘录出与肝失疏泄有关的篇章、段落或条文，提取出其中的主要要素有病证名、症状、病因、病机、病位、舌象、脉象、治法、方剂、中药等，对各要素进行规范化处理；利用二分类 Logistic 回归统计方法对各病证的相关症状、病因、病机、病位、舌象、脉象、治法、方剂、中药等进行数据挖掘。文献整理结果：总共摘录 2342 个案；经过规范化处理后，病证名共有胁痛、腹痛、胃痛、眩晕、呕吐、癥瘕、头痛、瘰病、崩漏、乳房结核、胸痛、不寐、发热、惊悸、泄泻、热淋、腰痛等 60 个；症状共有胁胀、腹胀、少腹痛、食欲减退、拘挛、恶寒发热、吞酸、目赤肿痛、口苦、抽搐、脘痞、烦躁、乳房痛胀、胸闷不舒等 92 个；舌象共有舌黄、苔黄腻、舌红等 13 种；脉象有弦脉、数脉、细脉、沉脉、涩脉等 19 种；病位涉及肝、脾、胃、腹部、胁部、胆、肾、肺等 18 个；病因共有郁怒、忧思、情怀抑郁、七情所伤、肝胆郁热、肝经湿热、过劳、悲苦、肝经风热、谋虑不决、肝胆风热等 18 种；病机涉及肝气郁结、肝乘脾胃、肝盛、肝火盛、肝郁化火、肝气上逆、血虚、肝气横逆、脾虚、肝火上逆、水不涵木、脾失健运等 70 种；治法包括疏肝理气、清肝泻火、疏肝解郁、补益脾胃、补肝养血、和中安胃、平肝抑木等 20 种；方剂共有逍遥散、小柴胡汤等 362 个；中药共有白芍、当归、茯苓、柴胡等 518 味。通过对中医文献的规范化处理后，利用二分类 Logistic 回归统计方法能比较准确地从古籍文献中挖掘出肝失疏泄所致"胁痛"的主要治法方药；从临床报道与实验研究两个方面来看，挖掘结果在临床与实验研究中均取得了很好的疗效；在一定程度上证明了利用二分类 Logistic 回归统计方法挖掘整理中医文献资料可行性与实用性，对中医文献资料的挖掘利用方法研究具有一定的借鉴意义[138]。

2. 疾病临床表现及并发症特征研究

　　（1）研究内容概述：现代医学强调临床客观指标与疾病的关系，而中医重视临床症状、证候特征，将这些因素作为主要的认识疾病及治疗的靶点。中医对疾病的症状分布规律、证候特征做了较深入、全面的研究，同时，近来研究发现，现代医学同样认可并重视症状与疾病的关系。

　　（2）研究示范：在疾病与症状关系研究方面，北京交通大学周雪忠和美国西北大学等机构的研究人员构建出了一个人类症状 - 疾病网络（HSDN），揭示了症状、疾病、基因和蛋白质之间许多且有时令人惊讶的联系。研究表明你生病的第一个迹象通常可以是一个或是多种症状；或许是咳嗽、发烧、腹痛等。在较低的等级水平上，一种疾病是由分子水平元件，如基因和蛋白质所引起。症状则是一种疾病高等级的临床表现。了解症状、疾病及潜在分子机制相互关联的复杂方式，可为医学研究人员设计出更好的治疗方法提供一个有价值的工具。然而，这还是一个很新的研究领域，尚未得到很好的理解。提出症状是更接近日常活动、通常可被医学外行所感知的临床表现。这一症状 – 疾病网络提供了一个在更好的研究应用和临床护理方面具有巨大潜力的数据源。HSDN 一定会推动转化医学和精密医学领域，利用这一数据源来鉴别隐藏在大规模电子医学记录后的临床表型，详细阐明疾病的临床特征。HSDN 是一个巨型网络，包含了 4000 多种疾病和 300 多个症状。在这一网络中，节点代表疾病，连接代表疾病之间的症状相似性。例如，胰岛素抵抗和代谢综合征是两种疾病，它们共享许多的相同症状，如肥胖和高血压，因此它们之间呈强加权关联。总体上，这一网络非常的密集，94% 的节点与超过 50% 的所有其他节点相连（它们至少共有一种症状）。最高度关联的疾病是低钠血症，这种电解质紊乱与许多疾病如头痛、恶心和疲劳中的一些常见症状相关。

在构建这一网络后，研究人员随后将来自 3 个基因型 - 表型数据库的遗传数据，与来自 5 个蛋白质互作数据库中的蛋白质数据整合到一起。在生成的网络中，如果两种疾病共享一种相关的基因或蛋白质互作，就将它们连接起来。这一整合网络显示，疾病之间具有越多的相似症状，就越有可能具有共同的基因关联及共享一些蛋白质互作。症状、疾病、基因和蛋白质之间的这些关联揭示出了大量的信息，一些已众所周知，而另一些则刚开始在突破性研究中被发现。

该网络还揭示出了一些高度关联的疾病群，它们涉及呼吸道、消化系统和心血管系统等。尤其是，网络显示三大疾病风险，即传染病、慢性炎症疾病和肿瘤高度关联。该网络还揭示出一些人们不太知道的关联，例如，帕金森病与一些物质相关性疾病如水银和锰中毒具有非常相似的症状，以及一些有关联的基因和蛋白质互作。

在未来研究中，研究人员计划通过整合来自电子健康记录和临床科学术语系统等资源的更多大型数据，进一步扩大这一网络。他们预计，自动化文本挖掘领域的进展将在累积和分析这一大量的数据中起至关重要的作用。在症状水平上查看一些疾病表型可以阐明疾病表现的不同方面。在未来了解人类症状 - 疾病网络有可能帮助揭示疾病背后的潜在网络，并最终导致临床治愈这些疾病。学者把焦点放在了将人类症状 - 疾病网络的知识转为智慧，生成临床上可行的成果来预测和控制人类疾病上，将可能促成疾病的新分类法及改善临床护理 [139]。

世界卫生组织的一项全球性调查显示，真正健康的人仅占 5%，患有疾病的人占 20%，而 75% 的人处于健康和患病之间的过渡状态，世界卫生组织将其称之为"第三状态"，我国称之为"亚健康状态"。在 2010 年中国亚健康学术研讨会上，专家们预测中国目前处于亚健康状态的人群已达 70%，亚健康已成为我国一个不容忽视的公共卫生问题。原嘉民认为，这是由于亚健康状态的表现特征众多，包括不适症状、生活方式、中医体质、心理状态等多个方面，且不同的特征处于量变积累、相互影响的过程中，表现或多或少，或重或轻，这使亚健康的特征不易把握，干预方向难以准确，故尚未形成针对性、系统性的方法，疗效也因此参差不齐。有鉴于此，加强亚健康状态的多维特征研究，对其特征进行分析、归纳显得非常必要。原氏通过横断面的流行病学调查，了解亚健康人群多维特征的分布情况。利用数据挖掘技术，结合临床知识，对亚健康多维特征进行简化、归纳，探索特征之间的纵向重要性关系和横向关联性关系等。基于符合纳入标准、不符合排除标准样本 4086 例，其中健康人群 1716 例（占 49.13%），亚健康人群 1777 例（占 50.87%）。依据文献研究结果，将亚健康多维特征归纳为六大维度，分别是不适症状特征、人口学特征、生活方式特征、中医体质特征、社会心理特征、生存质量特征。共收集了六大维度特征 228 个，其中不适症状特征 117 个，人口学特征 28 个，生活方式特征 38 个，中医体质特征 9 个，社会心理特征 27 个，生存质量特征 9 个，形成了第一级亚健康多维特征池。采用单因素分析，筛选出健康人群与亚健康人群的区别特征共 197 个，其中不适症状特征 94 个，人口学特征 28 个，生活方式特征 33 个，中医体质特征 9 个，社会心理特征 25 个，生存质量特征 8 个，形成了第二级亚健康多维特征池。采用聚类分析、结合临床知识对第二级亚健康多维特征池的不适症状、生活方式维度进行简化归纳，共得出特征 96 个，其中不适症状特征 13 个，人口学特征 22 个，生活方式特征 19 个，中医体质特征 9 个，社会心理特征 25 个，生存质量特征 8 个，形成了第三级亚健康多维特征池。利用决策树模型，对 3 个不同级别的亚健康多维特征池进行建模，第一级特征池决策树模型与第二级特征池决策树模型完全相同，其诊断符合率为 72.5%，对于亚健康状态的灵敏度为 75.8%，特异度为 69.1%，阳性预测值为 71.8%，阴性预测值为 73.4%，ROC 曲线下面积为 0.72。第三级特征池决策树模型其诊断符合率为 76.2%，对于亚健康状态的灵敏度为 77.2%，特异度为 75.1%，阳性预测值为 76.2%，阴性预测值为 76.1%，ROC 曲线下面积为 0.76。统计结果提示，3 个特征池决策树模型相对于参考线均有诊断意义（$P<0.05$），第三级特征池决策树模型的曲线下面积比第一、二级特征池决策树模型大，且存在统计学差异（$P<0.05$），故选择较为优化的第三级特征池决策树模型作为亚健康特征纵向重要性关系模型。再利用关联规则模型，对较为优化的第三级亚健康多维特征池进行分析，形成亚健康特征横向关系模型。共得出关联规则 142 条，最低支持度为 50.08%，最高支持度为 85.20%，最低置信度为 90.08%，最高置信度为 95.57%，形成亚健康特征横向关联关系模型，为临床干预亚健康状态提供证据与思路：亚健康人群的干预体系应以中医体质为中心开展，对于偏颇体质人群，可针对其偏颇体质进行干预，且偏颇质人群在干预体质的同时应注意加强良好的饮食习惯宣教与脾胃的调养。此外，偏颇体质人群还较容易合并人际关系敏感的心理异常，应注意及时排查，并结合职业特性进行疏导。对于平和质人群，虽然没有出现体质的偏颇，但容易出现气虚、阴虚的中医证候特征，可对其进行干预，并且应重视良好的饮食习惯宣教和结合人群所处的地域、性别特性。无论体质偏颇与否，血虚、肾、膀胱的证候要素特征比较容易被兼夹，需要在干预时注意 [140]。

为研究亚健康状态的脉图分类特征，探求亚健康状态的分类方法。陈清光运用（健康状态评价问卷）（H20.V2009）对非疾病人群 1275 例进行健康状态评估，分为健康组和亚健康组，另设疾病对照组 121 例，根据脉图参数评估分析亚健康脉图特征，运用朴素贝叶斯、支持向量机、决策树、神经网络等数据挖掘算法对健康状态脉图进行分类。结果提示，决策树算法对健康脉图总的分类效果为 62%，对亚健康脉图总的分类效果为 81.1%，对疾病脉图总的分类效果为 49.1%，决策树算法对脉图总的分类效果为 72%，优于其他算法。决策树算法更为适合应用于不同健康状态的脉图指标分类研究 [141]。

倪青等依托结构化住院信息采集系统，动态采集 530 例住院病例，2 型糖尿病合并代谢综合征（MS）和非合并 MS 者各 265 例，按病程分组，探讨了 2 型糖尿病合并 MS 人群的并发症特征。一般资料采用频数统计描述，构成比分析采用卡方检验。结果提示，2 型糖尿病合并 MS 者并发症的发生时间较非合并 MS 者提前，且发生率高。颈动脉硬化先于下肢动脉硬化发生。结论多种危险因子的集聚是引起 2 型糖尿病合并 MS 并发症提前发生或高发生率的主要原因；合并 MS 者颈动脉硬化的高发生率提示临床提前干预的必要性和重要性 [142]。

张小平研发了主题模型（topic model），该模型能够提取隐含在文档（或其他离散数据集）中的主题，其中每个主题是语义相关的词上的多项式分布。主题模型的主要目的是提取数据集中隐含的统计规律且利用主题进行直观表达，然后可以利用获得的主题进行信息检索、分类、聚类、摘要提取及进行信息间相似性、相关性判断等一系列应用。首次尝试把主题模型引入中医临床诊疗规律的研究中。使用主题模型不仅能够捕获中医临床诊疗数据集中的语义特征，而且认为主题模型中的主题推理及生成过程与《伤寒论》所述的"观其脉症，知犯何逆，随证治之"的中医辨证论治过程基本一致，都是由显变量到隐变量再到显变量的过程。本节利用主题模型分析了 2 型糖尿病、冠心病的临床诊疗数据，名老中医数据及中医文献数据等。实验表明，利用主题模型能够提取出有临床意义的中医诊疗规律，为中医临床研究提供一种新颖的理论和方法，这种高斯函数特征加权方法为中医临床辨证治疗提供了一种客观依据。研究表明，加权 LDA 主题模型能够提高主题间的区分能力、提高主题的可解释性及提高主题模型的建模速度；在 Newsgroups 标准数据集上，利用建模后的主题作为特征进行支持向量机（support vector machine，SVM）分类时，能够提高分类准确率（accuracy）；能够在一定条件下，降低模型的困惑度 / 复杂度（perplexity）。针对 LDA 主题模型不能自动确定主题数目的问题，提出一种结合词相似性与中国餐馆过程（chinese restaurant process，CRP）的主题模型；同时，针对 LDA 主题模型的 Gibbs 抽样近似推理中的两个 Dirichlet 超参数难以合理设置的问题，提出一种新颖的超参数设置方法。实验表明：提出的模型可以自适应地动态更新主题内容，确定合理的主题数目；超参数的设置能够方便灵活地适应不同的数据集，取得较低的模型复杂度。通过分析主题模型和中医辨证论治的联系，在 LDA 模型和作者 - 主题模型的基础上，提出一种症状 - 中药 - 诊断主题模型，用于自动提取中医临床数据中症状、中药和诊断间的主题结构，系统地探索具有临床意义的多个实体间的关系。在 2 型糖尿病临床数据的分析实验中，获得了 2 型糖尿病典型的并发症 / 合并病（如糖尿病合并肾病、糖尿病外围神经病变等）的诊疗主题结构。分析表明：一类症状或其组合仅为人群 / 疾病分类找到了一种划分方式或依据，并不等同于该症状组合就对应唯一的证候或诊断，中医存在个性化诊疗特点；同时中医也存在共性的诊疗规律；提出的症状 - 中药 - 诊断主题模型能较好地揭示疾病的症状和中药分布特征及中医诊疗规律。对于一种复杂疾病（如糖尿病），通常存在多种并发症。于是，体现出的症状存在疾病主症和伴随症状间的层次关系；同时，用药也存在相应的分层关系，即对方剂进行随症加减。针对上述情况，为了揭示症状及相应用药的层次关系，作者在分层 LDA 模型和连接 LDA 模型的基础上，提出了一种分层症状 - 中药主题模型。该模型在糖尿病临床数据的实验中，发现了有临床意义的症状分层结构和对应的用药分层规律，为探索中医临床诊疗中的方剂随症加减规律提供了一种新颖的统计方法[88]。

在中风领域中，证候和四诊是两个常见的术语。证候是指人体在疾病发展过程某一阶段所出现的一组有机联系症状的病理概括；四诊是望诊、闻诊、问诊和切诊的总称，其中包含有几百个小项，如咳嗽、抽搐、头痛等，它们是中风正确辨证和有效治疗的前提。中风辨证就是将四诊（望、闻、问、切）所收集的有关疾病资料，包括各种症状、体征等，加以分析、综合，判断为某种性质的"证候"，以探求疾病的本质。一直以来，中医界使用的中风的诊断标准是 20 世纪 90 年代基于专家经验所制订的。经过 10 余年来的临床实验，发现该诊断标准存在一定的局限性。因此，中医中风研究人员希望借助数据挖掘手段，从已经采集的中风病例数据中得出基于数学方法的更客观准确的诊断标准。李保洋等基于国家重点基础研究发展计划（973 计划）课题"缺血性中风病证结合的诊断标准与疗效评价体系研究"，以中风诊疗为背景，借助课题前期开发的管理信息系统的数据，运用特征选择方法挖掘新的中风证候诊断标准。建立中风证候诊断标准本质上是找出中风各个证候所属的四诊信息项，这个过程与数据挖掘中特征选择的过程十分相似，采用的是特征选择算法。特征选择作为模式识别和机器学习领域重要的研究方向，在对高维度数据的降维及大规模数据处理方面有着重要的应用。对海量的高维度数据使用特征选择方法，一方面可以提高分类及聚类的精度和效率；另一方面可以找出富含信息的特征子集，减少数据冗余。因为医学数据挖掘的特殊性，在应用特征选择方法时相应地进行了一些改进。在特征选择算法框架的基础上，论文先后设计了 4 种主要的特征选择方法，其中涉及的基础算法有遗传算法、关联分析及 KNN 算法。这 4 种主要的特征选择方法如下：①遗传算法结合关联分析的特征选择；②基于遗传算法的自适应增强算法；③遗传算法结合 KNN 的特征选择方法；④基于权重的特征选择。这 4 种特征选择方法彼此之间是递进的层次关系，论文对每个方法的结果都进行了横向的对比和评价。对每种算法中存在的问题进行了仔细的分析，进而对算法进行有效的改进，最终得出了比较满意的算法性能和结果。论文中针对 KNN 算法时间复杂度问题的改进是论文的最主要的创新点之一，通过对 KNN 算法复杂度的分析，找出影响其时间复杂度的主要因素，并结合具体的数据对象进行算法的改进，改进后不仅降低了算法的时间复杂度，而且还使得算法的效果得到了提高 [143]。

近 10 几年来，高通量实验技术的发展对于面向疾病的研究产生了巨大影响：在针对人类疾病的研究当中，越来越多的组学数据分析技术得到了应用和推广。组学数据分析方法使得对疾病特征的研究上升到了分子的层面。面对各种各样的组学数据，如何挖掘出其中与疾病相关的信息已经成为生物信息学中的热门课题。利用生物组学数据挖掘出的疾病模式信息有助于对致病机制的理解：一方面可以提高医疗诊断和预测的准确率；另一方面可以为疾病的干预和治疗提供新的思路和手段。针对疾病的诊断、病情发展的预测及疾病特征的模式发现等问题，李明达进行了面向组学数据的疾病特征分析方法的若干项研究，其工作内容包含：①针对利用不同种类的组学特征对疾病样本进行分类的问题，提出了一种面向组学数据的中级融合分类方法，并在两个癌症公共组学数据集上，将该方法与其他融合分析方法的分类效果进行比较。②针对利用不同种类的组学特征对疾病发展进行预测的问题，给出了一种基于分层决策思想的病情分析预测方法。在利用该方法对糖尿病前期病人的病情发展情况进行预测的同时，构建了组学特征相关网络，从生物学角度给出了合理的解释。③针对在组学数据中寻找与疾病相关的生物特征模式的问题，给出了基于组学特征序关系的疾病特征模式的搜索方法。利用该方法在糖尿病前期病人和糖尿病病人的组学数据中搜索到了若干与糖尿病相关的疾病特征模式，并从代谢产物浓度与糖尿病的联系的角度给出了生物学解释 [144]。

贺淑萍分析了 2002~2014 年间某中医院肝病疾病谱的构成及其动态变化情况、肝病的社会人口学分布、中医证候分布规律，并对轻、中、重度慢性乙型肝炎（下文简称"慢乙肝"）的症状进行了分类、比较，分析不同程度慢乙肝症状分布的差异、症状间关联关系，探索慢乙肝轻度、中度、重度其症状分布的变化规律，为肝病的预防、诊断、治疗、康复提供了参考依据。结果显示，病毒性肝炎虽居首位，但其在肝病中占比有所下降，肝硬化的占比呈现上升后小幅下降但相对稳定趋势，值得关注的是，脂肪肝的占比呈快速上升趋势。肝病各病种基本上男性多于女性。病毒性肝炎主要集中在青年人与中年人；肝硬化、肝癌主要在中年人；肝衰竭在青年人中占比最大，为 52.06%，其次是中年人，占 42.14%；脂肪肝主要在中年人，占比 60.77%；酒精性肝病占比情况从高到低依次是中年人、青年人、老年人。肝病的主要证候有肝郁脾虚证、湿热内蕴证、气滞血瘀证、肝胆湿热证、脾虚水停证、湿热蕴结证、肝郁气滞证、肝肾阴虚证、肝气郁结证等，主要证候类为肝证类、湿证类、气证类、脾证类、痰证类。不同病种的证候集及主要证候有所不同。慢乙肝主要症状为食欲不振、小便黄、肝区不适、口干、腹胀、不寐、胁痛、身黄、目黄、口苦、恶心、便溏、厌油、腹痛等。轻、中、度慢乙肝症状群间有共同症状，也有不同症状。通过关联规则分析，得出轻、中、重度慢乙肝症状有相同强规则，但相同规则的置信度、支持度有差异，且在相同条件下，轻度、重度、重度慢乙肝的强规则中涉及的症状种类、发掘的强规则数目、多症相关联的规则数均在增多。表明随着慢乙肝病情的加重，关联出现的症状会增多，提示慢乙肝的治疗应结合不同个体、病情的特点具体分析 [145]。

（三）疾病证治规律研究

证治规律即诊疗规律，疾病证治规律是对某类疾病病因病机、诊断及治疗的完整概括。

（1）研究内容概述：基于临床实际数据，探索分析疾病的证候及治疗规律，是总结临床经验，发现新知识的重要途径。该领域的研究较多，有基于重点病种者，有基于古代文献者，也有基于名老中医经验者。

（2）应用示范：倪青等采集来自多中心的临床住院病例 265 例，运用无尺度网络等数据挖掘方法，从中药的功效、种类、单味药的频数及不同药的配伍关系探讨其中医证候特征及分类。运用方–证、药–证关系理论，探讨 2 型糖尿病合并 MS 人群的证候特征及药用特点。结果提示，2 型糖尿病合并 MS 中药使用以益气养阴药物为基础，药物功效随着病程的长短呈现由养阴清热，到益气养阴、清热，再到益气活血、温阳、化湿利水的变化趋势。炙黄芪、太子参是最常用的核心药物，与其关联的药物是生地黄、五味子、川芎、当归、赤芍、麦冬、知母等。结论：气虚、阴虚是 2 型糖尿病合并 MS 的基本证候。早期，以阴虚、热盛为主要特征；中期，以气阴、阴虚为主，同时与热盛、痰湿（浊）、瘀血共存；晚期，气虚血瘀是主要证候。阳虚、痰湿、水饮是其常见兼夹证。活血祛瘀药贯穿于整个病程始终 [146]。

肖明良以仝小林门诊结构化信息采集数据库为基础，门诊收集 347 例（共计 1119 诊次）代谢性高血压病人病例，对舌象、脉象、证候、症状、用药频次及用量等数据采用聚类分析、频次统计、关联规则及无尺度网络模型分析等数据挖掘方法，归纳总结仝小林教授辨治代谢性高血压的辨证分型、用药规律，并据此归纳总结仝小林教授的学术思想。通过总结发现，仝小林教授在治疗中重视舌象、脉象，"症–证–病"结合论治；擅用利水通脉、平肝熄风、化痰熄风、镇肝熄风、活血通络五大治法；擅用经方、巧用药对、方小力宏、据症用量、"症、证、病"针对用药五大用药特色。通过分析仝小林教授的经验发现，仝小林教授常用泽泻汤以利水降压、天麻钩藤饮清肝火降压、半夏天麻白术汤化痰祛浊降压、镇肝熄风汤抑肝滋肾以降压，并通过数据统计归纳总结出针对常用症状、主要证候、常见合并代谢性疾病常用药及药物用量的加减规律。肖氏的研究在数理分析的基础上，初步总结了仝小林教授对代谢性高血压的临床论治经验和学术思想，望能为中医学术经验的总结、研究和传承提供一定的借鉴。仝小林教授临床组方用药具有擅用经方，巧用药对，方小力宏，据症用量，"症、证、病"针对用药结合五大用药特色，方药精简凝练，疗效显著，对现代临床中医辨治代谢性高血压具有指导意义 [147]。

周强纳入仝小林教授门诊病例符合要求的糖尿病肾病病人 161 例，共 504 诊次。本研究收集病例，并进行回顾性分析，从病例收集、整理、跟踪等方式完善病例，又标准化病例，填写标准化表格，进行统计分析。分析病人一般资料、主症、疗效及治疗方药。本研究运用 logistic 回归、Wilcoxon 秩和检验、Fisher 精确概率法等多种统计学方法对数据进行处理分析。结果显示：①糖尿病肾病Ⅲ期失眠、乏力、夜尿增多、大便干结、水肿为主要症状；糖尿病肾病Ⅳ期以失眠、乏力、大便干结、多汗、怕冷为主要症状；糖尿病肾病Ⅴ期以乏力、水肿、夜尿增多、怕冷、大便干结为主要症状。②糖尿病肾病Ⅲ期 1 个月有效率为 72%，2 个月有效率为 88.24%，3 个月有效率为 83.33%，6 个月为 88.89%。糖尿病肾病Ⅳ期共纳入 25 例病人，虽然疗效为 100%，但资料不全，样本量太小，缺失较多，疗效统计有偏倚。糖尿病肾病Ⅴ期 3 个月有效率为 92.31%，6 个月有效率为 83.33%，12 个有效率为 72.73%。③糖尿病肾病Ⅲ期用药频次从高到低，前 10 位依次为黄连、水蛭粉、熟大黄、黄芩、干姜、葛根、红曲、生姜、知母、炙甘草等。糖尿病肾病Ⅳ期用药频次从高到低，前10位依次为熟大黄、水蛭粉、黄连、炙黄芪、生姜、黄芩、红曲、葛根、干姜、半夏。糖尿病肾病Ⅴ期用药频次从高到低，前10位依次为熟大黄、炙黄芪、水蛭粉、制附片、丹参、生姜、茯苓、红曲、黄连、细辛。本研究通过对临床门诊病历进行回顾性分析，初步探讨了疗效及用药规律，全面总结了仝小林教授治疗糖尿病肾病的经验[148]。

于凌以网络数据库"计算机医案查询统计分析系统程序"为平台，通过对《名医类案》及《续名医类案》的心系病证相关内容进行检索和分析，得出心藏象系统辨证论治的规律。通过对心系相关脏腑及组织（心、小肠、心包、脑、舌、面等）常见病证的症状、药物及辨治规律进行整理、总结，在心藏象的基础理论方面有所突破，对心系常见病证的临床辨证思路有所修正和扩充，并丰富了常用药物、穴位在心系病证治疗过程中的特殊用法等，因而对中医基础理论研究和临床应用都起到了一定的推动作用[149]。

李强认为，情绪是人生命的指挥棒，负性情绪可使人抑郁，并能诱发多种身心疾病。"怒"作为中医七情之一，是人们经历最多的情志体验。现代研究报道，因怒导致的情志病症远远比其他情志因素所致病症要多。中医医案是中医临床医师实施辨证论治过程的文字纪录，是保存、查核、考评乃至研究具体诊疗活动的档案资料。医案的信息量非常丰富，从古到今的医案中，既有丰富的医学理论，又有大量的医疗经验；既有辨证方法，又有处方用药；既有成功的经验，又有失败的教训；既有详明者令人百读不厌，又有简要者令人寻味无穷。因此，历代医案的研究对于继承中医有着极其重要的价值，要研究总结前人经验及其学术思想，要提高中医临床疗效，要创新中医理论，均有必要认真研究医案。作者利用数理统计方法和数据挖掘技术建立相关中医医案数据库，采用SAS8.0软件编程进行频数分析、因子分析、典型相关分析、对应分析、关联规则分析、链接图分析。研究结果如下，与怒相关医案数据库总库的病症特点及用药规律该研究共涉及古、近代134本医籍的1490条医案，其中将"怒"作为治疗手段的相关医案有17条（该研究主要是针对除去"怒"作为治疗手段的其余1473条医案进行研究）。与"怒"相关医案中出现症状共计219个总计6939种，而常见症状（使用频次在10以上）为53个，累计出现频次为4456次，占整个医案症状出现总频次（6939）的64.22%。研究显示，与"怒"相关医案的核心症状为"弦脉、数脉、纳呆、呕吐"。与"怒"相关医案药物使用情况的数理分析与数据挖掘与"怒"相关医案共使用药物382味，药物使用频次为14691味次，其中使用频数在45次以上的有60味中药，累计使用频次为11812味次，占药物使用频次的80.40%，药物使用频次在5次以下（含5次）的药物共有176味，占使用中药数的46.07%，而使用频次为403味次，仅占药物使用频次的2.74%。研究显示，与"怒"相关医案中使用的核心药物群为"生姜、山栀、人参、黄芪、甘草、当归、牡丹皮、陈皮、柴胡、白术、白芍、半夏、茯苓"，是丹栀逍遥散、小柴胡汤及六君子汤的合方。空间分布聚类分析研究显示，六味地黄汤是一类，归脾汤是一类，而香附或是川芎则与丹栀逍遥散常配合使用。古、近代不同怒型相关医案的病症及用药规律研究在医案中明确提到郁怒的医案共169条，大怒（暴怒、盛怒、急怒）医案共137条，劳怒医案（病因中除怒外，还有过劳）212条。郁怒医案的分析研究显示，郁怒医案的核心症状是弦脉、数脉、纳呆、倦怠，核心药物为牡丹皮、柴胡、山栀、茯神、茯苓、人参、甘草、白芍、生姜、龙眼肉、酸枣仁、远志、木香、黄芪、白术、当归。大怒医案的分析研究显示，大怒医案的核心症状为胁痛、胁胀、沉脉、细脉、弦脉、数脉，核心药物为丹皮、柴胡、山栀、茯苓、人参、甘草、白芍、生姜、陈皮、半夏、白术、当归。劳怒医案的分析研究显示，劳怒医案的核心症状是弦脉、数脉、洪脉、吐血、发热、咳嗽，核心药物为丹皮、柴胡、山栀、茯苓、人参、黄芪、白术、当归、陈皮、白芍、熟地。与"怒"相关妇女经、带、胎、产医案的病症特点及用药规律研究与"怒"相关妇女经、带、胎、产医案共 311 条，占整个研究医案库总例数的 21.11%，充分说明妇女容易被怒干扰，其中妇女易怒体质为 51 条，占整个研究医案库中易怒体质医案（215 条）的 23.72%，说明易怒体质对于妇女经、带、胎、产的影响较大。分别从经、带、胎、产病来看，其频次分别为月经病 177 例次、妊娠病 77 例次、产后病 73 例次、带下病 14 例次。而这充分说明妇女在月经、妊娠及产后等特殊时期易为怒所影响。研究显示，与怒相关妇科医案中主要症状群为"弦脉、寒热往来、数脉、呕吐、纳呆、崩漏、闭经、发热、口渴"，核心药物是"生姜、陈皮、黄芪、山栀、丹皮、茯苓、白芍、白术、柴胡、甘草、当归、人参"，类似于丹栀逍遥散、小柴胡汤、六君子汤的合方。研究结果表明怒作为病因、诱因、体质对机体的影响主要表现在伤肝，影响肝主疏泄的功能，引起肝气郁而化火、肝气横逆犯脾、脾虚、气滞痰凝，也可影响到肝血，引起肝血不足、肝不藏血。其核心治疗方法为清肝解郁、和畅气机、补气健脾、燥湿化痰，核心药物为丹栀逍遥散、小柴胡汤和六君子汤的合方。在治疗特点上体现了疏肝、清肝、柔肝、养肝的治肝思想，同时体现了见肝知病当先实脾的治疗理念，从气血津液角度，治法特点主要是理气、和血、化痰分析了医案中郁怒、大怒、劳怒（怒与过劳因素兼挟）等不同怒型的病症及用药规律，并比较了三者病症及用药方面的差异，郁怒、劳怒主要以虚性病症为主，大怒主要以气机逆乱的实性病症多见，郁怒主要特点为肝经郁热基础上出现心脾两虚为主，而劳怒主要特点为肝经郁热基础上出现脾气虚损，并表现出较明显的阴虚内热，尤其是以肺阴虚表现突出。治疗上郁怒的用药特点表现为养心安神药物的使用明显，大怒的用药特点表现为下气、破气药物的使用明显，劳怒的用药特点以养阴清热，尤其是滋补肾阴的治疗较为突出。怒易影响妇女经、带、胎、产，在病症特点上阴虚内热症状突出，血虚特征突出，进一步证实了中医传统理论中的"女子以肝为先天"、女子"有余于气，不足于血"，在治疗上突出了补血养血、养阴清热的治疗思想。作者用数据关联分析与链接图等数据挖掘方法对与怒相关病案，郁怒，大怒，劳怒，妇女经、带、胎、产的医案等的核心症状、核心药物，以及症状的组合规律和药对进行分析研究，其挖掘出来的基本方与一些经方在立法处方选药上均有着较高的吻合度[150]。

王佳笑应用数据挖掘方法，探讨糖尿病合并高血压病证结合诊疗规律。该研究基于"糖尿病结构化中医住院病历采集系统"采集中国中医科学院广安门医院 2004~2012 年糖尿病合并高血压病人病例信息，通过数据存储、加工，建立数据仓库，共纳入符合研究标准 1287 例。对全部数据表进行记录完整性的核查，对出现的遗漏数据，进行随机抽取样本进行核查，根据纸质病历记录补入。采用 SPSS19.0 软件进行一般资料的描述性统计分析研究病程分布、高血压分级；采用频数与构成比研究糖尿病合并高血压病人年龄、性别、烟酒史、BMI 等基本信息；从所有病例的常见症状中，归纳糖尿病合并高血压病的判断规则，经计算机进行判别分析，确定糖尿病合并高血压的证，对证进行客观性研究。采用因子分析的方法对全人群症状群进行分析，探求糖尿病合并高血压证候分布规律。根据数据特点和研究问题，采用 Clementine 数据挖掘平台中的关联规则研究中药配伍关系，统计各级症状频次，与常用方剂、理化指标依照高血压分级相组合。运用贝叶斯网络研究证候与理化指标、症状、方剂之间的关系。结果显示，病例中 50~60 岁有 319 人，60~70 岁有 382 人，大于 70 岁有 429 人，50 岁以上共占 87.8%，病程 ≤ 5 年病人人数是 381 人，10 年 ≥ 病程 >5 年的病人人数是 342 人，病程 >10 年的病人人数是 564 人。说明糖尿病病程越长，年龄越大，糖尿病合并高血压的发生概率越大。已知病例中体重过重、肥胖及非常肥胖病人占 64.72%，说明糖尿病合并高血压的发病与病人 BMI 增加可能有密切关系。糖尿病病程结果显示 10 年以上病程合并高血压的概率最高。入院查血脂异常者 707 例，占已知人数的 72.8%；三酰甘油异常者 545 例，占已知人数的 56.128%；另外吸烟史、饮酒史、总胆固醇、高密度脂蛋白、低密度脂蛋白均一定程度对糖尿病合并高血压有影响。随着高血压的发展，血压级数越高，冠心病、糖尿病肾病等并发症也有逐渐增加的趋势。采用因子分析方法对所有的刻下症样本进行分析，再将提取出的证候因素按诊断标准进行规范，最终得出的证候因素被使用者进行适当的应证组合。其共提取了 13 个因子，分别可以概括为心肺气阴两虚证、肝肾阴虚证、痰浊瘀阻证、阴虚阳亢证、肝肾阴虚挟瘀证、气滞痰凝证、肺肾气阴两虚证、脾肾阳虚证、阴虚火旺证、气阴两虚证、阴虚热盛证、肺肾阴虚证、阳虚血瘀证。再对提取的因子按病性归类，最终归为 7 大类证候因素，即气虚、阴虚、阳虚、阳亢、热盛、湿痰、血瘀。参考本次因子分析，得出的结论基本符合中医理论和临床实际，将这些症状变量组合在一起，有助于我们临床对病人病机的把握，并且为中医证候的客观化研究提供了有效途径。经数据挖掘与人机结合，总结出如下诊疗规律：①高血压 1 级本群病人按频数从高到低分别是阴虚阳亢兼血瘀、阳虚血瘀、阴虚热盛兼血瘀，主要的症状为头晕、口干、乏力、肢体麻木、肢体疼痛、视物模糊。阴虚阳亢兼血瘀代表方剂有天麻钩藤饮、镇肝熄风汤加减；阳虚血瘀代表方剂有肾气丸、补阳还五汤加减；阴虚热盛兼血瘀代表方剂为知柏地黄汤、杞菊地黄汤、增液汤加减。消渴病的基本病机是阴虚为本，燥热为标，其本在肾。②高血压 2 级本群病人主要的症状表现为乏力、口干、胸闷、心悸、头晕、肢体疼痛、水肿，证型按频数由高到低分别是阴阳两虚兼血瘀、阳虚血瘀、阴虚阳亢兼湿热、血瘀。阴阳两虚兼血瘀代表方剂为肾气丸、参芪麦味地黄汤加减；阳虚血瘀代表方剂为补阳还五汤、丹参饮加减；阴虚阳亢兼湿热、血瘀代表方剂为天麻钩藤饮、增液汤加减。③高血压 3 级本群病人主要的症状表现为胸闷、心悸、水肿、肢体发凉、头晕、乏力，证型按频数由高到低分别是阴阳两虚兼血瘀、阴阳两虚兼湿热血瘀、阳虚血瘀。阴阳两虚兼血瘀代表方剂为黄芪桂枝五物汤、丹参饮加减；阴阳两虚兼湿热、血瘀代表方剂为肾气丸、参芪麦味地黄汤加减；阳虚血瘀代表方剂为肾气丸合补阳还五汤加减。病证结合药证关系通过主方对应主证，已经形成分级、分期治疗的基本框架，针对复杂多变的症状，用药规律按关联规则分析和归纳。糖尿病合并高血压病程 ≤ 5 年的病人以阴虚阳亢、气阴两虚、挟痰、挟瘀为主证，常出现的症状以乏力、口干为基础，同时会出现肢体麻木、视物模糊、头晕、失眠等症状，常用的中药关联是白术 + 茯苓、黄芪 + 茯苓、麦冬 + 五味子 + 太子参、川芎 + 当归 + 黄芪。10 年 ≥ 病程 >5 年的病人以肝肾亏虚、痰瘀阻络为主，常出现的症状除乏力、口干症状以外，还有头晕、失眠、夜尿频等症状，常用中药关联是丹参 + 黄芪、陈皮 + 茯苓、山萸肉 + 泽泻 + 茯苓、半夏 + 陈皮 + 茯苓。病程 >10 年的病人以阴阳两虚、痰浊瘀阻为主，常出现症状乏力、口干、大便干、多饮、胸闷、夜尿频等症状，常用中药关联是白术 + 茯苓、黄芪 + 茯苓、太子参 + 五味子 + 麦冬、川芎 + 当归 + 黄芪。高血压 1 级常用的益气养阴、化瘀利湿中药关联为黄芪 + 茯苓、陈皮 + 半夏 + 茯苓 + 白术、黄芪 + 丹参、麦冬 + 丹参、黄芪 + 牛膝 + 当归等。高血压 2 级常用的补气利湿、活血化瘀中药关联为白术 + 茯苓、当归 + 黄芪、当归 + 丹参 + 黄芪、当归 + 丹参 + 黄芪 + 茯苓等。高血压 3 级常用的养阴活血、健脾化湿中药关联为白术 + 茯苓、牛膝 + 茯苓、五味子 + 麦冬 + 太子参、赤芍 + 当归 + 川芎 + 黄芪等[151]。

钱桂凤提取现代国内外针刺治疗帕金森病（PD）文献及针灸古籍治疗颤证条文的用穴规律和穴位配伍等信息，并构建针刺治疗 PD 的数据库功能模块，扩展四诊合参辅助诊疗仪系统；提出数字化、量化的针刺干预 PD 策略；探讨建立一种具有中医特色的数字化、量化的 PD 诊断技术及评价针刺治疗 PD 疗效的方法，为针灸临床治疗 PD 提供了有价值的参考，同时为实现针刺干预某一疾病的数字化医生工作站及移动医疗服务提供思路。该研究使用 Weka 数据挖掘对其用穴规律、穴位配伍等信息进行数据分析，经过总结分析提出针刺干预 PD 策略。结果显示，136 例 PD 病人的数字化四诊特征，结果显示：舌象主要为淡红舌 17 例，薄苔 21 例，白苔 27 例，干燥苔 13 例，水滑苔 11 例；脉象主要为脉沉 22 例，脉弦 21 例；闻声诊辨识五行体质，属木型体质者 11 例，土型 9 例；出现频率较高的症状有动作迟缓 32 例，肢体震颤 30 例；主要辨证分型为肝风内动 15 例，气血亏虚和肝肾亏虚型 7 例。2 纳入针刺治疗 PD 现代文献 106 篇（中文 94 篇，英文 12 篇），针灸古籍治疗颤证条文 182 条，建立针刺治疗 PD 数据库。3 对 106 篇现代国内外针刺治疗 PD 文献进行数据挖掘分析，结果显示：共使用腧穴 146 个，总使用频次 751 次；使用频次较高的腧穴依次为太冲、百会、合谷、风池、舞蹈震颤控制区、阳陵泉；体针使用腧穴以四肢部、头颈部腧穴为主，四肢部腧穴用穴 44 个，使用频次 368 次（49.0%），头颈部腧穴用穴 39 个，使用频次 206 次（27.4%）；以阳经腧穴为主，使用 55 个腧穴，频次为 311 次（41.4%）；使用腧穴经络分布以督脉的腧穴使用最多，用穴数 22 个，频次 116 次（15.4%）；多选用特定穴，其中以五输穴最多，用穴个数 20 个，使用频次为 227 次（30.2%）；常见的穴位配伍为风池、合谷与太冲配伍。4 对 182 条针灸古籍治疗颤证条文进行数据挖掘分析，结果显示：共使用腧穴 89 个，总使用频次 344 次；以使用单穴为主，使用单穴治疗的条文达到 115 条，占 63.2%；使用频次较高的腧穴依次为曲池、尺泽、阳陵泉、中渚、太冲、合谷；以使用四肢部腧穴为主，用穴个数 68 个，频次为 312 次（90.7%）；阳经的腧穴使用 56 个，频次为 234 次（68.4%）；使用腧穴经络分布以足太阳膀胱经的腧穴使用最多，用穴 23 个，频次 52 次（15.2%）；多选用特定穴，其中以五输穴最多，用穴个数 33 个，使用频次为 179 次（52.3%）；通过 Weka 软件进行关联分析，其结果显示常用的穴位配伍为外关、中渚与曲池配伍。结果证实，PD 病人的数字化四诊特征及针刺干预 PD 数据库可整合于四诊合参辅助诊疗仪系统。通过该四诊合参辅助诊疗系统，本研究初步实现对 PD 病人各阶段四诊特征、干预措施、疗效反应的进行实时动态记录，建立一种具有中医特色的数字化、量化诊断 PD 技术及评价针刺治疗 PD 疗效的方法，实现针刺干预 PD 的数字化、动态管理，为针灸临床提供有价值的参考，进而为系统管理疾病提供方法学上的支持，同时也为实现针刺干预某一疾病的数字化医生工作站及移动医疗服务提供思路[152]。

我国是慢性乙型肝炎高发区，慢乙肝是我国目前面临的最严重的公共卫生问题之一。中医治疗传统中医肝病有系统的中医理论基础、悠久的历史，积累了大量的临床经验，自从 20 世纪 60 年开始中医药就被广泛地运用于由乙肝病毒引起的相关疾病的临床治疗，并进行了大量的临床与实验研究。当今世界正向大数据时代迈进，数据作为一种巨大的资源，通过数据来解决问题的创新模式已越来越得到重视。将大数据理论及其研究方法应用到中医药的临床与科研中，将会给中医学带来革命性的变化。该研究通过构建肝病临床科研信息共享系统，形成临床科研一体化的基础信息平台，以海量临床信息为基础，开展基于真实世界的临床实际数据的科学研究，可以从中发现中医临床的经验、规律和问题，验证中医临床疗效，发现中医临床疗效相关的规律。该研究以慢乙肝为研究对象，分析探讨慢乙肝中医证候分布特点及辨治用药规律，为建立标准化规范化的中医诊疗模式提供参考，为规范慢乙肝中医辨证论治提供依据，提高临床诊疗水平。结果提示，共享系统的慢乙肝证候规律研究基于临床科研信息共享系统，应用结构化电子病历采集慢乙肝病人的住院信息。采集数据来源于 2002~2013 年诊断为慢乙肝的住院病人，共 1200 例。对采集的数据进行解析、转换、清洗、处理，抽取所需的数据导入数据仓库。利用临床科研一体化技术平台及复杂网络技术，对基本信息、舌象、脉象、症状、中医证候的分布进行聚类分析，对常见证型与症状、舌象、脉象之间进行关联分析，利用 SPSS17.0 软件进行统计分析，探讨慢乙肝中医证候分布规律。基于共享系统的慢乙肝用药规律研究在第二部分的数据采集的基础上将采集的中药数据进行分析处理，利用临床科研一体化技术平台及复杂网络技术，对中药使用频率、药物性味归经等进行了统计分析，并分析中药与中医证候的关联性，利用 SPSS17.0 软件进行统计分析，探讨慢性乙型肝炎中药用药规律。在临床采集的 1200 例病例中，男性病人 922 例，占 76.8%，女性病人 278 例，占 23.3%，男女比例 3.32∶1，说明慢乙肝患病率男性病人高于女性。年龄分布其中 <40 岁的病人 714 例，占 59.5%，40~60 岁的病人 362 例，占 30.2%，>60 岁的病人 124 例，占 10.3%，患病年龄以 40 岁以下为主。慢乙肝病人中医症状分布，共提取 5278 个症状，主要症状有乏力、烦躁易怒、胁痛、胁胀、口干、口苦、食欲不振、便溏、腹胀、黄疸、小便黄赤等，其中乏力占 65.50%。常见舌质有舌红、舌淡红、舌暗红，其中舌红、舌淡红为主，合计所占比重为 90%；常见舌苔有苔薄白、苔白、苔薄黄、苔白腻、苔黄腻、苔黄，以苔薄白、苔白为主，所占比重分别为 49.83%、21.08%；常见脉象有脉弦、脉缓、脉滑、脉弦细、脉细、脉弦滑、脉数、脉滑数、脉濡，以脉弦最为常见，所占比重为 68.42%。中医证型分布，共提取慢乙肝中医证型 64 个，1200 频次，经规范化处理，得出慢乙肝主要的中医证型有肝郁脾虚证、湿热蕴结证、肝郁气滞证、脾虚湿阻证、瘀血阻络证、肝肾阴虚证、脾肾阳虚证，其中肝郁脾虚证和湿热蕴结证所占比重最大，分别占 53.41%、28.33%。说明肝郁脾虚证和湿热蕴结证是慢乙肝常见证型。经分析，慢乙肝中医证型与性别无明显相关性，肝郁脾虚证、湿热蕴结证、肝郁气滞证、脾虚湿阻证与年龄无明显相关性，而瘀血阻络证、肝肾阴虚证、脾肾阳虚证与年龄有一定的相关性。对慢乙肝常见证型肝郁脾虚证和湿热蕴结证进行中医辨证规范化研究，将证型与症状、舌脉进行关联性分析，并结合辨证标准，分析其中医辨证的规范性、准确性，将结果与辨证标准相比较，基本符合规范。通过对慢乙肝总体用药规律分析，得出慢乙肝最常用的 5 味中药是茯苓、茵陈、白术、丹参、郁金，其中茯苓应用 687 频次，占总中药处方比例 57.25%；茵陈 585 频次，占 48.75%；白术 547 频次，占 45.58%；丹参 488 频次，占 40.67%；郁金 407 频次，占 33.92%。前 20 味中药为茯苓、茵陈、白术、丹参、郁金、白花蛇舌草、连翘、麦芽、甘草、半夏、陈皮、谷芽、柴胡、黄芩、车前草、枳实、薏苡仁、厚朴、赤芍、太子参。从中可以看出慢乙肝的用药思路是扶正解毒、祛瘀化痰。对慢乙肝中药性味归经的研究，发现常用中药药味以苦味药和甘味药为主，其次是辛味药；中药药性多为性寒、性微寒、性温、性平的中药，并无明显大寒大热竣猛之品，体现了中医"平调阴阳，以平为期"辨证治疗思想；中药归经以归脾经、肝经的中药为主，体现了慢乙肝从肝脾论治的思想。通过对慢乙肝用药演变规律的分析，显示慢乙肝的辨证思想从"毒"到"毒痰瘀"再到"毒痰瘀虚"的转变，体现了扶正解毒、祛瘀化痰的治疗思路的形成[153]。

（四）临床诊疗方案研究

（1）研究内容概述：临床诊疗方案需要在临床实践中总结，并在临床应用中不断评价并优化。无论是单一治疗措施，还是复杂干预，通过大量的临床实际病例，均能客观地反映临床诊疗方案的可行性、有效性，根据临床应用情况，确证临床疗效，发现可能存在的问题及不足，从而实现对方案的不断优化。

（2）研究示范：冯奇等提出，序贯决策是人类在生产和生活中时刻都会遇到的问题，也是人工智能和控制领域的热点研究内容。部分可观察马尔可夫决策过程（partially observable markov decision process，POMDP）是一种描述不确定环境下序贯决策问题的概率模型。POMDP 的精确值迭代算法利用动态规划在整个信念状态空间上更新值函数，无法解决现实中大规模的 POMDP 问题。因此，对 POMDP 近似求解算法的研究具有重要的理论价值和现实意义。近几年来，基于点的值迭代算法成为 POMDP 模型主流的近似求解方法。基于点的算法只利用少量可以到达的信念状态更新值函数，其中如何选择用于更新值函数的信念状态和如何确定信念状态上值函数的更新顺序是基于点的值迭代算法的两个关键问题。然而现有算法在这两个方面仍然存在一定的不足，提出更好的信念状态选择算法是提高 POMDP 值函数收敛速度的重要因素。另外，在医学领域中，动态治疗方案规划是一种不确定环境下的多阶段决策问题。动态序贯干预是中医临床过程中治疗慢性病的基本方法。以病人为轴心的治疗原则和医生的个体性特点，使得中医动态序贯干预过程中包含多样化的治疗方案。临床专家往往试图通过这种无外部对照的、大量的临床数据获得疗效较好的治疗方案，进而逐步形成固化、有效的经验知识。但是，利用传统经验整理方式形成有效治疗方案是一个较为漫长的过程。如何从大规模、复杂的多维临床数据中发现较优的动态序贯治疗方案，成为有效临床方案形成的重要课题，也是辨证论治临床评价研究的关键问题。针对这一问题，作者提出了用 POMDP 模型对中医临床观察性数据建模的方法，并从来自临床实际的大规模数据中发现了优化的动态治疗方案，为中医辨证论治过程中的动态治疗方案规划和疗效评价提供了一种工具。研究结果表明，UBBS 方法通过较少数量的信念状态就可以得到与其他算法相近的最优值函数。其提出了一种基于最短哈密顿通路产生用于更新 POMDP 值函数的信念状态轨迹的算法 SHP-VI。SHP-VI 方法是一种基于试探的 POMDP 值迭代算法，用计算最短哈密顿通路的近似算法求解一个最优行动序列，并利用该序列模拟 Agent 与环境的交互来探索信念状态空间从而得到一条信念状态轨迹，然后沿着信念状态轨迹反向更新值函数。实验结果表明，SHP-VI 算法明显地提高了基于试探的算法中用于更新值函数的信念状态轨迹的计算效率，并减少了求解 POMDP 问题最优值函数的迭代次数。作者提出从大规模的复杂多维临床数据里发现中医临床实际中较优的动态序贯诊疗方案，是辨证论治临床评价研究的关键问题。针对这一问题，提出了一种利用 POMDP 模型发现优化的动态治疗方案的方法。首次在中医领域里探讨用 POMDP 方法解决治疗方案规划问题，并且模型的所有参数均由实际临床数据计算得出。结果表明，POMDP 模型可以用于挖掘临床数据中较优的序贯治疗方案，能够为中医辨证论治有效动态干预方案的形成和临床验证提供参考知识，验证了我们提出的 UBBS 算法在解决实际问题时的有效性 [83]。

赵静对中医药治疗流行性感冒（简称流感）文本挖掘结果及诊疗方案进行比较分析，为流感防控方案的制订提供了文献学支持，通过对中国生物医学文献数据库中收集的流感相关文献进行文本挖掘，得到流感的常见中医证候和方药，并与中华人民共和国卫生部颁布的 7 个不同版本流感诊疗方案中的中医证候和方药使用情况进行对比，分析其异同。结果提示，流感常见中医证候为风热犯卫、湿热证、少阳病；常用方剂为银翘散、麻杏石甘汤与黄连解毒汤；常用中药依次为板蓝根、金银花、黄连、黄芩、连翘，且金银花常与连翘、黄芩、板蓝根联用。在流感诊疗方案中，出现频率较高的中医证候为风热犯卫、热毒袭肺、气营两燔；常用方剂为麻杏石甘汤、银翘散；常用中药依次为生石膏、炙甘草 / 生甘草、炙麻黄、杏仁、黄芩。结论：流感证候以风热犯卫的流感轻症多见，治疗方药以银翘散与麻杏石甘汤为主，文本挖掘与诊疗方案中证候与方药基本一致，但文本挖掘结果以流感轻症为主，诊疗方案则兼顾流感重症 [154]。

（五）方药研究

1. 有效方药的发现研究

（1）研究内容概述：方药是中医临床干预的重要措施，每个方药的适应证、疗效特点，都有待进一步总结及评价。中医药临床评价应根据研究所处的阶段采用阶梯递进的方法，前期重在通过临床经验数据，特别是其中的有效病例，完成有效方药的发现研究，这种研究应该成为中药临床前研究的主要方法。此外，利用数据挖掘技术，还可以进行单味药物潜在功能的发掘等方面的研究。

（2）研究示范：张氏选择课题组已有的名中医临床诊疗失眠症案例进行了失眠症有效方药发现研究。首先基于失眠症临床疗效判定标准，根据临床治疗前后的症状变化，对每一病例的不同诊次疗效进行评价，区分有效病例与无效病例。其利用复杂网络方法筛选本病治疗药物，利用多因子降维方法（MDR）分析药物配伍与疗效的关系，从而形成某位或多位老中医治疗该病的有效药物配伍知识。

1）病例纳入排除标准：纳入标准为西医诊断为"失眠症"，中医诊断为"不寐"，临床表现以失眠为主症者，年龄及并发症不限；至少有两诊记录，有明确结局。排除标准为复诊记录不全面，无明确的结局或无法判断结局。

2）疗效判定标准：失眠疗效判定，以病人治疗前后的症状改变作为疗效评价标准，定性与定量相结合，将病例分为两类，一类是有效病例（包括痊愈与好转）；另一类为无效病例。疗效的判定通过两次标注进行，评价的指标考虑病人自我报告的症状体征和标准失眠质量指数，主要包括睡眠时间、睡眠质量、睡眠相关症状如醒后难入睡和易醒等指标。我们通过对每一诊次进行两次疗效标注，标注依据是当前诊次与其后诊次的指标变化，我们定义了两个级别的结局：效果好（1），效果差（0）。具体为：①当前诊次标注为 1，如果睡眠时间增加 1 小时以上或者睡眠症状有实质改善或者睡眠质量有改善；②不满足以上条件的诊次标注为 0。对于最后诊次则其标注结果跟随其上一相邻诊次的结果。

3）统计方法：采用判别分析方法 - 支持向量机（SVM），决策树和多因子降维（MDR）进行比较分析，重点发现影响疗效的药物配伍知识。

4）结果：失眠门诊数据基本信息：失眠数据包括 162 例，460 诊次。两组不同疗效的样本在年龄分布上没有显著差异（$P=0.88$）。该数据集中包括 68 诊次（14.78%）疗效为差的记录和 392 诊次（85.22%）疗效为好的记录。具体信息详见表 5-1-3。

表 5-1-3　所用门诊病历数据的基本信息

诊次	总诊次	460
	疗效为好的诊次	392
	疗效位差的诊次	68
病历数	总病历数	162
	疗效为好的病历数	144
	疗效为差的病历数	18
医院分布	中国中医科学院广安门医院	123（75.9%）
	中日友好医院	12（7.4%）

续表

医院分布	北京朝阳医院	16（9.9%）
	北京医院	11（6.8%）
性别	女性	118（72.8%）
	男性	44（27.2%）
年龄	最小年龄	17
	最大年龄	95
	平均年龄	54.33（平均），15.29（标准差）
	不同疗效组别的年龄差异	P-value（0.8835）
合并疾病	神经症	44
	高血压	13
	MFCV	12

高频药物及对疗效其起主要作用药物分析：高频药物包括酸枣仁、大枣、茯苓、远志、肉桂和龙骨等，但他们分别具有不同的好的疗效比率（GORs）。我们采用两种分类方法：SVM和 Logistic regression，来获得主要的决定疗效的药物。表 5-1-4 分别显示了 SVM 和 Logistic regression 的分析结果。我们同时采用决策树进行比较分析。

表 5-1-4　前 10 个高频药物及其相应的疗效比率

编号	药物名称	疗效差	疗效好	频度
1	酸枣仁	20（7.78%）	237（92.22%）	257
2	茯苓	32（12.65%）	221（87.35%）	253
3	柴胡	19（10.92%）	155（89.08%）	174
4	制远志	14（8.43%）	152（91.57%）	166
5	生甘草	13（7.88%）	152（92.12%）	165
6	黄连	16（9.70%）	149（90.3%）	165
7	白芍	19（12.42%）	134（87.58%）	153
8	知母	15（9.93%）	136（90.07%）	151
9	法半夏	19（12.84%）	129（87.16%）	148
10	当归	13（9.35%）	126（90.65%）	139
11	大枣	8（6.06%）	124（93.94%）	132
12	生地黄	12（9.16%）	119（90.84%）	131
13	石菖蒲	8（6.15%）	122（93.85%）	130
14	牡蛎	20（16.67%）	100（83.33%）	120

续表

编号	药物名称	疗效差	疗效好	频度
15	川芎	10（8.93%）	102（91.07%）	112
16	黄芩	15（13.76%）	94（86.24%）	109
17	陈皮	14（13.21%）	92（86.79%）	106
18	炒枳实	19（17.92%）	85（82.08%）	106
19	龙骨	11（10.48%）	94（89.52%）	105
20	肉桂	3（3.06%）	95（96.94%）	98

由于本数据集中总有效率是85.22%，而 Logistic regression 只获得81.3% 的预测准确率。支持向量机获得了87.6% 的准确率，而且，有 SVM 和 Logistic regression 获得的前10个药物因为普遍的使用频度较低而难于解释。因此，表5-1-5 表明利用 SVM 和 Logistic regression 进行对疗效起主要作用的药物分析的效果较差。

表 5-1-5　两种判别分析方法的分析结果列表

判别分析方法	准确率	疗效好的前10个药物	疗效差的前10个药物
支持向量机（SVM）	87.6%	生姜（58），沙苑子（11），桔梗（30），淡豆豉（33），川楝子（16），生甘草（165），玉竹（13），龟板（29），肉桂（98）	白茅根（11），青皮（14），生黄芪（21），钩藤（25），麦芽（14），玄参（26），石决明（16），焦麦芽（24），牛膝（40），炒酸枣仁（257）
Logistic regression	81.3%	茯苓皮（23），龟板（29），葛根（30），厚朴（32），生姜（58），酒大黄（22），沙苑子（11），桔梗（30），苍术（36），制吴茱萸（20）	麦芽（14），焦麦芽（24），砂仁（15），山药（70），生黄芪（21），青皮（14），白茅根（11），黄精（32），泽泻（37），升麻（13）

由表5-1-5 分析可见，一般的判别分析方法难以获得准确度高的药物及其药物配伍，这是由于中药处方多讲究药物之间的配伍，而以上判别分析方法都不考虑药物之间的相关关系。因此，其分析效果不理想。作者采用了多因子降维方法（MDR）来着重进行药物配伍对疗效的影响分析，从中获得对疗效具有重要作用的药物及其药物配伍。多因子降维方法在考虑变量之间相互作用的前提下，进行变量及其相关系对分类变量的作用分析，是一种合适的分析方法。通过 MDR 分析得到8个药物及其关系配伍，对模型的预测准确度达到92.89%。这8个药物是茯苓、黄连、莲子心、法半夏、大枣、白芍、当归、酸枣仁。在这8个药物的基础上，分析获得了如表5-1-6 所示的疗效好的药物和疗效差的药物。

综上所述，分析得出疗效好的药物配伍（表5-1-6）有白芍、黄连、酸枣仁、茯苓（100%有效），白芍、黄连、肉桂（100% 有效）。疗效差的药物配伍（表5-1-7）有炒枳实、陈皮、半夏、竹茹（72.73%）有效。处方有酸枣仁汤加减（有效率94.59%），温胆汤加减（有效率72.73%）。

表 5-1-6 疗效好的药物配伍

药物组合	疗效好病例数	疗效差病例数	有效率（%）
黄连、白芍	64	2	96.97
黄连、白芍、肉桂	36	0	100.00
黄连、白芍、酸枣仁	46	1	97.87
茯苓、酸枣仁、远志	82	6	93.18
麦冬、五味子	36	1	97.30
茯苓、大枣、酸枣仁、生甘草	35	0	100.00
当归、白芍	60	4	93.75
茯苓、黄连、酸枣仁	65	3	95.59
酸枣仁、远志	132	11	92.31
酸枣仁、远志、茯苓	82	6	93.18
酸枣仁、知母	124	9	93.23
柴胡、龙骨、牡蛎	50	4	92.59
生甘草、大枣、浮小麦	39	1	97.50
大枣、浮小麦	44	1	97.78
黄连、半夏、炒枳实、生甘草	20	0	100.00
酸枣仁、知母、肉桂	35	0	100.00

表 5-1-7 疗效差的药物配伍

药物组合	疗效好病例数	疗效差病例数	有效率（%）
陈皮、竹茹	48	14	77.42
炒枳实、茯苓	38	12	76.00
竹茹、炒枳实	48	14	77.42
竹茹、炒枳实、陈皮	35	12	74.47
莲子心、竹茹	20	5	80.00
炒枳实、陈皮、半夏	40	12	76.92
炒枳实、陈皮、半夏、竹茹	32	12	72.73
炒枳实、半夏	49	14	77.78
麦冬、牡蛎	4	8	33.33
柴胡、酸枣仁、炒白术	20	5	80.00

该研究表明，中药临床应用中，药物配伍对疗效会产生很大影响，通过相应的挖掘分析方法，能够总结出临床中共性有效的配伍知识[155]。

丁维认为中医临床用药的量效规律历来为临床医家所重视，并有大量的实践积累，但却多限于个人经验，难以形成系统的认识。现行中医方药教材及相关文献，也只论及方药的用量，极少涉及量效关系问题，对此所进行的实验研究主要是以现代药理研究为主，与中医理论有相当的距离。利用自建3个研究样本库：基本方库、桂枝汤类方库、四君子汤类方库，采用数据挖掘技术分别对其"量-效"关系进行量化分析，以揭示其内在的规律性，为中医方药量效的研究进行方法学探索。计算机科学和人工智能的发展，为研究方药量效关系提供了新的手段。数据挖掘是一种从大量数据中得到有趣模式和隐含知识的信息处理新技术，其不仅适合量化、线性数据，也适合中医的模糊、非线性、复杂数据。作者所用的方剂为临床常用之方，得出的规则也可用于临床，将模糊集引入到关联规则的挖掘中，用以软化区间的边界，使其更符合中医方药的特点。该研究除了对单味药的量效关系进行分析以外，还对药物的超常剂量、方剂的量构关系等进行了不同程度的研究。研究得出了一些关于中药量效的规则，能够揭示方剂用量上的一些规律，大部分结果符合传统中医理论，一部分与中医理论不尽相符，但在临床上却被广泛运用。该研究为中医方药的量效关系研究提供了一种新的方法，具有进一步探索的价值[156]。

在单味药物潜在功能的发掘方面，姜开运以中药茯苓为例，建立一种挖掘药物潜在功能的方法，再通过系统论证使之成为确定的新功能，有利于中药应用范围的扩大和临床疗效的提高。作者利用先前课题组建立的《普济方》数据库管理系统，对中药茯苓跨病种检索，可以得到含茯苓复方在所有疾病的分布情况，再与历代本草学著作和《中华人民共和国药典》（简称《中国药典》）所记载的功能主治相比较，经过统计分析和逻辑判断，并结合现代药理学研究成果和临床疗效评价，从而获取对茯苓传统和潜在功用的整体认识。结果：从历代本草总结出来的，茯苓有生津止渴、化痰、益智、固涩、止咳、止呕、活血、开胃和安胎的功效，以及古代含茯苓复方治疗虚损、呕吐、中风、消渴、咳嗽、伤寒、痉病等病症，均未被《中国药典》收录。研究发现补肾强壮、止咳化痰、降逆止呕、生津止渴、息风止痉和安胎是茯苓的潜在功用，应当引起学术界的重视[157]。采用同样的方法，对中药白芷跨病种检索，可以得到白芷借助复方在所有疾病的分布情况，再与历代本草学和《中国药典》所记载的功能主治相比较，经过逻辑判断和统计分析，并结合现代药理学研究成果及临床疗效评价，从而获取对白芷传统和潜在功用的整体认识。结果提示，由古本草提炼出来的止呕、活血化瘀、明目、止血、祛斑、止痒、安胎及通便功能，以及古代含白芷复方用于跌打损伤、月水不调、脱发、虚劳、出血、诸痔、痉病、虚损等病症，《中国药典》未曾收录。活血祛瘀、生发美发、止血、美容祛斑、祛风止痒、止呕及明目是白芷的潜在功用，应当引起学术界的重视[158]。

2.有效方药应用及验证研究

（1）研究内容概述：在有效方药发现研究的基础上，可根据有效方药的组成及成分，可进一步开展临床应用及验证研究，逐渐转化为新药、院内制剂、临床应用指南等科研成果。

（2）研究示范：权红在长年跟师学习，总结大量临床病例并进行分析挖掘基础上，初步总结了方和谦教授治疗慢性胃炎的有效经验方——加味和肝汤，观察该方治疗慢性浅表性胃炎的临床疗效。研究者按照随机对照试验将130例慢性浅表性胃炎病人随机分为加味和肝汤组50例、辨证治疗组40例和常规西药组40例，分别采用口服加味和肝汤、中医药辨证汤剂及西药吉法酯治疗。3组均以30天为1个疗程，共治疗2个疗程。比较3组治疗前后症状体征及胃镜疗效。结果加味和肝汤组症状积分下降较辨证治疗组、常规西药组均明显，差异均有统计学意义（$P<0.05$）；3 组间症状总有效率比较差异有统计学意义（$\chi^2=13.582$，$P<0.01$）；加味和肝汤组胃镜有效率达 84.0%，3 组间胃镜疗效总有效率比较差异有统计学意义（$\chi^2=6.546$，$P<0.05$）。从而得出结论，加味和肝汤可以明显改善病人临床症状及胃镜下表现[159]。

杨秦等以中国学术期刊网络出版总库 2000~2011 年间的 496 篇主题为疮疡的文献作为分析对象，基于共词分析的方法，构建本研究领域的知识图谱。结果：中医外科关于疮疡的研究主要涉及用药疗效、活血化瘀与清热解毒、外治法、内治法、皮肤与创面治疗、临床病症、学术思想与名家经验、临床治疗与护理及方药的应用 9 个方面。研究发现，可共词分析及社会网络分析等构建知识图谱的方法，揭示了中医外科疮疡的主题分布与研究概况，表明 2000 年以来，中医外科疮疡研究基本围绕常见疮疡的诊断、治疗规律的总结及部分有效方药的应用等方面展开[160]。

3. 遣方用药规律研究

（1）研究内容概述：方药是中医临床治疗疾病的主要载体，选择不同的数据集，可研究各类病人的选方用药规律，如某疾病或证候选方用药规律研究；或某病不同阶段主要治法、常用方剂的分析、不同地域的用药特点；通过对某病的"病 – 证 – 方 – 药 – 效"关联分析，可研究某病治疗中"方 – 证"、"药 – 证"关系等。

（2）研究示范：金末淑运用数据挖掘技术揭示全小林教授运用干姜黄芩黄连人参汤的核心脉症、用量规律、证候要素及"症 – 药 – 方"之间的相关性，试图从中发现全小林教授应用干姜黄芩黄连人参汤治疗 2 型糖尿病的用药规律，为临床遣方用药提供客观依据。纳入研究对象为2009 年 7 月 ~2011 年 9 月就诊于中国中医科学院广安门医院全小林教授门诊的 2 型糖尿病病人，所选病例治疗时采用的方剂为干姜黄芩黄连人参汤。参照病例纳入标准，筛选出符合要求的病例368 例（744 诊次）。研究方法包括数据规范化、建立数据库、数据分析（频数分析、典型相关分析、因子分析、聚类分析、Logistic 回归分析、关联规则分析等）。结果显示，干姜黄芩黄连人参汤的核心脉症为乏力、不寐、视物模糊、口干、夜尿 2 次及以上大便干、多汗、苔白、舌底瘀、舌体细颤、脉沉。干姜黄芩黄连人参汤的主要病机为脾虚胃热，或兼有阴虚。干姜黄芩黄连人参汤具有显著降糖的效果，治疗前与治疗后的空腹血糖、餐后 2 小时血糖、糖化血红蛋白水平具有显著下降。干姜黄芩黄连人参汤中黄连和西洋参剂量与疗效成正相关关系[161]。

贾铁东检索 2004 ~2014 年所发表的有关中医药治疗糖尿病足 (diabetic foot，DF) 的文献，筛选出符合条件的文献共计 1114 篇，提取其中方剂共计 181 首，将收集到的资料整理分类，并利用中国中医科学院中药研究所中药新药设计课题团队所开发的"中医传承辅助平台"软件进行方剂分析，探索治疗糖尿病足的中药使用频次及配伍规律。结果得出治疗糖尿病足内服外洗方剂组成，得出内服方剂核心药物组合 11 组，新方 2 组；外洗方剂核心组合 20 组，新方 4 组。本研究提示，频次统计法、改进的互信息法、复杂系统熵聚类、无监督的熵层次聚类等无监督数据挖掘技术分析治疗糖尿病足方剂的用药规律具有一定的科学性。本研究发现的核心组合和备选新处方为临床或基础提供了有益的线索，但尚需要通过溯源、临床医生判读、临床实验研究等进一步评判[162]。

杨丽平筛选古籍中治疗风痹、寒痹和湿痹方剂，建立数据库，运用频次分析、假设检验与关联规则分析前 30 味高频药物，量化方剂性味归经并以此为变量对每类方剂进行聚类分析。探讨风痹、寒痹和湿痹方剂用药的配伍规律。结果共收集 338 首方剂，其中风痹 122 首、寒痹110 首、湿痹 106 首。3 类方剂中前 30 味高频药物中共有 21 味相同药物；均以补虚药使用频次最高，其次是风痹发散风寒药、寒痹温里药、湿痹渗湿化湿药。寒痹中肉桂、附子、当归、牛膝、羌活、芍药、黄芪和湿痹中茯苓、白术使用比例明显高于其他两类药物。3 类方剂均以微温为主，其次是温、平。每类方剂按药性聚为 5 个主类时治则分类清晰。结论风、寒、湿痹 3 类方剂用药相互兼顾又各具特色，多种数据挖掘方法结合能够全面分析痹证治则治法的科学内涵[163]。

有关证候的用药规律，李赵陵认为气滞血瘀证是古代医籍记载且临床常见的中医证候，其普遍存在于各科各类疾病中，虽从古代起就有行气活血化瘀等治则治法，但治疗所用药物纷繁复杂。因此使用现代数据挖掘方法，分析古代医籍与现代专利数据库中关于治疗气滞血瘀证的方药，并且对中医治疗该证的用药及组方规律，包括单味中药、中药组合、核心组合、新方组合等内容做初步探讨，可以为临床指导气滞血瘀证的对症治疗，提供有价值的参考，以期为提高气滞血瘀证临床疗效做出一定的贡献。作者筛选来自《伤寒论》、《金匮要略》、《仙授理伤续断秘方》、《太平惠民和剂局方》、《医方集解》、《万氏女科》、《寿世保元》、《时方歌括》、《医林改错》、《血证论》、《伤科大成》、《医学衷中参西录》等古代医籍中治疗"气滞血瘀证"的方剂 31 首，以及国家专利数据库中现存治疗"气滞血瘀证"口服中成药的方剂 290 项，录入中医传承辅助系统（V2.5）的"平台管理"–"方剂管理"模块，将古代文献中的方剂录入"经方"模块，命名以古文中原方剂名称命名；将专利数据库中的方剂录入"时方"模块，命名以"专利 1"–"专利 290"命名，建立关于气滞血瘀证的方剂数据库，之后运用软件的分析系统，进行数据挖掘，采用频次统计法、改进的互信息法、复杂系统熵聚类及无监督的熵层次聚类等方法，统计得出关于药物频次、药物关联系数的数据结果，分析上述结果，初步得出古籍及国家专利数据库中治疗气滞血瘀证药物的核心组合和可供临床参考新处方。结果：①古代医籍中治疗气滞血瘀证的常用中药有 27 种，使用频次较高的为：红花 14 次，当归 13 次，桃仁 12 次，甘草 11 次，赤芍 11 次，香附 7 次，川芎 6 次，柴胡 6 次，牡丹皮 6 次等，国家专利数据库中治疗气滞血瘀证的常用中药有 76 种，使用频次较高的药物为：当归 103 次，丹参 92 次，川芎 87 次，延胡索 77 次，香附 73 次，赤芍 66 次，红花 66 次，黄芪 56 次，甘草 54 次，白芍 49 次，桃仁 48 次，柴胡 46 次，三七 39 次，牛膝 39 次，莪术 35 次，茯苓 33 次，郁金 31 次，三棱 28 次，木香 28 次，益母草 28 次等。②古代医籍中治疗气滞血瘀证的常用药物组合有：红花 – 当归 11 次，红花 – 桃仁 11 次，红花 – 赤芍 9 次，甘草 – 当归 8 次，桃仁 – 甘草 8 次，桃仁 – 当归 8 次，红花 – 桃仁 – 当归 8 次，红花 – 甘草 – 当归 7 次，桃仁 – 甘草 – 当归 7 次，红花 – 桃仁 – 甘草 7 次，红花 – 赤芍 – 桃仁 7 次，红花 – 甘草 7 次，赤芍 – 当归 7 次，赤芍 – 桃仁 7 次，红花 – 柴胡 6 次，桃仁 – 柴胡 6 次等，红花 – 赤芍 – 当归 6 次，红花 – 桃仁 – 柴胡 6 次。国家专利数据库中治疗气滞血瘀证的常用药物组合有：川芎 – 当归 54 次，红花 – 当归 42 次，红花 – 丹参 37 次，当归 – 香附 36，延胡索 – 当归 36 次，丹参 – 当归 35 次，川芎 – 丹参 35 次，桃仁 – 当归 35 次，赤芍 – 川芎 34 次，延胡索 – 川芎 34 次，红花 – 川芎 34 次，延胡索 – 香附 33 次，川芎 – 香附 33 次，赤芍 – 当归 33 次，赤芍 – 丹参 30 次，红花 – 桃仁 30 次，当归 – 白芍 30 次，甘草 – 当归 30 次等。古代医籍中治疗气滞血瘀证的药物配伍规律中置信度较高的规律有 45 条；国家专利数据库中治疗气滞血瘀证的药物配伍规律中置信度较高的规律有 25 条。运用聚类分析方法得出古代文献中治疗气滞血瘀证方剂中关联系数大于 0.03 的 104 个药对及国家专利数据库中关联系数大于 0.015 的 67 个药对。得出古代医籍中治疗气滞血瘀证的药物核心组合 20 个；国家专利数据库中治疗气滞血瘀证口服中成药方的药物演化出核心组合 136 个。古代气滞血瘀证治疗方剂通过无监督的熵层次聚类算法，提取用于新方聚类的核心组合 4 个，运用熵层次聚类，4 个核心组合，可进一步演化，形成治疗气滞血瘀证的 2 个新处方。国家专利数据库中治疗气滞血瘀证的方剂通过无监督的熵层次聚类算法,提取用于新方聚类的核心组合 60 个,运用熵层次聚类,60 个核心组合,可进一步演化,形成治疗气滞血瘀证的 30 个新处方。研究提示,运用现代数据挖掘方法,对古代医籍和国家专利数据库中治疗气滞血瘀证的方药运用频次统计法、改进的互信息法、复杂系统熵聚类、无监督的熵层次聚类等方法进行的用药规律的分析,其可行性与科学性为临床治疗气滞血瘀证提供一定参考价值。核心组合和备选新处方为临床或基础提供了有益的线索,但尚需要通过溯源、临床医生判读、临床实验研究等进一步评判[164]。

赵鑫认为中医药治疗慢性心力衰竭有较好疗效,目前已被医学界公认。但中医药治疗心力衰竭的治则治法多样化,所用药物也极为繁杂。作者使用现代数据处理技术,在分析中药复方治疗心力衰竭的大量临床资料的基础上,对中药治疗该病的用药规律,包括单味药物、药对、重要组合、核心组合、备选新方等内容做初步探讨,以更好地指导临床用药,提高临床疗效,并希望能对心力衰竭治则治法的研究提供一定的科学依据。该研究收集自 2006 年 1 月~2011 年 12 月在卫生部中日友好医院中西医结合心脏内科和中国中医科学院广安门医院心内科住院治疗的 272 例慢性心力衰竭病人的处方,全部为住院后的首次方剂,排除合并有肺、肝、肾和造血系统等严重原发疾病的病人,对其进行数据挖掘研究,采用基于频次统计法、改进的互信息法、复杂系统熵聚类及无监督的熵层次聚类等无监督数据挖掘方法的中医传承系统软件进行录入和数据处理,统计药物频次、药物关联系数等,分析药物使用频次、药物关联度,初步得出核心组合和备选新处方。结果提示,临床治疗慢性心力衰竭使用频率较高的药物有 78 味,使用频次均在 12 次以上,发现其中最常用的药物种类为补虚药,共使用了 13 种 820 次,遥遥领先于其他药物,其中补气药使用 9 种 600 次,如黄芪、党参、甘草、麦冬、白术、当归、大枣等;其次常用的为活血化瘀药共使用了 7 种 334 次,如丹参、益母草、三棱、莪术、桃仁等;从使用频率前 30 的药物可见,既有益气、升陷之党参、黄芪、柴胡、桔梗、升麻,又有活血、利水之丹参、桃仁、当归、川芎、三棱、莪术、泽兰、益母草、茯苓、白术、泽泻、葶苈子等,还有养阴之麦冬、五味子、白芍、山萸肉等,化痰之瓜蒌,温通之桂枝,体现了以益气升陷、活血利水为主的用药特点,与慢性心力衰竭以宗气不足、血瘀水停为主要病机,在不同的病理阶段又常兼阳虚、阴虚、痰浊的认识是一致的;常用药对 32 个,其关联系数均在 0.02 以上,如益气、升陷药黄芪、党参、升麻、柴胡与郁金、桃仁、三棱、半夏、车前子等配伍,体现了益气、升陷与活血、利水、化痰相互补充、标本兼顾的治法,还有升麻与桔梗、知母与山萸肉、莪术与红花等功能相近的药物配合同用,相辅而行;演化得到重要组合 69 个,核心组合 26 个,新处方 13 个,从核心药物和新方可以看出,生脉饮、葶苈大枣泻肺汤、麻黄附子细辛汤、小陷胸汤、瓜蒌薤白半夏汤等益气养阴、泻肺利水、温补心肾、化痰泻浊经典方药是临床治疗慢性心力衰竭的核心。结论:频次统计法、改进的互信息法、复杂系统熵聚类、无监督的熵层次聚类等无监督数据挖掘技术分析治疗慢性心力衰竭方剂的用药规律具有一定的科学性[165]。

4. 方药临床应用研究

(1)研究内容概述:中医在数千年的发展中,形成了习用多年的经方、时方等成方,这些方剂均需在新的历史条件上,进一步开展深入的临床应用研究,一方面,可进一步明确其适应证、疗效特点;另一方面,也有可能发现这些成文的新用途,为扩大这些成方的适应证奠定基础。

(2)研究示范:徐姗姗从桂枝汤及其加减演变方治疗疾病的医案入手,以中医理论为指导，结合数据挖掘技术，对桂枝汤临床运用规律进行研究。作者收集历代运用以桂枝汤为主方治疗疾病的古今医案 556 例，对其中的症状、病机、治法、中药名称、中药归类作数据规范处理，在资料经统一规范化整理的基础上，按医案来源、病机、治法、舌象、脉象、桂芍比例、用药季节、病证名、各医案所用药物、药物归类、出现症状共 11 项内容，用 Microsoft Access 建立资料数据表，借助计算机数据挖掘技术，进行统计分析。结果：桂枝汤化裁常用药类为补虚药、温里药、解表药、化痰止咳平喘药、利水渗湿药；常用药物为当归、干姜、黄芪、葛根、附子、麻黄、白术、细辛、茯苓、半夏、牡蛎、党参；1:1 为临床最常用桂芍比例，桂枝汤的功效发挥点可通过桂芍比例的变化来进行调整；桂枝汤证的核心病机是营卫不调，主要功效为调和营卫，桂枝汤化裁后有广泛的适应病机及多方面的功效；针对营卫不调的病机，以桂枝汤加补气与解表两类药治疗最常见，说明调和营卫时扶正与祛邪并举，而以扶正为主导；临床辨证主要指标：汗出、形寒肢冷、恶风寒、纳差、发热、乏力、舌质淡、苔薄白、脉浮缓细无力。该研究揭示了桂枝汤临床运用的总体特点，表明桂芍比例变化是桂枝汤发挥调和功效的核心，由桂枝汤的调和思想反映出了寒温统一、传统与现代的统一[166]。基于用药规律、桂芍比例变化规律、病机治法、桂芍比例与病机治法关联、治法与药物归类关联、症状及舌脉象统计结果、用药季节来分析桂枝汤临床运用总体特点，结果表明：桂芍比例变化是该方发挥调和功效的核心[167]。

冯玉华采用文献信息挖掘方法，选取 2012 年 9 月以前公开发表于国内各种中医药期刊杂志的临床文献及医案文献进行统计和分析。结果：采用上述方法进行收集、筛选和整理后得到升阳益胃汤临床文献 96 篇，其中包含病例数共计 909 例，其所涉及的疾病种类中以消化系统疾病为主，共 313 例，占 34.4%。其辨证的主要临床使用指征为：①核心指征，大便溏泄、食少纳呆、神疲乏力；②主要指征，小便频数、面色无华、四肢不适；③舌象，舌淡苔白或胖大有齿痕；④脉象，脉细弱或濡。其常用加味药物主要配伍补益、固涩、理气化湿、消食之药。明确了升阳益胃汤的主治疾病谱及临床应用指征，为下一步的动物实验造模提供一定的依据，同时为指导临床提供理论基础[168]。

为探讨五苓散证的证治规律，进一步明确其临床适用范围。陈珺运用统计方法及数据挖掘技术对将所收集的病案进行分析，主要涉及方法有频数、频率统计，百分位数及中位数，关联规则及因子分析。结果提示，发病人群无明显性别差异；年龄跨度大，主要为青年、中年及老年；发病时间分散，无特定发病季节；最常见病因为外感六淫；以急性（包括急性发作）及亚急性疾病为主；最常见症状类型为头身胸腹部不适，二便、饮食口味异常。最常见的浮肿部位为下肢及颜面。高频症状 23 种，因子分析推导出病机 10 个：三焦气化失司，水液直趋膀胱；脾虚湿盛或湿邪困脾；湿滞经络；营卫不和；阳虚；营卫不和；膀胱气化不利；津不上承；水湿泛溢肌肤；心肺不足，水饮凌心。主要舌质为淡白舌，舌形为胖大舌及齿痕舌，舌苔为薄白苔。舌象关键字为薄、白。主要脉象为弱脉、濡脉、弦滑脉、弦脉、细脉、缓脉、沉脉、沉弦脉。脉象关键字：弦、弱、沉、滑、细。主治证候及治法：五苓散证与津液代谢障碍相关，主要病理产物为津液代谢障碍形成的水湿、痰饮等。临证治法以通阳化气和行水、化湿为主。原方药物常用剂量：泽泻 12~20g，茯苓 12~20g，猪苓 10~15g，白术 10~15g，桂枝 6~12g。高频加味药物 22 种，因子分析推导出治法 9 种：温中散寒、补中益气、调和营卫、温阳利水、化湿理气、化痰平喘、活血祛瘀、利湿清热、益肾补虚。最常见药对为"炙甘草－干姜"、"党参－黄芪"。症－药组合："腹胀→厚朴"、"呕恶→半夏"、"眩晕→生姜"。结论：五苓散证的主要病机为气化不利，津液代谢失常；主要治则：通阳化气，调节津液代谢[169]。

5.药 - 症关系研究

（1）研究内容概述：药 - 症关系是中医临床重要知识，是临床辨症用药及随症加减的重要依据。

（2）研究示范：王帅运用数据挖掘探讨仝小林教授门诊病例"药症相应"关系，认为一方面只有特定的工具和方法才能从大量的事实性数据中发现药物与症状之间的复杂对应关系；另一方面，中医"药症相应"所涉及的数据内容和特点符合数据挖掘的条件。王氏从仝小林教授临床门诊中收集第一手病历资料，而后进行汇总和整理；然后由经过培训的专业人员录入前台系统；参照相关规范标准对症状、体征、药物等数据进行筛选和规范，处理后用 Medical Integrator 工具导入到为挖掘分析准备的数据仓库；选用 Liquorice 软件，应用的数据挖掘方法是复杂网络和点式互信息法，两者结合使用将"药症相应"的内在关系以网络图和按照相关参数排序列表的形式呈现出来。该数据挖掘的大部分结果印证了临床中针对某症状（体征）而选用某药的"药症相应"关系，但也存在一些在挖掘结果中显示"药 - 症"相关度较高但与临床用药经验不一致的现象 [170]。

6.中药安全性研究

（1）研究内容概述：中药安全性一直是临床关注的热点，特别是对于一些有毒性的中药，或者临床用量超出药典规定用量时。通过大量临床实际数据，许多问题可望得出科学的结论。从而明确中药剂量、配伍、给药途径及病人个体差异等因素与中药不良反应之间的关系。

（2）研究示范：朱葛馨对中国中医科学院广安门医院仝小林教授门诊应用黄连饮片的病例中黄连饮片应用的安全性进行监测，以观察其不良反应发生特点、影响因素，同时探讨中药饮片安全性研究的方法。该研究对病人年龄、性别、BMI、体质、病史、中药处方用药情况、疗程、用药期间的不良事件等进行详细记录，相关数据、信息录入数据库后进行统计分析，探讨黄连处方用量规律、配伍减毒方式及其与不良事件的相关性，应用 SPSS20.0 统计软件进行统计学处理。研究最终纳入符合上述标准的病例 329 例，分别对病人年龄、黄连日用量、疗程及黄连累计用量进行假设检验，统计学结果不能证明用药期间不良事件的发生与病人年龄/黄连累计用量相关，且不能认为用药期间不良事件的发生与黄连日用量/用药疗程无关。结论发现黄连饮片在临床应用中常见的不良反应主要集中在消化系统（如胃凉、腹泻、腹胀等），常规应用黄连饮片引起病人转氨酶升高的可能性较小。黄连饮片临床应用的不良反应影响因素多、个体差异大。医师在黄连饮片应用中应关注既往病史（如胃肠道疾病及肝病）、过敏史（尤其是磺胺/青霉素/链霉素）、充分关注不良事件、注意黄连用量和处方配伍、饮食禁忌（如忌猪肉）、当长期大量用药时加强用药监护和安全性监测，病人遵医嘱服药，并及时反馈服药感受，可以保证黄连饮片临床应用的安全性 [171]。

（六）临床评价研究

1.干预措施疗效评价研究

（1）研究内容概述：基于实时采集的临床评价信息，对干预措施及其相关因素进行分析，评价干预措施的疗效，同时，也可对评价方法进行评价与验证。

（2）研究示范：骨质疏松症是中老年人的一种常见病、多发病。其临床症状和体征主要是疼痛，其次为身长缩短、驼背、骨折及呼吸系统障碍。徐桂琴运用数据挖掘技术和循证医学方法，对中医文献中关于原发性骨质疏松症的内容进行研究，以期形成对原发性骨质疏松症的病因病机、常见证候、治则治法、方药、治疗原发性骨质疏松症常见症状的单味药和药对的系统认识，为建立中医药治疗原发性骨质疏松症辨证论治体系奠定必要的理论基础，并通过研究中医药治疗原发性骨质疏松症临床研究文献质量和中医药治疗原发性骨质疏松症临床疗效指标的选择和评价，为中医药治疗原发性骨质疏松症提高临床疗效提供方法学基础。基于原发性骨质疏松症中医证候研究，通过对原发性骨质疏松症临床研究文献的常见证候分布和基于临床流行病学调查文献的原发性骨质疏松症常见证型病例数频数统计，分析出原发性骨质疏松症最常见的证型是肾虚。肾虚是发生原发性骨质疏松症的基本病机。原发性骨质疏松症临床辨证首重肾的功能的辨证。若出现腰酸、腿软、阴部清冷、小便清长、生殖功能减退、畏寒喜暖等表现时则辨为肾阳虚；若出现腰酸、腿软、阳事易兴和遗精、早泄等表现时则辨为肾阴虚；若出现呼多吸短、动则气短等表现时则辨为肾气虚；若出现齿摇、发脱、健忘、腰膝酸软等表现时则辨为肾精不足。瘀血既是原发性骨质疏松症的重要致病因素，又是其常见病理产物。原发性骨质疏松症临床辨证要重视瘀血阻络的辨证。由于年老体虚，无以推动气血运行，气血运行不畅，瘀滞络脉，不通则痛。原发性骨质疏松症主要临床表现为腰背疼痛，若腰背或肢体出现疼痛，疼痛夜重日轻，且面色、口唇紫暗，脉涩或结代时，可考虑瘀血的存在。肝肾同源，肾阴不足可引起肝阴不足。肝藏血，肾藏精。血的化生，有赖于肾中精气的气化；肾中精气的充盛，有赖于血液的滋养。肝肾阴阳，息息相通，相互制约，协调平衡，故在病理上也常相互影响。若出现腰膝酸痛、膝软无力、眩晕、耳鸣、下肢抽筋等表现时则辨为肝肾阴虚。肾为先天之本，脾为后天之本。脾与肾生理上相互滋生，病理上相互影响。肾阳不足可导致脾阳虚亏。若出现腰髋冷痛，腰膝酸软，甚则弯腰驼背，双膝行走无力，畏寒喜暖，纳少腹胀，面色萎黄等表现时则辨为脾肾阳虚。原发性骨质疏松症常用治法和药物研究中医药治疗原发性骨质疏松症以补肾壮骨、活血化瘀通络为主，兼以健脾益气，养血疏肝养肝，祛风湿，避风寒。古代文献治疗类似骨质疏松症最常用的方剂依次是六味地黄丸、金刚丸、虎潜丸、四斤丸、煨肾丸、青娥丸、牛膝丸等，现代研究治疗骨质疏松症所用古代方剂有六味地黄丸、虎潜丸、青娥丸、鹿角丸，能改善原发性骨质疏松症腰背痛症状常用药对有淫羊藿与熟地黄、山药与鹿角胶、杜仲与丹参、熟地黄与山药、熟地黄与菟丝子、杜仲与淫羊藿、杜仲与熟地黄、杜仲与鹿角胶、杜仲与山药、骨碎补与熟地黄、当归与菟丝子、熟地黄与鹿角胶共12对。能治疗骨痛的常用药物为淫羊藿、黄芪、当归、茯苓。能治疗腰膝酸软的常用药物为补骨脂、黄芪、当归。能治疗腰背痛、腰膝酸软、耳鸣3个症状同时出现的药物是补骨脂。能治疗腰背痛、骨痛两个症状同时出现的药物是淫羊藿。能治疗腰背痛、腰膝酸软两个症状同时出现的药物是当归。临床评价指标的选择对于干预措施与疗效之间的因果关联推断具有十分重要的作用。在临床疗效评价研究中，干预措施是否具有效能，具有什么样的效能，主要是从结局指标的数据分析推导而来，采用不同的疗效指标可以得出甚至截然相反的结论。因此，如何选择和确定中医药治疗原发性骨质疏松症的临床指标，就成为评价中医药治疗原发性骨质疏松症有效性的重要部分。中医药治疗原发骨质疏松症疗效评价指标研究主要包括：①疗效指标选择内容。原发性骨质疏松症临床疗效评价指标的选择有客观指标如骨折发生率、影像学与实验室检查指标，主观半定量指标如症状、中医证候、病人生活质量评价。由于对骨折发生率的观察所需时间长，成本较高等原因，尚未见中医药治疗原发性骨质疏松症关于骨折发生率的报道。②疗效评价标准。骨质疏松症疗效标准有结合疼痛症状改善和骨密度改变进行评定的；有结合中医症状和骨密度改变进行评定的；有综合观察骨量变化、腰背痛改善情况及血钙、血磷、血碱性磷酸酶等改变进行评定的。中医证候疗效评价标准多参考《中药新药临床研究指导原则》用尼莫地平法进行评定。中医药治疗原发性骨质疏松症主要以显效、有效、无效来评定。"显效、有效、无效"这种不同等级模糊概念来判断中医药治疗原发性骨质疏松症的疗效，带有很大的主观因素，其客观性和重复性较差。建议尽量采用客观的可量化的疗效评定。如报告原发性骨质疏松症骨折发生率、病人身高改变情况，并给出病人主观感受、功能状态、生命质量等与病人身最直接相关、最关心的主要指标综合评分。研究提示，开展大样本的流行病学调查，利用现代技术方法及实验室检查指标体系等，是探讨原发性骨质疏松症临床证型及证候演变规律的可行方法。由于中医证候主要以临床症状为依据，而这些症状都是不能客观化和量化的软指标，究竟谁为主证、谁为次证，各证候的分布和症状组成如何，迄今尚无统一认识。临床上应充分借鉴中医病机、中医"证"病理、生理学基础等现代研究的成果，合理利用现代科学的检测方法，将之纳入中医的诊疗体系内，并开展大样本的流行病学调查，利用现代技术方法及实验室检查指标体系等，是探讨原发性骨质疏松症临床证型及证候演变规律的可行方法。借鉴流行病学和循证医学方法，多学科融合，进一步临床方案设计优化，是提高临床研究质量的有效办法。中医药治疗原发性骨质疏松症缺乏一些大样本、多中心的有资金资助的临床协作性研究，导致研究结果的可信度降低。因此，迫切需要正确实施随机分组、分配隐藏及盲法、安慰剂对照、大样本的、进行安全性监测、合理设计随访、扩大样本量、进行大规模、多中心、长期追踪临床试验的中医药治疗原发性骨质疏松症随机对照试验研究。制订合理的观察疗程，注重结局指标的观察和分析；选取建立疗效指标评价体系。制订并采用统一的具有中医特色能反映中医客观疗效的评价标准。安全性是有效性的保证，为了保护病人利益，在治疗原发性骨质疏松症的同时应密切关注病人肝肾功能的变化。建议开展治疗原发性骨质疏松症中药上市后的再评价，通过对骨质疏松症病人进行健康教育、告知骨折风险、进行中医药复杂干预、检测肝肾功能的长期追逐研究，探讨中医药对原发性骨质疏松症骨折发生率的改变情况[172]。

中医辨证体系具有复杂非线性特点，决定了中医疗效评价研究不能为简单的因果推断，不是线性的。以往小儿肺炎疗效评价指标及方法的选择有其局限性。王雪峰介绍了应用数据挖掘技术探索性研究小儿肺炎中医疗效评价指标和方法所形成的一些思路和方法。其认为在系统的中医辨证规范研究基础上进行小儿肺炎疗效评价研究具有科学性。选择数据挖掘方法用来处理中医辨证中多层面海量的信息，在小儿肺炎疗效评价指标筛选上具有较强的优越性，同时介绍了用于小儿肺炎中医临床疗效评价指标研究的一些主要数据挖掘技术分类及实施策略[173]。

沈亚诚等探讨了多变量时间序列模式挖掘在中医药临床疗效评价中的作用，在"十五"课题所取得的数据基础上，构建多变量疗效矩阵，用 Frobenius 范数做判定矩阵的相似关系，并转换为时间序列进行挖掘实验。实验结果与临床判定基本符合，中医药疗效分析结果与生存质量分析基本一致；有助于为中医药治疗效果提供科学证据，并可辅助建立中医药疗效评价指标体系[174]。

江丽杰提出，辨证论治是中医临床实践的主体形式，是一种典型的"个体化诊疗"方法，是医生与病人共同参与，但以医生为主导的主客体互动的诊疗过程，具有一定的复杂性和灵活性，是中医新思路、新学说、新理论、新方药等产生的根本源泉。医生作为辨证论治实施的主体，不同医生之间存在学术流派、理论水平、临床经验等方面的差异。对于同一种疾病或同一个病人，不同医生会从不同的角度来认识和把握疾病或病人的特征。因此，辨证论治结果在证候诊断、治则治法、处方用药等方面可能存在差异，进而导致辨证论治疗效的不同。以名老中医为代表的中医专家，其学术背景、临床经验各有自身特点，但对同一种疾病的辨证论治均会取得较好疗效。对于医生个体特征因素对辨证论治效果是否产生影响这一问题，课题组进行了以辨证论治的实施者——医生为研究对象，以不同医生的辨证论治的效果为指标，针对不同医生辨证论治疗效评价的临床研究设计方法探索。目前，适宜辨证论治疗效评价的临床研究设计方法已经初步形成。但中医理论作为一种系统科学的理论，对疾病的认识应该具有共性特征或规律。即不同医生辨证论治某一疾病，在处方用药、配伍规律、病机认识等方面除了个人特点外还可能存在共性规律。但辨证论治诊疗过程中蕴含的继承与创新的内容是浑然一体的，很难将其分离开来。中医学是在临床实践中产生并不断验证发展的学科，"从临床中来到临床中去"是中医临床研究的基本模式。中医新技术、新方法、新方药的萌芽、发展、形成是从临床辨证论治实践中逐渐积累、提炼、升华的过程，直至从个体应用到群体应用。在临床诊疗实践过程中，积累的大量病例数据、典型医案数据和古今文献资料是十分重要的研究资源。大数据时代，利用临床实际数据开展科学研究，从大规模数据中归纳获得临床有用或具备理论意义的知识，是形成创新知识和临床决策的有效技术手段。该研究选取失眠作为研究病种，利用"中医临床科研信息共享系统"数据仓库存储的辨证论治失眠实际诊疗数据，采用复杂网络等数据挖掘方法，开展多医师辨证论治失眠的有效治疗方药的发现研究，即进行辨证论治失眠的共性经验或规律的初步探索。以名老中医为基础，充分利用"中医临床科研信息共享系统"数据仓库存储的多医师辨证论治失眠的临床实际诊疗数据，采用复杂网络等数据挖掘方法，明确辨证论治失眠的有效治疗方药、评价指标与适应证，为形成初步的辨证论治失眠有效治疗方案奠定基础。通过对有效失眠病例的筛选研究、有效失眠病例的数据化研究、基于实际诊疗数据的辨证论治失眠有效核心方药的发现研究等，通过复杂网络等数据挖掘方法，分析失眠有效核心方药的主体构成、适宜剂量、适应证等内容。适应证的分析主要从证候、临床表征及疗效影响因素等方面考虑，通过对失眠病例的合并症、证候诊断、症状、年龄等因素进行决策树模型与支持向量机模型的分类训练，探讨辨证论治失眠的疗效影响因素。通过失眠疗效评价指标的文献研究及失眠实际诊疗数据的疗效评价信息的筛选，制订基于失眠实际诊疗数据的疗效评价指标、效果标注标准及方法。初步构建基于实际诊疗数据的失眠疗效评价指标、效果标注方法和流程。失眠疗效评价指标选用失眠主症作为核心评价指标，具体包括失眠、睡眠总时间短、入睡困难、睡眠不实、易醒、醒后难再入睡、早醒、多梦；诊次疗效评价类别分为临床痊愈、好转、无变化、恶化4种情况；总体病例疗效评价分为临床痊愈、有效、无效3种情况。建立失眠疗效评价标注平台基于实际诊疗数据的失眠疗效评价指标内容，在ETL数据处理软件中构建失眠病例治疗效果的疗效标注平台，形成失眠病例数据效果标注的方法和流程。在此基础上，发现失眠有效核心药物的主体构成为酸枣仁、远志、茯苓、当归、柴胡、白芍、川芎、甘草、石菖蒲、龙骨，失眠有效核心药物的剂量范围为酸枣仁20~30g，远志10~12g，茯苓10~15g，柴胡10~15g，白芍10~15g，川芎10~15g，石菖蒲10~15g，龙骨20~30g，甘草6~10g。失眠有效核心药物的适应证：①证候类型以肝郁证、血虚证、痰热证、肾虚证为主。②临床症状体征以入睡困难、多梦、易怒、心烦、汗出、头胀、头痛、精神差、心悸、颈部僵硬、耳鸣、健忘、舌淡、苔薄、苔黄为主；失眠疗效影响因素有合并症、证候诊断、症状体征等，而病例基本信息，根据关联系数的大小可知，年龄对失眠的疗效没有影响。研究提示，基于实际诊疗数据的失眠治疗效果标注研究是数据利用分析的重要环节，复杂网络分析的方法初步探讨了基于实际临床数据的失眠有效核心方药的组成、适宜剂量、配伍规律、适应证等内容，为以后失眠方药的深入研究奠定了基础，同时提示，基于实际诊疗数据的复杂网络分析进行中医新方药发现的方法是可行的[175]。

高铸烨利用冠心病临床个体化诊疗平台实时采集病人信息。将使用生脉注射液的病人按是否对证分为对证治疗组和不对证治疗组，并进行冠心病主症量化表计分，利用随机行走模型进行临床疗效评价。评价生脉注射液对症与不对症治疗冠心病的临床疗效。结果提示，对证治疗组 273 例，死亡 4 例（1.47%），不对证治疗组 297 例，死亡 7 例（2.36%）。对证治疗组综合评价指标随机波动最大值为 1472，行走步数为 13 617 次，行走正向增长率为 0.108 1，比值为 9.25，随机波动幂律值为 0.674 2，综合评价指标递增率为 0.470 6，综合评价指标记录次数为 3128。不对证治疗组综合评价指标随机波动最大值为 1030，行走步数为 14 588 次，行走正向增长率为 0.070 6，比值为 14.16，随机波动幂律值为 0.660 6，综合评价指标递增率为 0.312 8，综合评价指标记录次数为 3293。两组随机波动幂律值均大于 0.5。研究发现，生脉注射液治疗冠心病时，病人综合评价指标和接受的干预措施存在长程关联，生脉注射液对症治疗效果优于生脉注射液不对症治疗[176]。

2. 结局指标研究

（1）研究内容概述：针对治疗前后病情变化，可分析干预措施对应的结局指标，找出干预措施的临床适应证。

（2）研究示范：小儿肺炎是小儿肺系的常见疾病，是引起婴幼儿死亡的主要疾病之一。中医药治疗本病在改善患儿症状、体征，缩短病程等方面具有明显的优势。王雪峰通过承担"十五"前期国家科技攻关课题，证实了中医综合治疗方案在该病中的良好疗效。在进行"十五"后期国家科技部攻关项目中引入了数据挖掘这一新的信息处理技术，对小儿肺炎中医临床疗效评价指标和方法。在进行小儿肺炎临床疗效评价研究中，作者先期进行了小儿肺炎的中医辨证规范研究，将其证及证候进行系统挖掘分析，建立小儿肺炎多维的中医辨证规范，研究共筛选出 177 项对小儿肺炎病证诊断有临床意义的证候变量，由小儿肺炎各证的症状、体征出发，从临床方面探讨各证诊断的客观指标及其随病程发展的改变情况，找到证候间未知的关联关系、随着时间点变化的动态变化规律、证候对证诊断的贡献率等，对小儿肺炎各证重新进行规范，与此同时，揭示各证间、各症状间及症状与体征间的关系，从中发现小儿肺炎各证的主要症状和次要症状，并定量确定其诊断价值。上述研究方法不仅可以提高中医病证诊断的客观性和准确性，还有可能发现新的证，为丰富中医理论提供可靠的临床依据。在该研究中，在密集采集临床证候信息的基础上，我们选择性利用聚类算法、关联分析、时间序列分析等方法，结合逻辑分析进行疗效评定指标的挖掘。根据数据挖掘样本量需要，收集 1072 例小儿肺炎临床症状、舌脉等完整信息 177 项，形成临床病例信息数据库，进入数据挖掘，初步得到挖掘后的小儿肺炎疗效判定指标，形成初步的疗效判定标准。为验证挖掘结果，从 1072 例样本数据中随机取出 107 例数据作为验证数据，并采集 200 例非小儿肺炎儿童的数据，与 107 例验证数据混合构成混合样本数据集。经过验证处理后，我们得到挖掘后的疗效评定标准。以将现有的小儿肺炎中医疗效判定标准及小儿肺炎的西医疗效判定标准在验证数据库进行测试，修订有关疗效判定指标，最终构建小儿肺炎的中医疗效评价指标和方法体系。通过该研究，得到了小儿肺炎所属各证的基本构成和构成比、各证所属症状对病证诊断的贡献率、各证相同症状诊断权重的比较、各证所属症状间的关联关系等，在此基础上根据各证候对疾病疗效评价的贡献情况，筛选疗效评价指标；探讨了干预治疗下小儿肺炎证型解体的标志和判定方法，多种疗效评价指标的等价性比较，建立小儿肺炎疗效标准量表及判定程序[177]。

（七）四诊信息研究

（1）研究内容概述：中医舌象、脉象、症状等四诊信息是中医临床数据采集、分析的重点，是选方用药的重要依据，分析各类舌脉象的特点及其与临床病证的关系，是完善中医理论的重要内容。

（2）研究示范：舌诊是祖国医学"四诊"中"望诊"的主要内容，是中医学在长期的医疗实践中，不断总结提高而形成的一种独特的诊断方法。舌象能客观地反映出人体气血的盛衰、疾病的性质，病位的深浅，病情的转归变化，能反映出机体的生理及病理变化，特别是出现病理变化时，舌象会出现不同的舌质颜色和苔质色泽，则是辨证的重要依据。根据出现的不同舌象，可分析疾病的部位、性质、轻重及转归与预后，因此，舌诊对临床疾病的诊断与治疗具有重要的指导意义。

柴雅倩认为血瘀证和活血化瘀治则是我国传统医学宝库中珍贵内容的一部分，任何疾病或疾病的任何过程均可出现瘀血的症状，有关瘀血证与舌象的关系，由于舌具有特殊的解剖结构，因此，瘀血的症状往往在舌上有明显的表现，且有时先于身体的症状出现，这对血瘀证的诊断和治疗具有重要意义，所以瘀血舌在中医舌诊中占有重要的地位。舌诊是诊断和观察血瘀证发展变化的有力佐证，并能对血瘀证的各种不同临床类型做出一定的鉴别，对临床诊断和治疗血瘀证提供了有利的依据，指导临床用药，也体现了中医"治未病"的思想。柴氏检索了民国前瘀血舌文献与《中国生物医学文献数据库》（1978.01-2007.12）、《中文科技期刊数据库（全文版）》（：1989.01-2007.12）、《中国期刊全文数据库》（1980.01-2007.12）现代瘀血舌文献，运用数据挖掘技术，对古代与现代瘀血舌的文献信息进行了整理和挖掘，按照病名、证型、症状、病机、方药等进行结构化处理，提取其蕴含的多方面信息，采用频数统计分析，关联分析、聚类分析等数据挖掘方法进行数据统计及挖掘，进行多角度、多层面的分析，以达到发现规律。古代瘀血舌文献分析结果表明：①舌象多表现为舌紫、舌青、舌黑、舌红、舌暗、舌蓝等；②证候多表现为血瘀证（偏热型）、血瘀证、血瘀证（偏寒型）、气虚血瘀证、气滞血瘀证、心血瘀阻证等；③常见舌象为舌紫和舌青，舌紫多表现在血瘀证（偏热型）、心血瘀阻证与气滞血瘀证，舌青多表现在血瘀证、血瘀证（偏寒型）、心血瘀阻证等。现代医案瘀血舌文献提示：①舌象多表现为舌紫暗、舌瘀斑、舌暗、舌瘀点、舌青、舌紫、舌暗红、舌暗淡、舌下脉紫、舌下脉青等。②证候多为气滞血瘀证、气虚血瘀证、血瘀证、寒凝血瘀证、湿热血瘀证、心血瘀阻证、痰瘀互结证等。③脉象多表现为脉涩、脉弦、脉细、脉沉、脉结代、脉滑、脉数、脉紧、脉迟等。④常用治则多为活血行气、活血化瘀、活血益气、祛痰化瘀、温经散寒活血、化瘀宽心、清热利湿活血等。⑤常用中药分布，以当归、川芎、丹参、红花、赤芍、白芍、桃仁、三七、元胡等为主，辅以柴胡、香附、枳壳、郁金、瓜蒌等药行气解郁，黄芪、党参、白术、茯苓、桂枝、瓜蒌、薤白等补气、健脾、温阳、开胸、散结功用等。⑥不同证型舌象、脉象分布，选取现代医案出现例数较多的证型，如气滞血瘀证、血瘀证、气虚血瘀证、寒凝血瘀证、痰瘀互结证、心血瘀阻证、湿热血瘀证、血虚挟瘀证，分析其舌象、脉象特征。结果气滞血瘀证的舌象以舌紫暗、舌瘀点、舌暗为主，脉象以脉涩、脉弦为主；气虚血瘀证的舌象以舌暗淡、舌暗为主，脉象以脉涩、脉细为主；血瘀证的舌象以舌紫暗、舌青、舌下脉紫、舌瘀点、舌暗红为主，脉象以脉涩、脉细、脉结代为主；心血瘀阻证的舌象以舌下脉青、舌紫暗、舌下脉紫为主，脉象以脉涩、脉结代、脉沉为主；寒凝血瘀证的舌象以舌青、舌紫暗为主，脉象以脉沉、脉紧、脉涩、脉迟为主；湿热血瘀证的舌象以舌暗红、舌紫为主，脉象以脉数、脉涩为主；血虚挟瘀证的舌象以舌瘀斑、舌暗淡为主，脉象以脉细、脉涩为主。

关联度较高的疾病有真心痛、血瘀证。聚类分析提示古代最常见瘀血舌为舌紫、舌青，其证型为血瘀证（偏热型）、血瘀证（偏寒型）、血瘀证，可出现于酒毒等疾病，病位集中在厥阴、少阴，主要病机为热、寒、瘀，病因大多为寒、热、食、火，主要应用的中药为牡丹皮、丹参、赤芍、郁金、桃仁、桂枝、鲜地黄、犀角等，常用方剂为犀角地黄芍药汤、化斑汤等。基于瘀血舌现代医案关联分析表明，最常见的舌象为舌紫暗、舌瘀斑，常发生于胃脘痛、痛经、头痛、胸痹、高脂血症等疾病。其病因主要为气滞、血瘀、痰凝，常见于气滞血瘀证、血瘀证、气虚血瘀证、寒凝血瘀证、痰瘀互结证、心血瘀阻证、湿热血瘀证和心血瘀阻证等。临床症状主要为面色晦暗、肌肤甲错、皮下瘀斑、刺痛、痛有定处、拒按、痞块等。脉象主要表现为涩、弦、细、沉等。病机主要为气滞、血瘀、寒凝、气虚、痰浊等。常用方剂为血府逐瘀汤加减、补阳还五汤加减、桃红四物汤加减、膈下逐瘀汤加减、少腹逐瘀汤加减、通窍活血汤加减、丹参饮加减、活络效灵丹加减、桃核承气汤加减等。常用治则为活血、化瘀、理气、通络。常用中药为红花、丹参、川芎、桃仁、当归、赤芍、白芍、元胡、牛膝、三七等。结果提示，临床各种疾病均有可能出现瘀血舌的症状，而且由于证型的不同，瘀血舌有不同的舌象、脉象、治则等。数据挖掘结果表明，中医舌诊与中医诊断方法学相互促进发展，其应用从舌色、舌下络脉、舌苔单纯的诊断到重视综合诊断，提高了舌象在临床的应用和地位[178]。

目前许多 2 型糖尿病发病时多无明显症状，而舌象在糖尿病的诊治过程中显得尤为重要。贺宏波的研究基于数据挖掘技术，对门诊 2 型糖尿病病人病历中的舌诊记录部分及实验室检查结果等数据进行分析，探索目前 2 型糖尿病病人常见舌象、实验室检查结果中药处方等指标与舌象变化的相关性，以及与中医的痰湿、血瘀理论的内在联系。研究者运用 SQL 语句从所建立的门诊病例 Oracle 数据库中提取所需信息，对舌象、实验室检查、药物进行规范。2 型糖尿病病人舌象分布情况运用 SQL 语言从 Oracle 数据库中提取相关数据，分析舌象分布情况。其采用 pearson 相关分析各变量间相互关系，运用复杂网络 Liquorice 软件关联舌象各要素与中药用药，以点式互信息法（pointwise mutual information，PMI）计算舌象与中药的相关性。研究通过对临床门诊病历进行回顾性分析，初步探讨了在全小林门诊就诊的 2 型糖尿病病人舌象情况。研究发现 2 型糖尿病病人的舌象变化情况与病人年龄、PFG、2 小时 PG、TG、BMI 相关，说明舌象可以在一定程度上反映人体血糖、血脂情况；研究发现糖尿病病人舌象舌红、苔黄厚腻，舌下脉络瘀滞较为常见，这可能提示现代人饮食摄入过多高脂、高蛋白食物，以及运动过少，体内痰湿过剩相关，而出现厚腻苔，痰湿久则化热，继之出现舌质红，苔渐黄，痰瘀互结，痰湿加重会加重血瘀程度，渐而舌下脉络瘀滞，并随着时间渐长而逐渐加重，另外分析了舌象的常见用药，以希望能为临床提供一点指导[179]。

赵天宇基于图像分析技术对全小林教授门诊 208 例 2 型糖尿病各类舌象进行客观化研究，初步探索了目前 2 型糖尿病的常见舌象，分析各舌象差异性，阐述其与现代糖尿病病因、病机特点的内在联系，进一步探讨舌诊的标准化、定量化在 2 型糖尿病研究中的价值，从而对中医个体化辨证论治提供可靠客观依据。研究采用 Filemaker 门诊病例管理系统导出全部电子数据，并从舌象图片库找出原始舌象图片运用 photoshop 软件测定舌质与舌苔的 R、G、B、R+G+B、R/R+G+B、G/R+G+B、B/R+G+B、L、a、b 值，用统计软件 SPSS 19.0 分析各舌象有无统计学差异。结论得出采用图像分析技术对全小林教授门诊 2 型糖尿病病人舌象进行了客观化研究，运用计算机 photoshop 软件把舌象的表达方式由传统的中医诊断学的分类方法转化为数字量化方法，发现 2 型糖尿病病人舌象以舌暗红、苔黄厚腻、舌下脉络瘀滞较为常见，并具有不同的RGB、Lab 量值，与其他舌象有客观差异性，与中医临床实际的主观判断相符合，说明舌诊的客观量化是可以实现的[180]。

脉诊是中医重要的诊断方法之一，素以把握难度之高而见称。古代和近现代医案、医话是中医学的宝贵财富之一，其中蕴藏着大量有关脉诊的宝贵经验，对其进行挖掘和整理具有重要的理论与实践意义。但因形成的年代久远，论述方式各异，给整理者带来了巨大的困难。刘氏认为将计算机数据库挖掘方法导入中医的脉诊研究十分必要，也是一条有效的捷径。作者采用数据库挖掘技术对明清及近现代 3000 余例医案进行规范、系统整理来分析病、症、脉的相关联系，探讨中医辨证规律，为中医脉诊研究探索一种新的研究方法。研究分五步进行：①原始数据整理将明清及近现代医案 3006 例进行拆分，将每个病案拆分为病名、证型、舌象、脉象、症状 5 项，分别将病案中的相应部分植入相应表格中（excel）；②数据的统一、规范化参照现行中医五、六版教材中的病名来作为参考，证型以中医诊断学中八纲、脏腑、卫气营血等辨证名称为依据，舌象分为舌质、舌苔进行分析，脉象以现行二十八部脉为参考标准，症状参照现行中医五、六版教材中的有关论述规范名称；③建立数据库；④计算机编程；⑤统计分析。结果显示了病名与脉象之间、脉象与病名之间、证型与脉象之间、脉象与证型之间的联系。其全面性、系统性明显优于目前运用的方法[181]。

近几十年来，数据库技术和大容量存储器等硬件的快速发展，使得人们收集数据的能力得到进一步的提高。医疗信息化的发展，诊断数据量的激增，需要结合数据挖掘技术进行深入分析，提取有潜在意义的知识。吸毒严重危害人体健康，破坏人的中枢神经系统，致使人体其他器官功能失调和组织病理变化。王欢欢根据中医诊断学理论，脉象信号中包含着极为丰富的心血管系统等生理病理信息，对诊断具有重要的临床价值。作者以在重庆戒毒所采集的 15 例健康正常人和 15 例海洛因吸毒者脉象信号的实测数据为研究对象，选用 SAS/EM 数据挖掘工具，建立 C4.5 决策树和 LMBP 神经网络分类模型，对脉象信号进行识别。为了更好地从大量冗杂数据中挖掘出有用的知识，首先要对数据进行预处理。小波变换在时频域具有良好的局域化特性，非常适合脉象这种非平稳信号的分析。除了采用时域信号作为特征输入，进行两种脉象信号的初步划分，本文还采用以 db4 为小波的 Mallat 多分辨率算法，对 30 例脉象信号进行三层分解提取细节系数作为第二类特征输入，从而达到数据转换目的，为进一步的分类做准备。C4.5 决策树方法是基于机器学习的数据挖掘方法，它形式简单，分类速度快，可以较好地解决小样本的学习问题。作者建立了 C4.5 决策树分类器对吸毒者进行检测识别，以信息增益率进行属性选择。结果表明，当以时间域属性作为特征参量，输入 C4.5 决策树模型时，识别率达到 93.3%。当选用提取的各层细节系数作为特征输入时，最优识别率为 93.3%，虽识别率一致，但提高了稳定性。BP 人工神经网络，具有很高的容错性和可靠性，其自组织性和自适应学习能力大大放松了传统识别方法所需的约束条件，非常适合用于研究生物医学信号。为了进一步提高分类性能，本节还重研究了 Levenberg-Marquardt BP 算法，并建立单隐层（H1）和双隐层（H2）的 BP 网络分类模型。将第三层细节系数作为特征参量，分别训练和测试单隐层 BP 网络（H1）和双隐层 BP 网络（H2），实验结果表明：H1 和 H2 分类准确率均为 96.67%，但 H1 的平均误差较低。最后，本文对几种方法在 ROC 曲线下面积、误判率、可解释性等方面一一进行对比。综合分析得出：以提取的第三层细节系数作为特征向量，选用单隐层 LMBP 网络模型分类时，识别效果最佳[182]。

中医医案是医家的临床经验及思维活动的反映形式，体现了中医理法方药的综合应用。其价值如近代名医秦伯未在其《清代名医医案精华》中序曰："合病理、治病于一，而融会贯通。卓然成一家言，为后世法者，厥惟医案。"通过对医案的梳理和统计分析，以便总结前贤的诊疗经验，从而把握疾病的中医辨治规律，丰富和发展传统中医理论。陈涛将中医医案与中医的舌诊脉诊理论相结合，通过建立中医病案 OLAP 系统，对从《中国现代名中医医案精华》等著作中收集的 269 位医家共 4400 个案例进行实例研究，从而了解当代名医大家对于舌脉诊的认识，舌脉象与病证的相关性，证实望舌与切脉在中医诊断学中的意义，以期能丰富中医望诊和切诊的内涵，促进中医诊断学的规范化研究。利用 OLAP 系统对当代名医舌脉诊医案进行统计分析。根据课题设计目标和研究方法，分别就医案的选择和研究指标，医案中病人的一般情况统计，舌象信息的总体分析及各类舌象特征的统计，舌象特征与病因病机关系，脉象信息的总体分析及各类脉象特征的统计，脉象特征与病因病机的关系，舌象、苔象、脉象之间的相关性，八纲典型舌脉统计分析，证候的舌脉象统计，舌、脉、症从舍关系分析，部分疾病的病因病机、常见证候及舌脉象分析结果做了阐述。第四部分是对当代部分名老中医舌脉诊经验和特色的整理。该部分选取蒲辅周等 12 位当代名医，对其舌脉诊经验和特色进行了总结提炼，形成重要的文献资料。研究提示，该部分对本课题的创新之处、研究结论、成果的价值及意义等做了高度的概括。本课题创建了基于互联网的中医病案 OLAP 系统，运用 OLAP 系统及技术对舌脉诊医案进行大样本数据分析与处理，借助名医临床应用案例对舌脉象的主病趋势和应用范围进行回顾性调查，对舌脉象主病理论提出部分新见解。研究发现舌诊中记载最多的是苔质，脉象中复脉的出现频率要远大于单脉，两者之比为 4.27∶1；对 9 种舌色、10 种舌形、8 种舌态、8 种苔色、10 种苔质、28 种单脉和 5 种复合脉象的主病关系进行了系统的统计分析，阐明了产生这些舌、脉象的外感病因病机和内伤病因病机；提出了舌脉象主病的一些新观点、新见解。如白苔亦主热证；迟脉不是寒证主脉；嫩舌也主实证；湿热为患弦脉多等。淡白舌白苔的兼现率为 90.31%，红舌黄苔的兼现率为 61.08%，红舌数脉的兼现率为 56.39%；绛舌腻苔的兼现率为 42.30%；对 2975 例有八纲归类的病案进行了典型舌脉象分析，结果表明，厚苔、沉脉对于里证，迟脉对于寒证，虚、实脉对于虚、实证，其临床诊断意义不明显；比较了 83 个证候的舌脉象医案统计，结果与《中医诊断学》五版教材存在着异同，两者舌脉象完全相同的有 24 证（占 28.92%）；舌脉象均有差异共 26 证（占 31.33%）；舌象有差异共 9 证（占 10.84%）；脉象有差异 24 证（占 28.92%）。舌象符合率为 57.83%；脉象符合率为 39.76%[183]。

（张润顺　周雪忠　王映辉）

第二节　中医临床经验传承

一、中医临床经验传承研究背景

中医药创新发展规划纲要（2006—2020 年）根据《国家中长期科学和技术发展规划纲要（2006－2020 年）》提出了推动"中医药传承与创新发展"的重点任务，提出中医药发展要坚持"继承与创新并重，中医中药协调发展，现代化与国际化相互促进，多学科结合"的基本原则，推动中医药传承与创新发展。有效集成国内外资源，开展中医药的知识创新和技术创新，有可能突破中医药传承与创新发展中的关键问题，现代科技发展为中医药传承创新提供了有力支撑。随着信息科学、复杂科学和系统科学为前沿的世界科学技术迅猛发展，自然科学与人文科学间相互交叉、渗透、融合，新兴学科不断产生，不断增长的海量知识、大量的数据库分析工具和技术，为证实和阐明中医药理论的科学内涵及关键问题的解决提供了新的方法和可能，为中医药的跨越式发展提供了可能。中医临床信息学就是顺应这一趋势，利用信息技术，创新研究思路与方法，开展中医临床经验传承研究工作。

中医临床经验的传承中，除了基于临床病历资料或临床医案的总结、整理外，重点应做好名老中医经验的传承工作，本节将重点论述有关名老中医经验传承方面的内容。名老中医是在长期医疗实践中历练出来的，是具有丰富临床诊疗经验的专家，是中医药学术的带头人，是解决疑难疾病问题的主力军，他们代表着当代中医的最高学术水平，是中医行业的宝贵财富，为医学事业的发展和人民的健康做出了卓越的贡献。目前大多数名老中医年逾古稀，许多老先生相继去世，其学术经验和专长面临失传的现象非常突出，有效地抢救名老中医临床经验的任务迫在眉睫。为此，一方面，必须继续努力做好名老中医药专家学术经验继承工作。自1990年确定首批老中医药专家至2012年，国家已经启动开展了五批全国老中医药专家学术经验继承工作，取得了显著成效。另一方面，随着大数据时代的到来，真实世界中医临床科研范式的形成及实践积累，为中医临床经验传承提供了新思维、新技术和新方法，必须积极探索中医临床经验传承的创新模式和方法。

系统总结目前名老中医经验传承的主要模式，归纳起来主要有：师承授受模式，基于文献资料总结模式，借助临床流行病学观察验证模式，运用现代科学技术分析挖掘与展示模式等[184]，传承内容主要包括继承名老中医独特的学术思想、诊断经验、治疗方法、处方配伍等内容[185]。

1. 通过师承方式传授名老中医经验

师承授受是中医最传统的临床经验传承模式，强调师徒之间的交流与配合，老中医言传身教，继承者耳濡目染，逐渐培养对中医的悟性。这一模式灵活、鲜活、个性化强，能够充分体现和发挥中医个体化诊疗模式和辨证论治的诊疗特色，符合临床实际，是保持中医特色、反应中医诊疗特点的重要方法，也是中医药传承事业中不可忽视的重要途径[186]。具体有名老中医带徒、研究生教育、优秀中医临床人才研修项目及中医药传承博士后等多种实现方式[187]，有个体层面的"一对一"拜师学艺，还有国家层面的"老中医药专家学术经验继承工作"制度。国家先后开展了五批全国老中医药专家学术经验继承工作，采取师承模式培养中医药人才，充分体现了国家对师承模式的认可和重视。

师承模式有"一对一"的局限性，受众面较少，人才的培养和成才较慢，传承结果受到继承者的个人能力、科研素质、跟师学习的悟性、跟师时间的长短、师徒之间的配合与默契等诸多因素的限制，能真正体现名老中医经验内涵和精髓的成果不多[188]，尤其是面对当今名老中医越来越少的形势，这种方法显然远远不能满足现实需要。

2. 通过既往文献资料总结名老中医经验

中医几千年的发展历程中，在每个时代都积累了大量的、有重要价值的文献资料，包括众多名医名家宝贵的临床医案，其中蕴含着名老中医丰富的学术思想和临床经验。有医家个人的医案著作，如《吴鞠通医案》、《蒲辅周医案》等，还有各种医案合编、汇编，如《名医类案》、《清代名医医案精华》、《现代医案选/现代著名老中医名著重刊丛书》等，各种期刊杂志、报纸等也记载了名老中医的宝贵经验和临床案例。利用传统文献学研究方法，全面收集名老中医的文献资料，进行分析鉴别、归纳整理；或在传统文献学整理的基础上，结合数据库技术，建立名老中医文献数据库，总结名老中医经验[189]。

利用文献整理模式进行名老中医经验传承，前期需要人工大量收集汇总名老中医的文献资料，不仅工作繁重，工作量大，也很难全面收集到相关文献资料，可能得到的信息量相对较少，且往往停留在某位医家或是其著作的学术思想的总结评述上，或是文献资料的一般性整理出版，对名老中医中长期的甚至是整个医疗生涯的临证诊疗经验往往缺乏系统整体的记录和有机关联的整理研究，也缺乏名老中医之间基于同期的研究资料的记录和比较研究。

3. 采用临床试验验证名老中医经验

临床流行病学引入了现代流行病学及统计学等有关理论，创新了临床科研的严格设计、测量和评价的临床科研方法学[190]，要求在进行临床科研时，需要事先周密设计，实施中准确测量，最后进行合理的评价。目前常用的临床科研设计方案有前瞻性研究、回顾性研究、描述性研究等，其中随机对照试验 (randomized controlled trial，RCT) 是现代医学界公认的最好的临床科研实验方法，被公认为评价疗效的"金标准"。在临床流行病学方法的指导下，中医药领域开展了大量的临床研究工作[191]，1983 年报道了第一个中医药 RCT 试验[192]，此后中医药 RCT 的数量逐年增长。在名老中医经验整理研究方面，一般都是选取名老中医临床运用疗效较好的方法、方剂等进行临床验证性研究。

相比真实世界的研究，RCT 是一种理想条件下的研究，进行大规模的临床 RCT 所需费用大，耗时长，课题开展有一定难度；RCT 有严格的纳排标准，选择病例有一定的局限性，研究结果的代表性相对较差，不能代表疾病的全貌，不能揭示疾病的总体规律。正如名老中医经验的 RCT 研究结果，最多只是某位名老中医对某种单一病情的辨治经验，不能全面地体现名老中医的学术思想[193]。

4. 运用现代科学技术分析挖掘和展示名老中医经验

现代科学技术的发展尤其是数据库技术、网络技术及统计技术等，为中医临床经验传承提供了新的方法和途径，特别是数据挖掘和计算机技术的结合为临床复杂数据的分析及规律的发现提供了重要的技术支持。自 1978 年第一个中医专家系统问世，全国先后研制出 220 多个专家系统，中医专家系统经历了由高潮到低潮，再经缓慢发展之后到逐渐复苏的过程[194]，研究的重心渐渐从基于规则的专家系统转向能否为模拟老中医的思维过程建立有效的数学模型[195]。随着人工智能技术、信息技术及数据库技术的迅速发展，有关中医临床信息采集、辅助诊疗、分析挖掘、临床决策支持等新产品不断涌现，也为名老中医经验传承提供了更广阔的研究空间。

目前运用现代科学技术分析展示名老中医经验多数是在既往文献资料整理或临床试验设计的基础上开展的，一般样本量不大，而且缺乏必要的知识库、术语标准库等支持，缺乏既懂中医又懂计算机及数学的复合型人才，所用的方法和建立的数学模型没有突破，可能并不符合中医学特点，获得的结果难以得到行业内的认可。

随着疾病谱的变化与老龄社会的形成，医学目的、医学模式的转变，国际上效果比较研究的兴起，真实世界的临床研究越来越受到重视。同时，数字信息技术的快速发展，大数据时代的到来，数据已成为了重要的生产因素。对于中医辨证论治个体化诊疗、整体调节的优势特色，只有在真实世界的条件下，才能充分地得到实施和发挥。充分利用大数据时代的"思维、技术和数据"[196]，创新与变革中医的临床科研模式，形成符合中医自身发展规律的临床科研范式，指导名老中医经验传承研究。

二、名老中医经验整理研究思路

中医药干预人体这一复杂系统是通过整体调节来发挥作用的，治疗措施多为复杂干预，用一般的随机对照 (RCT) 临床研究方法难以解决其经验总结及知识发现问题。与现代医学以生物学指标评价为主不同，中医临床更注重病人自身感受，通过医生对临床信息的获取、加工处理之后，进行分析归纳推理，然后做出判断，并根据干预病人之后的信息反馈，进行动态调整。如今随着大数据时代的来临，将真实世界中医临床实践中所产生的信息数字化、数据化，在大数据管理和分析工具的辅助下，能够从不同思维角度去再现、分析、重构。

刘保延教授带领研究团队，通过十几年不断的探索、实践和积累，逐渐形成和提出了真实世界的中医临床科研范式，设计并研发了"中医临床科研信息共享系统"，建立了中医临床实践数字化、数据化的工具与复杂海量临床数据管理和利用的技术平台，在全国中医临床研究基地中得到了广泛推广应用，也积累了众多名老中医的临床诊疗数据，名老中医传承研究，可以从真实世界的临床医疗记录中直接提取相关数据。真实世界中医临床科研范式是为名老中医经验传承的研究模式的创新和变革，基于此研究模式，建立海量名老中医临床经验数据的传承研究将更有临床意义。因此，基于真实世界临床诊疗实践，利用信息技术和数据挖掘技术开展中医临床经验传承研究将成为重要的途径之一。

在中医临床信息学学科带头人王映辉研究员带领下，基于临床科研信息一体化理念，在真实世界中医临床科研范式指导下，探索名老中医经验传承新模式。在方法学上，进行了名老中医经验传承研究模式的探索，提出了"人机结合、以人为主"的名老中医经验整理研究方法。技术上，研发了名老中医临床信息采集系统，制订了名老中医电子病历动态结构化数据录入规范，实现了名老中医临床诊疗信息的结构化、规范化采集；基于结构化临床数据，建立了面向临床科研的中医临床数据仓库；利用信息技术及数据挖掘技术，建立了名老中医经验挖掘平台，可进行名老中医临床要素的多维关系分析，实现临床经验的知识发现。应用上，利用自主研发的复杂网络分析系统，总结当代名医治疗肝脾不调证的临床用药配伍特点及加减变化规律；利用无尺度网络模型分析和临床典型病历相结合的方法，挖掘路志正教授临床核心方药；系统分析总结名老中医田从豁教授的临床诊疗经验及学术思想；进行了名老中医经验共性规律及个性差异比较研究等。经过十几年不断探索实践，总结形成了名老中医经验传承创新模式，即在真实世界中医临床科研范式的指导下，基于临床科研信息一体化理念，利用临床科研信息共享系统技术平台，全面、规范、准确、及时地采集名老中医的临床诊疗信息，经过数据的导入集成、数据的预处理及整理，分析挖掘等阶段，人机结合、以人为主，系统分析整理名老中医的学术思想及诊疗经验，促进名老中医的"经验"向"知识"再向"证据"转化，实现"临床信息采集—挖掘提取经验—临床应用验证—机理机制研究—理论指导临床"的阶梯递进，开创名老中医经验传承新模式[197~203]（图 5-2-1）。

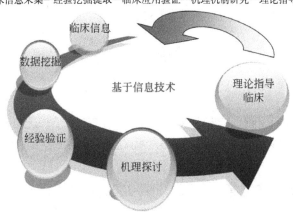

图 5-2-1　名老中医临床经验传承新模式

在信息及智能技术不断发展的今天，以数字信息为载体的智能方法研究大大推动了各领域信息应用的深入发展。数据挖掘技术作为在海量数据中进行知识发现的方法，已经成功应用于诸多领域并取得了显著成果。大量能够反映名老中医真实诊疗过程及经验的数据是进行名老中医临证经验和学术思想分析的基础。几十份、几百份病例不能说明问题，专挑直观疗效好的病例也不能说明问题，需要有计划、持续性地对名老中医几年、几十年乃至一生的诊疗数据进行全面记录，形成名老中医临诊数据库，在此基础上对老中医临证经验的分析和研究才能具有科学价值。当前计算机数据处理技术已经具备了处理海量数据的能力，并能够发现创新的模式和知识。研究数据挖掘方法，人机结合，辅助专家从大量的数据中提取和获取简洁的框架知识和模型，将能大大提高名老中医经验研究的效率和准确性，为形成与传统经验传承互补的新模式拓展新的道路。

近 10 余年来，国家科技支撑计划、各省市地方项目等相继对名老中医传承研究给予大力支持，实践证实，基于名老中医临床诊疗实践，借鉴信息技术和数据挖掘技术开展中医临床经验传承研究已经成为重要手段之一，并且已经探索建立了一整套技术体系支撑这一宏伟工程。

三、基于信息和数据挖掘技术的中医临床经验传承研究方法

借助真实世界的中医临床科研方法和技术，基于信息技术和数据挖掘技术的中医临床经验传承研究涉及名老中医经验相关临床数据的获取、数据的存储、数据预处理及分析挖掘等几部分内容，需要建立名老中医临床诊疗信息数据库，利用适宜的研究方法，揭示名老中医临床思维模式、诊疗规律和经验总结，形成相应知识库，并进一步在临床中推广应用（图 5-2-2）。具体研究过程如下。

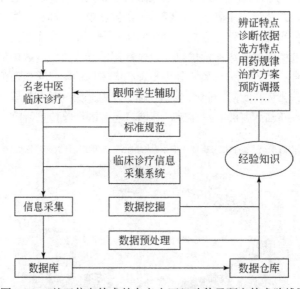

图 5-2-2　基于信息技术的名老中医经验传承研究技术路线图

（一）中医临床信息采集

名老中医在长期临床诊疗实践过程中形成了大量鲜活的临床病历资料，其中蕴藏着名老中

医宝贵的学术思想和临床诊疗规律。虽然既往形成了不少的医案，但这些医案多以纸质媒介保存，或以纯文本电子文档形式存储，无法实现临床经验的展示与分析。要使这些医案变成信息技术可分析的数据，必须将医案信息数字化、数据化、标准化。因此，在名老中医临床信息采集过程中必须注意几点：一是要全面、准确地收集名老中医的诊疗信息，特别是与疗效相关的资料，同时保留其原始自然语言书写的文本病历内容；二是要尽量将病历信息数据化，转变为结构化信息；三是整个信息采集过程要以标准化、规范化为基础，可通过以下技术方案来实现这一要求。

1. 确定名老中医临床信息采集要素

凡是与名老中医临床经验有关的因素，均是需要采集的临床要素。根据既往研究经验总结，主要包含以下临床要素。

（1）一般信息：病人的人口学基本信息。

（2）病史：符合老中医临床思维习惯、满足临床需求的全部记录，重点是与辨证论治密切相关的病因、刻下症等信息。

（3）舌、脉象及其他望闻切诊信息：舌、脉象信息是最具有中医特色的临床信息之一，既要记录专家本人对病人舌脉象的判断，同时也可记录舌象、脉象仪器检测的客观信息；病人表现的其他望闻切诊信息，也需同时采集。

（4）理化检查：记录病人的化验及其他检查结果。

（5）诊断：诊断包括中医疾病诊断、中医证候诊断及西医诊断，并记录修正诊断和补充诊断。

（6）辨证要点：记录名老中医对疾病的辨证论治要点和体会。

（7）治则治法：包括治疗原则及治法，可根据干预措施的不同，记录中药治法、针灸治法等。

（8）中药处方：老中医中药处方，包括药名、药物在方中的序号、剂量、特殊用法、剂数、给药方式等；也可同时记录药物的君臣佐使关系。

（9）中成药及西药处方：病人应用的中成药及西药处方。

（10）针灸处方、穴位及针刺方法等信息：使用针灸治疗者，记录针灸治疗的穴方、穴位及针法灸法等。

（11）其他治疗记录：病人接受的其他治疗。

（12）预防与调摄：记录名老中医临床使用的预防保健及调摄护理措施。

（13）随访与跟踪：对症状、体征、检查结果等变量进行追踪和随访的结果。

（14）结局评估：利用分别由医生和病人从各自的角度对治疗效果进行客观评价的信息。

2. 名老中医临床诊疗信息采集

名老中医临床诊疗信息采集属于中医临床信息过程模型中的信息获取与传递子过程。实现以上要素的采集需要一个完善的采集系统，应充分利用现代信息技术及计算机技术，设计结构化名老中医临床诊疗信息采集系统或结构化电子病历系统采集相关信息，或利用信息技术，将临床已有的半结构化数据、文本数据转化为结构化信息，同时，集成病人在诊疗中形成的HIS、LIS、PACS 数据。

（1）结构化名老中医临床诊疗信息采集系统：名老中医临床诊疗信息采集系统要求对名老中医临床信息能够进行动态、多维、结构化的采集，同时保留原始的文本病历信息，使名老中医的临床数据直接转化为可分析利用的结构化数据。系统具有标准化临床术语支持，内置了临床信息相关的各种国际标准、国家标准，包括中医疾病诊断、中医证候诊断、西医诊断、症状体征类、治则治法、方剂、中药、穴位、辅助检查、结局评估等术语，同时满足现代医学 SNOMED 等标准规范的要求。界面采用类似 Word 功能的所见即所得的操作界面，前台为符合正常语言习惯的文本病历信息，后台存储为结构化信息。系统支持病人所有临床信息结构化存储，同时支持自然语言描述性输入。各临床要素与病人就诊信息关联，建立数据库。采集系统提供大量的结构化模板支持，模板设计灵活，同时可将任意内容的病历存储为模板，支持用户自建结构化临床医疗文件模板，与医院信息系统对接，在诊疗过程中实时采集病人临床信息。根据不同的研究主题，制订名老中医电子病历动态结构化数据录入规范，实现名老中医临床诊疗信息的结构化、规范化采集，既能满足临床，又能服务于科研。临床使用的结构化电子病历，通过优化设计，建立满足名老中医经验传承的采集方案及模板，即可作为本研究的采集工具。

（2）半结构化数据通过转化或文本病历经自然语言识别，形成结构化数据：针对目前部分医院仅使用了电子处方系统，电子病历多使用半结构化或纯文本的电子病历系统，为使这些临床病例数据直接转化为可分析的数据，可借鉴信息技术及计算机技术，基于术语标准规范、机器学习方法形成的语料库，构建"半结构化数据结构化转化系统"、"中医临床自然语言识别系统"。初步转化后的数据，人机结合，由临床专家进行审核，确认无误后，形成最终的结构化临床数据，进行分析挖掘（图 5-2-3）。

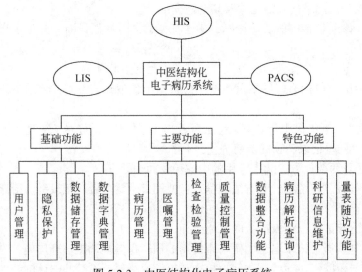

图 5-2-3　中医结构化电子病历系统

（3）科研病案的管理：科研病案的最大特点是基于科研目标，对采集内容等有特殊的要求，因此，科研病案采集时，既要满足临床需要，同时又需要进行严格的质量管理，以满足科研需要。对于为科研专门采集的科研病案，医案与科研课题存在紧密的相关性。如果科研医案基于临床实际病例采集，则需要在电子病历系统中设置相关科研课题信息，可将该医案与科研课题关联，同时，在电子病历系统中，对采集内容、采集时点、不良反应等有严格的要求并进行全面、准确的记录，以确保医案符合质量要求。

（二）中医临床数据预处理

中医临床数据预处理属于中医临床信息过程模型中的临床信息加工、处理子过程。数据预处理是数据分析挖掘前的重要工作，需要大量的人力，占所有过程总工作量的40%~60%以上。通过数据预处理，可使数据进一步规范，确保分析挖掘结果更加科学、可信；针对不同的研究目标，数据预处理主要包括数据转换、拆分、补充等；同时，通过预处理，可进一步提高临床数据质量。为提高数据预处理的效率，业内专门开发了数据前处理软件（extract-transform-load, ETL），基于规则的方法进行预处理。根据中医临床要素，名老中医临床经验数据的预处理主要包括中药、中成药/西药、方名、治法、诊断、症状体征类、实验室检查、物理检查等。数据预处理的方法和步骤与一般数据预处理基本相同，通过建立规则数据集，利用计算机完成数据预处理。名老中医数据预处理，在建立规则数据集时，需要结合分析挖掘目标，名老中医本人意见等，人机结合，进行数据的整理。

不同的统计软件及分析挖掘方法对数据格式有不同的要求，如数据库的数据与分析挖掘软件要求的数据格式不相符，可通过字段名称序列化、纵向数据转化等方式，对数据格式进行加工处理。字段名称序列化可将字段名为汉字的表，转化为统一的英文变量名；纵向数据转化，可将纵向数据转化为横向数据，使数据能满足国际通用统计分析软件数据格式的要求。字段名称重新序列化后，以新的编码作为字段名称时，输出的分析结果均以新的编码显示，籍于分析结果主要面向中医临床人员，临床人员更容易接受实名显示中医术语，为此，在输出结果时，一般要求将重新序列化的名称替换为原来的真实名称（图5-2-4）。

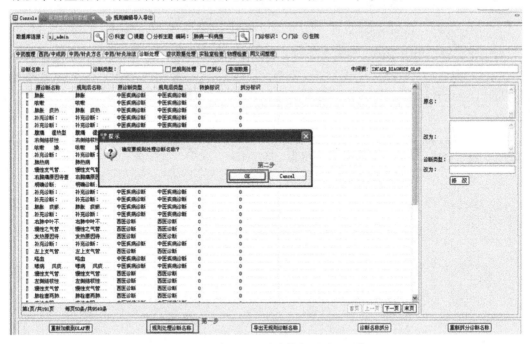

图 5-2-4　名老中医临床数据预处理系统

（三）分析挖掘内容

1. 名老中医辨证经验

名老中医在临床实践中形成了独特的辨证经验，通过分析症状与证候的关系，疾病的证候特征，以及证候相兼规律等，可总结名老中医的临床思维模式。辨证经验的发现和总结路径为：

通过一般的频数统计分析，确定疾病分布特征；通过对研究病种的临床表现特点、证候的初步统计，总结其总体的辨证特点；分析挖掘每一病种、每一证候的临床特点；分析证候相兼特点及证候相兼与症状的关系；总结以上经验，人机结合，结合专家访谈等方法，确定辨证经验知识。在分析辨证经验时，要注意分析专家辨证与一般的辨证方法（如来自国家标准及教材的辨证原则）有何异同，同时注意结合疗效，只有临床疗效好的辨证思路才具有临床指导价值，同时，还可分析国标或新药临床研究指导原则标准在临床中的适用性问题。

2. 名老中医用药经验

名老中医在几十年的临床实践中，积累了大量用药经验，或形成了有效经验方，可以通过用药规律研究，结合疾病诊断、证候诊断、症状特征，分析名老中医针对某一类具体病证的核心处方，分析名老中医根据病人的个体化特征，临证常用药物的加减变化，还可分析不同名老中医同病异治问题及对同一方法的不同理解及应用等的比较研究等。

3. 综合经验分析

综合经验是指对名老中医创新的理论认识、辨证方法、治则治法及选方用药／针灸／其他中医药治疗的综合分析及总结，形成了名老中医针对某一临床问题，如某疾病、某证候等某类人群的诊疗方案、证治规律等。

（四）中医临床经验的分析挖掘模型及方法

1. 名老中医临床经验模型

数学建模就是用数学语言描述实际现象的过程。数学模型一般是实际事物的一种数学简化。中医临床数据的分析挖掘，必须在中医理论指导下建立数学模型，基于该模型对数据进行存储及管理，选择适宜的分析挖掘方法进行分析，才能得出科学可靠的结论。中医临床辨证论治过程是一个"病－症－证－治－效"密切相关的、对病人状态进行动态调整的过程，而其中尤以"证（症）－治－效"三者最为关键。因此，我们将名老中医临床经验模型概括为"证－治－效"模型（图 5-2-5）。

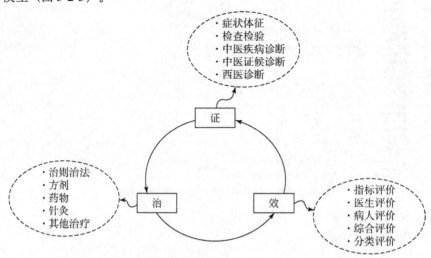

图 5-2-5　名老中医临床经验的"证－治－效"模型

该模型中，"证"指临床表现及诊断，包括中医疾病诊断、中医证候诊断、西医疾病诊断，临床所见，症状、体征、检验检查结果等；"治"是指临床各种干预措施，包括治则治法、方剂、药物，或穴位针灸、其他治疗等；"效"是指干预措施的作用结果，包括通过生物学指标、病人本人及医生等对治疗结局的判断。由于人体是一个有机的整体，临床诊疗过程是一个完整的过程。名老中医临床诊疗信息的采集与挖掘均需围绕这些要素，他们之间存在着复杂的多维关系，名老中医的经验就蕴含在这些因素间的多维关系中。分析挖掘这些临床要素的关系，是获取中医经验知识的有效途径，应用不同的方法，可发现其中蕴含的显性知识及隐性规律。

2. 名老中医临床数据仓库模型

将以上名老中医临床经验要素，用计算机技术的方法加以表达和实现，用数据仓库的形式表达出来，即中医临床经验的计算机模型。数据仓库模型中保持原始信息不变，通过增加必要的中间表、规则表或者字典表，可根据研究目标等实现数据预处理及转化等，保证了中医临床数据的存储管理、数理统计和分析挖掘。

3. 名老中医临床数据的汇总、转化与管理

将不同的临床采集系统采集的名老中医原始信息导入数据仓库形成名老中医临床诊疗信息数据仓库，实现对原始数据进行数据预处理（数据审编），是进行数据分析的前提和基础。这些工作借助中国中医科学院开发的数据预处理系统（ETL 系统）来实现。对于"结构化名老中医诊疗信息采集系统"采集的病案信息，直接应用 ETL 导入数据仓库并进行数据预处理。若原始数据为半结构化信息，如"十五"科技攻关计划"名老中医临床经验、学术思想传承研究"项目形成的名老中医医案数据，亦可通过 ETL 系统分步处理，最终形成符合临床数据分析挖掘要求的结构化数据。实施流程如图 5-2-6 所示。具体步骤分为以下几个部分。

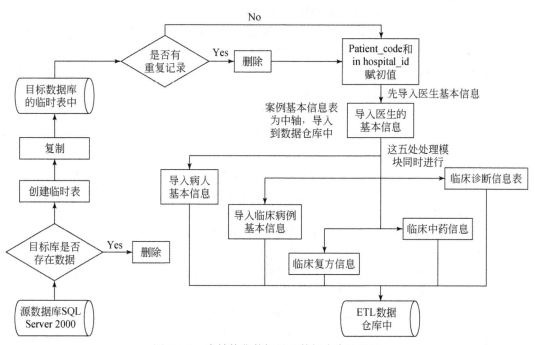

图 5-2-6　半结构化数据导入数据仓库流程图

（1）原始数据到数据仓库源数据库（ODS）的导入：临床及科研业务系统的原始数据库存储在 SQL Server 2000、Oracle 或其他多种数据库系统中，首先将原始数据导入到数据仓库的源数据库（operational data store，ODS）中，作为病例等临床诊疗信息的原始资料，这是一个类似数据复制的过程。目标数据仓库中的表结构内容，是在大量分析原始临床诊疗数据的基础上设计并创新的，能够满足不同来源数据在不改变其原始信息的情况下进行数据汇总集成，导入过程中数据及内容基本不做转换。其主要包括医生基本信息表、案例基本信息表、病人基本信息表、病人就诊信息表、临床诊断表、四诊信息表、治法、方名、药物信息表，以及各类包括编码的字典表等。导入时将原始数据与目标数据逐一建立对应关系，进而实现数据的自动导入，导入过程中要进行核查，确保导入过程中各数据的种类及记录均与原始信息一致。

（2）数据仓库源数据库（ODS）到细节数据仓库的导入：ODS 数据仓库是按照名老中医经验数据仓库模型建立的，旨在最大程度地保留原始的溯源信息，而数据仓库要满足数据分析挖掘，能够面向主题，实现数据利用的物理模型，此即名老中医经验数据细节数据仓库，ODS 数据库与细节数据库的对应关系是相对固定的，导入过程也是由 ETL 自动完成的，导入过程中实现去除重复、自动序列化等，导入过程中同时需要进行核查，以确保 ODS 数据完整、准确地导入到细节数据仓库中。细节数据库主要信息表包括医生基本信息表、病人基本信息表、病人就诊信息表、临床病历基本信息表、临床诊断信息表、临床复方信息表、临床中药信息表、临床医嘱信息表等近百个。主要信息表的内容如下。

1）医生基本信息表：包括医生的工作单位、科室、职称、编码等信息。

2）病人基本信息表：主要包括姓名、性别、民族、出生年月日、婚姻状况、职业、籍贯、现住址、电话、邮箱、文化程度、职称、职务、身份证号等，根据是否涉及病人隐私分两个表存储，隐私信息通过加密存储，这些基本信息如为编码，则需要根据国家标准统一编码，如性别编码、地区编码等，相应字段的存储格式要保持一致。

3）病人就诊信息表：即病人在医院挂号就诊时形成的与就诊相关的基本信息，包括医院名称、病人编号、就诊时间、就诊科室、经治医生，以及根据病人基本信息表中的病人信息自动形成的病人年龄等信息。在 ODS 数据库中原始来源就诊编码，当导入到细节数据仓库时重新编写统一的就诊编号，以方便综合分析。

4）临床病历基本信息表：主要记录病历记录中的四诊信息，包括主诉、现病史、既往史、个人史、过敏史、家庭史、舌脉象、其他望诊信息、闻诊信息、切诊信息，以及既往检查检验信息。

5）临床诊断信息：包括中医诊断类别、中医诊断名称、西医诊断，每一类诊断均可为多条。

6）临床复方信息表：包括与中医处方相关的治则治法、方名、用法、剂数、剂型等，如方名为数字编码，需要与方剂字典的编码及名称对应。

7）临床中药信息表：包括中药对应的处方编码、中药名称、中药编码、剂量、在处方中的序号等。

数据仓库中同时建立了其他临床诊疗信息表，如针灸方名治法表、穴位表、临床结局表等，可根据实现病例数据情况酌情导入。

复诊信息导入时，用上面同样的方法，通过 ETL 导入到数据仓库中。

（3）数据整理及核查：数据处理的目的是对结构化或半结构化数据进行进一步规范及处理，转化为可分析的数据，其处理方式与本章第一节"中医临床数据的审编"介绍的方法基本相同，主要分为以下几个部分。

1）病人人口学信息的整理：对病人就诊日期统一时间格式，修改病人一般信息中的不规范内容。

2）病人症状类信息的整理：由于不同名老中医课题组病种不同，语言表达方式不一，不同病人的信息差异非常大，例如，在"问诊"字段下，有的填写的是问答式的一段话，有的记录的是症状，还有的病例中掺杂着诊断、辨证、用药、疗效等信息。因此，采用人机结合的模式，逐条审核。其主要的处理方式有：如为一系列问答式的记录，通过人工整理，将阳性症状、体征等对辨证有意义的信息进行提取；如为多个临床表现的记录，采用专业人员审核下的拆分方式，根据一般医生病例中，以"。"、"："或"，"分隔的是有独立含义的术语或语句，进行拆分，以"、"分隔的语句不拆分，同时去除其中的冗余文字，然后建立规则，进行规范化处理。

3）诊断治法整理：按照上文提到的目前已经建立的处理模式进行整理，如原始数据中缺失则保持缺失状态。

（4）方药整理：如为全结构化的处方用药信息，则参照上方整理，如用一段文字形式记录处方，则首先将文本处方处理为结构化处方用药信息。整理前首先对原始数据格式进行初步的规范，如"克"统一为"g"，药物之间统一分隔符，去除多余的空格、换行符及其他不需要的字符，最后通过 ETL 程序统一处理为结构化的信息，格式为"药名 + 剂量 + 剂量单位 + 药物在处方中的序号 + 方剂序号"，然后对处方进行逐一人工核查。

4. 数据分析挖掘方法

数据挖掘技术应用于中医药领域，特别是名老中医临床经验的分析挖掘中，已有 10 余年历史，旨在通过数据挖掘，发现其临床实践中蕴含的宝贵经验，以便后学者继续研究或推广应用。其挖掘结果也可用于中医临床知识库的建设及临床决策支持。

根据分析挖掘知识的特点，将中医临床经验分为显性经验及隐性经验两大类，显性经验是指通过频次统计等一般的统计分析方法即可获得的直接经验知识，而隐性经验是蕴含在其内部的，通过复杂的关系分析才能获得的知识。

（1）名老中医经验分析挖掘方法概述

1）显性知识的分析挖掘方法：为达到显性经验知识的快速发现，采用联机分析处理（online analysis processing，OLAP）方法为主进行。OLAP 是基于数据仓库进行多维动态分析的主要技术，以数据仓库的多维数据模型和 OLAP 技术为基础，多维数据模型实现了名老中医临床诊疗数据以维表和事实表的形式进行存储，并能够支持从不同维度的数据统计分析需求，从而形成主题分析数据集。OLAP 基于数据立方体技术，对存储的大规模数据从多个维度和层次进行数据查询分析，能够实现对大规模结构化数据进行即时、快速的查询分析。实时在线多维检索查询分析适用于分析中医临床诊疗中浅层多元关系的即时探索性分析，从数据中初步发现名老中医诊疗的总体特点和显性知识，为后续深层次的挖掘分析提供基础数据支持。

2）隐性经验的分析挖掘：隐性知识的分析方法，既可通过引进国内外成熟的方法，如关联规则、判别分析、决策树、支持向量机、因子分析、神经网络等方法，也可以通过相对成熟的统计分析软件如 SAS、SPSS，数据挖掘软件如 Weka、Oracle Data Miner 软件包等来实现，还可通过开发研究新的分析挖掘方法的方式来实现。

（2）名老中医经验常用分析挖掘方法及平台：根据名老中医临床经验的特点，在王映辉牵头承担的国家"十一五"科技支撑计划课题"名老中医学术思想临证经验现代分析挖掘方法研究"（编号：2007BAI10B06）中，课题组研究开发并应用了名老中医经验的多维检查分析系统、复杂网络分析方法等名老中医经验分析挖掘系统（图 5-2-7），现简介如下 [202, 204]。

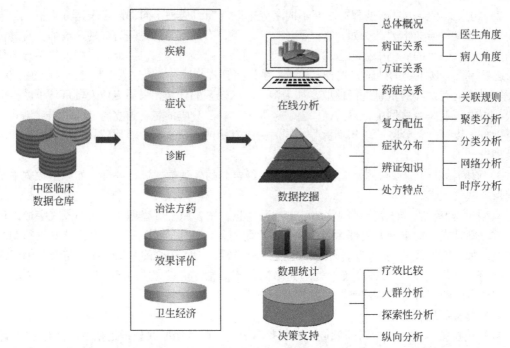

图 5-2-7　名老中医临床经验挖掘分析模式示意图

1）名老中医经验多维检索查询系统：是面向中医临床研究目标的 Web 联机分析处理应用。实时在线多维查询分析系统的实现主要包括多维数据模型的设计、语义层设计和多维查询报表设计等，以数据仓库的多维数据模型和 OLAP 技术为基础，多维数据模型实现了名老中医临床诊疗数据以维表和事实表的形式进行存储，并能够支持从不同维度的数据分析需求，从而形成主题分析数据集。OLAP 是基于数据仓库进行多维动态分析的主要技术，OLAP 基于数据立方体技术，对存储的大规模数据从多个维度和层次进行数据查询分析，具有下钻、上卷、切片和切块等操作功能，能够实现对大规模结构化数据的即时、快速的查询分析，实现实时在线多维检索查询分析功能。

实时在线多维检索查询分析适用于分析中医临床诊疗中浅层多元关系的即时探索性分析，从数据中初步发现了名老中医诊疗的总体特点和显性知识，为后续深层次的挖掘分析提供了进一步工作的基础和"苗头"。系统能够支持访问任何数据源、具备灵活的基于 Web 的用户配置管理和集成的融分析向导、用户交流功能的分析门户。在 Windows 操作系统上具有稳定、可靠的性能。实时在线多维检索查询分析提供了丰富的图表展示功能，适用于大规模名老中医诊疗数据的即时展示和关联查询（图 5-2-8，图 5-2-9）。

2）复杂网络分析系统：在阅读大量复杂网络相关文献的基础上，周雪忠等重点对复杂网络（图 5-2-10）中的社团分析（community detection）方法进行了调研，结合中医临床网络的层次特性，研究实现了从大网络中发现多层核心子网的算法，并针对多个中医临床的挖掘分析研究问题如肝脾不调的核心方药及主要加减、失眠的核心处方及主要加减，特定老中医的核心方药及主要加减等进行了应用研究，取得了较好效果。复杂网络分析方法适合网络节点相对固定，而边数量较多的紧密型复杂网络，能够从中抽取多层次的核心子网结构，适用于临床要素之间关联情况及其强度的分析，这种关系体现了中医临床经验中的隐性规律，较一般的频数统计更具有优势。适合进行中药核心处方及主要加减用药的知识发现分析，从大规模临床处方中分析获得兼具共性与个性特点的处方用药知识，同时，也可用于分析疾病或证候的症状特征、证候相兼规律等[24]。

点式互信息分析是通过计算互信息计分的大小，关联规则等可定性地反映了临床要素之间的关联强度，可用于分析中医临证要素两两之间的关联强度。不足之处是在病例数较多时，易受噪音数据的影响，出现一些中医理论或临床不易解释的结果。这些结果可能有两种情况，一种是由于信息记录不全引起的噪音数据；另一种可能是新知识，需要人机结合进行综合分析判断。

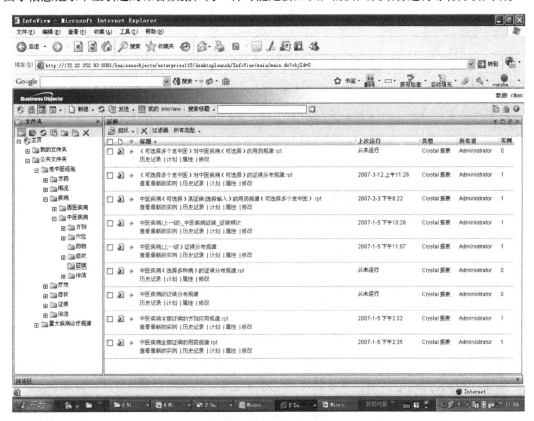

图 5-2-8　名老中医经验数据多维关系检索查询系统界面

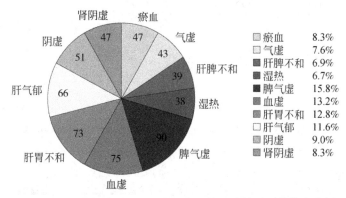

图 5-2-9　名老中医经验数据多维关系检索查询系统查询结果（薛伯寿病例证型统计）

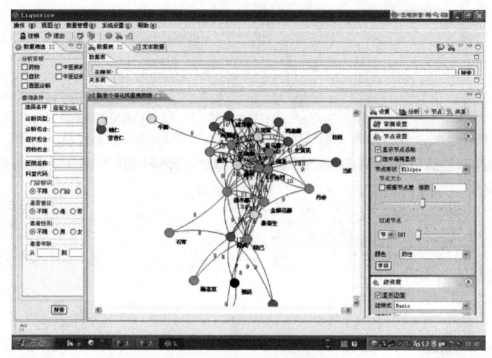

图 5-2-10　复杂网络分析系统界面

3）中医处方智能分析系统（CPIAS）：结合已有的药性、功效、证素数据库，该系统（图 5-2-11）基于"处方"和"临床表现"数据，通过建立"药量分类强度计算模型"，实现对医案处方知识要点的挖掘和量化表达，可以实现对中医专家处方逐个进行量化分析，在此基础上推算出医案其他内含的元素及其权重排序等（处方药性、功效、证素、证候、主次症等）。

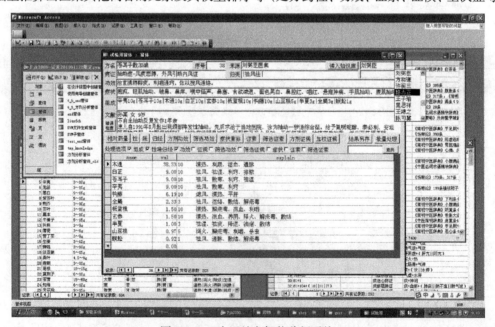

图 5-2-11　中医处方智能分析系统

发掘每个处方的知识要点，包括处方药物贡献度计算、处方药性分析、处方功效计算、处方涉及的证素解读、处方适应证预测、处方对症状体征的关注度分析等[205]。

4）中医处方模式识别系统（CPSVM）：采用支持向量机方法与近似推理方法相结合的技术方案，实现机器学习技术对方剂模式的分类识别，其基本的思路是对同类医案处方的构成和临床运用规律进行挖掘，简单的说，就是用已知的方剂知识去识别和解读未知方剂的知识，实现对医家群案处方"治法模式"的分类识别。例如，以方剂学祛风法模型对刘弼臣治抽动症40 例处方的识别实验，有 35 例被模型识别为"祛风法处方"，符合率约达 90%[206, 207]。

5）专家群体知识挖掘系统：用于多维数据的可视化，以可视化的方式总结群体间的学术思想差别，还用于比较分析、挖掘老中医个性化知识，如可以分析症状与治法、用法之间的非线性关系，以从多个角度分析、挖掘名老中医学术思想[186]（图 5-2-12）。

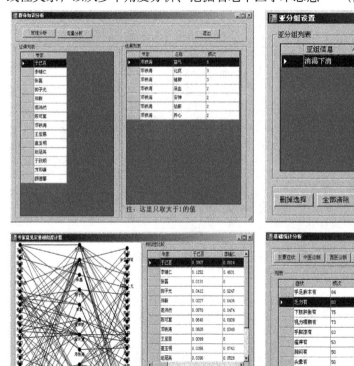
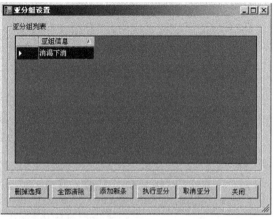
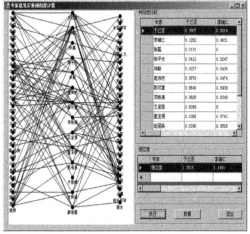
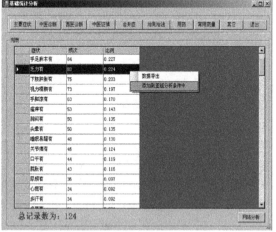

图 5-2-12 专家群体知识挖掘系统

6）基于认知的名老中医学术思想临证经验挖掘技术：北京科技大学张德政课题组在已有名老中医学术思想临证经验挖掘与传承方法的研究成果基础上，形成了基于中医学、认知科学、信息技术汇聚的、适合于中医临床信息特点的现代分析挖掘方法和软件系统，客观真实地挖掘与获取名老中医学术特点与临证经验（图 5-2-13）。

课题针对中医病案文本信息的特点，从多个方面、不同角度对基于中医病案信息的自动抽

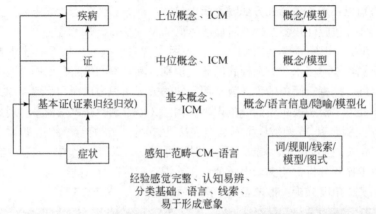

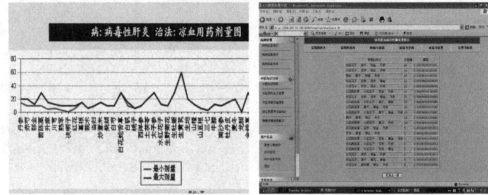

图 5-2-13 基于认知的名老中医学术思想临证经验挖掘技术

取进行了深入研究，实现了一个基于机器学习的病案信息自动抽取系统。完成的主要工作包括以下几个方面。

病案特征分析：为了能用机器学习的方法自动抽取病案信息，首先需要对病案的特征有充足的认识。课题对大量病案从内容和结构上进行了深入的研究，并根据其内容和结构上的不同特点设计了相应的抽取策略。

诊查信息抽取模式自动获取：诊查信息是中医病案中最能体现领域特色的部分。课题针对该类信息的特点，提出了基于 Bootstrapping 的抽取模式自动获取方法——GEPTCMA，该算法包括两个模型：TCM-RPAM 与 TCMW-MODEL，其中 TCM-RPAM 用于获取二元关系和二元关系模式，TCMW-MODEL 用于获取中医领域关键词集合。

经实验验证表明，该系统在抽准率与抽全率方面，与基于结构化信息采集模板得到的数据基本一致，并得到了中医领域专家的肯定。随着训练病案数量的增加和后续研究工作的进一步深入，系统的整体性能表现将更加优异。

课题从中文语义理解的角度来处理中医医案，中文自然语言理解的相关技术主要包括统计语言模型、分词标注和抽取特征词的相关技术。与以往从词性分析的角度研究医案不同，课题提出了，从语义角度来分析医案信息的方法，依据中医领域知识设计了树型中医药语义标签结构，并根据语义标签通过组合的方法实现对于医案中信息的提取。课题引入了语义网的概念对医案信息进行进一步的处理和展示，从中医的角度出发，建立了中医知识库、中药知识库，以及便于查询专有名词的索引表。课题提出的方法经过实际的验证，虽然在词库的扩充和自动提取上还有待提高，但在现有语料的支持下，能够完整地提取出中医医案的信息。

7）当代名老中医医案分析挖掘系统：北京科技大学为了使中医医案这种无形的经验记录变成可以供大家学习、参考的可共享的知识本体，系统从多个角度，采用了多种方法对中医医案进行了解读并开发完成了当代名老中医医案分析挖掘系统，从而实现对医案的展示、数据挖掘及统计分析。利用"十五"期间 200 多个课题组采集的 40 000 多份医案，开发完成了"当代名老中医医案分析挖掘系统"。

首先，对半结构化的中医医案数据进行了结构化处理，在结构化处理的过程中需要用到一些知识库及基础词表，本文构造了"中药数据库"收集了 11 115 种中药；构造了中医"疾病数据库"共收集疾病 998 种、"证候数据库"共收集证候 824 种、"治法数据库"共收集治法 1080 种、"中医主题词数据库"共收集主题词 9290 条；采用了 protégé 构建了"中医本体库"（实验室已有知识库）共建立类 5697 个、关系 24 种；构造了"方剂数据库"收录方剂词条 39 938 条、"基础分词词库"收录词条 353 444 条。在中医医案结构化处理的过程中重点介绍了医案症候信息（主诉、望、闻、问、切、舌等的记录信息）的结构化及医案处方数据的结构化。

其次，利用数据仓库及数据挖掘技术建立了 SSAS 数据源并创建了挖掘结构、挖掘模型，利用 SSAS 对医案进行了分析。重点研究了通过随意指定分析主题，动态生成 DMX 语句，动态创建挖掘结构、挖掘模型、进行模型训练并进行预测[208, 209]。

最后，研究了医案症候、医案处方信息的量化技术。在医案症候量化方面，重点采用了朱文锋先生的"症候素量表"，实现了从"症候"到"证素"最后到"证型"的量化辨证分析过程。在医案处方量化方面，重点从药物的"药性"、"药味"、"药归经"、"药功效"层面解读了一味中药，并深入分析了药物与药物之间的相互作用，给出了一种计算一服药方综合"药性"、"药味"、"药归经"的算法。最后，实现了"当代名老中医医案分析挖掘系统"，共分 10 个主题，从不同的角度、不同层面对中医医案进行了分析，采用了多种可视化的技术展示了分析结果，为老中医的"学术思想"和"临证经验"的研究做出了贡献，如图 5-2-14 所示。

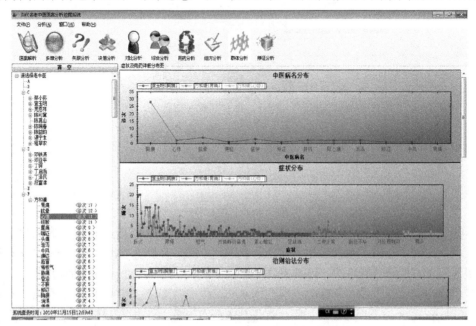

图 5-2-14　当代名老中医医案分析挖掘系统

8）中医处方分析挖掘系统：南京中医药大学陈涤平主持的课题组基于模糊摄动思想和关联规则建立了中医处方分析挖掘平台，平台能从群方特征与单方特征入手分析中医病案处方君臣药、核心方及加减药应用特色，并能结合药—症关系、药—药关系、症—症关系等不同结果对中医处方中蕴含的经方结构、核心药群、加减用药与关联症状的关系等处方特征进行全面分析。平台对导入病案的格式要求比较简单，一般只要含有症状信息及相关处方信息即可通过数据规范导入平台进行分析。平台对数据的规范采用半自动化方式进行，即首先利用 Meta-Bootstrapping 算法对医案抽取出方名、证型、治则等信息，建立半结构化的医案信息，然后可结合人工对处方中的药物信息（药名、剂量）、疾病症状、证型等信息进一步规范。半结构化的优点是不仅可以大大减少手工标引医案术语的工作量，提高数据规范的效率，同时也可减少纯粹由人工标引因依据标准不一造成的信息失真，为利用数据挖掘技术客观获取处方配伍知识要素提供前提条件。然而值得提出的是，这种人机结合的模式虽然能初步形成基于中医理论、统一标准、结构化的数据，但由于缺乏中医专业语义词典的支撑，受病案数据结构上的复杂性及语法、语义分析等诸多因素的影响，目前病案规范仍然是整个数据挖掘流程中耗费工作量相对较大的一个环节。

基于模糊摄动思想及关联规则建立的中医处方分析挖掘平台（图 5-2-15）适用于中医处方特色的分析，即以中医处方君臣药推理分析及药—证关联分析为主要功能特点。平台能从群方特征与单方特征入手分析一类处方或单一处方中蕴含的核心药群、核心药群中含有的经方结构、核心药群之外的常用加减用药，处方中的常用药对、处方的君臣结构及药物和症状之间的关联关系等与配伍规律相关的核心要素 [210, 211]。

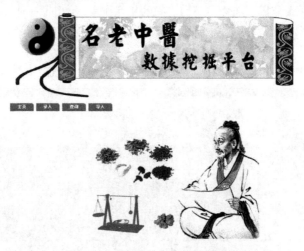

图 5-2-15　中医处方分析挖掘系统

9）部分可观察的马尔可夫决策过程（POMDP）模型：是一种在不确定性环境下，求解获得优化序贯决策的方法。其模型的构成要素和框架与中医临床诊疗过程中的多阶段调整治疗类似，在大规模数据和正确模型化的基础上，能够把中医多阶段动态调整治疗方案的优化作为 POMDP 模型的求解来进行解决。该模型适合用于名老中医针对慢性病的多阶段序贯诊疗经验的优化方案的发现研究。由于 POMDP 模型的求解过程中需要进行报酬的计算，因此，临床数据中必须包含疗效评价的信息，以能够进行报酬函数的计算。对于没有疗效评价信息的数据，该模型无法使用 [212]。

四、中医临床经验传承研究内容及示范研究

中医临床经验传承研究内容及示范研究是以人——名老中医个体或群体的学术思想及临床经验为研究对象开展的知识发现研究。上节"中医临床数据挖掘内容及示范研究"的内容均可参照使用，同时，参照名老中医的学术思想及临床资料特点，还可开展相关研究。同样的方法，也可用于青年医生个人经验的总结与提升。以下是部分示范研究内容。

（一）辨证经验研究

辨证经验是指名老中医综合病人的临床表现、检验检查结果等信息，分析判断后，形成的对病人综合性的判断，是辨证用药的基础。辨证经验包括的内容主要有症状与证候的关系，疾病的证候特征，以及证候相兼规律等。对名老中医要重点分析其特色的辨证方法。名老中医辨证经验的发现和总结路径（表5-2-1）为：①通过一般的频数统计分析，确定研究对象，可以为某疾病，或具有某些特征的人群。②通过对研究病种的临床表现、证候的初步统计，总结其总体的辨证特点。③分析挖掘某病、某证候的临床特征。④分析证候相兼特点及证候相兼与症状的关系。⑤总结以上经验，人机结合，结合专家访谈等方法，确定经验知识。

表 5-2-1　辨证经验分析挖掘方法小结

序号	内容	分析挖掘方法
1	中医疾病的症状特征	多维关系检索查询分析方法，点式互信息法，支持向量机，复杂网络分析方法等
2	中医疾病的证候特征	
3	中医疾病的西医疾病特征	
4	西医疾病的症状特征	
5	西医疾病的证候特征	
6	西医疾病的中医证候特征	
7	证候的中医疾病特征	
8	证候的西医疾病特征	
9	证候的症状特征	
10	症状的证候特征	
11	症状的西医疾病特征	
12	症状的中医疾病特征	

1. 名老中医对疾病的证候特征分析

（1）研究内容概述：证候，即证的外候，是疾病过程中某一阶段或某一类型的病理概括，一般由一组相对固定的、有内在联系的、能揭示疾病某一阶段或某一类型病变本质的症状和体征构成。证候是病机的外在反映，病机是证候的内在本质，故证候能够揭示病变的机制和发展趋势。中医学将其作为确定治法、处方遣药的依据。辨证，是中医学认识、诊断疾病的途径和方法，是将四诊（望、闻、问、切）所收集的有关疾病的所有资料，运用中医学理论进行分析、

综合，辨清疾病的原因、性质、部位及发展趋势，从而概括、判断为某种性质的证候的思维和实践过程。"辨证"是"论治"的前提和基础，因此准确辨证在临床实践中具有重要意义。名老中医对许多疾病的证候或辨证方法有独到的认识，如陈可冀教授在治疗冠心病稳定型心绞痛等方面经过数十年临床实践总结、归纳出的具有其特色的血瘀证辨证方法体系。该方法将血瘀证划分为慢、急、寒、热、虚、实、老、伤、潜、毒瘀十类，在辨证方面除依据病人症状、体征、舌脉外，还结合全血黏度、血小板聚集性等生物流变性多项实验室检查指标进行综合辨证诊断。北京中医药大学东直门医院吕仁和教授对慢性肾脏病独特的思辨特点，指出慢性肾脏病是异常的病理产物。慢性肾脏病乃体质因素加以情志、饮食失调等，久病致虚基础上，久病入络，气虚血瘀，痰郁热瘀互相胶结，则可在肾之络脉形成癥瘕，使肾体受损，肾用失司。早期为微型，中期为小型，晚期为中大型。在对慢性肾脏病的诊治中，先按中医病机制论分为"虚损"、"虚劳"、"虚衰"三期论治，并提出中医的病理假说：早期（虚损期）的病理为"微型癥瘕"，中期（虚劳期）的病理为"微小中型癥瘕"，晚期（虚衰期）的病理为"微小大型癥瘕"，并指出早期可望康复，中期可望延缓，晚期可望维持。早、中期治疗在益气养阴的基础上，重视化瘀散结治法，晚期更重视泄浊解毒治法。这些名老中医独特的辨证方法，既要基于大量临床病历的基础上，进行系统总结，同时，也需要人机结合，进行凝练。名老中医辨证规律的研究是继承与发扬中医学术的重要环节。

（2）研究示范

1）病证候分布及证候特征研究：吴荣从证候要素、应证组合规律入手，通过建立冠心病心绞痛名老中医诊疗数据库，运用贝叶斯网络等数据挖掘方法对证候要素及所属症状进行定性和定量研究，发掘名老中医冠心病心绞痛辨证规律，探索中医传承的新模式及切实可行的新方法。作者以出现频率大于5%为标准提取名老中医治疗冠心病心绞痛病案中常见证候要素，以能覆盖临床常见病证的95%为目标，结果提示血瘀、痰浊、气虚、阳虚、阴虚、内热、血虚、气滞是名老中医治疗冠心病心绞痛的常见证候要素。名老中医所关注的冠心病心绞痛症状共有74个，运用贝叶斯网络从原始数据出发发现证候要素与症状间的因果关系，并用概率定量表示这些因果关系的强度，以 P 值0.5为界判定证候要素的主要症状与次要症状，结果如下：①血瘀。主要症状为紫黯舌（0.636）、口唇青紫（0.628）；次要症状为胸痛（0.466）、脉弦（0.461）。②痰浊。主要症状为腻苔（0.755）；次要症状为脉滑（0.573）、厚苔（0.155）。③气虚。主要症状为乏力（0.782）、气短（0.621）；次要症状为脉细（0.542）、脉弱（0.421）。④阳虚。主要症状为脉迟（0.69）、畏寒（0.643）；次要症状为脉沉（0.595）、气短（0.595）、自汗（0.31）、乏力（0.262）。⑤阴虚。主要症状为红舌（0.75）、脉细（0.721）；次要症状为口干（0.558）、少苔（0.212）、脉数（0.173）、裂纹舌（0.058）、盗汗（0.058）。⑥内热。主要症状为红舌（0.864）、黄苔（0.609）；次要症状为口干（0.438）、口苦（0.427）、便干（0.136）、多食（0.136）、易饥（0.136）、喜饮（0.136）⑦血虚。主要症状为淡白舌（0.688）、面色㿠白（0.639）；次要症状为脉弱（0.562）。⑧气滞。主要症状为胸闷（0.917）、胸痛（0.75）；次要症状为脉涩（0.583）、脉弦（0.25）。名老中医冠心病心绞痛证候要素应证组合特征：冠心病心绞痛证候要素组合最多的形式是三证组合（47.83%），其次是二证组合（41.74%），虚证最少（6.07%），虚实夹杂证最多（72.17%），尤以虚实夹杂的二、三证组合常见。单证只出现血瘀证，二证组合以血瘀+X（其他证候要素）最多（81.25%），三证组合以血瘀+痰浊+X最多（72.73%），四证组合为气虚+血瘀+痰浊+X。气虚痰浊血瘀证是冠心病最常见的证候，阳虚血瘀证、气阴两虚血瘀证、阳虚血瘀痰阻证、血瘀痰阻证和气虚血瘀证是冠心病的常见证候。该研究结果反映了证候诊断的实质，将名老中医辨证经验转化成了定量表示的知识，为名老中医经验传承开辟了新的途径[51]。

2）证思维模式研究：田琳应用数据挖掘的多种方法对所收集的中医专家诊疗的眩晕病例进行分析、挖掘，初步得出中医专家对眩晕病的辨证思维模式。作者实时采集中国中医科学院广安门医院5位中医专家路志正、谢海洲、薛伯寿、张云茹、朱建贵在2001~2004年期间临床诊疗的眩晕病例共417例（636例次），已出版9本书籍中记载的名老中医诊疗眩晕的医案共200例（463例次），共计617例（1099例次），用Statistic6.0统计分析软件。根据所确定的挖掘目标选定的方法有描述统计量分析、频数分析、列联分析、判别分析、决策树和神经网络对数据库中与辨证相关的数据进行分析、挖掘，探索名老中医诊疗眩晕病的辨证思维模式并对其间的规律做初步的总结。结果显示，常见证候为风阳上扰、痰浊上蒙、肝肾阴虚、气血两虚等，病因病机多为虚、风、痰、瘀等，发病与肝、肾、脾三脏关系密切，辨证方法主要有病因辨证、脏腑辨证、气血津液辨证、辨病与辨证相结合。全面综合式辨证思维：中医专家围绕病人的主诉，对病人进行了一系列相关的询问、联想、分析、归纳、综合等思维过程，运用中医理论知识及中医专家自己的经验，逐次判定疾病的病因、病位、病性等，并据此做出完整的证候诊断。该模式体现了由粗到细、由浅入深、去伪存真的辨证思维过程，中医专家对于多数病例的诊断采用该种辨证模式。同时发现，5位中医专家诊疗眩晕病时从不同角度进行辨证。路志正的主要学术思想为强调脾胃辨证和重视湿邪致病，路志正认为脾胃司受纳，腐熟水谷，运化精微，化生气血，人体五脏六腑、四肢肌肉，皆赖脾胃化生之气血营养，一切虚损病证都与脾胃功能失调相关。临床多种慢性虚衰性疾病的辨治，从脾胃入手均可取得满意疗效。谢海洲认为，外界暴力损及脑髓，伤及脑络，脑髓虚损，络脉瘀阻，而致头晕头痛等，故辨证此类眩晕时根据病人的不同表现分别诊断为瘀血阻窍、气虚血瘀、痰瘀阻络等证型。薛伯寿辨证眩晕灵活多变，涉及病因、脏腑、八纲、气血津液等多种辨证方法，与肝、脾胃相关的较多，比较突出的是肝郁脾虚证与少阳病证，从一个侧面反映了薛伯寿辨证眩晕多从肝脾入手、注重情致因素在眩晕发病中的作用。张云茹辨证眩晕采用的是一种辨证与辨病相结合的思路，认为风阳上扰是眩晕发生的主要因素。朱建贵认为，眩晕发病的病因病机主要是风、痰、虚三者，风主要是肝风，眩晕病位在脑，巅顶之上唯风可到，而痰饮作为浊阴之邪，必借风力始可上犯，故痰饮随肝风而升，蒙蔽清阳，发为眩晕，虚主要为肝肾阴虚，肝阴虚，头目失养则头晕、目眩，肾之阴精亏虚，上不能濡养脑髓，故耳鸣眩晕，故辨证主要从上述三者出发。将数据挖掘技术用于名老中医经验研究是一种创新的方法，本次研究应用数据挖掘技术总结了名老中医诊疗眩晕病的辨证思维模式[213]。

2.基于名老中医临床病例数据的辨证标准研究

（1）研究内容概述：证候诊断标准与医家本人的认识有关，虽然目前已出版了国家标准《中医临床诊疗术语·证候部分》（GB/T16751.1—1997），既往研究一般是应用这些标准来判断证候，但许多学者对这些标准或原则提出了不同意见[214]认为标准与临床实际差距较大，两者差别到底有多大，是值得进行研究的问题。

（2）研究示范：张润顺基于名老中医医案，开展了基于临床数据的肝脾不调证候诊断判定标准研究。通过设立对照组，选择适应的研究方法，有利于最大程度地避免各种偏差。通过较大样本量，设立对照，采用支持向量机（support vector machine，SVM）方法研究肝脾不调的证候诊断纳入标准。

本研究数据来自北京市当代名老中医医案数据库[215]，以及国家"十五"科技攻关项目"名老中医学术思想、经验传承研究"课题资料《当代名老中医典型医案集－内科分册》中的肝脾不调医案。其中肝脾不调组医案 734 例，非肝脾不调组则从 7081 例医案中随机抽取 771 例，作为肝脾不调证候诊断研究的对照组（表 5-2-2）。因首诊医案记录较全，故选取首诊医案，两组比较，在性别方面无明显差异（$P = 0.835$）。

表 5-2-2　肝脾不调组与非肝脾不调组病例性别分布

级别	病例数	男	女
肝脾不调组	734	306	428
非肝脾不调组	771	326	445

从疾病分布来看，肝脾不调证组中西医疾病主要包括慢性胃炎、脂肪肝、肝硬化、慢性乙型肝炎、肝功能异常原因待查、腹水、肝囊肿、高血压、胃肠功能紊乱、胆囊炎等；中医疾病有胃痛、胁痛、泄泻、腹痛、腹胀、痞满、鼓胀、头痛、眩晕、脘胀、乏力、肝着、呕吐、虚劳等。非肝脾不调证组西医疾病包括慢性胃炎、胃癌、肝癌、糖尿病、类风湿关节炎、肺癌、高血压、冠心病、自主神经功能紊乱、失眠、上呼吸道感染、支气管炎、脑梗死等，中医疾病包括胃痛、腹痛、郁证、胁痛、泄泻、痹证、咳嗽、消渴病、胸痹、不寐、头痛、肺积、不孕症、眩晕、面瘫、肺部癥块、腰痛、中风、感冒、心悸等。

将医案录入"名老中医临床诊疗信息采集系统"，使症状、舌脉等四诊信息、检查结果、证候、治法、方剂、药物等临床信息形成可分析关系型数据。数据录入严格按照操作规程进行。然后进行汇总，形成数据仓库。依据保留原始内容不变的前提下，对各类数据进行了进一步的规范，将同义词合并，如将纳呆、食少、纳差、饮食差、饮食减少等统一为纳差，将胃脘痛、胃痛、脘痛、心下痛、剑突下疼痛等规范为胃痛，将善太息、喜太息、喜叹息等规范为喜叹息，将症状类术语统一到国家标准、《指导原则》等规范的术语条目中。规范后的症状类术语（以下简称"症状"）共有 2749 条，选择频数大于 4 的前 437 条作为证候判断的主要依据。对每一症状进行编码，建立包含组别、病历号、症状信息等并适用于数据分析挖掘软件 Weka 分析的数据库。

SVM 是目前机器学习中分类性能最好的方法之一。由于通过核函数把非线性可分的分类问题转化为高维空间中的线性可分问题，因此具有很好的分类性能。证候诊断的实质是一个分类问题，该研究采用 SVM 方法，探索肝脾不调证的诊断标准。

利用数据挖掘软件 Weka 中 SVM 分析方法，应用已有病例进行分类训练，即可得出每一症状的相关系数，相关系数的正负表示是其正向还是负向作用。表 5-2-3 中列出了肝脾不调证相关系数 >0.5 的症状。相关系数越大，说明对肝脾不调证候诊断的贡献度越大，负值提示不支持该证候的诊断。判别域值为 0.969 5，即指如果几个症状的相关系数之和达到这一值，即可判定属于该证候（准确率可达 92.687%）。

表 5-2-3　肝脾不调证症状相关系数分布

症状	相关系数	症状	相关系数	症状	相关系数
面色青	2.312	神疲	1.744	唇暗	1.441
多发性抽动	2.013	畏热	1.686	蜘蛛痣	1.408
肝功能异常	1.832	月经后期	1.641	矢气多	1.297

续表

症状	相关系数	症状	相关系数	症状	相关系数
小便偏黄	1.284	口涩	0.94	腹胀大	0.644
左关脉弦	1.223	腹部畏寒	0.939	喜按	0.641
胁痛	1.218	未避孕未孕	0.935	下肢发凉	0.634
咽部异物感	1.21	大便软	0.934	腹泻	0.622
全身畏寒	1.203	舌苔中部腻	0.934	苔略腻	0.62
胁胀	1.193	厌油腻	0.91	目涩	0.614
面赤	1.169	右脉沉	0.9	带下量多	0.594
恶冷食	1.131	舌根部苔腻	0.888	尺脉弱	0.58
脘痞	1.047	肝硬化	0.839	右胸痛	0.572
脘胀	1.033	脉虚	0.82	胃痛	0.567
尺脉沉	1	头重	0.819	舌质淡	0.561
恶生冷	1	关脉弦	0.816	面色黄	0.54
舌苔浊	0.992	面色萎黄	0.796	大便不尽感	0.531
腹胀	0.991	脉弱	0.785	烦躁	0.52
月经色红	0.949	关脉滑	0.766	脉弦	0.515
右脉数	0.944	舌苔洁	0.748	口腔溃疡	0.515
嗳气	0.679	腹痛	0.722	易饥	0.506
右胁胀	0.662	右关脉弱	0.716		
反酸	0.659	呕血	0.682		

结果显示，对肝脾不调证支持最高的症状依次为面色青、多发性抽动、肝功能异常、神疲、畏热、月经后期、肠化、唇暗、蜘蛛痣、矢气多、小便偏黄、左关脉弦、胁痛、咽部异物感、全身畏寒、胁胀等。通过对《指导原则》中的主症及兼证进行分析，其主症的相关系数均较高，而次症之中腹痛欲泻相关系数为 0，喜叹息相关系数为 –0.188，不支持本证候，说明不应将这两症状纳入诊断标准次症中，是否合理，有待今后进一步验证。

通过多维检索，可以得出肝脾不调证的常见症状，出现频次从高到低依次为失眠、纳差、乏力、便溏、腹胀、胃痛、口干、嗳气、腹痛、脘胀、反酸、烧心、口苦、疼痛性质隐痛、头晕、腹泻、大便干、胁痛、恶心、胸闷、唇暗、肠鸣、腰酸等。其相关系数见表 5-2-4，分析常见症状的相关系数，可以看出，SVM 结果与频数统计结果有明显的区别，频数统计结果中脉象、舌象频次远远高于症状的频次，失眠的频次高于肝脾不调主症的频次，但在 SVM 结果中，相关系数值较高的均为与肝脾不调本证相关性高的症状类信息为主，失眠的相关系数为负值（–0.061），说明这一症状并不是本证的特有症状；此外，大便干、胸闷、腰酸也与失眠一样，不能作为对肝脾不调的主要症状指标。可见出现频次较高的症状，不一定为诊断本证支持度高的症状。这一结果显示了 SVM 分析方法的优势。

表 5-2-4　肝脾主调证常见症状相关系数分布

常见症状	相关系数	常见症状	相关系数	常见症状	相关系数
唇暗	1.441	嗳气	0.375	恶心	0.129
胁痛	1.218	纳差	0.348	肠鸣	0.027
脘胀	1.033	便溏	0.327	多梦	−0.039
腹胀	0.991	口苦	0.270	失眠	−0.061
腹痛	0.722	烧心	0.269	大便干	−0.237
反酸	0.659	疼痛性质隐痛	0.199	胸闷	−0.440
腹泻	0.622	口干	0.196	腰痠	−0.596
胃痛	0.567	头晕	0.176		
脉弦	0.515	乏力	0.136		

《指导原则》主症、次症的相关系数见表 5-2-5，多数主、次症相关系数均为正值，主症的相关系数高于次症，提示多数症状可作为本证的诊断标准。

表 5-2-5　《指导原则》肝脾不调证候诊断标准主、次症相关系数统计

主症	相关系数	次症	相关系数
胁痛	1.218	脉弦	0.515
胁胀	1.193	舌苔腻	0.376
脘胀	1.033	脉细	0.268
胃痛	0.567	急躁易怒	0.247
纳差	0.348	情绪抑郁	0.171
便溏	0.327	舌苔白	0.084
		肠鸣	0.027
		腹痛欲泻	0
		喜叹息	−0.188

标准分为强制性标准和推荐性标准两类，证候标准虽然属于后者，但亦应具有可操作性及适用性强的特点，较少出现假阳性及假阴性。该研究结果提示，证候诊断标准与临床实际存在一定差距，在一定程度上反映了标准还需要进一步完善。证候是中医在中医理论的指导下，从治疗的角度，对客体运动状态和方式的概括和描述，属于认识论的范畴。证候标准的建立，既要符合主体的认识论，如中医理论等，又要与临床病例（客体）相符，辨"证"论治取得满意的疗效，是证候诊断是否正确的金标准。如果仅以标准作为规则，机械地判断病人状态，疗效不理想，则证候判断不一定正确。名老中医临床疗效较好，因而，他们对证候的判断相对来说，准确性、可信度比较高。因此，基于他们的认识，分析确定证候诊断标准，分析证候标准适用性有较大意义。分析结果提示证候诊断标准与临床医生主观判断不尽一致，标准中的要素并不是 SVM 分析得出的相关系数较高的，有的相关系数甚至为负值。因此，有必要对肝脾不调证标准中的症状进行重新评价，同时进一步筛选支持肝脾不调证的主要症状。本研究是基于临床实际数据的循证研究，对制订证候诊断标准有一定的参考价值。未来研究中，基于大样本临床

数据，分层分类开展研究，与专家共识意见互相参考、相互补充，将有利于形成更加科学的中医证候诊断标准。

（二）治则治法经验研究

治则治法经验是指名老中医明确了疾病的病因病机、病性病位、标本虚实的程度及病势转归等情况后，有针对性地进行施治的原则和方法。名老中医在长年的临床实践中，总结了许多针对某一类特定人群行之有效的治则及治法。这些独特的治则治法常与通常的中医理论有一定判别，具有一定的创新性，中医传承的是名老中医的具体临床经验背后所蕴含的辨证论治体系，即临床辨证思维。方随法出、法随证立，法指的是治则治法，上承辨证，下启处方用药，处于关键核心环节。中医传承的是名老中医临床思维，临床思维具体体现在治则治法中，治则治法有理论源流及体系，特色治则治法源自于独特的病因病机认识，特色治则治法对临床实践有重大指导价值，并能够被后人传承发展。因此，中医传承应以名老中医特色治则治法传承为核心[216]。

治法临床应用研究

（1）研究内容概述：治法是治疗疾病的基本方法，是辨证论治体系的一环，治法虽多，基本都可归于汗法、吐法、下法、和法、温法、清法、补法和消法 8 种。在基于临床数据的治法分析挖掘中，可就某一治法或某几种治法的临床应用开展研究。

（2）研究示范

方和谦教授和法经验分析挖掘：在实施北京市科技计划重大项目，基于信息挖掘技术的名老中医临床诊疗经验研究（课题编号：H020920010590）中，李文泉等总结了方和谦教授应用和法经验。和法为八法之一，"和解"乃少阳病治疗大法。前人未有将和法直接列入扶正之法，"和解"一法首先用于少阳病。方和谦教授对少阳证与和解法有深刻的认识，他认为少阳介乎表里之间，即在太阳阳明之间，临床上提出"半表半里证"的概念。方和谦教授认为"所谓半表半里，不单是指一种界限，也不仅是指病位，而主要是指辨证，即半表半里证。半表半里证有这样的特点：表证初解，表里交错，内无实邪，邪气未尽，正气不足。在治法上当扶正祛邪，表里兼顾，此法就叫做和解法"。方和谦教授受少阳病用和解法的启发，将这一认识扩展到"脏腑之间、上下之间、气血之间、阴阳之间，凡是有邪气侵袭，正气不足，邪正交错的状态，均可运用和解法来治疗"。这不仅扩展了对和解法的认识，而且在临床应用上取得了良好的疗效。方和谦教授对"和解法"之应用极为重视，亦十分广泛，经多年潜心研究和临床实践，提出"和为扶正，解为散邪"的精辟见解。扶正，即为调理脏腑功能之正气，散邪实际是针对外来寒热之邪和失调之气机而言，这一观点是方和谦教授对"和解法"的深入认识及创新，反映了方和谦教授重视扶正培本的治疗原则及气机升降出入在病机变化中重要地位的学术思想[217]。

方和谦教授认为邪正双方是一对不可调和的矛盾，不是正气战胜了邪气，就是邪气战胜了正气，即所谓"邪之所凑，其气必虚，正气存内，邪不可干"。对"和解"的理解，方和谦教授认为，"药无和解之药，方有和解之方"，因为"药具一性之偏，热者寒之，寒者热之，虚则补之，实则泻之，不虚不实，以经取之。如人们常用的生姜草枣这是补药，可以调和营卫，而不是和解药"，"而和解之方都是调其寒热，适其寒温，以达其所，通过和解调理，扶正以祛邪，达到一个共同的目的"。

　　该研究病例中和法包括 15 种，其中频度前 10 位分别是和中 65 次、调肝 64 次、和胃 63 次、和脾 49 次、调和肺气 26 次、调理 21 次，和解 18 次，调和肝脾 11 次，和血 7 次，调和气血 6 次。

　　由图 5-2-16 显示了方和谦教授应用和法包含调和肝、胃、肺、脾、气、血等诸多方面，反映了方和谦教授对和法全面深入的认识，他将脏腑之间、上下之间、气血之间、阴阳之间，凡是有邪气侵袭，正气不足，邪正交错的状态，均运用和解法来治疗。

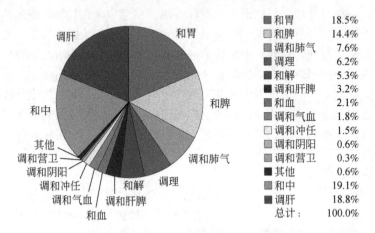

和胃	18.5%
和脾	14.4%
调和肺气	7.6%
调理	6.2%
和解	5.3%
调和肝脾	3.2%
和血	2.1%
调和气血	1.8%
调和冲任	1.5%
调和阴阳	0.6%
调和营卫	0.3%
其他	0.6%
和中	19.1%
调肝	18.8%
总计：	100.0%

图 5-2-16　和法中各治法频次名称频度图

　　该研究显示和法所治中医疾病共 279 种。其中中医疾病位列前 10 位者（图 5-2-17）分别为胃痛 29 次、咳嗽 25 次、痞满 24 次、眩晕 21 次、胁痛 15 次、不寐 12 次、泄泻 11 次、胸痹 11 次、腹痛 10 次、月经不调 10 次，说明和法治疗涵盖病种多，范围广。

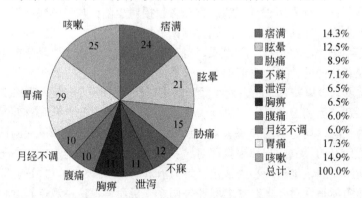

痞满	14.3%
眩晕	12.5%
胁痛	8.9%
不寐	7.1%
泄泻	6.5%
胸痹	6.5%
腹痛	6.0%
月经不调	6.0%
胃痛	17.3%
咳嗽	14.9%
总计：	100.0%

图 5-2-17　和法所治的中医疾病前 10 位频次图

　　结果显示和法所治的中医证候共 48 种，其中中医证候频度前 10 位（图 5-2-18）：气滞 55 次、肝脾不和 33 次、肝气郁 27 次、肺失宣降 22 次、气虚 22 次、脾胃虚弱 21 次、痰浊 21 次、肝胃不和 19 次、脾胃不和 16 次、血瘀 15 次。

　　和法所治的西医疾病共 94 种，频次位于前 6 位者（图 5-2-19）分别为慢性胃炎 26 次、气管炎 21 次、消化性溃疡 11 次、支气管哮喘 6 次、糖尿病足 6 次、头痛 3 次。

　　和法所治临床症状共 271 种，常见症状包括乏力、腹胀、气短、纳差、胸闷、睡眠不好、脉平缓、脉弦、苔白等。

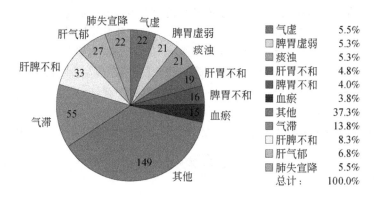

图 5-2-18　和法所治的中医证候前 10 位频次图

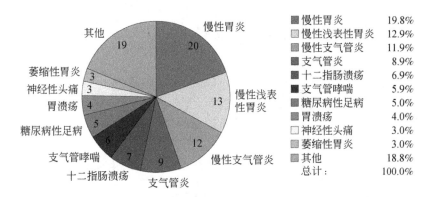

图 5-2-19　和法所治的西医疾病前 6 位频次图

　　和法中所选用中药共 280 味，使用频次位于前 20 位者（图 5-2-20）为茯苓 250 次、炙甘草 223 次、大枣 207 次、陈皮 169 次、炒白术 177 次、薄荷 154 次、焦神曲 144 次、党参 128 次、当归 127 次、紫苏梗 119 次、麦冬 113 次、白芍 108 次、炒谷芽 104 次。

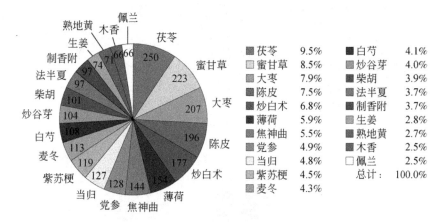

图 5-2-20　和法所用中药前 20 位频次图

由图5-2-21可以看出和法最常用药物即和法的核心方由9味药组成，分别为茯苓、炙甘草、大枣、陈皮、炒白术、薄荷、焦神曲、党参、当归，与"和肝汤"药味出入不大，加焦神曲等健脾和胃之品。图5-2-22为包括17味中药的核心方，药物组成有紫苏梗、麦冬、白芍、炒谷芽、柴胡、法半夏、香附、熟地黄。此配伍即可防止和肝汤中某些药物刚燥之性，又健脾和胃，体现方和谦教授"时时顾护脾胃"、"保胃气"的观点。和法用药有扶正（益气健脾药）祛邪（疏肝理气消导药）两组并重的趋势。

路志正教授调理脾胃的异病同治研究：刘氏收集了国医大师路志正教授2010年10月～2011

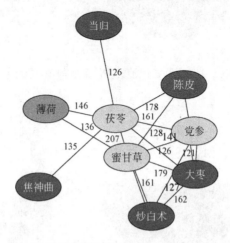

图 5-2-21　和法药物配伍在 125 次以上的无尺度网络图

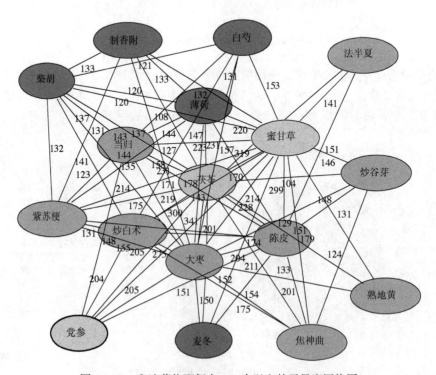

图 5-2-22　和法药物配伍在 119 次以上的无尺度网络图

年11月28日门诊以消化道症状为主的病例信息。门诊病例22例,共74例次,其中初诊22例次,复诊52例次,男性7例,年龄为22~73岁,平均年龄为44.33岁,女性15例,年龄为25~82岁,平均年龄为51.46岁,采用多维系统查询方法进行统计,对选取病例的疾病病种、疾病种类与用药关系、用药规律、辨证治疗方法等方面做了系统整理,从临床的应用上学习路老的治病经验及方法。

路老善于治疗由消渴、瘿气等导致的痞满、胃痛、便秘、心悸、胸痹等疾病,亦有大量的内伤杂病的病例,本书主要分析临床中出现的消化系统疾病,常见的有腹泻、胃痛、胀满、便秘等。同时总结了胃痛、泄泻等疾病的治法及用药规律。通过对收录的病例疾病进行分析、归纳、总结,主要的中医疾病为消渴、腹泻、胃痛、胀满、便秘、腹痛等疾病;主要的西医疾病为十二指肠溃疡、慢性胃炎、肠功能紊乱、肝硬化等疾病,共用药123种,使用病例数超过10次的有3种,5~9次的有18种。在临床脾胃病的治疗中,用药特色为:①善用健脾药,常用的有黄芪、党参、太子参、茯苓、薏苡仁、白术、莲子肉、山药等;②注重湿邪为患,喜用炒薏米、炒苍术、白扁豆、茯苓、六一散、姜半夏等燥湿渗湿利湿;③脾胃病多寒热并存,故多用辛开苦降之黄连、吴茱萸药对;④忌用大苦、大辛、大寒之剂,以脾胃为娇脏以平药养之;⑤健脾的同时常配用消导药物,如麦芽、谷芽、鸡内金等;⑥用药熟识药性及药味,升降沉浮,如生白术通便作用显著,炒白术补脾的效果更彰等;⑦用药精简,方剂中药味数为6~12种,平均方剂中药味数为9种,药量平和,均为中国药典中的规定剂量。在临床中,通过对路老中医临床经验的学习,并积极将其指导临床的工作,可以帮助我们更好的掌握路老学术思想

3)薛伯寿教授临床运用"和"法特色:和法,从广义上说,凡能调和表里寒热虚实、脏腑气血阴阳的偏盛偏衰,使之归于平复的治法,均可称之为"和"法。然狭义概念所谓"和法"有其特定含义,是指具有和解表里、分清上下、宣展气机等作用和解治法,属于八法之一。

和解法是临床行之有效的方法之一,简称和法;作为独特的一种治法运用于临床,始自《伤寒论》记载少阳病证:少阳居半表半里之位,出则阳,入则阴,乃一身之枢机,半表半里之邪,非汗吐下所能解,唯宜和解一法,斡旋枢机,使半表半里之邪从枢机转出而解,不致内陷。仲景设小柴胡汤以藉少阳半表半里之正气除表里之邪,阳升表透,阴降里和,然和解之法即是。升清降浊各行其道,有和法则无需于下而自泄,有和解法则无需于汗与吐而自开,自此奠定了和解法的基础。

明清时期,温病学家根据温病病因病机和传变的特殊性,对和解法的应用,提出了不同于伤寒少阳病的治法与方剂,从而丰富了外感热病和解法的内容。如吴又可《温疫论》首倡"邪伏膜原论",指出膜原"内不在脏腑,外不在经络,舍于夹脊之内,去表不远,附近于胃,乃表里分界,是为半表半里",疫邪盘踞于此,发表、攻里均非所宜,"此邪不在经,汗之徒伤表气……此邪不在里,下之徒伤胃气"并创制达原饮,开达膜原之邪;叶天士提出"邪留三焦论",对温邪夹湿留连三焦气分,出现类似伤寒少阳病者,主张"分消走泄"之治法,旨在舒畅气机,宣通上下,使留于少阳三焦之邪,得以分消走泄,实为和解之变法。温病之和解法,乃伤寒之变通,根据作用的不同,和解法可分为清泄少阳(蒿芩清胆汤为代表方)、透达膜原(吴氏达原饮)和分消走泄3种。

清代汪昂的《医方集解》分为22类,其"和解之剂"收载了小柴胡汤、逍遥散、痛泻要方、黄连汤诸方,不仅注释详尽,而且基本涵盖了现代中医方剂学关于"和剂"的和解少阳、调和肝脾、调和肠胃3个主要部分,为现代方剂学的"和解"奠定了分类基础。

基于临床数据,人机结合,薛燕星总结出了薛老学术思想及临床经验包括以下几个方面:

继承名师，融会新知；博采众方，古为今用；知方善用，灵活有验；燮理阴阳，以和为法。薛师和法的应用范围甚广，可以治疗多种外感、内伤不和之病，使各种不和之病复归于和。如外感不和之证中的表里不和、营卫不和、上下不和、三焦不和，施之和法则能和解少阳、调和营卫、分消上下、宣畅三焦。内伤不和之证中的气血不和、肝脾不和、胆胃不和、寒热不和，运用和法则能调和气血、调和肝脾、调和胆胃、调和寒热。再提出"善用和法，必善兼用他法，所谓一法之中，八法备焉"。在发热病的临床诊治过程中应用小柴胡汤或加苏叶、香附；或加荆芥、防风；或加桑叶、菊花；或加银花、连翘；或加香薷、藿香等，因时因病而灵活选用。故继承仲景少阳病，谨守小柴胡汤之法，临床随证圆机活法，发扬推广运用取得好的疗效。

4）毒论治皮肤病经验总结：杨卫将 2006 年版《朱仁康临床经验集：皮肤外科（第 1 辑）》中朱仁康诊治疮疡皮肤外科病案 500 例建立数据库，其中男性 239 例，女性 261 例。病人最小年龄 0.5 岁，最大年龄 85 岁，平均年龄（34.95±16.071）岁，年龄中位数 34 岁。录入病人一般情况、中西医诊断、症状、皮损情况、中医证型、证素、治法、内服药物、外用药物、疗效等 44 项内容，采用 SPSS 17.0 统计软件进行频数分析，采用 WEKA 3.7 数据挖掘软件进行基于支持向量机的分类分析、关联规则分析。结果提示，共出现 81 种西医诊断，60 种中医诊断。本次研究病历中，共出现 96 种症候，858 种次。其中前 5 位为：风热郁滞肌肤证（6.30%）、血热动风证（5.80%）、风湿蕴肌证（5.40%）、气滞血瘀证（5.20%）、营卫不和证（4.80%）。在 96 种症候中，与"火"、"热"、"毒"相关的症候出现 48 种（50%），472 种次（55.01%），排名前五位的症候为：风热郁滞肌肤证（11.4%）、血热动风证（10.60%）、血热风盛证（6.4%）、湿热蕴脾证（5.1%）、血热化燥证（4.2%）。前 5 位出现的累积频率为 37.7%，共出现 32 种证素，共 1688 种次证素。出现频率排名前 5 位的证素为火热（18.00%）、湿（12.50%）、风（12.20%）、血热（8.5%）、脾（7.1），前 5 位证素占总证素的百分比为 58.30%。在 500 条证素中，共有 372 条（74.40%）证素出现"火热"、"血热"或"燥"此 3 种证素。其中，"火热"出现 314 次，"血热"出现 145 次，"燥"出现 48 次。在此 372 条证素中，除"火热"、"血热"、"燥"之外，出现 23 种证素其中出现频率排名前 5 位的证素如下：湿（43.82%）、风（42.74%）、脾（25.00%）、血瘀（16.13%）、胃（11.56%）。出现火热相关的治法分解共有 342 条。其中，与火热相关的治法分解按频率降序统计如下：清热（87.72%）、解毒（42.40%）、凉血（40.94%）、润燥（11.99%）、泻火（3.22%）、托毒（2.63%）、降火（0.88%）、泄热（0.58%）、通腑（0.58%）、透邪（0.29%）。在 342 条与火热有关的治法分解中，内服中药处方 467 个，药物 216 味，总计 4846 味次，每张方子平均用药 13.38 味，其中排名前 10 位药物为赤芍、甘草、当归、生地、黄芩、茯苓、牡丹皮、金银花、连翘、防风。清热药物主要涉及 5 种类，总共 45 味，1870 味次。清热解毒药 22 味，577 味次；清热燥湿药 9 味，411 味次；清热泻火药 6 味，181 味次；清热凉血药 5 味，672 味次；清虚热药 3 味，29 味次。朱老常用清热药：清热解毒药有金银花、连翘、大青叶、忍冬藤、重楼、蒲公英、蚕休；清热凉血药有赤芍、生地、牡丹皮、玄参、紫草；清热燥湿药有黄芩、白鲜皮、马尾连、六一散、苦参；清热泻火药有石膏、栀子、知母；清虚热药有地骨皮。对最终纳入分析的朱仁康 500 例医案中的 180 项属性以"火热"作为分类属性进行基于支持向量机的 SMO 分析，分类准确率达到 94.6%，Kappa 值 0.886，并得出两者之间的权重关系。选取权重在 0.38 以上的属性，西医诊断类：慢性荨麻疹（0.8219）；归纳舌象：苔黄（0.600 9）、舌绛（0.457 3）、苔白（0.426 2）、舌紫（0.402 3）；

皮损：抓痕（0.808 8）、结节（0.586 7）；自觉症状：痛（0.975 2）、烧灼（0.591 4）；皮损部位：头皮（0.900 3）、大腿（0.704 7）、腹部（0.558 9）、四肢（0.390 4）；证素：血热（0.783 4）、脾（0.674 5）、血虚（0.543 8）、气虚（0.385 8）。证候规范：风湿蕴肤证（0.865 8）、血热风盛证（0.850 4）、瘀血阻络证（0.436 6）；主要伴随症状：纳差（0.445 9）；治法规范：清热利湿（0.493）；治法分解（最简单要素）：祛风（0.897 2）、通络（0.785 2）、清热（0.689 1）、滋阴（0.492 5）、化痰（0.395 7）；基于提升度的关联结果显示：黄芩、金银花、甘草、连翘、赤芍、金银花、牡丹皮、连翘，黄芩、马尾连，金银花、连翘之间存在着明显的配伍运用规律。结论：研究采用机器学习分析朱老从毒论治皮肤病的辨证思路、用药规律，归纳、总结并传承朱老从毒论治皮肤病的临床经验。机器学习分析结果符合朱老临床认知，足以使用客观数据佐证朱老的学术观点，显示朱仁康教授从毒论治皮肤病的辨证特点、用药规律[218]。

（三）用药经验研究

用药经验是指医生根据所辨证候及兼证、兼症等选方用药/用穴的经验知识。一般而言，医生针对某一类具体病证有一个核心处方，核心处方的配伍是相对固定的，同时，由于每个病人的个体化特征，临证常有加减变化。有的医生是针对某一病有一核心处方，有的则针对某一病的某一证才有核心处方（表5-2-6）。

表 5-2-6　用药经验分析挖掘方法小结

序号	内容	分析挖掘方法
1	核心方药/穴方分析	复杂网络分析方法
2	疾病/证候/症状核心处方	复杂网络分析方法
3	有效核心处方分析	多因子降维法（MDR）
4	药物配伍分析	复杂网络方法、关联规则
5	随症/病/证加减用药/用穴规律	点式互信息法，关联规则等

1. 方药规律研究

（1）研究内容概述：名老中医经验效方是指名老中医在长期临床实践中总结的有效方剂，是名老中医丰富临床经验的结晶和学术思想的具体体现。总结名老中医经验用方是中医学术传承和发展的重要内容，是学习和推广名老中医经验，提高中医学术水平和临床疗效的保证。从中医学的发展历史看，中医学术的传承发展和诊疗水平的提高，方药的总结和传承是一个重要的内容。历代医家特别是临床大家，其学术思想和临证经验，其理论建树和学术特色，无不集中体现在方药的运用上，形成了经验方剂。体现名老中医学术思想和特点的代表方剂，传之于后世，为丰富和发展中医学术，提高中医诊疗水平做出了历史的贡献。有效方药的传承与发展是中医药学术发展的重要载体，历代记载的方剂，大多是其时使用有效的方药。

（2）研究示范

1）方和谦教授和法经验方"和肝汤"研究：李文泉基于长年跟师学习及176诊次和肝汤临床病例资料，人机结合，总结了国医大师方和谦"和肝汤"应用经验。该方由和剂局方"逍遥散"化裁而来。逍遥散为疏肝理脾的常用方剂，为肝郁血虚之证而设，它体用兼顾，肝脾同治。方和谦教授在此方的基础上加用党参、香附、苏梗、大枣四味药，使其和中有补，补而不滞，既保留了逍遥散疏肝解郁、健脾和营之内涵，又加重了培补疏利之特色，从而拓宽了逍遥散的用途。药物组成：当归 12g，白芍 12g，白术 9g，柴胡 9g，茯苓 9g，生姜 3g，薄荷 3g（后下），炙甘草 6g，党参 9g，苏梗 9g，香附 9g，大枣 4 枚。

"和肝汤"的组成有以下特点：其一，本方以当归、白芍为君药，养血柔肝。肝为刚脏，体阴而用阳，以归芍阴柔之品涵其本。其二，以党参、茯苓、白术为臣药，补中健脾益气，君臣合用，柔肝健脾，养血益气，共奏治肝实脾气血同调功效。其三，以柴胡、薄荷、苏梗、香附、生姜、大枣为佐药，柴胡、薄荷疏肝平肝以解郁，苏梗、香附不仅疏肝之郁，合柴胡、薄荷且能调达上、中、下三焦之气，而有疏肝解郁，行气宽中之功，此所谓："肝欲散，急食辛以散之"，以辛散之剂遂其性，加用生姜、大枣更能和胃健脾。另外，以甘草为使，既可甘缓和中，又能调和诸药，而达"和肝"之效。本方既遵仲景"见肝之病，知肝传脾，当先实脾"之旨，又收"肝苦急，急食甘以缓之"之用，达到以甘温缓急杜其变的目的。上述特点使"和肝汤"成为一个调和气血、疏理肝脾、体用结合、补泻适宜的方剂，在临床上被广泛应用于肝脾（胃）失和的病证。主治：肝郁血虚，脾胃失和，两胁作痛，胸胁满闷，头晕目眩，神疲乏力，腹胀食少，心烦失眠，月经不调，乳房胀痛，脉弦而虚者。

"和肝汤"主治中医疾病共 24 种，其中频度前 10 名（图 5-2-23）为瘿瘤 14 次、胁痛 13 次、腹痛 11 次、胃痛 11 次、心悸 11 次、月经不调 11 次、痞满 9 次、眩晕 9 次、不寐 7 次、胸痹 7 次、郁证 7 次。

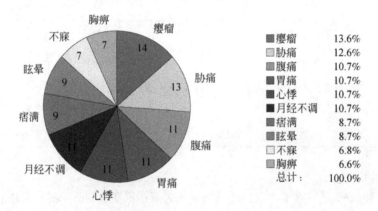

■瘿瘤	13.6%
□胁痛	12.6%
▨腹痛	10.7%
▤胃痛	10.7%
▨心悸	10.7%
■月经不调	10.7%
▨痞满	8.7%
▨眩晕	8.7%
□不寐	6.8%
▨胸痹	6.6%
总计：	100.0%

图 5-2-23　"和肝汤"主治中医疾病前 10 位频度图

由图 5-2-23 可以看出"和肝汤"所治中医疾病范围广泛，涵盖上中下三焦、气血经络各部位的疾病，体现方和谦教授善于灵活运用"和肝汤"，有异病同治之效。

"和肝汤"主治中医证候共 31 种，其中频度前 8 位为气滞 79 次、肝气郁 51 次、肝脾不和 39 次、痰浊 24 次、气虚 18 次、血瘀 17 次、湿阻 10 次、肝郁脾虚 9 次、血虚 9 次。

由此图可以看出"和肝汤"所治中医证候与"和肝汤"立方之初衷一致，以气滞、肝郁、肝脾不和为主，其证候特征为虚实夹杂。

"和肝汤"主治西医疾病共 66 种，其中频度前 6 位为泌尿道感染 14 次、更年期综合征 11 次、神经症 11 次、高血压 7 次、甲状腺结节 7 次、慢性胃炎 7 次。

由图 5-2-25 可以看出用"和肝汤"所见症状以睡眠不好、乏力、胸闷、气短、眩晕、腹胀为其主症，心悸、腹痛、纳差、头痛、腰痛、咽干等为兼症，症状虚实共见。舌苔洁、白，弦脉为其舌脉特征。

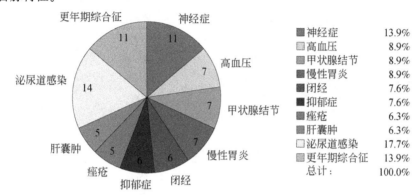

■神经症	13.9%
▨高血压	8.9%
▨甲状腺结节	8.9%
■慢性胃炎	8.9%
■闭经	7.6%
■抑郁症	7.6%
■痤疮	6.3%
■肝囊肿	6.3%
□泌尿道感染	17.7%
▨更年期综合征	13.9%
总计：	100.0%

图 5-2-24　"和肝汤"主治的常见西医疾病（前 10 种）

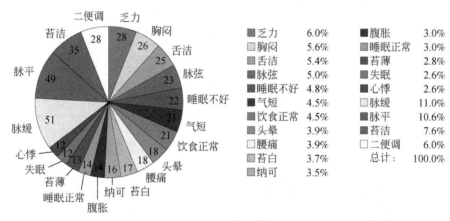

■乏力	6.0%	■腹胀	3.0%
□胸闷	5.6%	▨睡眠正常	3.0%
■舌洁	5.4%	■苔薄	2.8%
▨脉弦	5.0%	■失眠	2.6%
■睡眠不好	4.8%	■心悸	2.6%
■气短	4.5%	□脉缓	11.0%
■饮食正常	4.5%	■脉平	10.6%
▨头晕	3.9%	■苔洁	7.6%
□腰痛	3.9%	□二便调	6.0%
▨苔白	3.7%	总计：	100.0%
▨纳可	3.5%		

图 5-2-25　"和肝汤"主治的主要症状（前 20 种）

"和肝汤"对应治法共 51 条，其中频度前 10 位为理气 68 次、疏肝 49 次、调肝 45 次、和脾 38 次、健脾 24 次、清热 20 次、化痰 18 次、解郁 18 次、活血 16 次、散结 16 次、止痛 15 次。"和肝汤"所用药物见表 5-2-7。

表 5-2-7　"和肝汤"方药加减运用变化频次统计表

药物	频次	药物	频次
紫苏梗	173	茯苓	172
柴胡	171	白术	171
大枣	171	生甘草	171
当归	170	制香附	170
白芍	169	薄荷	168
党参	165	生姜	152
陈皮	84	焦曲	52
麦冬	51	熟地黄	44

续表

药物	频次	药物	频次
连翘	37	炒谷芽	29
石斛	26	金银花	25
郁金	24	枸杞	22
炒枳壳	19	蒲公英	18
百合	16	炒枣仁	16
丹参	15	川芎	14
佛手	14	瓜蒌	14
白茅根	13	泽兰	13
炙黄芪	12	木香	12
山药	12	薏苡仁	12
车前子	11	桔梗	11
玉竹	11	远志	11
竹茹	11	法半夏	10
乌药	10	北沙参	9
菊花	9	丹皮	9
佩兰	9	丝瓜络	9
天花粉	9	生黄芪	8

用无尺度网络的数据挖掘方法对"和肝汤"药物之间及加减变化进行分析（图 5-2-26）。

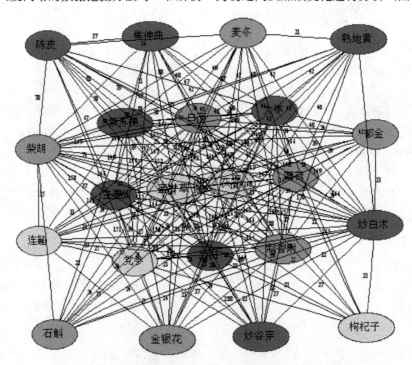

图 5-2-26　"和肝汤"加减配伍在 20 次以上的药物网络图

从以图 5-2-26 分析："和肝汤"原方 12 味中药，数据库出现频度在 152 ～ 173 次的 12 味药物与原方完全吻合，出现频次在 19 ～ 51 次的 9 味药物：麦冬、熟地黄、连翘、炒谷芽、石斛、金银花、郁金、枸杞、炒枳壳，以理气、消导、养阴、清热药物为主，反映"和肝汤"药物加减配伍的趋势。

2）用药规律研究：蒋跃绒总结陈可冀院士治疗心血管病血瘀证的用药规律，采集经陈可冀院士诊治且资料完整的心血管疾病血瘀证病人医案 277 份，建立医案数据库，记录病人一般资料、初诊记录、理化检查、中药处方、复诊记录。统计活血化瘀药物使用频次，采用关联规则对药物配伍、药 - 病、药 - 症关系进行对应分析，并对症状、体征的常用药物进行多维数据分析。结果心血管病血瘀证治疗共使用活血化瘀药 20 种，其中使用频次排在前 5 位的依次为赤芍（32.13%）、延胡索（29.60%）、川芎（28.88%）、丹参（25.99%）、红花（23.10%）。药 - 病关联分析显示，冠心病支架置入术后血瘀证常用川芎、赤芍；高血压血瘀证常用牛膝、赤芍、生地黄、川芎、丹参；心律失常血瘀证常用延胡索、川芎、生地黄、丹参、当归。冠心病出现心痛症状时，使用药物置信度最高的是延胡索（0.80）、丹参（0.80）、薤白（0.80），出现紫暗舌、黄苔时，置信度最高的是赤芍（0.80），紫暗舌、畏寒同时出现时，置信度最高的是当归（1.00）；多维数据分析显示，血瘀证不同症状、体征用药也有差别，治疗瘀斑舌牡丹皮使用较多，治疗心痛，延胡索使用较多，治疗头痛，川芎使用较多。结果提示，陈可冀院士治疗心血管病血瘀证常用赤芍、延胡索、川芎，临证根据疾病、病位、兼证和兼症的不同，灵活选用活血化瘀药 [122]。

刘洪兴的研究基于数据挖掘运用 SQL 语句从仝小林教授门诊病例 Oracle 数据库中提取所需信息，以病人 ID 号为关键语句，运用 ETL 工具将病人的性别、年龄、BMI、实验室指标、症状、中药进行规范化整理。病人的基本情况和中药采用 SPSS 20.0 进行频数分析，对症状、并发症查找分析，采用 Pearson 相关分析法分析各 HOMA-IR 与实验室指标的相关性；运用 SPSS 20.0 对症状、中药进行聚类分析，分别得出证候、核心方剂。刘氏通过数据挖掘，对胰岛素抵抗病人的病例所记录的相关实验室指标和用药进行分析，探索了胰岛素抵抗指数（HOMA-IR）与各实验室指标的相关性、仝小林教授用药经验和辨证分型，探索了防治胰岛素抵抗的中医药辨治规律 [219]。

2. 有效经验方研究

（1）研究内容概述："名老中医有效方"是指名老中医在长期临床实践中形成的组方合理、相对稳定、主治明确、功效可靠的方剂。名老中医的经验用方既是实践经验的凝炼，也是理论认识的结晶；对于名老中医有效经验方的研究，既要做到全面的整理，又要有利于传承推广，既要有理论分析，又要有临床应用，使经验方的整理研究不仅仅是方药的汇集与介绍，更体现了学术思想、学术特色和诊疗经验的传承与应用。目前名老中医经验方多以名老中医本人总结或者对传承人口传心授为主，缺少大量临床应用病例数据支撑；有的名老中医虽然有一定量病例资料，但缺乏从大量复杂个性化的病例中总结相对固定，且具有一定适应证和良好疗效的处方的方法，上述原因导致名老中医经验方的疗效缺少实证，对组成、适应证的确定主观性较强，影响经验方的有效传承，推广应用、成果转化受到限制。研究团队提出名老中医经验方必须来源于真实临床，以中医临床信息学发展为技术基础，以病例数据作为证据支撑。有效方药初步发现、有效方药优化、有效方药验证 3 个步骤。有效方药优化为梯面期，以观察性研究为主；有效方药验证为竖面期，以验证性研究为主。目前主要已经完成的研究是通过回顾性病例进行的有效方的初步发现研究 [220]。

（2）研究示范：有效方药的发现方法，具体内容如下。

目前名老中医经验方的研究缺少实证，对组成、适应证的确定主观性较强。为此，需要建立基于名老中医临床实际病例数据的有效经验方的发现方法。徐氏等提出名老中医经验方必须来源于真实临床，以病例数据作为证据支撑。在阶梯递进临床疗效评价方法的理论指导下，以薛伯寿教授宣透解毒饮为例展开实践，分为有效方药初步发现、有效方药优化、有效方药验证3个步骤。有效方药优化为梯面期，以观察性研究为主；有效方药验证为竖面期，以验证性研究为主。总结提出在研究过程中需要注重病例积累，包括有效和无效病例；对计算机挖掘的数据需要进行人机结合交流；保留中医个体化辨证论治的特点，允许有效方药一定范围内的加减以提高研究质量，研究方法要符合临床研究基本要求，促进成果转化[220]。

徐丽丽采用文献研究、回顾性病例分析和"人机结合"三者结合进行有效方药的初步发现。通过薛伯寿教授及其传承者发表的期刊和书籍中的相关研究，发现薛伯寿教授师承蒲辅周学术经验，蒲辅周老中医以善治热病而驰名，全面继承其擅长治疗外感热病经验的同时有所发挥，薛老认为"外感热病是中医宝库中最为可贵的部分，中医辨证论治水平的提高，关键在外感热病证治过程，脱离外感热病，只治内伤杂病，难以铸就高水平的中医"[221]。文献中多涉及用小柴胡汤合升降散治疗外感热病。这为有效经验方发现指明了初步研究的方向。

该研究基于中医临床信息学的技术，对薛老诊治外感热病的临床实际病例在保留原始文本病例信息的基础上，进行了结构化、规范化采集。利用数据挖掘技术，如利用结合中医特色的复杂网络分析算法和复杂网络分析系统，分析薛老诊治外感热病的临床中药配伍特点及加减变化规律，并跟薛老进行多次交流与访谈，对上述的挖掘结果，利用"人机结合、以人为主"的名老中医经验整理研究方法，进行了名老中医有效经验方的初步发现。

薛老治疗外感热病有无独到的经验方，传承人薛燕星等运用名老中医临床诊疗信息采集系统结构化录入，经过数据清洗规则，得到共纳入803例，2036诊次，建立并充实薛伯寿临床诊疗信息数据库。以数据为基础，以疾病为模块，筛选出薛老治疗外感热病（以刻下症包含发热和咽痛症状为筛选条件）病例共有83例，93诊次。通过频数研究发现多用升降散、小柴胡汤、银翘散合方治疗以发热和咽痛为代表的外感热病类型。通过对93诊次的刻下症和进行复杂网络发现，其中药核心网络、症状核心网络见图5-2-27与图5-2-28。

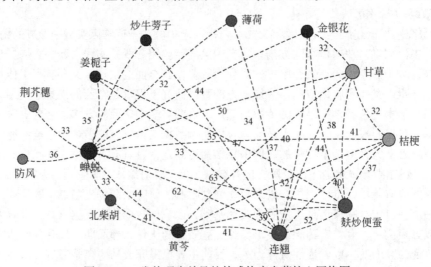

图 5-2-27　发热咽痛并见的外感热病中药核心网络图

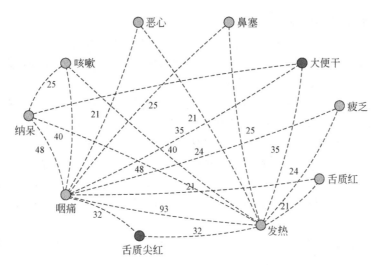

图 5-2-28 发热咽痛并见的外感发热病患者症状核心网络图

通过"人机结合",对数据挖掘内容进行分析,薛伯寿教授传承蒲老治外感热病经验论述:"温病最怕表气郁闭,热不得越;更怕里气郁结,秽浊阻塞;尤怕热闭小肠,小便不通,热遏胸中,以致升降不灵,诸窍闭滞。治法总以透表宣膈,升清降浊,而清小肠,不使邪热内陷,或郁闭为要"。薛老认为外感热病首要以不同透邪之法,逐邪外出,疏透表气郁闭为重点,使邪毒有外出之路。传承人结合数据挖掘及跟师体会中初步总结了薛老治疗外感热病的经验方,结合该经验方的主治功效特点,将该方命名为"宣透解毒饮",进一步通过和核心处方和核心症状相似度比较高的医案,进一步总结了宣透解毒饮的主治功效和适用范围。

通过文献研究、回顾性数据挖掘研究,以薛伯寿治疗外感热病为代表进行了有效方药的初步发现研究,通过"人机结合"交流,进一步拟定了有效方——宣透解毒饮的组成及主治。经过初步发现研究的有效方需要通过前瞻性研究进一步进行优化来进一步完善方药的组成、适应证和禁忌证,为进一步开展验证性研究奠定了基础。

3. 名老中医选方用药经验分析

张菁以干祖望耳鼻喉疾病医案信息为研究对象,运用模糊聚类及关联规则的数据挖掘技术,分析和挖掘其诊治经验中理－法－方－药之间的多重关系,揭示名老中医在辨证思路、治疗原则和选方用药方面的经验信息,为临床医师更好地掌握名医的诊疗经验、指导临床工作奠定了基础,也为中医学习者更深刻理解、传承名中医学术思想和临证经验提供了参考和借鉴。同时,由于中医症状一直以来缺乏统一、权威的标准,而统一、标准的数据是数据挖掘结果科学、客观的前提,本研究基于模糊聚类－关联规则对干祖望治疗耳鼻喉疾病进行数据挖掘,利用名医病案处方分析数据挖掘平台,从群方特征与单方特征入手分析形成不同的知识表征结果,为名医经验提取及学术思想的解读提供了新的方法。结果证明,将模糊推理的思想及数据挖掘的方法运用于中医相关研究是可行的,大有前途。如能确立中医相关术语标准、扩大样本量(病案及处方数量)、继续深入挖掘病案中的其他有效信息,结果会更加符合名医治疗特点及用药经验,也就更能反映老中医辨证思路及学术思想,从而为名老中医经验的继承和发展提供了新方法及新思路[222]。

4. 疾病用药经验比较研究

（1）研究内容概述：中医药的辨证论治存在较强的个体化特征，名老中医学术背景、临床经验不同，即使针对同一病人，也可能得出不同的辨证结果，选择不同的处方药物。

（2）研究示范

1）郁仁存教授临床诊疗经验整理研究：王笑民、徐咏梅等在实施北京市科技计划重大项目，名老中医临床诊疗信息采集及经验挖掘研究课题（编号：D08050703020803）期间，采集郁仁存教授临床诊疗资 250 例，851 诊次，其中男性 144 例，女性 106 例。消化道恶性肿瘤 113 例，413 诊次，占全部病人的 45.2%，平均每例病人诊次 3.65 次 / 人；肺恶性肿瘤 95 例，282 诊次，占全部病人的 38%，平均每例病人诊次 2.97 次 / 人；乳腺恶性肿瘤 42 例，156 诊次，占全部病人的 16.8%，平均每例病人诊次 3.71 次 / 人。可见郁仁存教授所诊治病人以消化道恶性肿瘤、肺癌等常见恶性肿瘤为主，乳腺癌病人平均就诊诊次最高。

郁仁存教授 710 诊次可分析辨证病例中，以证素辨证形式，排名前 16 位证候为毒（637，89.72%）、瘀（462，65.07%）、脾肾亏虚（357，50.28%）、痰（231，32.54%）、气虚（230，32.39%）、阴虚（149，20.99%）、肝郁（122，17.18%）、脾虚（68，9.58%）、血虚（43，6.06%）、浊（28，3.94%）、肝肾亏虚（25，，3.52%）、胃失和降（25，3.52%）、肝脾亏虚（20，2.82%）、肝胃不调（20，2.82%）、内热（20，2.82%）、肾阴虚（20，2.82%）。按虚实统之，实证以毒、瘀、痰为主，与中医对肿瘤的本质认识相吻合；虚证以脾肾亏虚、气虚、阴虚为主，与郁仁存教授主张的"内虚学说"一致。

郁仁存教授 710 诊次可分析治法病例中，常用治法为解毒（637，89.72%）、健脾（504，70.99%）、化瘀（487，68.59%）、补肾（408，57.46%）、益气（231，32.54%）、养阴（181，25.49%）、化痰（168，23.66%）、疏肝（141，19.86%）、散结（80，11.27%）、和胃（58，8.17%）、行气（46，6.48%）、补肾阴（44，6.20%）、养血（43，6.06%）、清热（38，5.35%）、补肝阴（37，5.21%）。对实证常用治法依次为解毒、化瘀、化痰、疏肝、散结、行气、清热；对虚证常用治法依次为健脾、补肾、益气、养阴、和胃、补肾阴、养血、补肝阴等，充分体现了郁老立法攻补兼施的特点。

郁仁存教授 710 诊次病例用药中，常用药物为鸡内金（690，97.18%）、砂仁（678，95.49%）、生黄芪（677，95.35%）、女贞子（615，86.62%）、枸杞子（586，82.54%）、焦三仙（563，79.30%）、太子参（529，74.51%）、白花蛇舌草（500，70.42%）、鸡血藤（480，67.61%）、拳参（471，66.34%）、龙葵（441，62.11%）、白英（433，60.99%）、山茱萸（295，41.55%）、蛇莓（286，40.28%）、菟丝子（270，38.03%）、炒白术（263，37.04%）、茯苓（245，34.51%）、党参（244，34.37%）、藤梨根（172，24.23%）、柴胡（159，22.39%）、片姜黄（154，21.69%）、土茯苓（154，21.69%）、郁金（149，20.99%）、沙参（147，20.70%）、浙贝母（141，19.86%）、金荞麦（136，19.15%）、炒酸枣仁（133，18.73%）、补骨脂（124，17.46%）、炙甘草（116，16.34%）、炒枳壳（113，15.92%）、泽泻（104，14.65%）、延胡索（100，14.08%）、冬凌草（99，13.94%）、陈皮（97，13.66%）、半枝莲（93，13.10%）、炒苦杏仁（92，12.96%）、前胡（89，12.54%）、天花粉（84，11.83%）、茵陈（78，10.99%）、麦冬（74，10.42%）、首乌藤（72，10.14%）。

其中，按照常用药物功效分类：有健脾和胃功效的药物有鸡内金、砂仁、焦三仙；有健脾益气功效的药物有生黄芪、太子参、炒白术、茯苓、党参、炙甘草；有补肾功效的药物有女贞子、枸杞子、山茱萸、菟丝子、补骨脂；有解毒抗癌功效的药物有白花蛇舌草、拳参、龙葵、白英、蛇莓、藤梨根、土茯苓、金荞麦、冬凌草、半枝莲；有活血化瘀功效的药物有鸡血藤、片姜黄、郁金、延胡索；有行气功效的药物有柴胡、炒枳壳、陈皮；有养心安神功效的药物有炒酸枣仁、首乌藤；有养阴功效的药物有沙参、天花粉、麦冬；有化痰止咳功效的药物有浙贝母、炒苦杏仁、前胡。从上述用药频率可以看出：郁老处方用药遵循攻补兼施的原则，以自拟方为主，重视脾胃功能的保护。

郁仁存教授治疗消化道恶性肿瘤经验：本研究采集郁仁存教授治疗消化道恶性肿瘤 113 例，413 诊次，其中全部资料完整，可供分析病人为 112 例，391 诊次。西医疾病诊断具体情况为：食管癌 13 例，34 诊次；胃癌 26 例，75 诊次；结肠癌 28 例，134 诊次；直肠癌 22 例，88 诊次；肝癌 17 例，48 诊次；胆管细胞癌 2 例，4 诊次；阑尾癌、十二指肠癌、小肠肉瘤、食管不典型增生各 1 例，共 8 诊次。

112 例病人辨证中，以证素辨证形式，排名前 10 位证候为毒（356，91.05%）、瘀（322，82.35%）、脾肾亏虚（291，74.42%）、痰（127，32.48%）、气虚（67，17.14%）、肝郁（46，11.76%）、阴虚（46，11.76%）、脾虚（23，5.88%）、胃失和降（23，5.88%）、肝脾亏虚（20，5.12%）。其中毒瘀互结，脾肾亏虚是消化道肿瘤最常见证型。

与总体证候分布情况比较，消化道肿瘤辨证中毒、瘀、气虚、肝郁、脾虚、肝脾亏虚等证型频率有所增加，脾肾亏虚频率有所减少，提示消化系统疾病与肝的辨证关系更为密切。

112 例病人辨证中，分析治法分布规律，排名前 10 位及频次为健脾（363，92.84%）、解毒（359，91.82%）、化瘀（330，84.40%）、补肾（298，76.21%）、化痰（90，23.02%）、益气（70，17.90%）、疏肝（65，16.62%）、养阴（60，15.35%）、和胃（46，11.76%）、行气（28，7.16%）、散结（27，6.91%）。说明健脾补肾、解毒化瘀为消化道肿瘤最主要治法。

与总体治法分布情况比较，消化道肿瘤的治法中健脾、解毒、化瘀、补肾、疏肝、散结、和胃、补肾阴等治法频率有所增加，益气、养阴、养血等治法频率有所减少，这与辨证中肝郁在消化道疾病中比例增加相吻合。

112 例病人全部采用自拟方，消化道恶性肿瘤常用药物为生黄芪（389，99.49%）、砂仁（387，98.98%）、鸡内金（382，97.70%）、女贞子（353，90.28%）、枸杞子（346，88.49%）、焦三仙（321，82.10%）、太子参（313，80.05%）、白英（294，75.19%）、龙葵（289，73.91%）、鸡血藤（279，71.36%）、白花蛇舌草（265，67.77%）、拳参（239，61.13%）、蛇莓（200，51.15%）、炒白术（194，49.62%）、藤梨根（171，43.73%）、茯苓（169，43.22%）、党参（167，42.71%）、山茱萸（163，41.69%）、菟丝子（147，37.60%）、土茯苓（124，31.71%）、片姜黄（123，31.46%）、炒枳壳（92，23.53%）、炙甘草（84，21.48%）、陈皮（72，18.41%）、延胡索（70，17.90%）、沙参（59，15.09%）、半枝莲（57，14.58%）、炒酸枣仁（56，14.32%）、补骨脂（55，14.07%）、法半夏（53，13.55%）、柴胡（45，11.51%）、肿节风（45，11.51%）、八月札（42，10.74%）、浙贝母（42，10.74%）、泽泻（41，10.49%）。

与总体药物应用分布情况比较，消化道肿瘤的用药为生黄芪、砂仁、女贞子、枸杞子、焦三仙、太子参、白英、龙葵、鸡血藤、蛇莓、炒白术、藤梨根、茯苓、党参、土茯苓、片姜黄、炒枳壳等药物使用频次增多；白花蛇舌草、拳参、沙参应用减少，即在消化道肿瘤中，健脾补肾药物应用更为频繁，解毒抗癌类药物中，白花蛇舌草、拳参使用减少，而更倾向使用白英、龙葵、蛇莓、藤梨根、土茯苓。

应用"中医复杂关系分析系统"，按照药物频度及相关性分析，对复方药物配伍规律（如君、臣、佐、使）的层次性进行分析研究，得到郁仁存教授治疗消化道肿瘤核心处方：生黄芪、太子参、焦三仙、鸡内金、砂仁、白花蛇舌草、龙葵、白英、鸡血藤、女贞子、枸杞子；其次层级常用药物为蛇莓、拳参、藤梨根、菟丝子、党参、白术、茯苓；加减药物为陈皮、半夏、片姜黄。

郁仁存教授治疗肺癌临床经验研究：本研究采集郁仁存教授治疗肺癌 95 例，282 诊次，其中全部资料完整，可供分析病人 50 例，163 诊次。平均每例病人诊次 2.97 次 / 人。

50 例病人辨证中，以证素辨证形式，排名前 15 位证候为毒（141，86.50%）、瘀（129，79.14%）、气虚（113，69.33%）、痰（87，53.37%）、脾肾亏虚（61，37.42%）、阴虚（47，28.83%）、肝肾亏虚（17，10.43%）、肾阴虚（11，6.75%）、肝阴虚（9，5.52%）、内热（6，3.68%）、水饮内停（6，3.68%）、肺气虚（4，2.45%）、肺阴虚（4，2.45%）、损伤血络（4，2.45%）、血虚（4，2.45%）。其中气虚血瘀、痰毒互结为最常见证型。

与总体证候分布情况比较，肺癌中瘀、痰、气虚、阴虚的证型频率有明显增加，尤其以气虚和痰的证型，频率增加最多，分别增加 36.93% 和 20.84%，说明肺癌中气虚证和痰证较其他肿瘤更为常见；肝郁、脾肾亏虚、脾虚、血虚、毒等证型较总体频率减少。

在 163 诊次肺癌病人中，治法分布为解毒（136，83.44%）、化瘀（130，79.75%）、益气（109，66.87%）、补肾（81，49.69%）、健脾（78，47.85%）、化痰（61，37.42%）、养阴（60，36.81%）、散结（53，32.52%）、补肾阴（28，17.18%）、补肝阴（27，16.56%）、止血（17，10.43%）、泻肺（14，8.59%）、利水（13，7.98%）、清肺（13，7.98%）、利咽（9，5.52%）、清热（8，4.91%）、和胃（7，4.29%）。益气、活血、解毒三者相加，达 375 诊次，占肺癌全部治法 895 诊次的 41.9%，说明益气、活血、解毒为郁老治疗肺癌常用治法。

与郁老对肿瘤总体治法分布情况比较，163 诊次肺癌病人中，治法应用频率较总体有明显升高（≥5%）的有益气、散结、化痰、补肝阴、养阴、化瘀、止血、泻肺，其中益气、散结、化痰频率增加最多，分别增加 34.34%、21.25% 和 13.76%；治法应用频率较总体有明显降低（≤5%）的有健脾、疏肝、补肾，这与郁老肺癌辨证特点基本吻合。

在 163 诊次肺癌病人中，郁老常用药物（≥10%）有鸡内金（161，98.77%）、生黄芪（160，98.16%）、砂仁（158，96.93%）、太子参（153，93.87%）、女贞子（144，88.34%）、焦三仙（138，84.66%）、枸杞子（134，82.21%）、鸡血藤（116，71.17%）、白花蛇舌草（108，66.26%）、金荞麦（105，64.42%）、拳参（98，60.12%）、龙葵（90，55.21%）、浙贝母（86，52.76%）、白英（75，46.01%）、沙参（75，46.01%）、冬凌草（72，44.17%）、菟丝子（68，41.72%）、前胡（67，41.10%）、山茱萸（61，37.42%）、炒苦杏仁（60，36.81%）、党参（58，35.58%）、蛇莓（46，28.22%）、补骨脂（41，25.15%）、夏枯草（35，21.47%）、麦冬（34，20.86%）、石上柏（34，20.86%）、茯苓（33，20.25%）、甘草（30，18.40%）、大枣（28，17.18%）、半枝莲（27，16.56%）、炒白术（27，16.56%）、海藻（23，14.11%）、五味子（23，14.11%）、炒酸枣仁（22，13.50%）、土茯苓（21，12.88%）、仙鹤草（21，12.88%）、葶苈子（18，11.04%）、徐长卿（18，11.04%）。

与总体药物应用分布情况比较，肺癌的用药频次特点为：金荞麦、浙贝母、冬凌草、前胡、沙参、炒苦杏仁等药物使用频率明显增多，频率增加在 20% 以上；太子参、麦冬、补骨脂等药物使用频率增多，频率增加在 5% 以上；焦三仙、藤梨根、炒白术、柴胡等药物使用频率明显减少，频率减少在 20% 以上；郁金、白英、片姜黄、茯苓、蛇莓、炒枳壳、土茯苓、拳参、龙葵、茵陈、炒酸枣仁、天花粉等药物使用频率减少，频率减少在 5% 以上。即肺癌的用药，养阴止咳之品增多，解毒抗癌类药物中藤梨根、蛇莓、土茯苓、拳参、龙葵应用减少，而更多选择金荞麦、浙贝母、冬凌草。

应用"中医复杂关系分析系统",按照药物频度及相关性分析,对复方药物配伍规律(如君、臣、佐、使)的层次性进行分析研究,得到郁仁存教授治疗肺癌核心处方:太子参、鸡血藤、女贞子、枸杞子、金荞麦、焦三仙、鸡内金、砂仁。其次层级常用药物为浙贝母、拳参、白英、龙葵;加减药物为前胡、杏仁、白术、茯苓。

2)孔嗣伯教授临床用药经验总结:建立孔嗣伯内科病案方药数据库,采用计算机信息技术,进行研究分析,得出高频次药物,形成孔老内科常见系统疾病基本方,结合临床跟师体会,寻找专家辨证用药规律,初步总结出孔门自成一家的辨证思想,完善孔门理论。

马小丽等精选孔嗣伯专家诊疗有效、记录完整病例 585 份,大约 11 万字,建立孔嗣伯专家内科病案方药数据库,采用病证结合的方法,加以分类归纳,按呼吸系统疾病、消化系统疾病、心脑血管疾病、内分泌疾病、肾脏疾病、恶性肿瘤分为 6 大科目,建立病案方药子库,利用现代信息学技术,采用中医科学院广安门医院研发的"名老中医经验智能分析平台",统计六大系统疾病对应药物,探索专家辨证用药规律,初步确立孔老内科常见系统疾病基本处方,进行功效、药性的分析,参照计算机分析结果,结合多年随诊经验,总结出孔门内科自成一家的辨证思想,完善了孔门理论。

排名前 20 位的内科疾病为高血压、胃炎、糖尿病、肾功不全、肾炎、泌尿系感染、发烧、冠心病、乳腺癌、上呼吸道感染、肺癌、贫血、肾小球肾炎、气管炎、结肠癌、脑血栓、甲状腺功能亢进、焦虑、胆囊炎、咽炎。

排名前 20 位的中药为琥珀、黄柏、川牛膝、木香、羚羊角、石决明、陈皮、郁金、滑石、桑寄生、橘核、生石膏、石斛、炒杜仲、丹参、竹茹、大腹皮、川芎、茯苓皮、石菖蒲、炒蒺藜。

呼吸系统疾病排名前 20 位的中药为羚羊角、生石膏、陈皮、竹茹、琥珀、郁金、炒苦杏仁、金银花、石斛、黄芩、知母、川牛膝、黄柏、橘核、浙贝母、黛蛤散、石决明、白茅根、焦栀子、板蓝根、滑石。

基本处方为羚羊角、生石膏、陈皮、竹茹、琥珀、郁金、炒苦杏仁、金银花、石斛、黄芩。

消化系统疾病排名前 20 位的中药为琥珀、陈皮、木香、郁金、竹茹、大腹皮、橘核、滑石、石斛、厚朴、茯苓皮、炒枳壳、川牛膝、石决明、黄柏、金银花。

基本处方为琥珀、陈皮、木香、郁金、竹茹、大腹皮、橘核、滑石、石斛、厚朴。

心脑血管疾病排名前 20 位的中药为石决明、羚羊角、琥珀、黄柏、川牛膝、郁金、炒杜仲、木香、炒蒺藜、陈皮、石菖蒲、滑石、丹参、磁石、牡蛎、生石膏。

基本处方为石决明、羚羊角、琥珀、黄柏、川牛膝、郁金、炒杜仲、木香、炒蒺藜、陈皮。

内分泌疾病排名前 20 位的中药为琥珀、黄柏、川牛膝、石决明、陈皮、羚羊角、牡蛎、木香、滑石、炒杜仲、茯苓皮、大腹皮、石斛、郁金、丹参、橘核。

基本处方为琥珀、黄柏、川牛膝、石决明、陈皮、羚羊角、牡蛎、木香、滑石、炒杜仲。

肾脏疾病排名前 20 位的中药为黄柏、川牛膝、琥珀、滑石、木香、旱莲草、茯苓皮、白茅根、羚羊角、炒杜仲、石决明、车前子、大腹皮、石菖蒲、橘核、陈皮。

基本处方为黄柏、川牛膝、琥珀、滑石、木香、旱莲草、茯苓皮、白茅根、羚羊角、炒杜仲。

恶性肿瘤排名前 20 位的中药为琥珀、陈皮、羚羊角、木香、橘核、石斛、郁金、金银花、夏枯草、大腹皮、黄柏、牡蛎、石决明、知母、瓜蒌、浙贝母。

基本处方为琥珀、陈皮、羚羊角、木香、橘核、石斛、郁金、金银花、夏枯草、大腹皮。

从用药统计结果可以看出,孔老临证用药以寒凉、理气、化湿为主,重视肝脾肾之间的协调作用，这与我们临床随诊，孔老内科杂证多从"郁"论治相吻合；呼吸系统疾病用药以清肺热为主，排名在前的药物为羚羊角、生石膏，这与孔氏父子被京城百姓誉为"石膏孔"的临床实际，也是相吻合的；消化系统疾病多以苦温健脾化湿药为主，根据我们的随诊体会，孔老脾胃病湿热辨证为多，重视肺脾同调，强调三焦气机通畅，因此苦温健脾化湿药多用；心脑血管疾病与内分泌疾病用药以介类为多，介类药是具有孔门特色的用药，据我们研究，介类咸寒之品为血肉有情，善入下焦阴分，具有益肝肾而不碍胃助湿的优点，故临床在补益肝肾真阴和病邪波及血分时孔老喜用；肾脏疾病用药多以清利湿热、健脾益肾药为主，讲究通补兼施；恶性肿瘤以清热理气散结药为主，讲究疏通调和，并不一味扶正或攻逐。

排名前 20 味药物为琥珀、黄柏、川牛膝、木香、羚羊角、石决明、陈皮（橘皮）、郁金、滑石、桑寄生、橘核、石膏、石斛、炒杜仲、丹参、竹茹、大腹皮、川芎、茯苓皮、石菖蒲。

在此基础上，进一步总结出孔嗣伯教授辨证论治学术思想，主要包括两纲六要辨证思想、"柔肝法"的使用、疑难杂症常用"和法"等。

5. 针灸临床穴方及用穴分析

（1）研究内容概述：针灸穴方与用穴分析是分析名老中医穴方及用穴的经验。穴方类似于中药处方，是专家针对某一特定病证使用的穴位的组合，穴位则包括针刺的部位、手法、深度等信息。

（2）研究示范

1）田从豁教授针灸临床诊疗经验：在实施北京市科技计划重大项目，基于信息挖掘技术的名老中医临床诊疗经验研究（课题编号：H020920010590）期间，课题组采集录入了田从豁教授临床诊疗病例 503 例，1496 诊次，形成数据库。其中最大年龄为 85 岁，最小年龄为 3 岁，平均年龄为 44.48 岁；男性病例数 191，占 37.97%，女性病例数 312，占 62.03%。

其中 503 例病例中，有西医诊断信息者 232 例，占 43.9%，有中医疾病诊断信息者 110 例，占 20.8%，有中医证候诊断信息者 187 例，占 35.3%。其中最常见中医疾病种类：痹证、面瘫、中风、头痛、不寐、胃痛、哮喘、咳嗽、眩晕、腰痛。

西医疾病前 10 名是面神经麻痹、面神经炎、瘾疹、脑梗死、过敏性鼻炎、慢性支气管炎、颈椎病、高血压、过敏性哮喘、神经症。根据疾病的排序先后，可以看出，除了常见的神经科疾病面瘫、面神经炎、脑梗死外，对于自主神经系统疾病，如瘾疹、过敏性疾病（过敏性鼻炎、过敏性哮喘）、神经症，慢性支气管炎、痛症是田从豁教授擅长的疾病。上述结果与我们以前总结的田从豁教授擅长神经系统疾病和痛证是相符的。

田从豁教授使用中药总计是 227 种，使用总次数 3638 次。最常用中药类别为：补虚药，频次 853 次，其次为活血化瘀药、解表药、清热药、平肝熄风药、化痰止咳平喘药、祛风湿药、理气药、利水渗湿药、安神药。常用的前 15 味中药为生甘草、当归、川芎、地龙、羌活、丹参、防风、炒白术、茯苓、续断、僵蚕、女贞子、桃仁、荆芥穗、板蓝根等（表 5-2-8）。

表 5-2-8　田从豁教授临床常用穴位统计表

穴位名称	使用病例数	使用诊次	穴位名称	使用病例数	使用诊次
足三里	260	695	夹脊	115	230
大椎	272	586	阳陵泉	114	230
风池	215	468	阳白	80	210

续表

穴位名称	使用病例数	使用诊次	穴位名称	使用病例数	使用诊次
合谷	191	441	膈俞	101	200
三阴交	169	421	阿是穴	99	199
百会	181	419	气海	84	162
曲池	181	416	天枢	76	158
肾俞	163	345	肩髃	69	151
中脘	129	308	四白	70	140
太阳	118	273	外关	77	131
地仓	86	248	翳风	56	128
攒竹	101	242	颊车	57	125
肓俞	118	239	印堂	68	126
下关	89	238	关元	69	118
脾俞	113	237	肺俞	59	110

最常用腧穴前20个是足三里、大椎、风池、合谷、三阴交、百会、曲池、肾俞、中脘、太阳、地仓、攒竹、肓俞、下关、脾俞、夹脊、阳陵泉、阳白、膈俞、阿是穴。其中足三里在260个病例中出现，使用诊次695次，使用总频次696次。根据穴位归经：足阳明胃经穴有足三里、天枢、地仓、下关、四白、颊车；督脉穴有大椎、百会；任脉穴有中脘、气海、关元；足少阳胆经穴有风池、阳陵泉、阳白；手阳明大肠经有合谷、曲池、肩髃；足太阴脾经有三阴交；足太阳膀胱经有肾俞、攒竹、脾俞、膈俞、肺俞；足少阴肾经有肓俞；手少阳三焦经有外关、翳风；经外奇穴有太阳、夹脊、阿是穴、印堂。根据上述结果，选用最多的是足阳明胃经和膀胱经穴位，这与田从豁教授针刺时注重脾胃、顾护正气的思想是相应的；膀胱经的选用说明田从豁教授善于运用背俞穴调理脏腑之间的关系。

在表5-2-9中频次出现100次以上的治则有16种，中医疾病所用治法最多为活血，占到10.2%，属于调法，频次413次，其中调法最多，包括活血、通络、行气、健脾、养血、疏肝、通经，占到35.5%，其余为汗法，包括祛风、疏风；泻法，包括止痛、化瘀、化痰；补法，补气、补肾；从上述数据结果可以看出，田从豁教授最善于运用调法，其次为泻法和补法，也体现了田从豁教授攻补兼施的观点。

表5-2-9 中医疾病治则分布频次

治法	分类	频次	治法	分类	频次
活血	调法	413	补气	补法	275
通络	调法	410	止痛	泻法	251
祛风	汗法	353	行气	调法	243
散寒	温法	293	健脾	调法	187

续表

治法	分类	频次	治法	分类	频次
养血	调法	181	补肾	补法	120
疏风	汗法	178	化瘀	泻法	117
清热	清法	162	通经	调法	117
疏肝	调法	133	化痰	泻法	105

2）常见疾病针灸治疗方案分析

痹证治疗经验：根据数据统计结果，疾病数最多的为痹证，病例数97例，就诊次数290次，也体现了针灸治疗的优势在于经络肢体病证，特别是对于疼痛、经络痹阻症状、整体状态的改善有明显的作用（表5-2-10，表5-2-11）。

表5-2-10 痹证常见证候统计表

证候	频度	证候	频度
气虚	57	气血失和	16
风寒痹阻	43	着痹	13
血虚	42	寒湿阻络	10
血瘀	35	脾虚	10
痛痹	28	行痹	9
寒凝	24	瘀血阻络	9
气滞	22	瘀血阻滞	8
寒湿	21	风邪中络	6
肾虚	18	肝郁	6
寒湿凝滞	17	寒湿痹阻	6

表5-2-11 痹证治法统计

治则	治法	频次	治则	治法	频次
散寒	温法	154	行气	调法	36
止痛	泻法	129	通经	调法	30
通络	调法	84	宣痹	调法	25
活血	调法	83	补肾	补法	23
祛风	汗法	64	养血	补法	23
除湿	泻法	51	化瘀	泻法	20
通痹	调法	51	疏风	汗法	13
补气	补法	45	温经	温法	10

续表

治则	治法	频次	治则	治法	频次
温肾	温法	10	化湿	泻法	9
和络	调法	9	补脾	补法	8

痹证最常见的症状为腰痛，频次为25次，占28.7%，其次为精神好、饮食正常、多梦、怕冷、下肢疼痛、背酸、背痛、耳鸣、乏力、咽不适、腰酸、早泄、大便干、大便溏、多汗、健忘、精神倦怠、纳差、疲乏等。上述症状，除了饮食、二便、精神状况，主要症状可分为一是疼痛，包括腰痛、下肢疼痛、背痛，占有37%；二是酸胀，包括背酸、腰酸；三是怕冷；四是整体状态，包括乏力、精神倦怠、纳差、疲乏；其余为相关症状，包括多梦、耳鸣、咽不适、早泄。

痹证症状总症状频次281次，除外饮食、二便、睡眠、精神状态，最多为麻木、疼痛的症状。麻木症状包括麻木、下肢麻木占到15.2%，疼痛占到34%，包括下肢疼痛、腰痛、四肢关节疼痛、关节痛、酸痛、膝关节疼痛、下肢痛、压痛，其中包括了痹证常见的部位，如腰、关节、下肢，疼痛性质包括酸痛、压痛，其次相关症状如畏寒，因为痹证最多见为痛痹，故见局部的畏寒，有些也可见到全身的畏寒。纳差、便溏多为寒邪损伤脾胃、阻滞中焦的症状。上述结果与以前的记载也是相符的。

痹证的证候最多为气虚，出现了57次，其中虚证包括气虚、血虚、肾虚、脾虚，其中寒证包括风寒闭阻、痛痹、寒凝、寒湿、寒湿凝滞、寒湿阻络、寒湿痹阻；血瘀证有血瘀、瘀血阻络、瘀血阻滞；风证有风寒闭阻、行痹、风邪中络；湿阻证有寒湿、寒湿凝滞、着痹、寒湿阻络、寒湿闭阻。从上述分析可以看出，痹证多为寒证、虚证，并且寒湿证多交叉出现，热证很少见到，这可能与北京的地域相关，寒邪较重，说明了治疗时要考虑地域因素，体现了天人相应的观点。

痹证总治法应用诊次290次，其中最多的是散寒，频次154，占有16.2%，属于温法占到18.4%，温法还包括温经、温肾；田从豁教授在治疗中强调重用调法，包括通络、通痹、行气、通经、宣痹、和络，占到24.7%，均属针灸的通调之法。活血属于调法；祛风、疏风属于汗法；止痛、除湿、化瘀、化湿属于泻法；补法包括补气、补肾、养血、补脾。补法应用较多，正是体现了田从豁教授在治疗中注意扶正祛邪、顾护正气的观点。

表5-2-12是痹证治疗使用的前30个穴位。痹证所用经穴中：足阳明经穴位有足三里；督脉有大椎、百会；任脉有中脘、水分、阴交、气海；手阳明大肠经有曲池、肩髃、合谷；足太阳膀胱经有肾俞、委中、秩边、次髎、大肠俞、脾俞、昆仑、承山；足少阳胆经有阳陵泉、风池、环跳、风市；足少阴肾经有肓俞、太溪；手阳明大肠经有肩髃；足太阴脾经有三阴交、血海；手少阳三焦经有外关；经外奇穴有鹤顶；局部的阿是穴，华佗夹脊穴，除了任脉的穴位多选用外（主要为脐周四穴中的穴位），多为下肢经脉取穴，起到疏通经络的作用。使用的阴交穴使用频次为32次，排在24位，阴交穴排位靠后，可能是收集的病例数有限不能很好地反映田从豁教授的经验。

表5-2-12 痹证常用穴位统计

穴位	频次	穴位	频次
足三里	127	曲池	102

穴位	频次	穴位	频次
肾俞	100	合谷	42
大椎	85	中脘	42
阳陵泉	82	水分	39
委中	76	环跳	37
阿是穴	69	鹤顶	36
夹脊	67	太溪	34
肓俞	61	昆仑	33
肩髃	60	百会	32
秩边	57	承山	32
风池	53	风市	32
次髎	46	阴交	32
三阴交	46	外关	31
大肠俞	44	气海	29
脾俞	42	血海	29

在上述穴位中，其中可见挖掘出的经验方有4个，独取阳明方：百会、肩髃、曲池、合谷、阳陵泉、足三里、三阴交；滋阴益阳方：肓俞、气海、中脘；调和气血疏肝理气方：肩髃、曲池；补益气血方：气海、中脘、足三里、三阴交。

根据这次挖掘出的穴位、证候，与田从豁教授讨论后归纳出：调和阴阳方，足三里、三阴交、太溪、曲池；痹证的温通散寒方，肾俞、脾俞、大肠俞、夹脊；疏通经络方，下肢有次髎、环跳、秩边、阳陵泉、委中、承山、风市。

痹证所用药物为牛膝、羌活、生甘草、续断、独活、桑寄生、川芎、杜仲、熟地、威灵仙、木瓜、生黄芪、茯苓、炒白术、丹参、当归、地龙、生地黄、白芍、秦艽等。

瘾疹治疗经验：瘾疹、培癗、风疹块属于西医荨麻疹范围。

瘾疹的症状中除了精神、二便情况，最多为皮肤瘙痒、皮疹、丘疹等，其次为一些瘙痒症状发作情况，如晨起轻、夜间重等，但因数据量有限，不能完全反映症状发作情况，暂不做分析，但可以看出，主症为瘙痒，而且瘙痒症明显影响到睡眠（表5-2-13）。

表5-2-13　瘾疹症状分布规律

症状	频次	症状	频次
精神好	14	丘疹色红	6
皮肤瘙痒	10	情志宜舒畅	5
饮食正常	10	片状红斑	4
睡眠	8	全身皮肤瘙痒	4
皮肤瘙痒	7	丘疹晨起轻	3
皮疹	7	丘疹夜间甚	3
丘疹	6	睡眠不好	3

续表

症状	频次	症状	频次
患处皮肤发红	2	瘙痒	2
皮肤红疹	2	小便频	2
皮肤丘疹	2	斑疹	1

瘾疹中证候最多为风证，包括血虚生风、风寒袭表、风热袭肺、风邪外袭，其次为虚证，包括血虚生风、气虚、肺气虚、肾气虚、脾虚、血虚，再者为瘀血、气滞、脾胃失和。可见此疾病多因风证和虚证引起。由于素体禀赋不足，脾胃虚弱，抵御外邪力弱，营卫气血失调，表虚卫外之气不足，外感风邪，客于肌肤而发病，同时也由于脾阳不振，运化无力，中焦湿邪壅盛所致。挖掘结果与文献记载也是相符的（表5-2-14）。

根据数据显示，最多为活血，属于调法，调法还包括健脾、行气、调和气血，其余为汗法、补法、泻法、和法。对于此类营卫失调、气血不和的疾病，应以调理为主，主要包括调理脏腑和调理气血两个方面。对于荨麻疹、风疹、瘾疹均可采用此法。

表5-2-14　瘾疹穴位分布规律

穴位	频次	穴位	频次
三阴交	24	关元	7
曲池	22	气海	7
风池	19	天枢	7
大椎	16	阳陵泉	7
膈俞	15	阿是穴	5
肓俞	15	血海	5
肾俞	14	背部	3
脾俞	11	风门	3
中脘	11	风市	3
足三里	11	肝俞	3
百会	10	上星	3
肺俞	9	神阙	3
合谷	8		

从表5-2-14中可以看出，三阴交出现频次最多，24次。根据穴位归经：足太阴脾经有三阴交、血海；手阳明大肠经有合谷、曲池；足少阳胆经穴有风池、阳陵泉、风市；督脉穴有大椎、百会、上星；足阳明胃经有足三里、天枢；任脉穴有中脘、气海、关元、神阙；足太阳膀胱经有风门、肾俞、脾俞、膈俞、肺俞、肝俞；足少阴肾经有肓俞；经外奇穴有阿是穴。

根据此次挖掘结果与田从豁教授访谈，归纳出疏风止痒方：足三里、三阴交、合谷、曲池、血海、风市；皮肤病祛风活血方：风池、风门、肺俞、膈俞、肝俞、脾俞。在结果中可见上次挖掘的疏散外风方：大椎、风池、风门，原来只认为它能治外感病风寒或风热外束之证，但经过此次挖掘，可见此疏散外风之义更广，对由于内风引起的皮肤瘙痒也是适用的。其余可见上次挖掘的以下处方，调和气血方：血海、曲池、足三里、三阴交；补益气血方：气海、中脘、足三里、三阴交；背俞四穴：肝俞、膈俞、脾俞、肾俞。

因为肺主皮毛，正如《黄帝内经》中记载，肺者，气之本，其华在毛，其充在皮，为阳中太阴，通于秋气，所以治疗皮肤病必须从肺入手。所以对于皮肤病的疏风活血方应首选肺俞。肺俞在《圣惠方》中"瘿气上逆，吐逆，脊强，寒热不食，肉痛皮痒……"和《肘后方》"风毒脚气"中都记载了该穴用于皮肤性疾病的治疗。其他穴位也均有记载，如在《神灸经纶》中记载癣疹：曲池、阳溪、天井。《中国针灸学概要》风疹：血海、三阴交、曲池、合谷。可见此次挖掘疏风止痒方，皮肤病祛风活血方中的穴位用于皮肤病（癣疹、风疹）的治疗已在文献中多次出现，说明了其有一定理论依据，只是在临床中未注意到，通过这次研究有所发现。

所用药物前20位是防风、威灵仙、丹参、地龙、荆芥穗、生甘草、皂角刺、制何首乌、川芎、苦参、女贞子、羌活、炒牛蒡子、赤芍、当归、石菖蒲、桃仁、续断、益母草。

3）穴方研究：张华、赵华等共总结田从豁教授临床常用穴方19个，以下列出所总结穴方，每一穴方包括穴方名、穴位组成、主治、加减、手法、方义，部分穴方附有典型病例及常用穴方分析[223]。

调和气血方：足三里、三阴交、血海、曲池。

调和气血方用于中医疾病共有9种，涉及多个系统的疾病，最多为皮肤科疾病，包括风疹、皮肤病、培瘤，占38.4%，其次为乳癖、血风疮、浸淫疮，再者为痿证、中风、痹证。根据前期挖掘结果，再与田从豁教授访谈，确定出调和气血方，根据经验该方主要用于的中医疾病有荨麻疹、神经性皮炎、慢性湿疹、皮肤瘙痒等气血不和、营卫失调之证。而此次挖掘的结果是风疹、乳癖、皮肤病、痿证、中风、痹证、血风疮等，主要也为皮肤类疾患，对于痹证有调和气血、疏经通络的作用。中风病人多年过半百，气血亏虚，脏腑之气不足，治疗时除了局部取穴，多要从整体气血论治，从而达到气血调和，经络通畅。

调和气血方用于的中医证候共有16种，其中最多为血虚生风，占总数的20.9%，其中虚证最多，占到总数的30%，包括血虚生风、脾虚、肾虚、血瘀、气虚、血虚、阴虚，其次为湿阻证，包括湿热内蕴、湿盛，涉及肝、脾、肾三脏，肝藏血、脾生血，肝主疏泄调畅气机，脾主运化，肾主纳气。上述三脏正是与气血生成、运行功能密切相关。皮肤病病人多为素体虚弱，气血不足，津血亏乏，化燥生风，肌肤久则失于濡养而发为本病。血虚生风正是皮肤病的常见证候，这与挖掘出的中医疾病也是相对应的。

根据数据库结果，本方应用治则共有21种，其中治法最多为活血，占有15.8%，根据临床经验上述治则共分为6类，其中调法最多，占到50%以上，包括活血、健脾、养血、通络、行气、疏肝、通痹，其次为补法、泻法、汗法等。从治则上也体现出此方重在调理，从气血、脏腑、经络3个方面出发，从而达到恢复全身机体功能的作用，其次是具有一定的补益作用，经络畅通、气血调和、脏腑平衡，自然会加速气血的生成。

调和气血方适用的症状主要有乳房胀痛、睡眠、睡眠不好、风团、颈部僵硬疼痛、口苦、纳少、疼痒、腿部成片红斑等。症状相对分散，可能与病例数有限、疾病分布太广有关，暂不做分析。

调和气血方由曲池、血海、足三里、三阴交组成。所谓调和气血方，是通过调整气血达到调和营卫、调整功能状态的作用，正是体现了田从豁教授对于自主神经系统的疾病，多从气血出发，以调理整体为主，也是中医整体观念的体现。

调和气血方中曲池、足三里分别为手足阳明之合穴，阳明经多气多血，两穴合用以调畅气血，曲池为大肠经合穴，肺与大肠相表里，故曲池又可调整肺卫功能。血海属脾经，为足太阴脉气所发，气血归聚之海，与曲池合用可调和营卫、清热活血，三阴交为足三阴经交会穴，亦可调阴血。本组穴位重在调畅气血、调和营卫。

根据挖掘的证候前 5 位为血虚生风、脾虚、湿热内蕴、湿盛等，也反映出皮肤病的最常见证候，所用治则也是与之相应的，为活血、祛风、健脾、养血、通络、化湿、清热、行气。

脐周四穴：水分、阴交、肓俞（左右各一）。

此次研究分析了该组穴位的常用中医疾病、证候、治则、症状。

脐周四穴用于中医疾病最多为痹证，出现频度 35 次，占到 58.3%，其次为皮肤性疾患，包括牛皮癣、风瘙痒、风疹、红疹、瘾疹、培癗，占到 8%，其余为臌胀、水肿为水液代谢障碍疾病；其次为中风、郁证、不寐等。皮肤病发病病机多由营卫失调、气血不和所致，故选用脐周四穴以达调和营卫、气血之功。因水分穴有利水渗湿的功效，故用于治疗水肿等水液代谢疾患。其余病例数较少，不做分析。

脐周四穴用于的证候首位为气虚，占到 21.2%，其中虚证包括气虚、血虚、肾虚、脾虚、胃虚；再者为寒证，包括风寒闭阻、寒凝、痛痹；其余为血瘀证、风证、湿阻证等。这也是与痹证的病机、证候相对应，多因风寒湿偏盛、正气虚损而发病。

脐周四穴对应治法中，温法占首位，占到 13.3%，其中调法占到 32.7%，汗法占到 16.7%，补法占到 14.6%。调法最多，与其主治是相符的，主要有调和气血、调和营卫的功效。

根据前期经验该方主要应用的中医疾病有痹证、腹胀、腹水、浮肿等正气虚损，或水湿壅盛之证。此次的挖掘结果为痹证、水肿、中风、牛皮癣、下肢红肿、郁证，痹证最多为 35 次。关于脐周四穴用于痹证、牛皮癣、水肿的治疗，这与田从豁教授以前的书中（《田从豁临床经验集》）记载相同，证实了此次所选用的数据挖掘方法是适用的、可行的。

脐周四穴其中肓俞为足少阴与冲脉交会穴，为肾脉入膏膜之处，可补益肾阴肾阳，阴交为足少阴与冲任交会穴，选用该穴既可振奋元阳，驱逐阴邪，又可交通阴阳之气，水分穴内应小肠，因此具有泌别清浊的功能，针之取其在内疏通水道、运化水湿之作用，四穴配合应用共奏振阳驱邪、行气消水之功。脐周四穴为田从豁教授治疗痹证经验用穴。

脐周四穴主要用于的证候有气虚、血虚、肾虚、水泛、血瘀、风寒痹阻、着痹、寒凝、脾虚、痛痹、血虚生风等，分析上述证候，气虚、血虚、肾虚、脾虚均为脏腑虚损性疾病的证候，血虚生风为皮肤病常见证候，风寒痹阻、着痹、寒凝、痛痹为关节疾患、痹证、腰痛等的证候，这与挖掘出的中医疾病也是相符的。

根据数据库中主要的治则为散寒、祛风、活血、通络、止痛、补气、养血、祛湿、化瘀、疏风等。区区四穴却包括了中医治疗八法中的温法、泻法、汗法、补法、调法 5 种方法，在临床可根据实际情况灵活选用，用于多种疾病。

方义：选用华佗夹脊穴是利用现代的神经节段理论，即根据疾病所属神经阶段而选取隶属于神经节段的穴位进行治疗。肓俞、水分、阴交称为脐周四穴，是治疗痹证田从豁教授的经验用穴。肓俞为足少阴与冲脉交会穴，为肾脉入膏膜之处，取之以益肾壮骨；阴交为足少阴与冲任交会穴，《会元针灸学》云："阴交者，元阳之气，相交于阴，癸水之精，合于阴气，上水分合于任水之精，阳气从上而下，与元阴相交注丹田，水火既济，故名阴交"，选用该穴既可振奋元阳，驱逐阴邪，又可交通阴阳之气；水分一穴内应小肠，因此具有泌别清浊的功能，针之取其在内疏通水道，运化水湿之作用。"脐周四穴"配合应用共奏益肾壮骨、振奋驱邪之功，重在治本。秩边穴、内外膝眼为局部取穴，局部取穴意在疏通经络气血，驱逐局部邪气，为治标之举；血海取其"治风先治血，血行风自灭"之意；三里、中脘可调理气血，补益后天，活血化瘀，为治本之意；梁丘为足阳明胃经郄穴，阳经郄穴多治急性痛证。髓会、绝骨，取其补髓填精，筋会阳陵泉，取其舒筋骨、利关节之意。针刺后采用夹脊、膀胱经拔罐，意在通调督脉，振奋阳经气血，加强驱邪外出之力。治疗的同时配以汤药，意在调理脾胃、补益气血、疏通经络，行气止痛之意。

　　按语：田从豁教授治疗痹证，必顾忌内因。痹证之内因正气虚也。首则营卫失和，气血失调。故治疗时注意调理脾胃，补益气血，从而达到扶正祛邪的目的。

　　以下是根据无尺度网络模型做出的脐周四穴适应的疾病、证候、症状之间的关系图（图 5-2-29）。

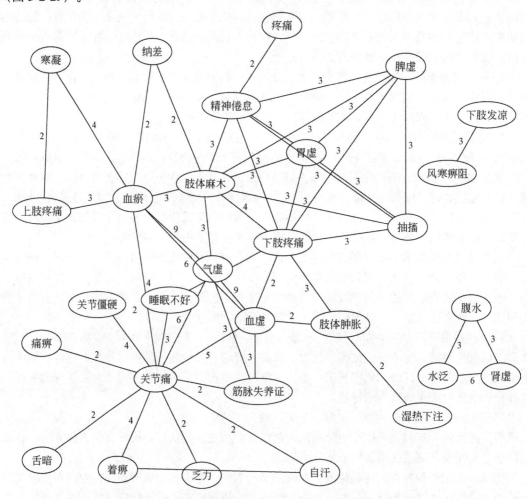

图 5-2-29　脐周四穴适应的疾病、证候、症状之间的关系图

　　此组穴用于痹证，多用于着痹、痛痹，关节痛、关节僵硬、乏力、自汗、睡眠不好，这些症状是并见的，舌象为舌暗，证候为气虚、血虚、血瘀、筋脉失养。痹证多由外邪侵袭人体、闭阻经络、气血不畅所致，以肌肉、筋骨、关节酸痛、麻木、重着、屈伸不利，甚或关节肿大灼热等为主要临床表现。根据文献记载，在痹证的致病因素中，最常见为寒邪、湿邪。寒邪凝滞经脉，经脉不通，不通则痛；湿邪留滞经脉，久居不去，湿邪易袭下位，重浊黏滞，故见疼

痛、麻木。关节、肌肉疼痛，影响睡眠。舌质暗为气血不足、血脉瘀阻之象，与证候气虚、血虚、血瘀是相对应的。气虚、血虚、血瘀、筋脉失养之间是相互影响的，元气不足，无力推动血行，血行不畅，不能濡养全身经脉，全身经脉失于濡养，故见关节疼痛，肢体麻木；血行不畅，久则瘀滞在局部，血瘀脉阻，发为疼痛。

上肢疼痛与寒凝、血瘀相关。寒邪留滞经络、关节、肌肉，寒主收引，影响气血运行，气血运行不畅，久则血瘀脉阻，经脉不畅故见疼痛。"温则行，寒则凝"寒邪留置局部，故见疼痛。气虚血瘀则见肢体麻木，"气虚则麻，血虚则木"。脾胃虚弱，化生水谷精微力弱，后天之源生成受限，故见精神倦怠。

肢体肿胀与下肢疼痛、血虚、筋脉失养、湿热下注并见。肢体肿胀局部循环不畅故见疼痛、血虚，筋脉失于濡养也可见疼痛，故筋脉失养与血虚并见。湿热下注与肢体肿胀并见。湿热下注，热毒之邪下袭，蕴结在局部，故见肢体肿胀。

风寒痹阻与下肢发凉相关。因风邪、寒邪痹阻经络，气血不畅，寒主收引，风邪善行数变，流于下肢，则见下肢发凉。腹水与肾虚水泛相关。肾主水，水液的运行、输布依靠肾气之温化、推动，肾气不足，肾虚则开阖不利，不能化气行水，水液泛滥于肌肤，则见腹水。

根据无尺度网络模型做出的脐周四穴适应的疾病、证候、症状之间的关系可以看出，该模型给这些常见的症状、疾病、证候找到了之间的相互关系，我们平时在临床工作的可以加以注意，便于挖掘其深层次的联系。

图 5-2-30 是根据关联规则做出的脐周四穴与常用穴位之间的关系，其中阴交、水分、中脘为任脉穴位，肓俞为足少阴肾经穴位，阴陵泉、血海、三阴交为足太阴脾经穴位，阳陵泉为足少阳胆经穴，足三里为足阳明胃经穴，曲池为手阳明大肠经，鹤顶、膝眼为局部取穴，其中含有调和气血方有曲池、血海、足三里、三阴交。

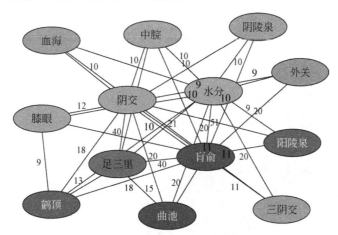

图 5-2-30　脐周四穴与常用穴位之间的关系

疏散外风方：大椎、风池、风门。

主治：外感病风寒或风热外束之证。

加减：风寒加大椎拔罐、风门、肺俞膈姜灸；风热加大椎放血拔罐或少商、商阳放血；肺气郁闭加尺泽、列缺。

手法：大椎用平补平泻法，风池、风门用泻法。

方义：诸阳之会大椎振奋阳气，解表通阳，风池为搜风要穴，疏散风邪，宣畅经气，风门为足太阳经背部腧穴，也是足太阳经与督脉交会穴，亦能搜风散邪，三穴相配，能振奋阳气，解表驱邪。

典型病例：徐某，女，43 岁，咳嗽 3 天。病人 3 天前因着凉出现咳嗽频作，胸痛，痰白色泡沫样，易咳出，咽痒，喉中痰鸣，头痛，恶心，纳差，两肺听诊有痰鸣音，舌淡红苔薄白，脉细数。诊断：咳嗽，属风寒束肺，治宜宣肺散寒，化痰止咳，针刺大椎、风门、风池、肺俞、列缺、尺泽、大椎、风门、肺俞加拔罐，每日 1 次，治疗 3 次痊愈。

调和冲任补肾益精方：关元、三阴交。

主治：遗尿、不孕不育、更年期综合征、月经不调等肾精不足或冲任失调之证。

加减：脾虚气弱加足三里、中脘；肾虚加肾俞、肓俞、命门、志室、太溪；冲任不调加气海、中极。

手法：补益阴精用补法，调和冲任用平补平泻法。

方义：关元为足三阴与任脉之会，三阴交为足三阴经之会，两穴可补益阴精，可配足三里、中脘健运脾胃，有阳中引阴之义；关元尚能调冲任而安血室，三阴交补脾胃以资生血之源，两穴为治疗月经失调常用对穴。

典型病例：刘某，女，8 岁，病人自出生后一直遗尿，曾中西医治疗效果不好，现白天尿急，夜间遗尿，每夜 1~4 次，饮食、睡眠正常，大便干，1~3 日一行，舌尖红苔薄白，脉沉细。诊断：遗尿，属肾气不充，治宜培元益肾，针刺关元、三阴交、水道，夹脊胸腰段梅花针轻度叩刺，命门穴拔罐，治疗 1 次即未遗尿，后继续每周治疗 3 次，共治疗 10 次痊愈。

4）穴位研究——肓俞穴分析：纳入田从豁教授诊治病历共 348 例，其中实时采集病历 150 例，为 2005 年 8 月～2006 年 2 月；既往病历 198 例。在对 1263 张穴方进行穴位频数分析结果显示，共使用穴位（包括部位如背部、局部）286 个，在出现频度较高的穴位中，肓俞穴出现 172 次，占第 16 位，而文献中除"脐周四穴"外关于肓俞穴应用记载较少，故提取所有出现肓俞穴的穴方进行分析。应用肓俞穴的病例涉及中医诊断 35 种，证候分型 77 种，应用范围较广（图 5-2-31）。

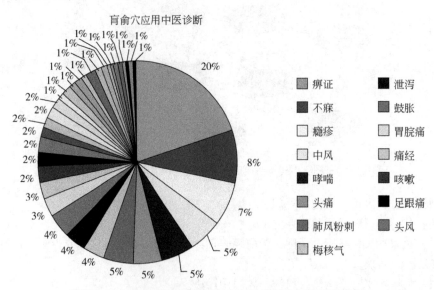

图 5-2-31　田从豁教授应用肓俞穴治疗的中医疾病分布图

　　以往田从豁教授经验总结书籍等资料，认为肓俞为足少阴与冲脉交会穴，为肾脉入膏膜之处，取之以益肾壮骨，又可调理冲脉之气，有滋肾水、补阴精、清虚热、利下焦之功能。总结资料中肓俞穴相关运用主要有"脐周四穴"或在癫痫、不孕症、乳腺增生、更年期综合征、肿瘤放化疗术后、胃下垂、腹泻等病中作为配穴，均取其补肾作用。查阅 1994 年以来期刊文献，应用肓俞的作用也为补肾。提取肓俞穴应用的证候诊断，发现虚证以气虚、血虚或气血俱虚为多（表 5-2-15），肓俞穴应用于肾虚者（表 5-2-16）明显少于气血虚者。

表 5-2-15　肓俞临床应用于气虚、血虚相关证型

证型	例次	百分比	证型	例次	百分比
心脾两虚	12	6.98	心气不足	2	1.11
血虚风燥	10	5.81	血虚肝郁化风	2	1.11
气血不足	9	5.23	血虚肝郁化热	2	1.16
气虚血瘀	6	3.49	冲任虚寒	2	1.16
气阴两虚	5	2.91	脾肺气虚证	1	0.58
脾气亏虚	5	2.91	血虚不荣	1	0.58
肺肾气虚	3	1.74	血虚风中	1	0.58
肺气亏虚	2	1.16	血虚津亏	1	0.58
肝脾两虚	2	1.16	合计	137	79.65
气虚证	2	1.16			

表 5-2-16　肓俞所用肾虚具体证型

证型	例次	百分比	证型	例次	百分比
肾虚水泛	6	3.49	肾虚	2	1.16
肾阴亏虚	4	2.33	肾阳虚衰	2	1.16
肺肾气虚	3	1.74	肾气不充	1	0.58
脾肾阳虚	2	1.16	合计	20	11.63

　　从以上两表可见，有气虚、血虚或气血俱虚者占使用肓俞穴例次的 79.65%，有肾虚见证者仅占 11.63%，气血虚者明显多于肾虚者。查看具体病历，进行疗效分析，发现肓俞穴在肾虚与气血虚证中临床疗效均较好（因无客观指标，只能依据病历中描述疗效的语句判定）。

　　做穴位高频集，找出与肓俞合用较多的穴位，探索可能的规律性。应用肓俞穴的穴方穴位高频集中，与肓俞穴同用 30 次以上者依次为足三里、三阴交、中脘、气海、曲池、百会、阳陵泉、水分、阴交（表 5-2-17）。

表 5-2-17　肓俞穴位配伍使用的高频穴位统计

穴位	合用次数	穴位	合用次数	穴位	合用次数
足三里	105	气海	54	阳陵泉	38
三阴交	88	曲池	54	水分	36
中脘	65	百会	50	阴交	30

　　将出现肓俞的穴方所用穴位做关联图，图中每一个节点为一个穴位，穴位名称用国际标准代码，不同的填充颜色表示分属不同经络，每条连线表示两穴之间合用至少9次以上。图5-2-32具有无尺度网络特征。以肓俞为中心，与肓俞合用9次以上的穴位有41个，从图中可以直观地看出穴位之间的配伍关系。

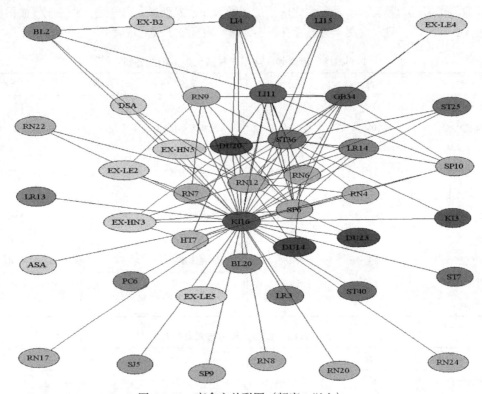

图5-2-32　肓俞穴关联图（频度9以上）

　　将高频集与关联图结合考虑，并与田从豁教授交流，对田从豁教授应用肓俞穴经验进行总结，具体内容如下。

　　肓俞为冲脉与肾经交会穴，《灵枢·逆顺肥瘦》中的"夫冲脉者，五脏六腑之海也，五脏六腑皆禀焉"，《灵枢·动输》中的"冲脉者，十二经脉之海也"。冲脉在人体的循行分布甚广，上渗灌于头面各阳经，下渗灌于下肢各阴经，且与任、督两脉同起一源。主干在身前挟任脉、足阳明胃经、足少阴肾经直冲而上；分支在身后合于督脉，连系诸阳，又与足太阴脾经、足少阴肾经并而下行，贯穿周身，密切联系先天之本与后天之本。张介宾曾概括冲脉的分布说："其上自头，下自足，后自背，前自腹，内自溪谷，外自肌肉，阴阳表里无所不涉"（《类经·经络类》）。由于冲脉为五脏六腑之海，十二经脉之海，又为血海，而肾又藏元阴元阳，温煦四脏，故作为肾经与冲脉交会穴的肓俞穴，其作用除补肾阴肾阳而清虚热、利下焦外，还能调理冲任，益气养血。

　　田从豁教授应用肓俞穴常用配伍有以下几种。脐周四穴：肓俞、水分、阴交。肓俞穴既可振奋元阳，驱逐阴邪，又可交通阴阳之气，水分穴内应小肠，因此具有泌别清浊的功能，针之取其在内疏通水道，运化水湿之作用，四穴配合应用共奏振阳驱邪、行气消水之功。水分用泻法，阴交用平补平泻，肓俞用补法。脐周四穴为田从豁教授治疗痹证经验用穴。滋阴益阳方：

肓俞、气海、中脘。胃为水谷之海，中脘为胃之募穴，可健运脾胃以滋生化之源，气海益气助阳，肓俞为肾经与冲脉交会穴，功可滋阴助阳，三穴合用可补阴益阳。配足三里：足三里为胃经合穴，强壮要穴，可健脾益气，肓俞穴调冲脉益血海，两穴合用可补益气血。配三阴交：三阴交为脾经穴位，足三阴经交会穴，可以健脾而养血，与肓俞合用可养血滋阴。配曲池：曲池为手阳明经合穴，阳明多气多血，曲池常用来调和营卫，活血祛风，对于有血虚之象者，可与肓俞合用养血活血祛风。配百会：百会为督脉位居巅顶之穴，督脉统督一身之阳，肓俞为足少阴经穴，与百会同用可益气升阳，并可调和阴阳。

通过数据挖掘，作者发现田从豁教授善于组方选穴，一穴可以多用，一方能治多证；维护正气，祛邪而不伤正；扶正培元，补益而不涩滞；寒热可以平调，虚实可以并治，因果可以同治，标本可以兼治；补阳则于阴中求阳，补阴则于阳中求阴。田从豁教授临床选穴以循经取穴、近部取穴、上病下取、下病上取、以痛为腧等取穴法灵活运用，重视背部、腹部及合穴、八会穴、交会穴、督脉、任脉经穴的运用，穴方配伍以本经配穴、表里经配穴、上下配穴、远近配穴、左右配穴为多。

（四）综合经验分析

综合分析是应用多种分析挖掘方法，对名老中医所治优势病种进行临床证治规律的综合分析，或根据临床研究主题进行某方面的研究。如某类疾病的诊疗规律研究、不同名老中医经验的比较研究等。

1. 名老中医个体疾病证治规律总结研究

（1）研究内容概述：名老中医的个体疾病证治规律挖掘是基于某位名老中医的学术思想及临床经验，针对某类病人人群的"证－治－效"等进行全方位的综合分析，以获取较完整的名老中医临床经验知识的研究。

（2）研究示范

1）晁恩祥辨治肺系病证经验：由弟子跟师采集既往病例100份，前瞻病例300份，共400份，每份病例包括年龄、性别、姓名等基本信息，每份病例的诊疗次数大于2次。西医疾病分布见表5-2-18。前4位常见西医疾病为慢性咳嗽、咳嗽变异性哮喘、哮喘及感染后咳嗽。该表说明晁老尤专于肺系疾病的诊治，尤其是针对咳嗽为主症的肺系疾病的治疗。

表 5-2-18　常见西医疾病分布

疾病名称	诊次数	疾病名称	诊次数
慢性咳嗽	181	肺间质疾病	17
咳嗽变异型哮喘	136	慢性阻塞性肺疾病	13
哮喘	63	慢性支气管炎	11
支气管哮喘	61	过敏性哮喘	6
感染后咳嗽	33	过敏性鼻炎	6
咳嗽变异性哮喘	29	肺癌术后	5
支气管炎	19	支气管扩张	3

晁恩祥教授在治疗肺系疾病中，咳嗽占主要中医疾病种类（图5-2-33）。慢性咳嗽属于中医学"久咳"、"久嗽"范畴，因病程较长，故病机复杂。咳嗽与肺、脾、肾密切相关；而外感咳嗽临床多辨以"风寒、风热、风燥"，包括《中医内科学》教材也是如此。而从"风咳"论治，近代医书尚无系统记载与论述。晁恩祥教授积多年之临床经验，从临床实践中总结出咳嗽尚有以"风邪"为主之证，从而提出了关于咳嗽论治的新的学术观点及新治疗思路。

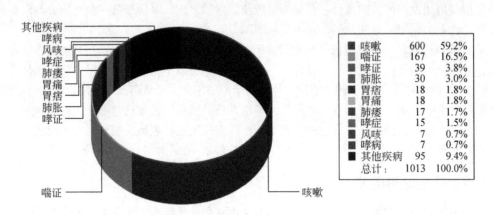

咳嗽	600	59.2%
喘证	167	16.5%
哮证	39	3.8%
肺胀	30	3.0%
胃痞	18	1.8%
胃痛	18	1.8%
肺痿	17	1.7%
哮症	15	1.5%
风咳	7	0.7%
哮病	7	0.7%
其他疾病	95	9.4%
总计：	1013	100.0%

图5-2-33　常见中医疾病分布（中医疾病名称前10名）

晁恩祥教授在多年的临床实践中，部分咳嗽病人临床表现为阵咳、急迫性、挛急性咳嗽，以及突发、突止，变化莫测，咽痒，具有风之特点，主要见有以咳为主，伴有咽痒或鼻痒，痒而咳嗽，异味或冷空气可使之加重，常呈刺激性咳，阵发性顿咳。其临床表现具有风证的特点，反映了"风善行数变"、"风性挛急"、"风盛则动"的发病特点，又因"风为百病之长"、"风为六淫之首"，急迫性、挛急性咳嗽，是由风邪伏肺所致，风邪犯肺之状。晁恩祥教授认为：既然本病表现，具有风邪致病特征；病因、病机及表现系以"风"为特点，认为其病机为"风邪犯肺，肺气失宣，气道挛急"，因重视风因，风邪袭肺，肺失宣降，故立法多以宣肺、疏风为主，提出了"从风论治"的治疗思路，兼用止咳、利咽、化痰、降气、平喘、调补肺肾等不同治法（图5-2-34，表5-2-19）。

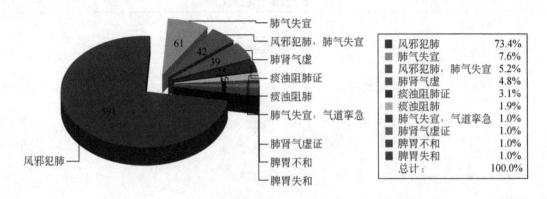

风邪犯肺	73.4%
肺气失宣	7.6%
风邪犯肺，肺气失宣	5.2%
肺肾气虚	4.8%
痰浊阻肺证	3.1%
痰浊阻肺	1.9%
肺气失宣，气道挛急	1.0%
肺肾气虚证	1.0%
脾胃不和	1.0%
脾胃失和	1.0%
总计：	100.0%

图5-2-34　常见证候分布

表 5-2-19　治法分布情况

治法名称	病例数	总诊次
疏风宣肺	303	634
止咳	209	364
利咽	151	264
化痰	98	154
宣肺	93	151
平喘	68	102
降气	63	96
缓急	50	85
调理肺肾	33	53
益气	26	45
调补肺肾	20	33
清肺	19	26
理气	18	31
养阴	17	26
健脾	16	23
健脾和胃	15	28
疏风	13	16
通窍	13	24
和胃	11	12
活血	11	18

　　通过对晁老临证病案分析，发现其貌似简单的治法中涵盖了晁老的辨证思维体系，体现了对疾病不同阶段的治疗方法，辨证论治，有缓有急。紧扣病机，疏风宣肺为其通用治法，在此基础上，根据病人病情加以灵活运用，张弛有度，收放自如，法中有法，丝丝入扣。

　　临证具体治法解析：晁老在临床中灵活思辨，配合采用多种治疗方法，临床运用中有主有次，有急有缓，治标顾本，法专而不死，充分体现了辨证论治与整体观念。其具体包括以下常用治法。

　　风邪犯肺，肺失宣降，风动气逆，气道挛急，是晁恩祥教授对慢性咳嗽的主要病机认识，风邪犯肺，常挟寒、挟热、挟湿、挟燥，晁老常配以辛温解表之桂枝、荆芥、防风等，辛凉解表之薄荷、银花、连翘、柴胡等；祛风除湿则用羌活、藿香、佩兰、苍术等；解燥邪则以桑叶、沙参、麦冬等。究其原因，乃邪郁肺络，肺络受损，导致肺络不耐外邪侵袭，易受外感，对风、冷、异味等外界刺激敏感，稍有接触，即咳嗽不止。同时配以疏风通络之法，常取苏叶、枇杷叶、蝉蜕、地龙、白僵蚕、全蝎等疏利上焦之风邪，透邪外出，舒缓气道，解痉止咳。盖风药畅气，风药气味轻薄，上行外散，轻扬透达，可顺肺气宣发之势，驱邪外出，常用蝉蜕、地龙为必用之药。对久病者，或对外界刺激极度敏感者，常加僵蚕、全蝎、蜈蚣等以加强疏风通络之力。

用药方面，晁恩祥教授临床常用中药为炙紫菀、地龙、炒苦杏仁、紫苏叶、炒苏子、蝉蜕、五味子、蜜枇杷叶、前胡、蜜麻黄、黄芩、鱼腥草、牛蒡子、山茱萸、炒牛蒡子、橘红、辛夷、金荞麦、生百部、白茅根、乌梅、白芍、法半夏、瓜蒌、焦麦芽。从所有用药分析可知晁老：敛肺缓急药常用五味子、白芍、乌梅等；祛风解痉药常用地龙等；疏风利咽药常用牛蒡子、蝉蜕等；养阴润燥药多用白茅根、麦冬、火麻仁、沙参、玄参等；清肺化痰药常用黄芩、鱼腥草、金荞麦、瓜蒌等；活血化瘀药常用丹参、赤芍等；调补肺肾药常用五味子、山茱萸、枸杞子、肉苁蓉等。疏风宣肺之法，常取紫菀、苏叶、枇杷叶、炙麻黄等疏利上焦之风邪，透邪外出，舒缓气道，达到宣肺止咳之效。盖风药畅气，风药气味轻薄，上行外散，轻扬透达，可顺肺气宣发之势，驱邪外出。风邪犯肺，常挟寒、挟热、挟湿、挟燥，晁老常配以辛温解表之荆芥、防风等，辛凉解表之薄荷、银花、连翘等；祛风除湿则用藿香、佩兰、苍术等；解燥邪则以沙参、麦冬等。究其原因，乃邪郁肺络，肺络受损，导致肺络不耐外邪侵袭，易受外感，对风、冷、异味等外界刺激敏感，稍有接触，即咳嗽不止。对久病者，或对外界刺激极度敏感者，常加僵蚕、全蝎等以加强疏风通络之力（图5-2-35）。

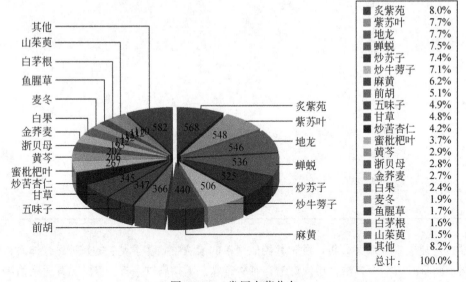

图5-2-35　常用中药分布

通过对晁恩祥教授临床病案进行较系统的分析，进一步总结了晁恩祥教授临床用药特色及加减规律。总结晁老治疗慢性咳嗽主方及加减用药如下。

主方：炙麻黄、杏仁、紫菀、苏子、苏叶、炙杷叶、地龙、蝉蜕、牛蒡子、五味子。

加减：咳嗽气急明显：表明风盛挛急明显，而选用白果、白芍、乌梅、山茱萸等，以助五味子之力；重者，加米壳，米壳收敛太过，不宜久服，中病即止，晁老在前人用药经验之基础上，师古而不泥，如取张锡纯之山茱萸之敛心气之意，大胆发挥，虑气之部位不同，实则为一，其敛心气之用，何不可敛肺气，以此用于临床，无不效验。对咳嗽剧烈，对外界刺激极度敏感者，常加僵蚕、全蝎等虫类药。

兼表寒证：酌加荆芥、防风、桂枝、白芷等。

兼热证：酌情加双花、连翘、黄芩、桑白皮、鱼腥草、瓜蒌、金荞麦、浙贝母、知母、白茅根等；兼燥者，加沙参、麦冬、川贝等；兼湿者，加藿香、佩兰；兼湿痰者，加半夏、莱菔子、白芥子、橘红等；兼咽部肿痛或咽痒甚，酌加桔梗、木蝴蝶、锦灯笼、诃子、射干、青果、北豆根、僵蚕、玄参等。

咳嗽变异型哮喘常有咽痒、咳嗽，常常先觉咽痒，痒即咳。晁老师认为，咽喉为肺之门户，风邪犯肺，咽喉首当其冲，咽痒为风之表象。此为风邪致病的一个环节，应在疏风治疗基础之上兼以利咽，若专事利咽，则不能切中病机，常选用牛蒡子、青果等药，且牛蒡子能疏风散邪，青果味酸能敛，利咽同时，且能共调肺之气机。

晁老师选药，注意一药多能，在本方中，就体现在能同时兼顾肺胃。如方中杏仁、紫苑有润肠通便作用，枇杷叶、苏叶能和胃降逆，常有病人反映，在咳嗽减轻同时，大便也通畅了。对大便干者，常加火麻仁，以加强润肠通便之力。对有胸闷、胸部胀满或胃脘胀满感觉者，常加厚朴、枳壳。

宣肺：酌加前胡、桔梗等。

肺肾虚亏者，注意调补肺肾，视情况加太子参、黄芪、黄精、山萸肉、枸杞子、淫羊藿等。

阴虚：麦冬、玄参、石斛、沙参等；晁老师认为，此为风邪犯肺所致。风为阳邪，久必化燥，风盛则干，风盛津伤，气道失于濡润所致。可酌加清润生津之品等，但不应过于着眼于此，稍留意即可，应以疏风宣肺为主。

皮肤瘙痒者，加浮萍、蛇床子、苦参、地肤子；鼻塞喷嚏者，加辛夷、苍耳子、菖蒲；病久咳剧，风盛挛急，或络脉瘀阻者，常加蜈蚣、僵蚕、全蝎等虫类药搜风通络及活血之丹参、茜草、川芎、葛根等。

全方药用炙麻黄、苏叶疏风宣肺以止咳；用苏子、杏仁、紫苑肃肺降逆，降气止咳。宣降同使，温润并用，相反相成。麻黄配杏仁，宣降得宜，温润肺气，且可调一身之气机，舒畅气道。杏仁、紫菀、炙枇杷叶三味药，升降同施，寒温并用，降气化痰，润肺止咳。有升有降，符合肺的生理状态，尊重肺的功能特点，顺其功而悦其性。

"久病入络"，故活血通络对咳嗽变异型哮喘的治疗也非常重要。"治风先治血，血行风自灭"，活血药与祛风药配伍还可增强疏风药的效果。实际上很多风药也兼有血分药的作用，《神农本草经》谓麻黄能"破症坚积聚"。《黄帝内经》曰："疏其血气，令其条达，而致和平"，故配以地龙、葛根等，能通利血脉，百脉通利则有利于肺气宣降并能活血化瘀，改善肺部微循环。葛根入肺、胃两经，具有解肌退热、生津止渴、透疹止泻之功效，能透、能清。

总结晁教授所制订本病主方配伍之特点，认为麻黄为本方之主药，麻黄在《伤寒论》中为散风除寒之大药，疏风宣肺，散寒平喘，效力最宏，夏月亦不避之，有热者，可加生石膏以制之，一温一清，仿麻杏石甘汤之意。苏子、苏叶并用，一主散风，一主降气，且苏子味辛，降中有散，同源两品，相辅相成；杏仁、紫苑降气止咳，枇叶、前胡宣肺止咳，宣降结合，通调气机；麻黄辛散，以驱邪外出，所谓"肺欲辛急食辛以散之"，五味子酸敛，所谓"肺欲急，急食酸以收之"，一散一收，相反相成，调节气机；地龙、蝉蜕为虫类药，解痉散风之力雄，且地龙能缓急平喘，蝉蜕能解表。纵观本方以散发为主，兼顾收敛，一散一收，一宣一降，通调气机，选药精当，独具匠心，须用心体悟。

2）朴炳奎主任医师辨治肺癌经验挖掘研究：朴炳奎主任医师长期致力于中医、中西医结合治疗恶性肿瘤的研究，经验丰富，对肺癌着力犹多。在实施北京市重大项目"名老中医临床诊疗信息采集及经验挖掘研究"课题（编号：D08050703020803）期间，课题组通过及时收集并整理肺癌相关门诊病历，形成临床诊治经验数据库，坚持"以人为本、人机结合"的原则，适当运用数据挖掘的方法，探寻朴老治疗肺癌的用药规律，从而用客观数据展现他的临床经验，并为总结其学术思想奠定了基础，为中医扶正培本理论应用于治疗肿瘤提供了科学依据。

病人一般信息：本研究共纳入肺癌病人226名，其中男性129名，约占57.08%；女性97名，约占42.92%。单纯肺癌病人217例，合并胸腔积液22例，合并放射性肺炎2例，合并心包积液、冠心病各1例，另有9例"肺占位"，病人最少就诊1次，最多24次，共计940诊次，平均4.16次/例。就诊时间自2004年5月~2009年7月，详见表5-2-20。

表 5-2-20　病例整体情况

西医疾病	病例数	就诊次数
肺癌	217	882
肺癌，胸腔积液	22	39
肺癌，放射性肺炎	2	4
肺癌，心包积液	1	1
肺癌，冠心病	1	1
肺占位	9	13
合计	226	940

病人最小年龄为26岁，最大年龄为87岁，平均年龄为（59.16±12.27）岁。

在217名具有明确病理诊断的病人中，小细胞癌28名，约占12.90%；非小细胞癌共189名，其中腺癌105名，约占48.39%；鳞癌73名，约占33.18%，肺泡癌10名，约占4.61%，其他2名，约占0.92%。

证候特征：本研究收集的病历中医证候诊断多为复合证型，故此将证型按照证候要素进行了分解，例如，气阴两虚型分解为气虚、脾气虚、阴虚、肺阴虚（图5-2-36）。具体数据见表5-2-21所示：（脾）气虚、（肺）阴虚、阳虚等单一证候所占比重较大，反映出肺癌病人在不同的阶段、不同时期都贯穿着"虚证"的存在。

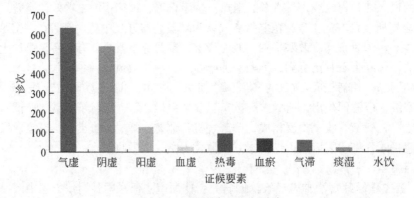

图 5-2-36　肺癌常见证候分布

表 5-2-21 单一证候分布情况

序号	单一证候	脏腑	病例数	诊次	百分比（%）
1	气虚		193	637	67.77
		脾气虚	191	619	
		肺气虚	44	94	
		肾气虚	6	9	
2	阴虚		183	543	57.77
		肺阴虚	177	534	
		肾阴虚	6	9	
3	阳虚		42	128	13.62
		脾阳虚	41	123	
		肾阳虚	41	123	
		心阳虚	1	5	
4	热毒		47	94	10
5	血瘀		18	68	7.23
6	气滞		16	59	6.28
7	血虚		13	24	2.55
8	痰湿		12	23	2.45
9	水饮		4	9	0.96

由此可见，与正虚相关的证候中，含有气虚证者所占比重最大，高达67.77%，其中以脾气虚为主，肺气虚次之；含有阴虚证的诊次也较多，约占57.77%，主要表现为肺阴虚；含有阳虚证的约占总诊次的13.62%，主要表现为脾、肾阳虚；含有血虚证的诊次最少，仅占2.55%。

而在体现邪实方面的证候中，含有热毒证者最多，约占10%；含有血瘀证或气滞证者次之，分别为7.23%、6.28%；含有痰湿证或水饮证的诊次相对较少，仅为2.45%和0.96%。

综上可见，朴老辨证肺癌仍以正虚为本，毒瘀痰饮为标。

朴老治疗肺癌常用的治法见表5-2-22和图5-2-37，排在前10位的分别为益气、解毒（清热）、养阴、宣肺（化痰）、健脾（祛湿）、补肾、散结、活血、理气和逐饮法。由此可见，朴老辨治肺癌病人以扶正为本，解毒和化痰次之，兼以散结、活血。

表 5-2-22 肺癌常用治法

序号	常用治法	频次	序号	常用治法	频次
1	益气	656	7	祛湿	200
2	解毒	534	8	清热	184
3	健脾	533	9	补肾	156
4	养阴	526	10	散结	154
5	宣肺	478	11	活血	55
6	化痰	289	12	理气	39

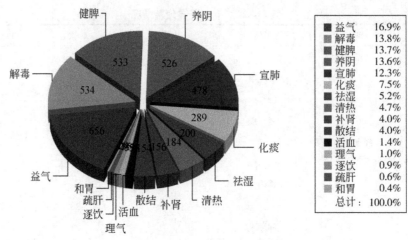

图 5-2-37　肺癌常用治法分布

益气　16.9%
解毒　13.8%
健脾　13.7%
养阴　13.6%
宣肺　12.3%
化痰　7.5%
祛湿　5.2%
清热　4.7%
补肾　4.0%
散结　4.0%
活血　1.4%
理气　1.0%
逐饮　0.9%
疏肝　0.6%
和胃　0.4%
总计：100.0%

如表 5-2-23 所示，所有病例中朴老最常用的药物（使用频次超过 200 次以上者）分别为生甘草、炒三仙、蜜黄芪、土茯苓、炒白术、太子参、北沙参、桔梗、陈皮、女贞子、山药、薏苡仁、麦冬、法半夏、茯苓、白英、金荞麦、枸杞子、益智仁、半枝莲、莪术。其中扶正类中药占半数，体现出朴老在扶正与祛邪相结合治疗肺癌的过程中，更为注重扶正培本的学术特点。

表 5-2-23　使用频次超过 100 次的药物

中药名称	病例数	总频次	最大剂量	最小剂量	平均剂量	标准差
生甘草	224	893	10	5	6.07	0.55
炒神曲	219	828	30	10	13.45	7.51
炒山楂	219	828	30	10	13.45	7.51
炒麦芽	219	828	30	10	13.45	7.51
蜜黄芪	196	743	40	15	29.99	2.12
土茯苓	214	719	20	15	15.01	0.19
炒白术	183	625	15	15	15	0
太子参	188	613	15	10	14.95	0.49
北沙参	179	585	20	10	10.03	0.58
桔梗	172	525	15	5	8.84	0.89
陈皮	174	514	10	6	9.96	0.39
女贞子	180	466	20	15	15.01	0.23
山药	144	372	15	10	14.38	1.41
薏苡仁	143	354	30	10	15.72	2.06
麦冬	123	286	12	10	10.34	0.45

续表

中药名称	病例数	总频次	最大剂量	最小剂量	平均剂量	标准差
法半夏	123	283	10	6	8.93	0.51
金荞麦	141	282	15	10	14.96	0.42
白英	162	282	15	10	14.69	0.99
茯苓	123	277	15	10	14.94	0.55
枸杞子	125	271	20	10	15.04	0.86
益智仁	93	248	20	15	15.02	0.32
半枝莲	120	228	30	15	19.47	1.92
莪术	102	226	10	9	9.01	0.09
瓜蒌	90	197	15	10	14.95	0.5
炒苦杏仁	95	194	10	6	9.06	0.49
炒枳壳	86	182	12	6	9.85	0.79
山萸肉	83	179	15	10	14.72	1.13
大枣	88	175	25	5	6.77	3.56
五味子	73	172	15	5	10.55	1.66
白花蛇舌草	99	155	30	15	15.23	1.74
夏枯草	82	137	15	10	14.89	0.73
菟丝子	76	137	15	10	14.78	1.03
生白术	62	134	15	15	15	0
生地黄	72	132	20	10	13.52	2.37
赤芍	61	126	15	12	12.03	0.28
薤白	68	122	15	6	10.13	0.97
防风	58	118	10	10	10	0
生姜	57	112	10	10	10	0
肉苁蓉	54	112	15	5	14.73	1.48
生黄芪	54	110	40	15	29.73	2.78
鸡血藤	57	104	15	15	15	0

朴老临床用药最大剂量40g，平均剂量以10～15g者居多，每个处方的药味不超过18味，体现出"制小方，和而缓"的特点。由表所示可知：18味常用中药可以分为4类，其中出现频率最高的是消食开胃药物，分别是炒神曲、炒山楂、炒麦芽，合用称为炒三仙，三药配伍能互相增加其消食导滞的能力，高频率使用反映出朴老重视后天、顾护胃气的学术思想。其次为

益气健脾药物，生甘草、黄芪、炒白术、太子参、陈皮、山药，茯苓。第三类是临床具有抗癌疗效的药物，土茯苓、薏苡仁、金荞麦、白英。第四类为宣肺化痰药物，如沙参、桔梗、麦冬、半夏等归肺经的药物。

　　常用药物中，从四气来看（图5-2-38），所使用药物以性平药物居多，其次是温热药，再次是寒凉药物；五味归属（图5-2-39）按由高到低顺序依次是甘、苦、辛、淡、酸。综合分析朴老用药，性平味甘温补者为主，苦寒药次之。这可能是因为朴老所诊治的肺癌病人，多正气虚衰，癌毒侵袭日久，多种治疗途径综合使用，病人体质虚弱，已不能耐受更大打击，故朴老临证处方，健脾益气等补益药物较多。另外朴老每方多佐用炒三仙等药物，顾护脾胃，防止苦寒药物过多，过久使用，损伤脾胃。因此，总体看朴老处方以味甘、性平药物为主，苦寒药物居其次，这也符合他一贯推崇的补土派思想，也体现出肺病用药"补宜平，助用焦苦，益用甘"的用药原则。

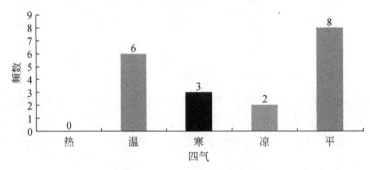

图 5-2-38　常用药物的四气属性

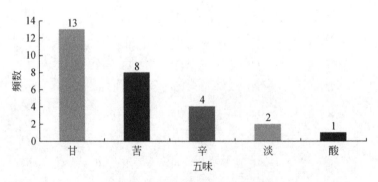

图 5-2-39　常用药物的五味归属性

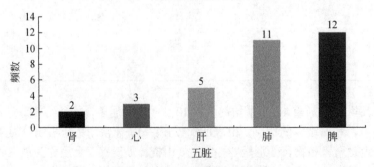

图 5-2-40　常用药物归经统计

归经频次统计（图 5-2-40）结果显示：入脾经的药物最多，然后依次是肺、肝、心、肾，由此可以看出朴老临证处方用药，"视病在肺，其治在脾"的遣方用药特点。

肿瘤的治疗不外乎扶正与祛邪两大原则。将药物按扶正和祛邪进行分类，将使用频率超过10% 的常用药物进行统计，结果见表 5-2-24 及表 5-2-25。

表 5-2-24　常用扶正培本类药物统计

中药类别	使用药物	使用频次	中药类别	使用药物	使用频次
补气药		882	补阴药		769
	生甘草	871		北沙参	568
	黄芪	831		女贞子	453
	炒白术	610		麦冬	279
	太子参	601		枸杞子	268
	山药	362		石斛	79
	大枣	173	补阳药		460
	生白术	125		益智仁	245
补血药		126		菟丝子	134
	当归	67		肉苁蓉	106

表 5-2-25　常用祛邪类药物统计

中药类别	使用药物	使用频次	中药类别	使用药物	使用频次
清热药		858	化痰药		757
清热解毒药		831	清化热痰药		602
	土茯苓	698		桔梗	507
	白英	271		瓜蒌	187
	金荞麦	266	温化寒痰药		369
	半枝莲	219		法半夏	276
	白花蛇舌草	150		姜半夏	91
清热凉血药		294	止咳平喘药		245
	生地黄	127		炒苦杏仁	185
	赤芍	123	理气药		624
清热泻火药		231		陈皮	500
	夏枯草	129		炒枳壳	175
	栀子	92		薤白	117
利水渗湿药		583	活血化瘀癥药		385
利水消肿药		523	破血消药		223
	薏苡仁	346		莪术	223
	茯苓	278	活血止痛药		158
利湿退黄药		93		郁金	81
	虎杖	90	活血调经药		112
				鸡血藤	104

朴老指出，疾病的发生、发展，是正邪相争的过程。疾病的治疗是为了扶助正气，祛除邪气，改变邪正力量对比。邪正相争的胜负，决定疾病的进退。因此，临床应用扶正与祛邪法则时，应认真细致地观察和分析邪正力量对比情况，邪与正之轻重缓急，然后决定扶正与祛邪的先后和主次。如前所述，虚证贯穿肿瘤发病的全程，因此朴老临床治疗肺癌使用补虚药的比重明显高于其他类别药物，其中扶正（补虚）药物按照类别分析，用药频次依次为补气药>补阴药>补阳药>补血药，体现出朴老扶正以益气养阴为主的用药特点。

祛邪法对机体来说，在某种意义上也可看作是一种"补法"，所谓"祛邪亦即扶正"。故朴老以"扶正与祛邪"相结合来指导肿瘤的治疗，根据病情的具体表现，或以扶正为主，或以祛邪为主，或先攻（祛邪）后补（扶正），或先补后攻或攻补兼施，随机应变。从表 5-2-25 可见，在祛邪类药物中，具有抗癌作用的清热解毒药使用频率最高，化痰、理气、祛湿类药物也较频繁使用，而对于活血类药物的使用则比较谨慎，体现了肺癌病人当以癌毒为主要着眼点，重视祛湿化痰的治疗观点。

通过对证候进行交叉分析，结果见表 5-2-26。

表 5-2-26　证候交叉分析表

	气滞	水饮	痰湿	热毒	肺气虚	肺热	肺阴虚	肾气虚	肾阳虚	肾阴虚	脾气虚	脾阳虚	血瘀	血虚	总计
气滞	**59**	0	2	0	0	0	3	0	1	0	0	1	59	0	59
水饮	0	**9**	0	0	0	0	0	7	2	0	0	2	0	0	9
痰湿	2	0	**23**	0	1	0	0	0	2	0	16	2	0	0	23
热毒	0	0	0	**94**	1	81	13	0	0	0	2	0	8	0	94
肺气虚	0	0	1	1	**94**	1	0	0	1	0	87	1	7	0	94
肺热	0	0	0	81	1	**81**	0	0	0	0	1	0	8	0	81
肺阴虚	3	0	0	13	0	0	**534**	0	2	9	506	2	5	0	534
肾气虚	0	7	0	0	0	0	0	**9**	0	0	0	0	0	2	9
肾阳虚	1	2	2	0	1	0	2	0	**123**	0	3	123	1	0	123
肾阴虚	0	0	0	0	0	0	9	0	0	**9**	0	0	0	0	9
脾气虚	0	0	16	2	87	1	506	0	3	0	**619**	3	4	0	619
脾阳虚	1	2	2	0	0	0	2	0	123	0	3	**123**	1	0	123
血瘀	59	0	0	8	7	8	5	0	1	0	4	1	**38**	0	38
血虚	0	0	0	0	0	0	0	2	0	0	0	0	0	**2**	2
总计	59	9	23	94	94	81	534	9	123	9	619	123	68	2	**940**

中医证候不同于西医学中的疾病，而是作为一种独立存在的病理、生理整体反应状态，对治疗处方具有直接的指导意义，是异病同治和同病异治的理论依据，也是中医证型构成的基础。

肺癌证候的命名也能体现出肺癌以正虚为本、以邪实为标的病机特点，虚为气血阴阳之虚，实为气滞、痰湿、血瘀、热毒、水饮等。通过对单一证候交叉对应分析可见，该研究中肺癌的中医复合证型包括气阴两虚、脾肾阳虚、肺脾气虚、热毒蕴肺、气滞血瘀、脾虚湿阻、肺阴虚、气虚水停、气血两虚等。中医证型的多样性是辨证论治丰富内涵的具体体现。在该研究中，根据不同的证候组合，结合脏腑归属，中医复合证型如表5-2-27所示。

表5-2-27 复合证候分析表

序号	复合证候	病例数	构成比	诊次	构成比	累计贡献率
1	气阴两虚	168	42.11%	506	53.83%	53.83%
2	脾肾两虚	41	10.28%	123	13.09%	66.92%
3	肺脾气虚	39	9.77%	87	9.26%	76.18%
4	热毒蕴肺	35	8.77%	73	7.77%	83.95%
5	气滞血瘀	11	2.76%	59	6.28%	90.23%
6	脾虚湿阻	7	1.75%	15	1.60%	91.83%
7	阴虚痰热	7	1.75%	12	1.28%	93.11%
8	痰瘀互结	7	1.75%	8	0.74%	93.85%
9	肺肾两虚	6	1.50%	9	0.85%	94.70%
10	肝气郁结	6	1.50%	6	0.53%	95.23%
11	饮停胸胁	6	1.50%	8	0.74%	95.97%
12	肝郁脾虚	5	1.25%	5	0.53%	96.50%
13	气虚血瘀	4	1.00%	6	0.53%	97.03%
14	痰蒙清窍	4	1.00%	6	0.53%	97.56%
15	阴虚肺燥	4	1.00%	5	0.53%	98.09%
16	气虚水停	3	0.75%	7	0.53%	98.62%
17	肺气亏虚	1	0.25%	1	0.11%	98.73%
18	肝气犯胃	1	0.25%	1	0.11%	98.84%
19	气虚发热	1	0.25%	1	0.11%	98.95%
20	气血两虚	1	0.25%	2	0.21%	99.16%
21	气滞痰阻	1	0.25%	2	0.21%	99.37%
22	心脾两虚	1	0.25%	5	0.53%	99.89%
23	肝阳上亢	1	0.25%	1	0.11%	100.00%

由上表可见，在全部940诊次中，居前7位的中医证型分别为气阴两虚（506次，53.83%）、脾肾两虚（123次，13.09%）、肺脾气虚（87次，9.26%）、热毒蕴肺（73次，7.77%）、气滞血瘀（59次，6.28%）、脾虚湿阻（15次，1.60%）和阴虚痰热（12次，1.28%），其中

前 5 位的中医证型约占总诊次的 90.23%。

综上可见，朴老在诊治肺癌时，多以气阴两虚、脾肾两虚、肺脾气虚、热毒蕴肺、气滞血瘀 5 型辨证论治。

朴老治疗肺癌时强调中医与西医相结合的原则，根据手术、放疗、化疗及靶向治疗的不同阶段，治疗的手段有所不同。

现结合病人的不同治疗阶段，如手术后、放疗后、化疗后、靶向治疗期间、晚期姑息治疗及稳定观察期、纯中医治疗等阶段，分析其中医证型的分布情况及相关的"症－治－方－药"如下。

手术后：手术后的诊次共有 25 次，证型分布情况如表 5-2-28 所示。

由下表可见，手术后的肺癌病人多辨证为气阴两虚，肺脾气虚、热毒蕴肺次之。

表 5-2-28　术后主要证型分布情况

序号	证型	诊次	百分比（%）
1	气阴两虚	13	52
2	肺脾气虚	6	24
3	热毒蕴肺	5	20

放疗后：放疗后的诊次共有 277 次，证型分布情况如表 5-2-29 所示。

由下表可见，放疗后的肺癌病人辨证大多为气阴两虚型，热毒蕴肺、脾肾两虚次之。

表 5-2-29　放疗后主要证型分布情况

序号	证型	诊次	百分比（%）
1	气阴两虚	145	52.35
2	热毒蕴肺	39	14.08
3	脾肾两虚	36	12.99
4	气滞血瘀	24	8.66
5	肺脾气虚	17	6.14

化疗后：化疗后的诊次共有 476 次，证型分布情况如表 5-2-30 所示。

由此可见，化疗后的肺癌病人辨证多为气阴两虚型，热毒蕴肺、脾肾两虚次之。

表 5-2-30　化疗后主要证型分布情况

序号	证型	诊次	百分比（%）
1	气阴两虚	269	56.51
2	热毒蕴肺	59	12.39
3	脾肾两虚	55	11.76
4	肺脾气虚	37	7.77
5	气滞血瘀	27	5.67

靶向治疗期间：有关靶向治疗的诊次共有 38 次，证型分布情况如表 5-2-31 所示。

由下表可见，靶向治疗期间的肺癌病人多辨证为脾肾两虚和气阴两虚，热毒蕴肺次之。

表 5-2-31　靶向治疗期间主要证型分布情况

序号	证型	诊次	百分比（%）
1	脾肾两虚	13	34.21
2	气阴两虚	13	34.21
3	热毒蕴肺	5	13.16
4	气滞血瘀	2	5.26
5	肺脾气虚	2	5.26

晚期姑息治疗及稳定观察期：有关稳定观察期及晚期姑息治疗治疗的诊次共有 93 次，证型分布情况如表 5-2-32 所示。

由此可见，晚期姑息治疗期间的肺癌病人多辨证为肺脾气虚，气阴两虚和热毒蕴肺次之。

表 5-2-32　晚期主要证型分布情况

序号	证型	诊次	百分比（%）
1	肺脾气虚	23	24.73
2	气阴两虚	21	22.58
3	热毒蕴肺	21	22.58
4	气滞血瘀	13	13.98
5	脾肾两虚	9	9.68

纯中医治疗：有关纯中医治疗的诊次共有 120 次，证型分布情况如表 5-2-33 所示。

由下表可见，纯中医治疗期间的肺癌病人多辨证为肺脾气虚，气阴两虚和热毒蕴肺次之。

表 5-2-33　纯中医治疗期间主要证型分布情况

序号	证型	诊次	百分比（%）
1	气阴两虚	73	60.83
2	肺脾气虚	17	14.17
3	热毒蕴肺	16	13.33
4	脾肾两虚	11	9.17
5	气滞血瘀	3	2.50

朴老总体用药特征的具体内容如下。

朴老治疗肺癌时强调扶正与祛邪相结合、局部与整体相结合、辨证与辨病相结合的 3 大原则。该研究采用层次无尺度网络的数据挖掘方法分析朴老治疗肺癌的中药复方配伍规律。

分析的结果包括以下 3 个层次的内容：第一层次为核心处方，是朴老治疗肺癌临床经验的精华所在；第二层次为主要配伍，即在"药－证"关系基础上的加减处理；第三层次为次要配伍，是在"药－症"关系基础上的随症加减。这 3 个层次的临床处方配伍过程形成了既有核心处方结构，又具有较大灵活性的处方集合。

研究结果如图 5-2-41 所示：每一味药物与周围药物连线上的数字表明每两味药物的配伍频次，不同的颜色代表药物的四性。其中居于中心的药物，是网络结构的核心，也正是朴老的用药精华所在。

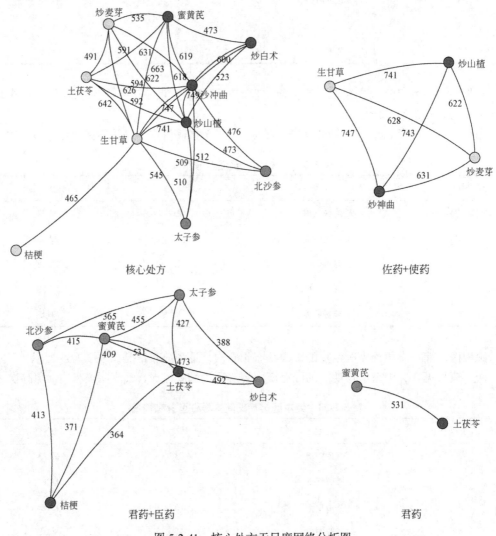

图 5-2-41　核心处方无尺度网络分析图

第一层次为核心处方（君臣佐使）。

首先，将核心处方进行精简，使用频率最高的药物被最后保留下来，包括生甘草、炒麦芽、炒神曲、炒山楂。这 4 味药的高频率使用反映出朴老治疗肺癌注重脾胃中焦、顾护胃气的学术思想。其中炒三仙消食和胃，作为佐药，甘草调和诸药，作为使药。

接着，将核心处方中的佐药和使药去除后进一步分析，发现蜜黄芪和土茯苓的配伍频次多达 531 诊次，此两药一补一攻，充分体现了朴老治疗肺癌强调扶正与祛邪相结合的学术思想。不难看出，这一配伍在整个处方中处于最核心地位，当视之为君药。

这样一来，在肺癌核心处方中剩余 4 味药物，其中北沙参和桔梗这一对药的主要功效为养阴清肺、祛痰利气；太子参和炒白术的主要功效是补气健脾，属"虚则补其母"，意在"培土生金"。故此 4 味药当为臣药。

综上，朴老治疗肺癌的核心处方以黄芪、土茯苓为君，沙参、桔梗、太子参、炒白术为臣，炒三仙为佐，甘草为使。

第二层次为主要配伍（辨病辨证加减）。

如图 5-2-42 所示，这部分药物组合主要反映的是一些主要的加减配伍。其中的药物大致可分为以下几类。

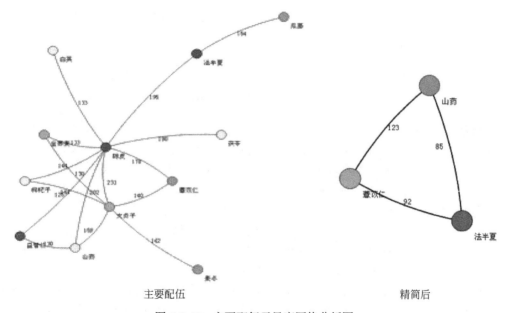

主要配伍　　　　　　　　　　　精简后

图 5-2-42　主要配伍无尺度网络分析图

扶正培本类：如枸杞子、女贞子、山药、益智仁、沙参。主要功效是健脾益肺、滋补肝肾。我们初步推测，这些药物主要是针对不同的证型选用相应的补益类药物，如肺脾两虚证多加用沙参、山药。

清热解毒类：如金荞麦、白英、薏苡仁。这些经研究证实具有抗癌作用的中药经常与核心方配伍使用，属于朴老辨病治疗的经验体现。

理气化痰类：如半夏、瓜蒌、陈皮、茯苓，此为肺癌常见配伍。

经精简后，剩余药物分别为山药、薏苡仁、法半夏，分别代表了以上 3 种主要治法，由此也反映出朴老治疗辨证论治肺癌仍以扶正培本为主，清热解毒为辅，兼以理气化痰。

另外，此三味配伍频次较高的药物分属肺、脾、肾三脏，说明朴老在治疗肺癌的过程中，特别注重肺、脾、肾三脏，在着眼于调治肺脏本身阴阳气血的同时，格外注意培补先天与后天之本，充分体现出"养正积自除"的学术观点。

第三层次为次要配伍（随症加减）。

如图 5-2-43 所示：次要配伍药物比较分散，外围节点与中心节点连接较少，但体现了个体化的特点，也正是中医辨证论治的特色，体现了朴老治疗肺癌时根据不同的症状采用不同的药物加减配伍，主要由 4 个药对和 3 个药组构成。

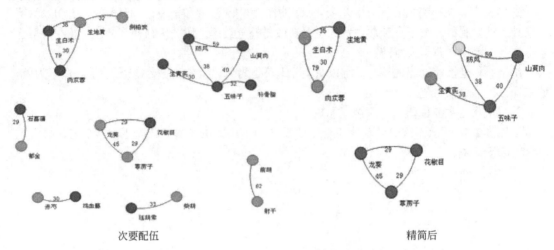

次要配伍　　　　　　　　　　　　　　　　　　　　　　　　　精简后

图 5-2-43　次要配伍无尺度网络分析图

经结合临床症状进一步分析发现，这 4 个药对通常在某些临床症状或并发症出现的时候使用频率较高，具体如下：石菖蒲 – 郁金，29 次配伍，多用于脑转移的病人；鸡血藤 – 赤芍，30 次配伍，出现在放疗后病人的处方中；延胡索 – 柴胡，33 次配伍，多用于骨转移伴有疼痛的病人；前胡 – 射干，62 次配伍，常用于咳嗽咳痰较重的病人。

对次要配伍进一步精简后，保留下 3 个药组，分别是：①生地黄 – 生白术 – 肉苁蓉；②龙葵 – 花椒目 – 葶苈子；③防风 – 山萸肉 – 五味子 – 生黄芪，这 3 个药组的应用范围还有待进一步分析。

分型证治的具体内容如下。"辨证论治"是中医治疗疾病的特色之一，朴老认为中医临诊中最重要的是辨证施治，在肿瘤的治疗中主要体现为：一方面，在不同癌症病人的某一阶段，可出现同一中医辨证的证型，也就要以同样的理法方药去治疗（异病同治）；另一方面，同一疾病，病人因各种因素，在疾病不同时期和阶段可以表现为不同的中医证型，因而要用不同的中医理法方药来治疗（同病异治），如肺癌，由于病人个体差异和病理不同，可以表现为不同的证型，如气阴两虚型、热毒蕴肺型等。因此，就有必要对采集到的数据进行深入挖掘，针对不同的证型分析明确其相应的"症 – 治 – 方 – 药"。

气阴两虚型，其对应的"症 – 治 – 方 – 药"如下。

症状：经过数据分析，该证型多见于化疗后及放疗后的病人，比较常见的症状参见图 5-2-44，具体频次参见表 5-2-34。

表 5-2-34　气阴两虚证常见症状

序号	症状	频次	序号	症状	频次
1	咳嗽	311	5	乏力	186
2	脉弱	281	6	咳痰	186
3	舌质淡红	275	7	脉缓	140
4	舌苔薄	196	8	痰量少	118

续表

序号	症状	频次	序号	症状	频次
9	胸闷	109	14	舌苔黄	71
10	脉弦	109	15	脉细	57
11	舌苔白	95	16	大便干燥	54
12	纳差	94	17	苔黄	50
13	睡眠差	71	18	多汗	46

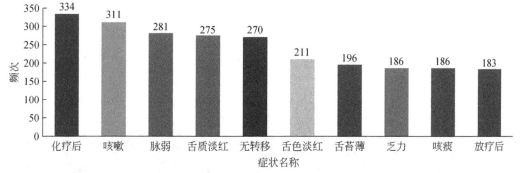

图 5-2-44 气阴两虚证主要症状

由此，确定该证型的常见症状为咳嗽、乏力、咳痰、痰少、胸闷，舌质淡红，苔薄，脉弱/缓/弦。

治法：如图 5-2-45 所示，主要治法为养阴益气，宣肺解毒。

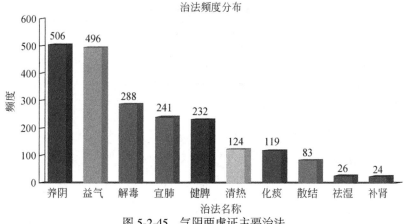

图 5-2-45 气阴两虚证主要治法

方药：除去基本处方的用药外，该证型的常用核心药物（图 5-2-46）包括北沙参、桔梗、麦冬、五味子等。代表方剂为生脉散合沙参麦门冬汤加减。

脾肾两虚型，其对应的"症 – 治 – 方 – 药"如下。

症状：经过数据分析，该证型多见于放、化疗后及靶向治疗期间的病人，比较常见的症状参见图 5-2-47，具体频次参见表 5-2-35。

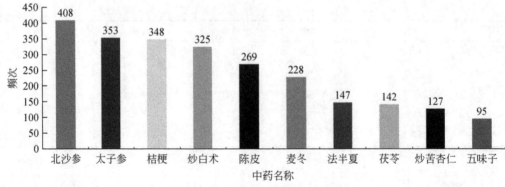

图 5-2-46　气阴两虚证核心药物

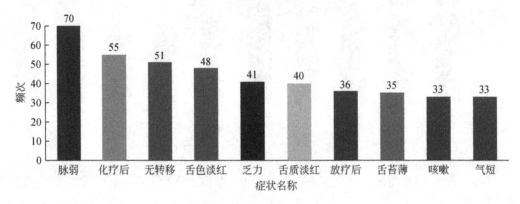

图 5-2-47　脾肾两虚证主要症状

表 5-2-35　脾肾两虚证常见症状

序号	症状	频次	序号	症状	频次
1	脉弱	70	8	脉缓	23
2	舌质淡红	48	9	咳痰	21
3	乏力	41	10	纳差	19
4	舌苔薄	35	11	脉弦	17
5	咳嗽	33	12	睡眠差	15
6	气短	33	13	胸闷	15
7	舌苔白	24			

　　由此，确定该证型的常见症状为乏力、气短、咳嗽、咳痰，胸闷，纳差，眠差，舌质淡红，苔薄 / 白，脉弱 / 缓 / 弦。

　　治法：如图 5-2-48 所示，主要治法为健脾补肾，宣肺解毒。

　　方药：除去基本处方的用药外，本证型的常用核心药物（图 5-2-49）包括山药、女贞子、枸杞子、益智仁、山萸肉、菟丝子、五味子等。代表方剂为大补元煎加减。

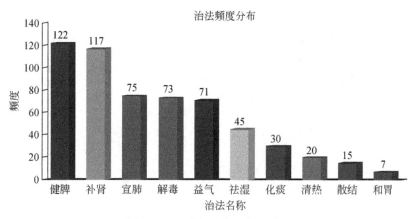

图 5-2-48　脾肾两虚证主要治法

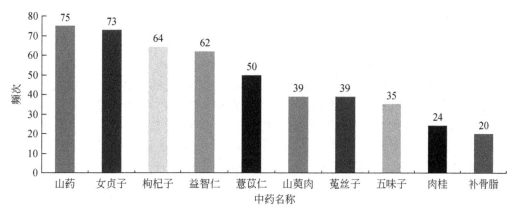

图 5-2-49　脾肾两虚证核心药物

朴老同时还总结了肺脾气虚证、热毒蕴肺、气滞血瘀证的症状、治法及方药等。

朴老的随症用药经验如下。

胸闷痛：如下图表所示（表 5-2-36，图 5-2-50），每一味药物与周围药物的连线表示它们关系的权重，连接直线上的数字表明每两味药物的配伍频次，SI 值说明权重的排序，不同的颜色代表药物的四性。可见针对胸闷痛的核心药物是半夏、瓜蒌、薤白、陈皮等，即瓜蒌薤白半夏汤加减。

说明肺癌病人出现胸闷痛时，朴老常辨证为痰浊闭塞，治以通阳泄浊、宽胸豁痰。

表 5-2-36　胸闷痛用药分析

核心处方配伍	频次	权重（SI）
瓜蒌 * 法半夏 / 法半夏 * 瓜蒌	120	6.038619
陈皮 * 法半夏 / 法半夏 * 陈皮	153	5.314004
瓜蒌 * 薤白 / 薤白 * 瓜蒌	81	5.082386
陈皮 * 茯苓 / 茯苓 * 陈皮	126	3.913086
法半夏 * 薤白 / 薤白 * 法半夏	78	3.230914
瓜蒌 * 陈皮 / 陈皮 * 瓜蒌	99	2.022613

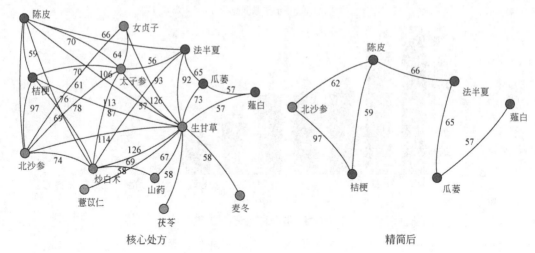

图 5-2-50　胸闷痛 PMI 分析图

朴老同时还总结了胸水、大便干燥、大便稀、咳嗽咳痰、咽干痛的随症用药。

3）疾病证治规律研究：毕文霞将搜集到的 626 份 20 世纪 80 年代后名老中医治疗冠心病的验案输入到验案分析系统，应用验案分析系统及 SAS 统计软件进行辨证规律、舌脉规律和用药规律分析，应用中医验方分析系统进行数据挖掘，应用 BP 神经网络及 Matlab 软件构建名老中医治疗冠心病辨证模型。结果显示，频率分析：①证型，常见证型为血瘀证、气虚证、阳虚证、痰饮证、气滞证、阴虚证、水饮证，且各种证型常相兼为病；②症状，多见胸闷、胸痛、心悸、乏力、头晕、憋喘；③舌质，多见淡舌、暗舌、胖舌、齿痕舌、瘀斑舌、红舌；④舌苔，多见薄苔、白苔；⑤脉象，多见沉脉、弦脉、细脉。典型相关分析：①症状，气虚证与乏力典型相关；②舌质，血瘀证与瘀斑舌、血虚证与淡舌、痰饮证与胖舌、阴虚证与红舌典型相关；③舌苔，痰饮证与白苔、湿热证与黄苔典型相关；④脉象，水饮证与滑脉、气滞证与弦脉典型相关。用药分析：①用药频率，626 例验案中共用中药 261 种，次数最多者为丹参，次数最少者为淡豆豉、灶心土等；②用药聚类，用药次数 ≥ 40 的 45 种中药共分为 12 类；③辨证用药，利用 Logistic 回归分析方法对冠心病验案血瘀证、气虚证、阳虚证、痰饮证、气滞证、阴虚证、水饮证分别进行辨证用药分析，得出各自 Logistic 回归方程；④对症用药，利用 Logistic 回归分析方法对冠心病验案胸闷、胸痛、心悸、乏力、头晕、憋喘、倦怠、水肿、畏寒、痞满、便秘、纳差、头痛、口干、眠差、心烦、腹满、自汗、胁痛症状分别进行对症用药分析，得出各自 Logistic 回归方程；⑤数据挖掘，应用改进的 Apriori 算法，最小置信度选择 0.1，分别对所有冠心病验案、7 种常见证型冠心病验案、8 种常见临床症状冠心病验案进行数据挖掘，分别挖出 1~25 个不同数量的处方。辨证模型的构建：辨证模型预测的准确率分别为血瘀证 90%、气虚证 95%。结论：该研究利用典型相关分析、聚类分析、Logistic 回归分析、改进的 Apriori 算法等统计和数据挖掘方法对名老中医治疗冠心病验案进行了系统、客观的分析，结果具有临床意义，能够为冠心病的中医药治疗提供客观的依据；应用 BP 神经网络构建了名老中医治疗冠心病辨证模型，可以为冠心病的辨证提供帮助，为名老中医经验传承提供新方法 [224]。

4）老中医治疗脾胃病经验分析：张俊收集徐景藩教授治疗脾胃病医案 386 例，将其中关于脾胃病的症状、用药方面的资料进行整理、归纳及规范，然后运用数据挖掘的方法对其进行分析。首先对收集到的相关病案资料进行规范，然后采用 K-means 的聚类分析及"人机结合"

的方法，得到了徐景藩教授诊治脾胃病时的五大核心处方，并推测出其诊治脾胃病常见的5种病机及相应治法；我们引进了互影响度及卡方独立检验两个参数，对药物－药物、症状－症状、证型－症状、证型－药物、症状－药物的关联方向及关联强度进行了度量，获得了徐景藩教授在认识症－证－方－药的多维关系及一些有意义的药对、药组。数据挖掘的结果与徐景藩教授的弟子沟通后，被认为是基本符合名老中医本人的治法及用药经验，可为当前的中医学术经验继承和总结研究提供一定的借鉴[225]。

2. 名老中医群体疾病证治规律总结研究

（1）研究内容概述

名老中医群体疾病证治规律挖掘是基于多位或大量名老中医的学术思想及临床经验，针对某类病人的"证－治－效"等进行全方位的综合分析，以获取名老中医对该类疾病的共性的临床经验知识的研究。

（2）研究示范

1）名老中医治疗肿瘤群体规律研究：中医治疗肿瘤的疗效如何，不同医家对肿瘤病机、证候的认识有何异同，肿瘤的不同时期，治疗方法各有何特点，不同医家的疗效有何差异，纯中医药治疗、中西医结合治疗、单纯西医治疗有何异同……这些都是目前肿瘤中医诊疗中的常见问题。解决这些问题，可以通过大样本的临床观察等研究来解决，但由于中医个体化的特点，开展随机对照试验（RCT）的研究困难较大。为此，前期可以通过收集大量的不同医生治疗肿瘤临床病例，以临床事实为导向，分析经验，总结规律，然后再进行 RCT 等试验来验证或开展新药开发等其他研究。

基于"基于信息挖掘技术的名老中医临床诊疗经验研究"、"名老中医临床诊疗信息采集及经验挖掘研究"及"十一五"国家科技支撑计划项目"名老中医学术思想临证经验现代分析挖掘方法研究"等课题形成的朴炳奎、孙桂芝、林洪生、郁仁存、王晞星等肿瘤专家的临证经验及学术思想研究工作，初步建立了肺癌、胃癌、淋巴瘤为主的病例数据库，开发了可面向不同主题进行分析的数据仓库。利用名中医诊疗信息采集及分析挖掘平台（以下简称"平台"），采用"人机结合，以人为主"的方法对其中多位专家的临床经验进行了分析总结。该研究基于2355 诊次临床数据开展了多方面的研究，以下是部分分析结果。

证候特征研究：通过动态选择参数，可开展证候分布、证候相兼特点、证候要素、证候特征研究。如前期研究发现，林洪生教授认识肺癌，多从气虚、瘀阻、痰湿、肺气虚、脾气虚、阴虚、血虚、脾胃不和、肾阴虚、肝阴虚、水饮、痰热、肺阴虚、气滞、热毒袭肺、肺阴虚等证候辨证，孙桂芝教授则认为该病性质是本虚标实，肺、脾、肾虚为本，气滞、血瘀、痰凝、毒聚为标。该病为正气虚损，痰气瘀毒胶结肺部的疾病，属本虚标实，故以扶正培本、化痰软坚、清热解毒为其治疗大法。由于肺为娇脏，最易耗伤气阴，因此，气阴两伤贯穿于肺癌发病的始终，故治疗中尤其注重益气养阴。

临床病例常多个证候相兼出现，该平台提供了分析病人证候相兼的功能，如基于朴炳奎教授 226 例，895 诊次肺癌证候数据，进行证候相兼情况的分析，结果显示，脾阳虚、肾阳虚并见者最为常见，其他相兼证候还有肺气虚与脾气虚，痰热与肺热，气滞与血瘀，肺气虚、脾气虚常与痰湿内阻并见，肺阴虚则易与痰热并见等，还可分析不同治疗阶段的证候分布，以下是朴炳奎教授诊治的 226 例肺癌病人不同阶段的证候特点（表 5-2-37）。

表 5-2-37　朴炳奎教授诊治肺癌不同阶段的证候分布

序号	手术后	放疗后	化疗后	靶向治疗	姑息治疗	中医治疗
1	气阴两虚	气阴两虚	气阴两虚	脾肾两虚	肺脾气虚	气阴两虚
2	肺脾气虚	热毒蕴肺	热毒蕴肺	气阴两虚	气阴两虚	肺脾气虚
3	热毒蕴肺	脾肾两虚	脾肾两虚	热毒蕴肺	热毒蕴肺	热毒蕴肺
4		气滞血瘀	肺脾气虚		气滞血瘀	脾肾两虚
5		肺脾气虚	气滞血瘀		脾肾两虚	气滞血瘀

　　核心方药研究：利用课题组自主研发的无尺度网络分析系统，既可研究一位名医治疗某病或某证的核心处方、加减变化，还可研究多位老中医的处方用药经验，进行不同老中医诊治肿瘤的比较研究。如选择孙桂芝教授治疗 189 例（1221 诊次）肿瘤病人，其核心处方如图 5-2-51 所示，如选择 23 例（83 诊次）胃癌病人，则其核心方如图 5-2-52 所示。图中每一个结点表示一味药物，不同的颜色表示不同的药性，结点药物与周围结点药物间连接的边上数值为其配伍使用的频度，可以衡量各药物间的紧密关系，反映核心药物及它们之间的关联度。

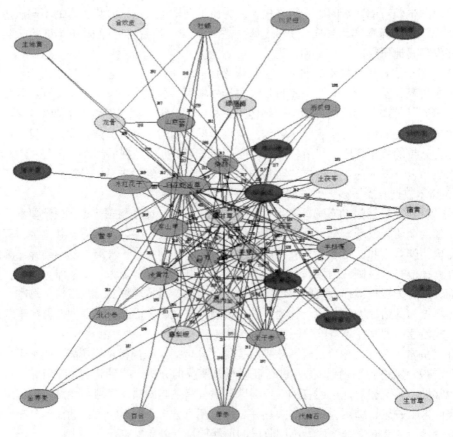

图 5-2-51　无尺度网络方法分析孙桂芝教授治疗肿瘤的核心药物

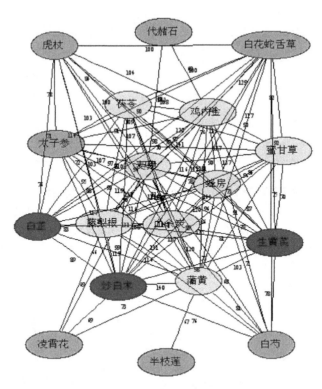

图 5-2-52　复杂网络方法分析孙桂芝教授治疗胃癌的核心药物

复杂网络分析方法提供了节点数的动态设定功能,选择不同的结点数,分析其处方网络图,在一定程度上反映了医生的临床思维方式。

肿瘤不同时期的治法、方药研究:肿瘤在早、中、晚各期,或化疗前、化疗中、化疗后,或手术前、手术后等不同时期,由于证候特点不同,治法及方药常有别,掌握不同时间名医的治法、选方用药规律,对于继承名中医经验,提高临床疗效具有重要意义。为此,我们在设计肿瘤病例模板时,分别加入了分期的标识性字段,使得开展相关研究十分方便。

下面是林洪生教授治疗恶性淋巴瘤(门诊病例 74 例,83 诊次,其中非霍奇金淋巴瘤病人59 例、霍奇金淋巴瘤病人 15 例)化疗后用药情况(表 5-2-38),也可通过复杂网络分析平台,形成本期治疗的核心处方,并分析其药物剂量特点。

表 5-2-38　林洪生教授治疗恶性淋巴瘤病人化疗后中药使用统计(大于 5 次)

中药名称	使用频次	中药名称	使用频次	中药名称	使用频次
生黄芪	17	鸡血藤	11	白英	10
党参	13	麦冬	11	浙贝母	10
徐长卿	13	制香附	11	当归	10
龙葵	13	枸杞子	11	炒枳壳	9
白芍	11	茯苓	11	天冬	9
焦白术	11	八月札	10	莪术	9

续表

中药名称	使用频次	中药名称	使用频次	中药名称	使用频次
玄参	9	防风	6	阿胶珠	5
陈皮	7	夏枯草	6	续断	5
生地黄	7	延胡索	6	蛇莓	5
补骨脂	6	蒲公英	6		

中医治疗肿瘤临床加减规律研究：中医辨证论治具有个体化特点，对某一证候，常有一个核心方，针对不同的疾病、证候、症状及体质等，用药也不同，平台提供了通过点式互信息方法等，分析医生随证、随病、随症等的加减变化规律，图 5-2-53 是朴炳奎教授治疗肺癌除核心方外的常用药物配伍，反映了朴教授加减变化特点。

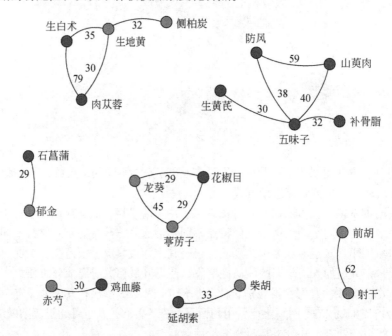

图 5-2-53　朴炳奎教授治疗肺癌的药物配伍

应用点式互信息方法分析，发现朴炳奎教授治疗肺癌伴见胸闷痛的加减法见表 5-2-39。

表 5-2-39　点式互信息方法分析朴炳奎教授治疗肺癌针对胸闷痛的药物配伍

核心处方配伍	频次	权重（SI）	核心处方配伍	频次	权重（SI）
瓜蒌 * 法半夏	120	6.038619	陈皮 * 茯苓	126	3.913086
陈皮 * 法半夏	153	5.314004	法半夏 * 薤白	78	3.230914
瓜蒌 * 薤白	81	5.082386	瓜蒌 * 陈皮	99	2.022613

通过点式互信息法分析，朴炳奎教授针对咯血的加减用药特点如下（表 5-2-40）。

表 5-2-40　点式互信息法分析朴炳奎教授针对咯血的药物配伍

中药名称	使用频次	相关系数
白茅根	1	0.020439
侧柏炭	2	0.013457
生地黄	3	0.009736
瓜蒌	3	00560270
徐长卿	1	0.007634
仙鹤草	2	0.004392

下一步研究将在不断积累临床数据的前提下，可分析肿瘤的证候分布规律，如不同肿瘤、不同时期的证候分布特征、证候相兼情况，不同治疗方法对证候的影响，证候特征，分析证候诊断标准等，进一步系统总结中医治疗肿瘤的治法、用药规律，如通过对大量临床有效病例的回顾性研究，总结出中医治疗肿瘤有效人群特征，发现有效核心方及加减规律，进一步提高临床疗效。

中医治疗肿瘤总体是有效的，但其治疗的靶点与西医放化疗有所不同。籍于平台能够动态保存临床诊疗信息，包括随访信息、量表等，为深入分析肿瘤的疗效特点提供了基础，可以开展以下几个方面的研究。对肿瘤生存期及生活质量的影响：中医药对肿瘤的疗效是多方面的，其中对生存质量的改善及生存期的延长方面可能有重要作用，但是，目前临床尚缺乏较有力的证据。该研究中，如能动态地收集肿瘤中医治疗的临床数据，包括生活质量量表等信息，对于评价中医治疗肿瘤疗效具有重要意义。中医对肿瘤转移的影响研究：通过动态记录中医治疗肿瘤期间肿瘤转移变化情况，同时与对照组进行比较，可以分析中医对肿瘤转移的影响，包括对转移部位、转移时间、转移癌疗效等的影响。

中医肿瘤治疗方案优化研究：通过全面动态采集临床诊疗信息，结合疗效，对有效病例与无效病例进行比较，并结合临床观察研究，可以对现有治疗方案进行优化，形成优化的治疗方案。同时，也可利用前沿的马尔可夫决策过程模型等，基于现有数据，得出优化的治疗方案。

以上仅是对中医治疗肿瘤研究的一些思路，具体研究中，可根据需要采集信息，根据分析主题目标的不同，选择相应的条件，筛选满足条件的病例，开展相关研究。这种研究模式的推广应用，有利于对中医治疗肿瘤的方法及疗效得出更加科学客观的评价 [24, 199, 202, 215, 226, 227, 229]。

2）名老中医治疗类风湿关节炎群体规律研究：朱文欣认为类风湿关节炎（rheumatoid arthritis，RA）是一种以慢性、多发性、对称性关节肿痛为主要表现的常见全身性自身免疫疾病。通过对名中医治疗类风湿关节炎治疗经验的总结，探求类风湿关节炎的治疗规律，有望更好地指导临床治疗，提高疗效。该研究纳入 19 位国家中医药管理局局首批全国继承名老中医专家学术经验指导老师治疗 RA 经验为主题的文献及著作，应用内容分析法进行搜集、整理、分析、归纳，对病名认识、病因病机、证候特点、治疗目的、治则治法及治疗方式采用描述性分析，另外将当代名医治疗 RA 的经验方、处方进行分析，将相关方药记录汇总，并录入数据库，建立数据库系统，运用数理统计方法，对其用药进行分析归纳。最后从理法与方药两大方面，对当代名医治疗 RA 辨治规律进行探讨。结果如下：151 篇当代名医治疗 RA 文献中证型可分为外感邪气、脏腑亏虚、气血亏虚、阴阳虚弱、营卫不和、瘀血痹阻、痰浊蒙堵 7 种，其中以外感邪气证型最常见。151 篇当代名医治疗 RA 文献中论治方法归纳为辨证论治、辨病论治、分期论治、辨证论治共 4 个方面，其中 19 位医家均有采用辨证论治的方法。19 位名老治疗类风湿关节炎的经验方及病案中所用之方药，共收集 110 条，其中使用了药物 188 种，共计 1326 药次，平均每方用药数为 12.05 种。超过或等于 3 次的药物共有 95 种。经统计分析，当代名医家最常用的药物是当归、桂枝、甘草、白芍、黄芪、威灵仙、防己、薏苡仁、蜈蚣、川乌、熟地、鸡血藤、青风藤。当归在各型 RA 中使用率高，提示为治疗 RA 之要药。最常用的药物类别是祛风湿散寒药、祛风湿清热药、活血调经药、息风止痉药（虫类药）、补气药及补血药。研究提示，当代医家对类风湿关节炎中医病名概念进行辨析，探讨了类风湿关节炎的病因病机，总结出病邪侵袭、病理产物痹阻、正气虚弱三者共同作用的致病规律。当代医家在辨证同时根据疾病特点、疾病分期、症状及部位的不同用药有所侧重。治疗手法多样，注意调摄。治疗常以祛邪宣痹、化痰祛瘀、扶正培本三大类法则联合使用 [230]。

3. 不同名老中医经验比较研究

（1）研究内容概述：由于学术流派等不同，不同名老中医学术观点常有差异，他们对疾病的认识、处方用药也形成了自己的风格。然而，中医理论作为一套科学的理论体系，必然有其稳定的、核心的内容，中医对疾病的认识必然存在一定的共性规律。共性规律利于理论形成和推广，但缺乏具体运用的针对性；个性差异体现了特色和疗效优势，但难于总结和提炼。作为代表当代中医最高水平的名老中医，认识和把握他们辨证论治的共性规律及个性差异是中医继承和发展的重要基础。因此，需要建立一套方法，能够对名老中医的共性规律及个性差异进行方便快捷的展示，实现对显性及隐性知识的发现。

（2）研究示范：名老中医经验的内涵十分广泛，在某一特定时间内，传承人能够较完整地把握一位名老中医的经验也十分不易，要同时分析多位名老中医的经验就更加困难了。因此，这项工作需要运用综合集成的技术和方法，由多人或多个单位协作完成。作者在前期研究中，依托课题建立的结构化名老中医数据库，开展了老中医经验共性规律及个性差异比较研究，现总结如下。

病例来自"北京市科技计划重大项目"课题及"十五"、"十一五"国家科技攻关计划项目课题所建立的名老中医数据库。该数据库是将 17 省市 44 位老中医自 2002 年 8 月 ~2008 年 12 月的临床门诊病历录入"名老中医临床诊疗信息采集系统"中，将临床数据转化为结构化的可直接分析的临床数据 [231]。

在研究内容方面，根据老中医临床经验的特点，将分析内容进行分类，主要针对下列内容进行共性经验发现及个性经验比较研究。

下面是部分结果示例。

不同老中医同病异治经验比较研究：同病异治，是指同一种疾病，由于发生在不同的病人身上，或处在疾病发展的不同阶段，所表现的证候不同，因而治法方药有别。同病异治是同中求异，辨证施治。

西医疾病同病异治比较研究：选择陈可冀、史载详、路志正、方和谦 4 位名老中医治疗冠心病经验进行比较研究。4 位老中医对本病的辨证见图 5-2-54。

基于以上证候认识，方和谦常用陈皮、茯苓、蜜甘草、炒白术、大枣、麦冬、熟地黄、当归、木香、党参、百合、桂枝、焦神曲、法半夏、玉竹、郁金、白芍、五味子等；路志正常用茯苓、郁金、炒枳实、桃仁、炒苦杏仁、丹参等；陈可冀常用瓜蒌、红花、薤白、赤芍、川芎、丹参、法半夏、麦冬、五味子、蜜黄芪、桃仁、生甘草、延胡索、党参、茯苓等；史载详常用生黄芪、三棱、知母、柴胡、党参、山萸肉、桔梗、升麻、益母草、莪术、五味子、麦冬、蜜甘草、炒

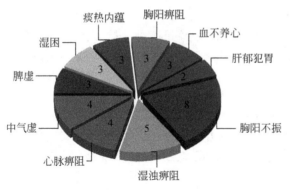

路志正教授对冠心病的证候判别

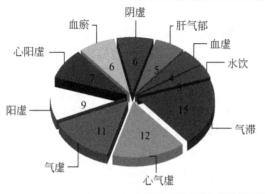

方和谦教授对冠心病的证候判别

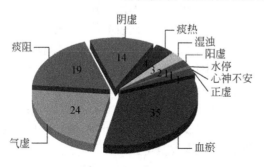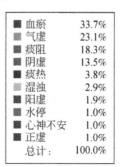

陈可冀院士对冠心病的证候判别

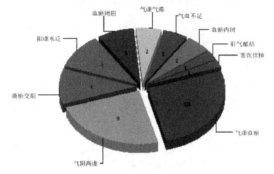

史载祥教授对冠心病的证候判别

图 5-2-54　4 位名老中医对冠心病的辨证

蒺藜、沙苑子、西洋参、五加皮等。

以上用药经验,体现并验证了4位医家辨治冠心病的学术经验特点:方和谦多从气滞、气虚、阳虚及血瘀立论,用药多以理气、益气、温阳、活血化瘀为主;路志正多从胸阳不振、湿浊痹阻立论,用药多以健脾利湿、行气活血为主;陈可冀多以血瘀立论,用药以活血化瘀药为主;史载祥多从气虚血瘀立论,用药以益气活血为主。

中医疾病同病异治比较研究:咳嗽是小儿肺系疾病中最常见的一种病证,小儿咳嗽从西医临床上可分为急性咳嗽和慢性咳嗽,可见于鼻炎、咽炎、喉炎、急慢性支气管炎、各种肺炎、支气管哮喘等疾病。该研究对安效先教授、刘弼臣教授两位儿科专家治疗咳嗽的经验进行比较研究。

安效先教授临床强调以法统方,常说"法有定而方无定",对儿科许多疾病制订多种治法,以辨证为主,辨病为辅,推崇焦树德先生提出的"治咳七法"——宣法、降法、清法、温法、补法、润法、收法,并结合小儿的生理病理特点,临证之时每多法合用,认为肺系疾病以热证居多,凡咳必有痰,所以清肺化痰最为常用,同时注意肺气的宣降。临床辨证多从痰热着手,占总证候的98.6%,较常见的兼证有肺阴不足,肝郁,痰阻、卫表不固、肺气虚、脾虚、肾虚等。认为痰热阻肺、肺失清肃是最主要病机,痰湿易伤脾,热邪易伤阴,气阴不足是病情发展的必然结果,而纯虚证咳嗽在儿科临床上较少见到。治疗上常用清法结合化痰、养阴、宣肺、降气等法使用。方以泻白散、麻杏石甘汤等清肺化痰类方剂为主,常用药物为黄芩、杏仁、百部、仙鹤草、葶苈子、苏子、桑白皮、川贝母、地骨皮等。

刘弼臣教授发展了钱乙五脏为纲、五脏分治的思想,提出"五脏相关,从肺论治"的理论。认为临床诸多疾病的发生、发展及病情反复加重,均与肺系为病密切相关,往往形成卫虚—感邪—再卫虚—再感邪的恶性循环,以及易感难调的特点,所以主张"从肺论治",调肺为先,其他脏腑的疾病既可达到祛邪治标,清除病灶,切断病邪内侵的传变途径,达到邪去正安的目的。刘老认为如能及时"从肺论治",采用调肺利窍,益气护卫诸法,驱邪逐寇,以安内宅,不仅可把疾病消灭在萌芽阶段,且收到清除病灶,避免滋生变证的效果。刘老运用调肺法治疗感冒、咳嗽、哮喘、肺炎喘嗽等肺系疾病,更善于从肺论治小儿肺外疾病,如多发性抽搐症、痿证、癫痫、五迟、注意力缺陷多动症、泄泻等。最常选用的方剂依次为辛苍五味汤、熄风静宁汤、菖蒲郁金汤、四逆散、补中益气汤、生脉散等,常选用的中药为板蓝根、苍耳子、辛夷、玄参、山豆根、焦麦芽、焦山楂、焦神曲、黄连、半夏等。

名老中医应用和法经验研究:和法是为八法之一,中医最常用的治法之一,当代名医蒲辅周认为"和解之法,具有缓和疏解之意。使表里寒热虚实的复杂证候,脏腑阴阳气血的偏盛偏衰,归于平复。寒热并用,补泻合剂,表里双解,苦辛分消,调和气血,皆谓和解"。该研究多位老中医对和法的临床应用及理论进行了分析与挖掘。

方和谦教授对少阳证与和解法有深刻的认识,他认为半表半里是表证初解,表里交错,内无实邪,邪气未尽,正气不足。在治法上当扶正祛邪,表里兼顾,此法就叫做和解法,并将这一认识扩展到"脏腑之间、上下之间、气血之间、阴阳之间,凡是有邪气侵袭,正气不足,邪正交错的状态,均可运用和解法来治疗",提出"和为扶正,解为散邪"的精辟见解。扶正,即为调理脏腑功能之正气,散邪实际是针对外来寒热之邪和失调之气机而言,这一观点是方和谦教授对"和解法"的深入认识及创新,反映了方和谦教授重视扶正培本的治疗原则及气机升降出入在病机变化中重要地位的学术思想[232]。薛伯寿教授认为疾病发生的根结在于"失和",治疗疾病的关键在于"和解"。临床善用和法。两位名老中医专家的学术思想在分析挖掘中得到充分印证[233]。结果见表 5-2-41。

表 5-2-41 分析挖掘方老、薛老关于"和解法"学术思想结果

	方和谦教授	薛伯寿教授
观点	邪气侵袭，正气不足，邪正交错	疾病为阴阳的偏盛偏衰所致，调之不偏归于中和
病证	胃痛，咳嗽，痞满，眩晕，胁痛，不寐，泄泻，胸痹，腹痛，月经不调	胃痛，头痛，泄泻，不寐，发热，眩晕，痞满，痹证，吐酸，郁证
证候	气滞，肝脾不和，肝气郁，肺失宣降，气虚，脾胃虚弱，痰浊，肝胃不和，脾胃不和，血瘀	肝胃不和，肝脾不和，肝气郁，血虚，寒热错杂，气血不和，冲任不调，气血不畅，胃失和降，三焦不利
症状	乏力，腹胀，气短，纳差，胸闷，睡眠不好，脉平缓，脉弦，苔白	头晕、恶心、胃胀、胃痛、纳差、头痛、口苦、乏力、嗳气、反酸、口干、大便干等
治法	和中，调肝，和胃，和脾，调和肺气，调理，和解，调和肝脾，和血，调和气血	和胃，调和气血，和脾，调肝，和解少阳，通利三焦，理脾，调冲任，辛开苦降，调补冲任，寒热并用
方药	茯苓、炙甘草、大枣、陈皮、炒白术、薄荷、焦神曲、党参、当归、紫苏梗、麦冬、白芍、炒谷芽、柴胡、法半夏、香附、熟地黄	柴胡、法半夏、白芍、黄芩、黄连、茯苓、大枣、当归、党参、生甘草、生姜、炒枳壳、吴茱萸、蜜甘草、川芎、炒白术、炒酸枣仁、太子参、女贞子、防风、桂枝

不同老中医经方应用规律比较：小柴胡汤是老中医临床常用方，不同老中医临证应用时也有不同的经验，该研究分析了小柴胡汤应用的共性经验及个性特点。结果如下。

名老中医应用小柴胡汤共性经验挖掘研究：目前数据仓库中使用小柴胡汤的病例共有 355 例，607 诊次，通过对其进行分析，使用频次超过 100 次的药物有柴胡、黄芩、法半夏、甘草、大枣、生姜、太子参、白芍、党参、僵蚕、黄连、茯苓、蝉蜕、炒酸枣仁、炒苦杏仁、当归等，其治疗的主要西医疾病（>10 诊次）有自主神经功能紊乱、上呼吸道感染、血管神经性头痛、糖尿病、高血压、睡眠障碍、发热原因待查、抑郁症、慢性胃炎、胃肠功能紊乱、脑供血不足、神经官能症等，中医疾病有头痛、眩晕、不寐、咳嗽、发热、消渴病、感冒、郁病、耳鸣、胃痞、胁痛、内伤发热、腹痛、便秘、自汗、胃痛、泄泻、哮喘等，适应证候有肝气郁结、气机失调、肝胃不和、肝脾不和、湿热证、心阴虚、营卫不和、血虚、阴虚、邪郁少阳、风热上扰、心肾不交、气虚、肝胆不利、肝阳上亢、胆胃不和、痰热证、肾阴虚、肝胃郁热、少阳郁热、肝风上扰、肝阴不足、气血不调、肝阴虚、肝郁痰阻等，治疗的症状（>100 次）有舌质红、暗红或淡红、舌苔薄白、黄或腻、脉细、沉、弦或滑、头晕、头痛、咳嗽、口苦、乏力、恶心、口干、失眠、发热、耳鸣等。可知其适应证十分广泛。

薛伯寿教授运用小柴胡汤经验挖掘研究：通过对薛伯寿教授 408 例，总诊次 1173 次临床病例分析，知其善用和法，善用柴胡剂，共使用 71 例，153 诊次，通过对数据分析，结合深入访谈，总结其运用柴胡剂经验。薛伯寿教授认为柴胡治疗疾病有 4 大特点：第一，柴胡有治寒热邪气之功，独具宣泄少阳之邪、微苦微寒，正清少阳微火，其臭芳香，适合火郁发之，有和解清热的特殊功能。第二，它能解郁调气，疏利肝胆，通利六腑，疏畅三焦，推陈致新，疏里达外，以和内为和外之用，调整升降出入。第三，对木郁则能达之，火郁而能散之，透达邪郁。少阳、少阴分别为阴阳枢，柴胡不但为少阳达邪外出之剂，四逆散则为少阴病透达郁闭之剂。第四，既为少阳主药，又为少阳经的引经药。太阳病顺传少阳，合病并病，广泛运用柴胡诸剂。柴胡治疗疾病，不但广泛适用于外感热病，又能据其功能治疗多种内伤杂病；既能治疗肝胆疾病，也广泛适用于他脏之患。柴胡剂功善调畅气机，升清而降浊，气血调畅，五脏和谐。此与《黄帝内经》"升降出入，无器不有"之内涵正相合，也是薛伯寿教授临床主用柴胡剂的原因所在。

临床中除经方记载的小柴胡汤主治、功用外，薛伯寿教授还常用多方与柴胡汤合用。如小柴胡汤合二陈汤，主治感受风寒、咳喘痰多之证，亦可加干姜、细辛、五味子温化水饮；小柴胡汤合升降散治疗外感有柴胡证而兼有咽痛充血者；小柴胡汤合平胃散治疗外感有柴胡证，内有脾湿，腹泻便溏者；小柴胡汤合左金丸对肝胃不和、郁而化火、嘈杂泛酸者用之；小柴胡汤合三仁汤治疗少阳证兼三焦湿热郁闭之发热；小柴胡汤合小陷胸汤方，治疗往来寒热，两胁胃脘胀满按之痛者；小柴胡汤合茵陈、郁金、金钱草治疗湿热蕴结肝胆所致胆结石、胆囊炎等疾病；《伤寒论》有经水适来与经水适断用小柴胡汤，治妇女经期感冒，用小柴胡汤合香苏饮调治有效。可加当归、川芎、白芍、益母草等；小柴胡汤合越鞠丸：小柴胡汤功用和解少阳，主治少阳证，往来寒热，胸胁苦满，默默不欲饮食，心烦喜呕，口苦，咽干，目眩，妇人热入血室，以及疟疾等证。越鞠丸，出自《丹溪心法》方：苍术、香附、川芎、神曲、炒栀子。能治疗气、血、痰、火、食所致之郁结，消化不良，胸脘痛闷等证。薛伯寿教授认为：小柴胡汤善治两胁苦满，能疏理肝胆脾胃之郁；越鞠丸主治六郁，以疏利气机为中心，善治胸脘痞闷，调中化湿，和畅气血。两方合用有疏肝和胃，解郁开结，畅行三焦滞结。临床用于治疗郁证、胃病疗效极佳；小柴胡汤加鳖甲、穿山甲、牡蛎、白术、女贞子、黄芪、丹参、八月札等治疗肝脾肿大，两胁痞坚，络脉瘀阻，气血瘀滞等证，一者理气郁而畅肝气，一者行血瘀而消癥瘕，合用则兼调气血，对肝脾肿大有明显疗效，临床多用于治疗肝硬化，具有软坚之功；小柴胡汤合温胆汤：温胆汤清胆和胃，除痰止呕，治痰热扰动之心烦不寐、胸满、口苦、惊悸等证。两方合用，既能疏解气郁，又能清热化痰，对表里不和，肝胆不和，胆胃湿热，痰热互结等疾病，皆可用之。临床治疗气郁痰火所致的失眠、焦虑、精神病等均有较好疗效。小柴胡汤合镇肝熄风汤治疗郁怒化火、少阳枢机不利之眩晕、头痛。

不同老中医用药特点比较研究：本研究建立的数据库包含药物剂量、性味归经、功效、用法等，可根据不同的研究主题对药物的某一方面进行比较研究。

不同老中医药量比较研究：不同名医针对某一疾病处方的药味数及剂量常有所不同。通过分析可知，同是治疗糖尿病，全小林教授临床 4945 个处方中，平均每个处方 10.34 味药，平均每味药物 23.56g，每个处方总量平均 243.54g，同比其他老中医治疗糖尿病的 557 个处方，平均每个处方 14.21 味药，平均每味药物 13.46g，每个处方总量平均 191.22g。提示全小林教授临床处方药味较少，用量较大，效大力专而取效。

名老中医核心方总结——共性规律：作者进行了不同老中医辨治肝脾不调证用药共性规律及个性差异研究，结果如下。

基于复杂网络方法，根据药物在处方中的使用频次及该药与其他药物相互配伍的关联度，分析肝脾不调证的核心处方图 5-2-55 所示。

图 5-2-55 为临床用药的复杂网络分析结果，图中每一味药物为一个结点，它与周围药物的联机表示他们关系的权重，连线上的数字是同时应用的次数，分析时可根据连线的数量或药味的数量筛选核心药物的组合。左图为 17 省市 44 位老中医 968 例，1870 诊次病例的用药分析结果，方中以柴胡、白术、白芍、当归、甘草等为核心药物，符合逍遥散证调肝健脾的治法

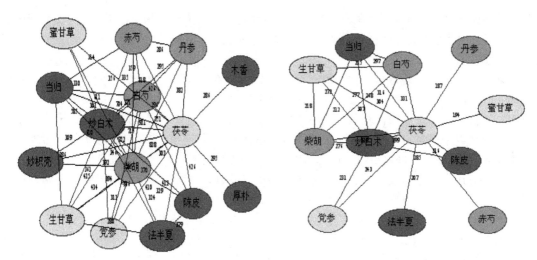

44位名中医肝脾不调证核心药物　　　　姚乃礼教授肝脾不调证核心药物

图 5-2-55　肝脾不调证核心药物

特点。其次使用较多的还有枳壳、木香、厚朴、陈皮、半夏及丹参等。从这一配伍特点反映了肝脾不调证气郁有轻重之别，容易犯胃导致胃失和降及易入血分，导致血瘀的基本病理转归。通过姚乃礼教授193例，325诊次肝脾不调证的核心处方如下，其处方如上图右，可以看出，后者常用赤芍与白芍配伍，并用丹参，提示其用药更注重调血。

同时，隐含上图中的核心药物不显示，则可以分析不同名老中医之间的加减变化规律之间的异同。

通过以上结果可以看出，在建立多位名老中医临床诊疗信息数据库的基础上，采用多种分析与展示方法，可实现对名老中医辨证、辨病、辨症、选方、用药等方面经验的分析挖掘及比较研究。通过比较，有利于更加深入地认识中医个体化诊疗经验的核心内涵，发现其共性规律，明确其个性差异产生的原因。在今后的研究工作中，可对共性规律及个性经验分别开展验证性研究，有利于中医理论的不断完善与发展。

新一代中医人才的成长过程中，需要不断向名老中医学习，本研究形成的数据库，既包括了结构化、可分析的信息，也包括了原汁原味保留的原始病历，既可通过数据分析挖掘方法迅速发现经验知识及诊治规律，又可通过鲜活的病历资料得到启发，研究形成的模式与方法，为研究学习名老中医经验提供了示范。

（五）中医临床经验的传承与验证

（1）研究内容概述："从临床中来，到临床中去"是中医发展一直遵循的规律，利用名老中医真实的临床诊疗数据分析挖掘形成的名老中医学术思想及经验，多是通过长期大量的临床数据积累形成的，但其有效性、科学性还需要通过临床应用不断进行验证和评价。验证研究需要根据前期总结的经验，"人机结合，以人为主"，充分考虑专家本人对临床经验的意见，验证研究的方案要明确，基于前期基础，需要明确适应证、禁忌证、治疗方案及其加减变化，注意实施流程的管理及质量控制，选择科学的结局指标，进行进一步的观察。验证的方式有两种，一种是基于已有病例数据进行分析，即基于数据的"干性研究"，也可进行实际临床试验研究，验证名老中医临床经验的有效性、安全性和稳定性。另一种是验证研究既可由名老中医本人进行，也可由其传承人协助完成，此即"湿性研究"。对验证性数据的分析流程同前，但要注意前后的比较。

名老中医临床经验传承工作，既需要"传"又需要"承"，两个方面要紧密结合，不可偏废。既往的名老中医临床经验传承工作，大多以"传"为主，对"承"重视不够，研究得不多。"传"主要是总结、获取名老中医学术思想与临床经验，属于知识发现部分。"承"主要评价名老中医学术思想及临床经验的可继承性及继承应用效果，如年轻医师或者老中医的继承人应用名老中医临床经验评价，辨证论治的方法与老专家经验的相似性如何，与名老中医本人应用在临床疗效上是否存在差异，如果有差异，这种差异到底有多大，分析形成差异的原因等内容。

（2）研究示范：名老中医经验传承是最符合中医自身发展规律的中医临床研究，基于信息技术进行本研究，已成为当前中医临床经验传承的重要方法，该方法的推广应用将大大提高传承工作的效率、水平及范围。该研究通过对全国名老中医田从豁教授教授治疗退行性膝骨关节病临床经验传承及验证性研究，进一步挖掘整理名医临床经验及学术思想，同时探索适宜于名老中医经验传承验证研究的方法。

田从豁教授从事针灸临床、科研、教学工作60余年，有丰富的理论与临床经验，针灸治疗注重理、法、方、穴、术，主张扶正与祛邪并重，擅长治疗各种骨性关节炎，并形成了自身独特的临床诊治方法，以及成熟的学术思想。

课题组从田从豁教授治疗退行性膝骨关节病临床经验传承与验证研究着手，验证其经验处方的有效性、可重复性、安全性及可学习传承特点等。既往临床验证研究多只进行专家本人经验的自身验证，难免失于偏颇，同时存在信息量少、时限短、受试者依从性等多方面影响，缺乏横向比较，鲜有验证性研究及机制探讨。该研究中采用多组临床前瞻性验证的方法，为适宜于名老中医经验传承及验证的模式做初步的探索，以期为今后全面、真实、完整的学习名医经验奠定基础。

该研究分为回顾性和前瞻性研究两部分，回顾性研究基于名老中医个体诊疗临床科研一体化平台，在前期工作：北京市科技计划重大项目"基于信息和数据挖掘技术的名老中医临床诊疗经验研究"课题、"十一五"国家科技支撑计划"名老中医学术思想临证经验多维动态分析挖掘方法研究"课题中采集的500余份病历中筛选、分析，总结研究田从豁教授治疗退行性膝骨关节病经验。

前瞻性研究采用多组验证对照临床研究设计方法，全方位进行田老经验验证性研究。采用实时随诊，收集田老治疗退行性膝骨关节病病例20份，田老学术继承人王寅主任医师运用田老经验针灸处方治疗退行性膝骨关节病20例，田老弟子黄石玺主任医师运用田老经验针灸处方治疗退行性膝骨关节病例20例，并纳入护国寺医院针灸科年轻针灸主治医师治疗退行性膝骨关节病例20例作为对照，所采集病例信息录入名老中医临床诊疗信息采集系统，利用多种分析挖掘方法，分析比较各组核心穴方，同时所得数据采用SPSS 13.0统计软件包进行统计分析，比较4组治疗前后的膝关节症状总积分、膝关节疼痛程度（VAS）评分等的变化情况。研究结果如下。

1）回顾性研究——田从豁教授治疗退行性膝骨关节病：田从豁教授治疗退行性膝骨关节病经验针灸处方的主要穴位为犊鼻、内膝眼、鹤顶、大椎、肓俞、水分、阴交、曲池、足三里、三阴交、阳陵泉、阴陵泉。

膝关节症状总积分：田老组膝关节症状总积分下降 1.55（$P<0.01$，$t=6.43$），王寅主任医师组膝关节症状总积分下降 1.25（$P<0.01$，$t=9.35$），黄石玺主任医师组膝关节症状总积分下降 1.33（$P<0.01$，$t=9.34$），对照组膝关节症状总积分下降 0.93（$P<0.01$，$t=7.93$），说明 4组在改善膝关节症状上均有良好的效果；田老组、王寅主任医师组、黄石玺主任医师组间差值比较：$F=1.307$，$P>0.05$，说明 3 组在改善膝关节症状方面的差异无统计学意义；田老经验验证组（田老组、王寅主任医师组、黄石玺主任医师组）与对照组比较，经 t 检验，两者疗后症状总积分有明显差异（$t=4.82$，$P<0.01$），初步说明田老经验验证的 3 组（田老自身验证组、王寅主任医师组、黄石玺主任医师组）在改善膝关节症状上优于对照组。

膝关节疼痛（VAS）评分：田老组膝关节疼痛评分下降 1.20（$P<0.01$，$t=9.00$），王寅主任医师组膝关节疼痛评分下降 1.13（$P<0.01$，$t=15.76$），黄石玺主任医师组膝关节疼痛评分下降 1.10（$P<0.01$，$t=15.99$），对照组膝关节疼痛评分下降 1.00（$P<0.01$，$t=10.42$），说明 4 组在改善膝关节疼痛上均有良好的效果；田老组、王寅主任医师组、黄石玺主任医师组间差值比较：$F=2.64$，$P>0.05$，说明 3 组在改善膝关节疼痛方面的差异无统计学意义；田老经验验证组（田老组、王寅主任医师组、黄石玺主任医师组）与对照组比较，经 t 检验，两者疗后膝关节疼痛评分有明显差异（$t=3.81$，$P<0.01$），初步说明田老经验验证的 3 组在改善膝关节疼痛上均优于对照组。

田从豁教授治疗退行性膝骨关节病经验针灸处方治疗退行性膝骨关节病疗效确切，可以明显改善病人临床症状；初步观察表明此经验针灸处方具有可重复性且治疗退行性膝骨关节病是安全、可靠、稳定的（表 5-2-42）。

表 5-2-42 获取病例情况

西医疾病	病例数	就诊次数
风湿性膝关节炎	9	17
膝骨性关节炎	3	20
膝痛待查	1	3
合计	13	40

病人一般情况：经过严格按照入选标准进行筛选，共筛选出符合条件的病历 13 份，其中男性 3 名，约占 23.08%；女性 10 名，约占 76.92%。最小年龄为 31 岁，最大年龄为 70 岁，平均年龄为（52.53 ± 10.61）岁。

症候分布：脾肾阳虚证者所占比重最大为 24 诊次，约占总诊次的 60%；瘀血阻络证 10 诊次，约占总诊次的 25%；寒凝证 9 诊次，约占总诊次的 22.5%；湿阻证 7 诊次，约占总诊次的 17.5%；风寒痹阻证 7 诊次，约占总诊次的 17.5%；气虚 7 诊次，约占总诊次的 17.5%；血虚 5 诊次，约占总诊次的 12.5%；肾气虚衰证有 4 诊次，约占总诊次的 10%；湿热阻络证诊次最少有 3 诊次，约占总诊次 7.5%（图 5-2-56）。

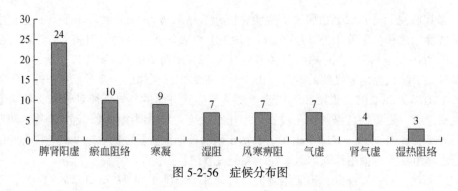

图 5-2-56　症候分布图

治法分布：在田从豁教授回顾性 13 份病例中，膝骨痹医案治法分布见图 5-2-57。

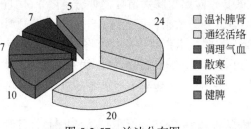

图 5-2-57　治法分布图

田从豁教授治疗膝骨痹核心穴方：应用复杂网络方法分析田从豁教授教授回顾性 13 份病例中，膝骨痹医案的核心穴方及穴位配伍（图 5-2-58，图 5-2-59）。

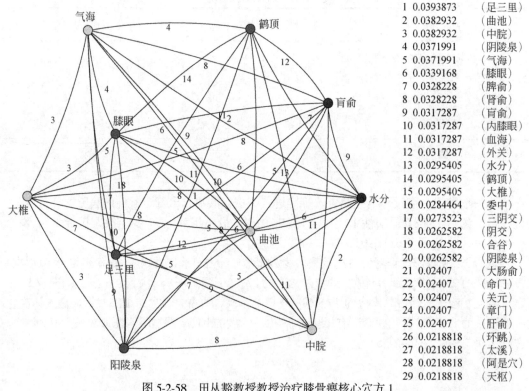

1	0.0393873	（足三里）
2	0.0382932	（曲池）
3	0.0382932	（中脘）
4	0.0371991	（阴陵泉）
5	0.0371991	（气海）
6	0.0339168	（膝眼）
7	0.0328228	（脾俞）
8	0.0328228	（肾俞）
9	0.0317287	（肓俞）
10	0.0317287	（内膝眼）
11	0.0317287	（血海）
12	0.0317287	（外关）
13	0.0295405	（水分）
14	0.0295405	（鹤顶）
15	0.0295405	（大椎）
16	0.0284464	（委中）
17	0.0273523	（三阴交）
18	0.0262582	（阴交）
19	0.0262582	（合谷）
20	0.0262582	（阴陵泉）
21	0.02407	（大肠俞）
22	0.02407	（命门）
23	0.02407	（关元）
24	0.02407	（章门）
25	0.02407	（肝俞）
26	0.0218818	（环跳）
27	0.0218818	（太溪）
28	0.0218818	（阿是穴）
29	0.0218818	（天枢）

图 5-2-58　田从豁教授教授治疗膝骨痹核心穴方 1

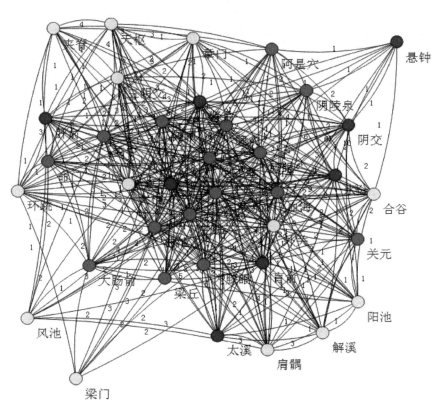

图 5-2-59 田从豁教授教授治疗膝骨痹核心穴方 2

田从豁教授治疗膝骨痹核心穴方,常用穴位为足三里、中脘、曲池、阳陵泉、脾俞、内膝眼、犊鼻、肾俞、肓俞、水分、血海、外关等。从以上核心穴方中可以看出,田老治疗退行性膝骨关节病,以补益脾肾、调理气血、通经活络为主,重视补益先天、培补后天的学术思想(表5-2-43,表5-2-44)。

表 5-2-43 田老治疗膝骨痹核心穴方

序号	关联系数	穴位
1	0.0393873	足三里
2	0.0382932	曲池
3	0.0382932	中脘
4	0.0371991	气海
5	0.0371991	阳陵泉
6	0.0339168	膝眼
7	0.0328228	脾俞
8	0.0328228	肾俞
9	0.0317287	肓俞

续表

序号	关联系数	穴位
10	0.0317287	内膝眼
11	0.0317287	外关
12	0.0317287	血海
13	0.0295405	水分
14	0.0295405	鹤顶
15	0.0295405	大椎
16	0.0284464	委中
17	0.0273523	三阴交
18	0.0262582	阴交
19	0.0262582	合谷
20	0.0262582	阴陵泉
21	0.0382932	大肠俞
22	0.02407	命门
23	0.02407	关元
24	0.02407	章门
25	0.02407	肝俞
26	0.02407	太溪
27	0.0218818	环跳
28	0.0218818	阿是穴
29	0.0218818	天枢
30	0.0218818	梁丘

表 5-2-44　田老治疗膝骨痹穴位配伍频次统计

穴位一	穴位二	频数	穴位一	穴位二	频数	穴位一	穴位二	频数
膝眼	鹤顶	14	中脘	肓俞	11	中脘	足三里	9
足三里	膝眼	13	中脘	曲池	11	足三里	鹤顶	9
曲池	肓俞	13	足三里	肓俞	10	阴交	肓俞	9
曲池	足三里	12	水分	阴交	10	水分	肓俞	9
肓俞	鹤顶	12	曲池	膝眼	10	大椎	曲池	8
中脘	气海	11	阳陵泉	膝眼	10	鹤顶	内膝眼	8
肓俞	膝眼	11	阳陵泉	足三里	9	气海	肓俞	8

续表

穴位一	穴位二	频数	穴位一	穴位二	频数	穴位一	穴位二	频数
曲池	鹤顶	8	曲池	阴交	5	足三里	天枢	4
阳陵泉	鹤顶	8	足三里	脾俞	5	阳陵泉	三阴交	4
阳陵泉	肓俞	8	曲池	脾俞	5	足三里	章门	4
中脘	阳陵泉	8	大椎	脾俞	5	足三里	合谷	4
大椎	足三里	7	大椎	肓俞	5	足三里	肾俞	4
阳陵泉	气海	7	气海	足三里	5	曲池	合谷	4
阴交	鹤顶	7	中脘	肩髃	5	水分	血海	4
水分	鹤顶	7	中脘	大椎	5	中脘	章门	4
膝眼	血海	7	曲池	太溪	5	天枢	夹脊	4
阳陵泉	曲池	7	阳陵泉	水分	5	大椎	肾俞	4
鹤顶	血海	6	鹤顶	阴陵泉	5	肓俞	肩髃	4
阳陵泉	血海	6	肓俞	阴陵泉	5	足三里	肩髃	4
膝眼	内膝眼	6	肓俞	内膝眼	5	大椎	肩髃	4
足三里	血海	6	曲池	血海	5	中脘	脾俞	4
水分	曲池	6	中脘	鹤顶	5	肾俞	委中	4
曲池	肩髃	6	中脘	膝眼	5	膝眼	阴陵泉	4
曲池	肾俞	6	血海	梁丘	5	阳陵泉	阴交	4
阴交	膝眼	6	膝眼	梁丘	5	足三里	阴陵泉	4
水分	膝眼	6	膝眼	外关	5	气海	膝眼	4
阴交	阴陵泉	6	鹤顶	梁丘	4	曲池	大肠俞	4
阴交	足三里	6	足三里	梁丘	4	气海	内膝眼	4
水分	阴陵泉	6	鹤顶	外关	4	气海	鹤顶	4
水分	足三里	6	足三里	外关	4	曲池	关元	4
曲池	内膝眼	6	内膝眼	外关	4	中脘	关元	4
气海	曲池	6	内膝眼	血海	4	足三里	内膝眼	4
足三里	三阴交	5	水分	内膝眼	4	三阴交	夹脊	4
曲池	外关	5	阳陵泉	外关	4	三阴交	天枢	4
肾俞	脾俞	5	阳陵泉	内膝眼	4			

加减变化分析：通过点式互信息分析方法，分析穴位与兼症的相关强度（表5-2-45）。

表 5-2-45　基于"点式互信息方法"分析其他症状相关加减穴位

症状	药物	关联系统	使用频次
背畏寒	足三里	0.088758	6
	肾俞	0.05372	4
	水分	0.05372	4
	肓俞	0.05372	4
	大椎	0.048494	3
	膈俞	0.020042	2
	外关	0.017368	1
胃痛	曲池	0.025301	4
	肓俞	0.020102	3
	血海	0.01638	2
	中脘	0.014038	2
	关元	0.011107	2
	阳陵泉	0.011107	2
	鹤顶	0.011107	2
	膝眼	0.011107	2
上肢痛	曲池	0.755747	8
	外关	0.730808	7
	肩髃	0.612083	6
	足三里	0.466393	5
	阴交	0.321924	4
皮肤瘙痒	风池	0.85424	10
	外关	0.809707	9
	曲池	0.725776	8
	阿是穴	0.725776	8
	风市	0.622429	6
	足三里	0.607521	5
	大椎	0.596763	4
鼻塞	大椎	0.46422	6
	迎香	0.389068	5
	外关	0.367447	4
	足三里	0.170266	3
	鹤顶	0.107815	2
	三阴交	0.096467	1
纳差	足三里	0.418095	3
	三阴交	0.418095	3

续表

症状	药物	关联系统	使用频次
	中脘	0.418095	3
	大椎	0.418095	3
	犊鼻	0.418095	3
	曲池	0.181986	1
咳嗽	风门	0.314215	2
	大椎	0.314215	2
	尺泽	0.119819	2
	鹤顶	0.099332	1
	内膝眼	0.099125	1
	足三里	0.099125	1
	三阴交	0.099125	1
睡眠差	太溪	0.323105	4
	曲池	0.323105	4
	肓俞	0.323105	4
	风池	0.25372	3
	神门	0.25372	3
	中脘	0.167993	2
	太阳	0.167993	2
	肩髃	0.137174	1
	足三里	0.137174	1
	巨骨	0.137174	1
	大椎	0.137174	1
	期门	0.137174	1
头晕	百会	0.157671	8
	足三里	0.101482	6
	肓俞	0.097297	5
	血海	0.075061	4
	曲池	0.070664	4
	气海	0.041787	3
	阴交	0.037632	1

　　田老治疗膝骨痹核心穴方为足三里、曲池、中脘、气海、阳陵泉、内膝眼、犊鼻、脾俞、肾俞、水分、血海等。

　　田老治膝骨痹重视培补先后天，多用脐周四穴（肓俞、水分、阴交），补气升阳，补肾以助先天。脐周四穴合用共奏益肾壮骨、振奋元阳、驱逐阴邪、交通阴阳之气，重在治本。足三里、曲池养血调血、培补化源以助后天；根据膝骨痹的病机特点，即脾肾不足，气血失调，骨失濡养，先后天同治，以获良效。

田老重视局部经络的疏通，内膝眼、犊鼻均为膝关节局部取穴，田老认为的犊鼻穴，并不是教科书上所说的外膝眼处，而是根据犊鼻穴名字的含义而来，犊，牛子也（《说文解字》），鼻，鼻梁，故把犊鼻穴定位于髌骨下，髌韧带中间。位于内、外膝眼之中，意在祛瘀、通经、活络、止痛。

经访谈获知：田老认为，膝骨痹非本于风寒湿邪，而是年老体衰，骨失滋养，气血失调，所致膝骨关节退化改变。本病的病机特点为"本虚"，即脾肾不足，气血失调，骨失滋养为本。肾藏精，主骨生髓，肾为先天之本，脾为后天之本，气血生化之源，脾主四肢肌肉。本病与脾、肾关系密切。肾精足则骨髓充，骨骼得以滋养，筋骨坚强，脾气盛则生化有源，疏布有序。骨得血养则肢体强健。随着人体的衰老，肾、脾功能减退，导致精、气、血亏虚，髓空精少，筋骨、肌肉失养，不荣则痛，则发生本病。正如唐容川曰："盖髓者，肾精所在，精足则髓足，髓在其内，髓足则骨强，髓不足者力不强。"

基于以上认识，初步总结田老治疗膝骨痹用核心穴方穴位为足三里、曲池、中脘、气海、阳陵泉、内膝眼、犊鼻、脾俞、肾俞、水分、血海等。田老认为中脘穴、气海、脾俞等其在临床应用中也多用，但是多为脾胃疾病的取穴，考虑在核心穴方中出现的原因是病例数目较少，在膝骨痹病人的兼病或兼症中使用。除以上核心穴方中穴位外田老补充脐周四穴（肓俞、水分、阴交），曲池、三阴交、大椎、鹤顶等也是在治疗膝骨痹时常用穴位。

田老选用脐周四穴，意在补气升阳，补肾以助先天；用足三里、三阴交养血调血、培补化源以助后天；曲池为阳明经合穴，阳明经多气多血，其活血行气止痛之力较强，且根据全息理论，膝关节与肘关节为对应关节，曲池穴可治疗膝关节局部病变，配合患处活动，一为导引针感，二为令患处气血流通，气通血活，则膝痛可止；鹤顶、内膝眼、犊鼻均为膝关节局部取穴，意在通经活络止痛；大椎乃督脉、手足三阳经交会穴，为诸阳之会，能振奋阳气具有调督通阳之效。

经上述研究，使用人机结合的方法，初步总结田老治疗膝骨痹的经验，拟订针灸治疗方案。

针灸处方：肓俞、水分、阴交、大椎、曲池、鹤顶、内膝眼、犊鼻、足三里、阳陵泉、阴陵泉、三阴交。

具体操作如下。

针具的选择：一般采用华佗牌毫针（28号）毫针，长度1寸或1.5寸，偶用2寸毫针。

病人的体位：多取仰卧位。

取穴：大椎、脐周四穴（肓俞、水分、阴交）、曲池、内膝眼、外膝眼、鹤顶、阳陵泉、阴陵泉、足三里、三阴交等。

操作：①嘱病人仰卧之前坐于床上，75%酒精棉球消毒后，先针大椎穴，其中大椎多用向下平刺，选用平刺以利于病人仰卧；②仰卧后直刺曲池穴、脐周四穴；③膝关节局部取穴，多取鹤顶、内膝眼、外膝眼、阴陵泉、阳陵泉，其均向膝关节方向斜刺；④最后取足三里、三阴交，均直刺。

以上穴位进针1~1.2寸，采用平补平泻法，留针30分钟，一周2~3次，8次为一疗程。

辅助疗法：灸法，采用长约2寸的艾段，点燃后置于温灸盒中，温灸脐周，时间为20~30分钟，以局部皮肤红润为度。

2）前瞻性研究——田从豁教授治疗退行性膝骨关节病传承应用研究：该课题采用前瞻性

的系列验证对照研究，考虑到验证的全面性，设立老中医本人自身验证组；同时设田老学生验证组，田老学生王寅主任医师（田老学术继承人，跟随田老临床工作近 30 年）对其学术思想和临床经验有较好的继承和把握；临床资深针灸大夫验证组，黄石玺主任医师主任医师从事针灸临床 20 余年，临床经验丰富，针灸手法娴熟，能够较好把田老治疗退行性膝骨关节病经验运用于临床。同时，为了体现本针灸处方的优势，采用与同期的一般针灸方法对比，设一院外对照组，以期多角度地验证本经验针灸处方的有效性、可重复性及安全性等，并通过前瞻性验证研究得到优化的田从豁教授治疗退行性膝骨关节病经验针灸处方，为适宜于名老中医经验传承及验证的模式做初步的探索。

课题设计为实时跟随田老出诊。拟收集田老治疗退行性膝骨关节病病例 20 份（由于田老年事已高，出诊次数由原有每周 4 次减为一周 2 次，且是特需门诊，实际收集到的病例为 10 份）作为田老自身验证组；收集田老学生王寅主任医师运用田老经验治疗退行性膝骨关节病 20 份，以期取得相近的临床效果；收集临床资深针灸大夫黄石玺主任医师医师运用田老经验治疗退行性膝骨关节病例 20 份，进一步进行验证；收集院外（护国寺医院）针灸科年轻针灸主治大夫针灸治疗退行性膝骨关节病例 20 份作为对照组。

病人一般资料：2009 年 10 月 ~2011 年 3 月于中国中医科学院广安门医院和护国寺医院门诊病人中，共收集到符合研究纳入标准病例 70 例。

诊断标准：膝骨性关节炎诊断标准（参考《风湿病诊断与诊断评析》，蒋明等，上海科学技术出版社，2004 年）。中医诊断标准参照中华人民共和国中医药行业标准《中医病证诊断疗效标准》（ZY/T 001.8 － 94）骨痹的诊断标准制订。

纳入标准为符合退行性骨关节病中西医诊断，年龄为 30~80 岁，且接受针灸治疗并签署进入研究知情同意书者。

医师选择标准，具体内容如下。

经验验证组医师选择标准：①高级职称，具有 30 年以上临床经验的针灸临床专家；②曾跟随田老学习多年，针灸手法娴熟，对常见疾病的针灸治疗有较好的把握且临床疗效稳定；③同意参加该研究工作。

对照组医师选择标准：①初级职称，有 3 年以上工作经验的临床医师；②从事针灸临床工作，能够独立针灸治疗退行性膝骨关节病；③同意参加该研究工作。

排除标准：不符合西医诊断标准和中医诊断标准者，严重关节变形多年的病人及合并心血管、做脑血管、肝、肾、造血系统等严重原发性疾病，或病情危重，难以对治疗的有效性和安全性做出确切评价者。

治疗方法：各组均以针灸治疗为主，田老组、王寅主任医师组、黄石玺主任医师组均用回顾性研究所总结出的田老治疗退行性膝骨关节病经验针灸处方，统一采用华佗牌毫针（28 号）及其他用具（罐具、灸具）规格。

治疗时间及疗程：治疗时间为 2 个月，一周治疗 2 次，16 次治疗后进行统计分析。

疗效性指标：退行性膝骨关节病症状、体征的指标（包括疼痛、一般症状、生活质量、运动能力、关节活动度等）参考国际膝骨关节炎评分标准——Lequesn MG 指数表；疼痛量表 - 视觉模拟量表（VAS）评分法评价（即刻度标尺法，见附表2），观察膝关节疼痛积分变化情况；综合疗效判定标准参照中华人民共和国中医药行业标准《中医病证诊断疗效标准》（ZY/T 001.8 － 94）中骨科痹症的疗效评定，同时参考《中药新药临床研究指导原则》（国家药品监督管理局 2002 年版）制订出"修订综合疗效标准"，"修订综合疗效标准"评价是以症状体征量化记分总积分计算出疗效率，同时记录膝关节疼痛评分（VAS），进行单项症状疗效判定（图 5-2-60）。

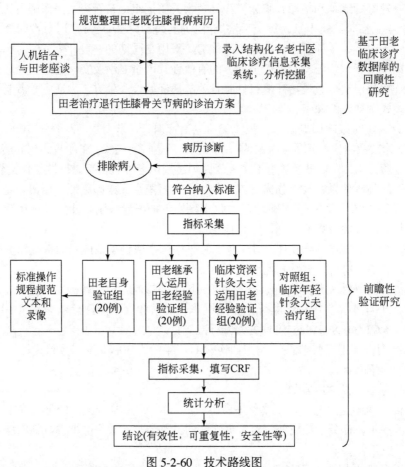

图 5-2-60 技术路线图

研究结果，具体内容如下。

病例完成情况：本次研究纳入病人 70 例，其中田老组 10 例、王寅主任医师组 20 例、黄石玺主任医师组 20 例、对照组 20 例，无脱落病人。

基线评价：4 组病例年龄最大 79 岁，最小 40 岁；病程最长 360 个月、最短 0.3 个月；4 组在年龄、性别、病程和病情轻重方面差异均无显著意义（P>0.05），具有可比性（表 5-2-46）。

表 5-2-46 病人基线资料

组别	例数	男	女	平均年龄（岁）	平均病程（月）	膝痛分数（分）	症状积分量表（分）
田老组	10	3	7	58.60±14.63	33.00（70.1）*	4.60±1.51	5.70±1.22
王寅组	20	4	16	61.35±9.631	18.00（105.0）*	5.15±0.81	5.88±1.01
黄石玺组	20	5	15	60.60±10.47	36.00（107.5）*	5.14±1.05	6.10±0.98
对照组	20	11	9	66.40±10.65	6.00（67.0）*	5.18±0.63	6.13±0.22
统计量		4.4		4.03	2.92	2.12	4.82
P		0.32		0.26	0.4	0.45	0.33

*表示为非正态分布

治疗前后膝关节症状总积分见表 5-2-47。

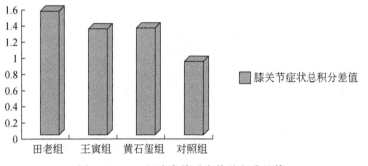

图 5-2-61　4 组治疗前后症状总积分差值

表 5-2-47 及图 5-2-61 显示：与基线相比较，疗后田老组膝关节症状总积分下降 1.55（P <0.05，t=6.43），王寅主任医师组膝关节症状总积分下降 1.25（P <0.05，t=9.35），黄石玺主任医师组膝关节症状总积分下降 1.33（P <0.05，t=9.34），对照组膝关节症状总积分下降 0.93（P <0.05，t=7.76），说明 4 组在改善膝关节症状上均有良好的效果；田老组、王寅主任医师组、黄石玺主任医师组间差值比较：F=1.307，P > 0.05，说明 3 组在改善膝关节症状方面的差异无统计学意义；田老经验验证组（田老组、王寅主任医师组、黄石玺主任医师组）与对照组比较，经 t 检验，两者疗后膝关节症状总积分有明显差异（t=4.82，P<0.01），说明田老经验验证的 3 组（田老组、王寅主任医师组、黄石玺主任医师组）在改善膝关节症状上优于对照组。

表 5-2-47　4 组治疗前后膝关节症状总积分

组别	例数	基线	治疗 2 个月后	差值	
		$\bar{x} \pm S / M$ (QR)	$\bar{x} \pm S / M$ (QR)	$\bar{x} \pm S$	P
田老组	10	5.7±1.23	4.15±0.94	1.55±0.76	0.00
王寅组	20	5.87±1.01	4.55±1.15	1.25±0.64	0.00
黄石玺组	20	6.10±0.98	4.84±1.12	1.33±0.63	0.00
对照组	20	6.13±0.22	5.20±0.25	0.93±0.52	0.00

注：组内比较 P_1=（t=6.43，P=0.00），P_2=（t=9.35，P=0.00），P_3=（t=9.34，P=0.00），P_4=（t=7.96，P=0.00）。

治疗前后膝关节疼痛（VAS）评分变化情况见表 5-2-48 及图 5-2-62。

表 5-2-48　4 组治疗前后膝关节疼痛（VAS）评分

组别	例数	基线	治疗 2 个月后	差值	
		$\bar{x} \pm S / M$ (QR)	$\bar{x} \pm S / M$ (QR)	$\bar{x} \pm S$	P
田老组	10	4.60±1.51	3.40±1.65	1.20±0.42	0.00
王寅组	20	5.15±0.81	4.02±0.84	1.13±0.32	0.00
黄石玺组	20	5.14±1.05	4.0±1.07	1.1±0.31	0.00
护国寺	20	5.18±0.63	4.10±1.57	1±0.43	0.00

注：组内比较 P_1=（t=9.00，P=0.00），P_2=（t=15.76，P=0.00），P_3=（t=15.99，P=0.00），P_4=（t=10.42，P=0.00）

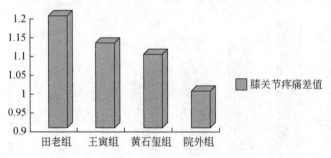

图 5-2-62　4组治疗前后膝关节疼痛评分差值

表 5-2-48 及图 5-2-62 显示：与基线相比较，田老组膝关节疼痛评分下降 1.20（$P<0.05$，$t=9.00$），王寅主任医师组膝关节疼痛评分下降 1.13（$P<0.01$，$t=15.76$），黄石玺主任医师组膝关节疼痛评分下降 1.1（$P<0.05$，$t=15.99$），对照组膝关节疼痛评分下降 1（$P<0.05$，$t=10.42$），说明 4 组在改善膝关节疼痛上均有良好的效果；田老组、王寅主任医师组、黄石玺主任医师组间差值比较：$F=2.64$，$P>0.05$，说明 3 组在改善膝关节疼痛方面的差异无统计学意义；田老经验验证组（田老组、王寅主任医师组、黄石玺主任医师组）与对照组比较，经 t 检验，两者治疗后膝关节疼痛评分有明显差异（$t=3.81$，$P<0.01$），说明田老经验验证的 3 组（田老组、王寅主任医师组、黄石玺主任医师组）在改善膝关节疼痛上优于对照组。

修订综合疗效评价结果如表 5-2-49 所示。

表 5-2-49　修订综合疗效评价结果

组别	例数	痊愈	显效	有效	无效	总有效率
田老组	10	0	0	5	5	50%
王寅组	20	0	0	7	13	35%
黄石玺组	20	0	0	8	12	40%
对照组	20	0	0	2	18	10%
统计量				7.08		
P				0.066		

修订综合疗效是以症状体征量化记分总积分计算出疗效率分级判定。田老组痊愈 0，显效 0，有效 5/10（50%），无效 5/10（50%）；王寅主任医师组痊愈 0，显效 0，有效 7/20（35%），无效 13/20（65%）；黄石玺主任医师组痊愈 0，显效 0，有效 8/20（40%），无效 12/20（60%）；对照组痊愈 0，显效 0，有效 2/20（10%），无效 18/20（90%），经多组的卡方检验，差异无统计学意义（$P>0.05$）。

利用复杂网络分析的各组核心穴方：复杂网络分析不仅可以体现医师用穴频次的多少，还可以展示穴位的配伍使用，反应穴位的交互和关联的关系，更符合临床实际，也更能反映医师用穴特点。图 5-2-63 及表 5-2-50 为田从豁教授治疗退行性膝骨关节病核心穴方。

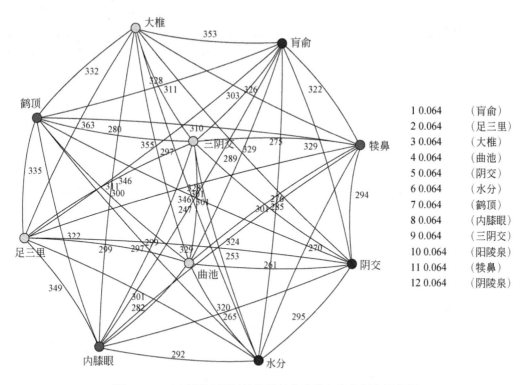

图 5-2-63　田老治疗退行性膝骨关节病核心穴方复杂网络图

表 5-2-50　田老治疗退行性膝骨关节病配伍频次前 10 穴位配伍使用情况

节点一	节点二	频度
大椎	足三里	363
足三里	肓俞	355
大椎	肓俞	353
内膝眼	足三里	349
内膝眼	肓俞	346
大椎	内膝眼	346
鹤顶	足三里	335
大椎	鹤顶	332
阴交	肓俞	329
阴交	足三里	329
大椎	阴交	329
犊鼻	足三里	328
鹤顶	肓俞	328
大椎	犊鼻	326
犊鼻	内膝眼	324
犊鼻	肓俞	322

节点一	节点二	频度
鹤顶	内膝眼	322
内膝眼	阴交	320
三阴交	足三里	311
大椎	三阴交	311
犊鼻	鹤顶	310
三阴交	肓俞	303
水分	肓俞	301
水分	足三里	301
鹤顶	阴交	301
大椎	水分	301
鹤顶	曲池	300
曲池	足三里	299
鹤顶	水分	299
内膝眼	三阴交	297
大椎	曲池	297
水分	阴交	295
犊鼻	阴交	294
内膝眼	水分	292
曲池	肓俞	289
三阴交	阴交	285
内膝眼	曲池	282
鹤顶	三阴交	280
犊鼻	曲池	276
犊鼻	三阴交	275
犊鼻	水分	270
曲池	水分	265
曲池	阴交	261
三阴交	水分	253
曲池	三阴交	247

　　王寅主任医师运用田老经验处方治疗退行性膝骨关节病核心穴方见图 5-2-64 和表 5-2-51。

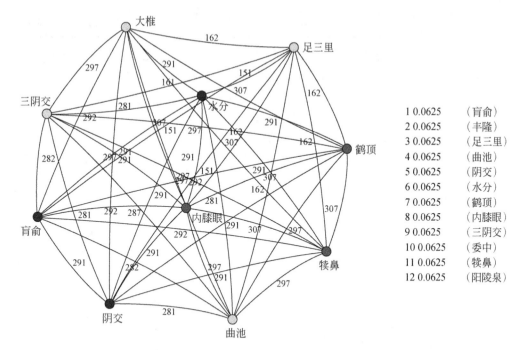

图 5-2-64 王寅主任医师治疗退行性膝骨关节病核心穴方复杂网络

表 5-2-51 王寅治疗退行性膝骨关节病配伍频次前 10 穴位配伍情况

节点一	节点二	频度
鹤顶	内膝眼	307
犊鼻	内膝眼	307
犊鼻	鹤顶	307
大椎	内膝眼	307
大椎	鹤顶	307
大椎	犊鼻	307
内膝眼	三阴交	297
内膝眼	曲池	297
鹤顶	三阴交	297
鹤顶	曲池	297
犊鼻	三阴交	297
犊鼻	曲池	297
大椎	三阴交	297
大椎	曲池	297
内膝眼	肓俞	292
鹤顶	肓俞	292
犊鼻	肓俞	292

续表

节点一	节点二	频度
大椎	肓俞	292
肓俞	阴交	291
水分	阴交	291
水分	肓俞	291
内膝眼	阴交	291
内膝眼	水分	291
鹤顶	阴交	291
鹤顶	水分	291
犊鼻	阴交	291
犊鼻	水分	291
大椎	阴交	291
大椎	水分	291
曲池	三阴交	287
三阴交	肓俞	282
曲池	肓俞	282
三阴交	阴交	281
三阴交	水分	281
曲池	阴交	281
曲池	水分	281
曲池	足三里	162
内膝眼	足三里	162
鹤顶	足三里	162
犊鼻	足三里	162
大椎	足三里	162
三阴交	足三里	161
足三里	阴交	151
足三里	肓俞	151
水分	足三里	151

黄石玺主任医师运用田老经验治疗退行性膝骨关节病核心穴方见图 5-2-65 和表 5-2-52。

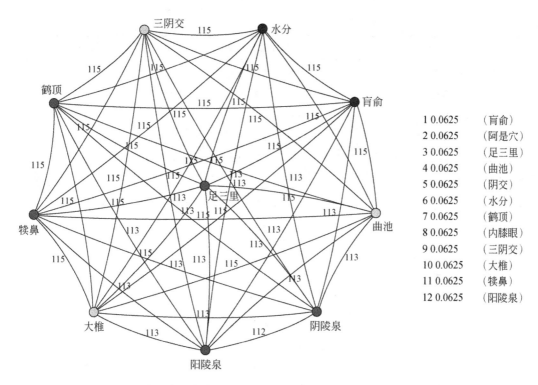

图 5-2-65 黄石玺主任医师治疗退行性膝骨关节病核心穴方复杂网络图

表 5-2-52 黄石玺主任医师治疗退行性膝骨关节病穴位配伍频次统计

节点一	节点二	频度
足三里	肓俞	115
水分	肓俞	115
水分	足三里	115
三阴交	肓俞	115
三阴交	足三里	115
三阴交	水分	115
曲池	肓俞	115
曲池	足三里	115
曲池	水分	115
曲池	三阴交	115
鹤顶	肓俞	115
鹤顶	足三里	115
鹤顶	水分	115
鹤顶	三阴交	115

续表

节点一	节点二	频度
鹤顶	曲池	115
犊鼻	肓俞	115
犊鼻	足三里	115
犊鼻	水分	115
犊鼻	三阴交	115
犊鼻	曲池	115
犊鼻	鹤顶	115
大椎	肓俞	115
大椎	足三里	115
大椎	水分	115
大椎	三阴交	115
大椎	曲池	115
大椎	鹤顶	115
大椎	犊鼻	115
阴陵泉	肓俞	113
阴陵泉	足三里	113
阳陵泉	肓俞	113
阳陵泉	足三里	113
水分	阴陵泉	113
水分	阳陵泉	113
三阴交	阴陵泉	113
三阴交	阳陵泉	113
曲池	阴陵泉	113
曲池	阳陵泉	113
鹤顶	阴陵泉	113
鹤顶	阳陵泉	113
犊鼻	阴陵泉	113
犊鼻	阳陵泉	113
大椎	阴陵泉	113
大椎	阳陵泉	113
阳陵泉	阴陵泉	112

院外年轻主治大夫治疗退行性膝骨关节病核心穴方见图 5-2-66 和表 5-2-53。

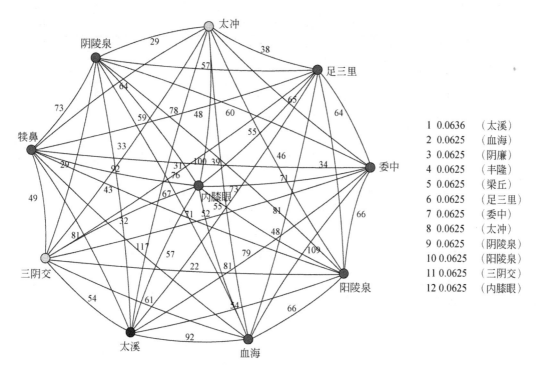

图 5-2-66　院外年轻针灸主治大夫治疗退行性膝骨关节病核心穴方复杂网络

表 5-2-53　院外主治大夫治疗退行性膝骨关节病穴位配伍频次统计

节点一	节点二	频度
犊鼻	血海	117
委中	血海	109
犊鼻	委中	100
犊鼻	内膝眼	92
太溪	血海	92
内膝眼	血海	81
血海	足三里	81
太溪	犊鼻	81
太溪	委中	79
犊鼻	足三里	78
太冲	太溪	76
犊鼻	阴陵泉	73
太冲	血海	73
犊鼻	阳陵泉	71
内膝眼	委中	71

续表

节点一	节点二	频度
血海	阴陵泉	67
血海	阳陵泉	66
委中	阳陵泉	66
太冲	委中	65
委中	足三里	64
太冲	犊鼻	64
三阴交	血海	61
委中	阴陵泉	60
内膝眼	阴陵泉	59
内膝眼	太溪	57
阴陵泉	足三里	57
内膝眼	足三里	55
太溪	足三里	55
三阴交	太溪	54
太溪	阳陵泉	54
三阴交	委中	52
三阴交	犊鼻	49
内膝眼	阳陵泉	48
内膝眼	太冲	48
太冲	阳陵泉	46
太溪	阴陵泉	43
阳陵泉	阴陵泉	39
太冲	足三里	38
阳陵泉	足三里	34
三阴交	太冲	33
内膝眼	三阴交	32
三阴交	足三里	31
太冲	阴陵泉	29
三阴交	阴陵泉	29
三阴交	阳陵泉	22

各组核心穴方与田老治疗退行性膝骨关节病经验针灸处方的比较见表 5-2-54。

表 5-2-54 各组核心穴方穴位与田老治疗退行性膝骨关节病经验针灸处方穴位表

经验针灸处方	田老组	王寅组	黄石玺组	对照组
足三里	0.064（肓俞）	0.0625（肓俞）	0.0625（肓俞）	0.0636（太溪）
曲池	0.064（足三里）	0.062（足三里）	0.0625（曲池）	0.0636（血海）
肓俞	0.064（大椎）	0.0625（丰隆）	0.0625（阿是穴）	0.0636（阴廉）
水分	0.064（曲池）	0.0625（曲池）	0.0625（阴交）	0.0636（丰隆）
阴交	0.064（阴交）	0.0625（阴交）	0.0625（水分）	0.0636（梁丘）
阴陵泉	0.064（水分）	0.0625（水分）	0.0625（鹤顶）	0.0636（足三里）
内膝眼	0.064（鹤顶）	0.0625（鹤顶）	0.0625（内膝眼）	0.0636（委中）
犊鼻	0.064（内膝眼）	0.0625（内膝眼）	0.0625（三阴交）	0.0636（太冲）
鹤顶	0.064（三阴交）	0.0625（三阴交）	0.0625（大椎）	0.0636（阴陵泉）
阳陵泉	0.064（阳陵泉）	0.0625（委中）	0.0625（足三里）	0.0636（三阴交）
大椎	0.064（阴陵泉）	0.0625（阳陵泉）	0.0625（犊鼻）	0.0636（阳陵泉）
三阴交	0.064（犊鼻）	0.0625（犊鼻）	0.0625（阳陵泉）	0.0636（内膝眼）

各组核心穴方穴位与田老治疗退行性膝骨关节病经验针灸处方穴位的重合率见表 5-2-55。

表 5-2-55 各组核心穴方穴位与田老经验针灸处方穴方的重合率

组别	相同穴位数目	重合率（%）
田老组	12	100
王寅组	10	83.33
黄石玺组	11	91.17
对照组	5	41.67

基于以上核心穴方的认识，田老自身验证组：核心穴方的穴位在穴位名称、排列次序、配伍规律方面与田老经验方保持一致，穴位重合率达 100%，在方中均以脐周四穴、膝关节局部穴位、大椎、足三里、曲池、三阴交等为核心穴位，符合由于脾肾不足、气血失调、骨失滋养所致的退行性膝骨关节病的补益脾肾、调理气血、通经止痛的治法特点。田老治疗退行性膝骨关节病的经验已成形，不为诊治时间的改变而变动，初步说明此经验方的稳定性。

王寅主任医师组：核心穴方与田老治疗退行性膝骨关节病的经验方的重合率达 83.33%，在方中以脐周四穴、膝关节局部穴位、足三里、曲池、三阴交、丰隆等为核心穴位，符合由于脾肾不足、气血失调、骨失滋养所致行性膝骨关节病的补益脾肾、调理气血、通经止痛的治法特点，且改善膝关节症状方面疗效确切，与田老组的疗效无统计学差异，初步说明此经验针灸处方的可重复性。王寅主任医师融合了自己多年的临床经验，多用了丰隆、委中，提示王寅主任医师注重阳明经，阳明经多气多血，针刺丰隆有健脾化痰、调气和血、疏通经络止痛之效。

黄石玺主任医师组：核心穴方与田老治疗退行性膝骨关节病的经验方的重合率达91.17%，在方中以脐周四穴、膝关节局部穴位、足三里、曲池、三阴交、大椎等为核心穴位，且改善膝关节症状方面疗效确切，与田老组的疗效无统计学差异，初步说明此经验针灸处方的可重复性。黄石玺主任医师多用阿是穴，提示注重膝关节局部经络气血的疏通。

针灸学的发展过程始终是针灸学术不断积累、整理、总结、提炼和升华的过程。所谓继承，是指把前人的科学成果加以荟萃分析，取其精华，去其糟粕，将有价值的成果承接过来，用于建立新的科学理论。针灸临床专家鲜活的临床经验和学术思想，是针灸薪火相传的主轴，也是针灸创新发展的源泉，如何挖掘和继承针灸专家的经验就显得尤为重要。基于名老中医个体诊疗临床科研一体化平台，我们尝试运用"人机结合、以人为主"的方法，即运用数据挖掘技术处理临床信息与数据，深度访谈的定性研究方法解释数据挖掘结果，两种方法相结合，以客观的病历数据为基础，以名老中医本人的意见为主对数据挖掘结果进行分析，总结出既符合临床真实情况又反映老中医学术观点的经验。初步的研究结果表明，在前期针灸临床术语规范化的研究基础上，通过跟师学习，收集足量的临床病例资料，通过名老中医临床诊疗信息采集系统，数据挖掘方法，运用深度访谈的方法能够在个体化诊疗的复杂数据中寻找出隐含的规律，这种方法用于总结名老中医经验是可行的。

该课题的回顾性研究即是采用上述流程，规范整理田老既往膝骨痹病例，录入结构化的名老中医临床诊疗信息采集系统，形成田老治疗膝骨痹结构化数据库，经过数据的存储、清理、初步统计分析，快速地提取核心处方，再运用深度访谈的定性研究方法通过田老本人的参与，对数据挖掘结果进行解释，以老中医本人的意见为主，总结既符合临床真实情况又反映田老学术观点的治疗膝骨痹的临床治疗方案。

基于数据挖掘得出的新知识、新发现，是否有良效，推广应用价值如何？还需要进一步进行验证与评价。因此对名老中医经验进行验证性研究是非常必要的。国际通行的验证性研究科学的设计标准是多分为两步：①临床验证，科学评价；②实验研究，探索机制。

中医学中的经验验证研究，即"到临床中去"阶段的临床评价，是对临床比较成熟、确定的方法、方药、技术和方案的评价，是对前一阶段结果的深入研究和验证。通过临床进行验证，科学评价，开展相应的临床观察研究，从而证明名老中医经验的可重复性、有效性。当然，也有可能存在一些经验知识，老中医一直在用，但通过验证评价后，结果可能是无效的，这样的经验就暂不能推广应用，应进一步采集数据，分析原因，深入研究（图5-2-67）。

验证研究结果显示：各组通过2个月16次针刺治疗：①膝关节症状总积分方面，田老组、王寅主任医师组、黄石玺主任医师组间总积分差值比较：$F=1.307$，$P>0.05$，说明3组在改善膝关节症状方面的差异无统计学意义；田老经验验证组（田老组、王寅主任医师组、黄石玺主任医师组）与对照组比较，经t检验，两者疗后症状总积分有明显差异（$t=4.819$，$P<0.01$），说明田老经验验证的3组（田老组、王寅主任医师组、黄石玺主任医师组）在改善膝关节症状上优于对照组。②膝关节疼痛（VAS）评分方面，田老组、王寅主任医师组、黄石玺主任医师组间差值比较：$F=2.64$，$P>0.05$，说明3组在改善膝关节疼痛方面的差异无统计学意义；田老经验验证组（田老组、王寅主任医师组、黄石玺主任医师组）与对照组比较，经t检验，两者治疗后症状总积分有明显差异（$t=3.809$，$P<0.01$），说明田老经验验证的3组（田老组、王寅主任医师组、黄石玺主任医师组）在改善膝关节疼痛上优于对照组。初步说明田老治疗退行性膝骨关节病经验针灸处方疗效确切，且具有可重复性。

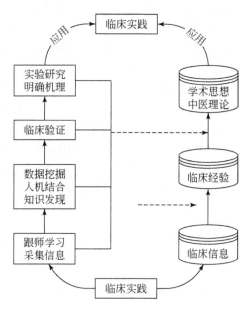

图 5-2-67   名老中医经验传承验证流程图

本次研究继承总结了经验方案，又开展了此经验方案前瞻性的临床应用验证研究，制订了规范的临床验证方案，以及经验方案疗效判定的评价标准，为名老中医学术传承验证的新途径进行了有益的探索。通过上述过程的研究，可以总结和揭示名老中医个性经验和共性规律，并挖掘其科学内涵，通过对每一位名老中医经验的系统研究和对多位名老中医经验的比较研究，可以进一步明确名老中医学术观点、学术特长和学术思想。在科学论据基础上确立的经验知识，可以推广应用于临床，促进临床疗效的提高。

（王映辉 张润顺 李文泉 田 琳 闫英杰 吴 洁 张 华 贾开雪 杨淑宏

周雍明 薛燕星 宋观礼 周雪忠）

第三节   中医护理规律发现

中医护理学是以中医理论为指导，运用整体观念及辨证施护理念，结合预防、保健、康复、医疗活动，对病人及老、弱、幼、残加以照料，并施以独特的护理技术，以保护人类健康的一门应用学科[234]。

一、研究内容概述

中医护理研究发展迅速，科研需求不断增加。中医护理与中医临床一样，均是从临床中来，到临床中去。中医护理研究侧重临床实践，基础研究相对较少，临床许多中医护理方法，甚至中医护理方面的临床指南缺乏循证实践，明确有效的中医护理方案在临床应用不足，中医护理中有效经验及存在问题、不良反应或不良事件的原因及应对措施等均需进一步研究，以便从护理角度提高用药的安全性。中医护理方法或方案的疗效评价仍需要进一步深入，如何缩小指南与临床实践差距的方法，如护理操作实施的时间等问题值得探讨。真实世界研究方法，现代信息技术发展为中医护理开展真实世界研究提供了保障。信息技术、物联网技术、可穿戴技术等相关学科的发展及技术进步为护理研究提供了便利条件。在真实世界临床研究、大数据理论指导下，在中医临床信息技术平台支撑下，建立医、护、研一体化技术体系，借鉴基于真实世界临床研究设计、管理与实施规范，开展护理相关研究，是护理学科学研究的重要途径。护理工作中积累的大量护理信息，医护信息的有机整合，为利用数据（作为证据）驱动发现新知识提供了基础。因此，利用现代信息技术，在中医护理科学研究中发现短期临床试验不能发现的问题，可以评价在真实的临床实践中，护理干预的效果及相关作用，同时，利用信息化技术也将促进有效护理措施的临床应用。

二、研究示范

（一）临床药物不良反应与护理操作的相关性研究

药物不良事件在临床中十分常见，引起不良应用的原因很多，如药物本身因素、病人体质因素、给药方法等均是可能的原因，护理工作相关的给药方法，是否与不良事件有关，是一个值得研究的问题，一旦确认不良反应与此有关，不良事件更易得到有效控制。

痰热清注射液作为一种纯中药制剂，具有清热、解毒、化痰的功效，在呼吸科应用非常广泛，但部分病人在输注痰热清注射液后，血管局部出现不同程度的静脉炎，甚至有的病人因疼痛难忍而终止输注此药，无法达到预期的治疗效果。痰热清导致静脉炎屡有报道，有报道痰热清不良反应时都以皮肤症状即静脉炎为主。探讨痰热清注射液导致静脉炎的相关因素，采取针对性的护理措施，降低该药物所致静脉炎的发生，减轻病人的痛苦，使更多的病人能顺利接受治疗，对提高护理质量、保证临床疗效，具有重要意义。张立宏[235]探讨痰热清注射液易引起静脉炎的危险因素，为制订合理使用痰热清注射液，预防静脉炎的护理措施提供了参考。结果提示痰热清注射液导致静脉炎与很多因素有关，在临床护理工作中，应引起护理人员重视。

1.临床资料

该研究采用回顾性巢氏病例对照研究的方法来发现与痰热清输注所致静脉炎的相关因素。选择 2010 年 1 月 ~2011 年 12 月中国中医科学院广安门医院呼吸科病房中使用痰热清注射液的病人 684 例，选择原则包括所有病人日输液量均 <1500ml。所有病人皆遵医嘱将注射用痰热清 30ml 溶于 5% 葡萄糖注射液或 0.9% 氯化钠注射液 250ml 中静脉滴注每日 1 次。将发生静脉炎的病人列为病例组，同时在未发生静脉炎的病人中抽取与发生静脉炎病人年龄性别相同按照 1∶2 原则进行配对定义为对照组（实施流程详见图 5-3-1）。

2.研究方法

设计的观察表，内容包括病人的一般情况、输注时间、过敏史、置管时间等。配液时间、给药时间来自医院护理系统自动记录的时间，以此得出冲管液体量。统计学方法采用 JMP9.0 统计软件进行统计分析。连续变量资料以中位数和四分位数间距表示。计数资料以频数（率）表示。危险因素分析采用条件的 Logistic 回归分析。以 $P<0.05$ 为差异具有统计学意义。

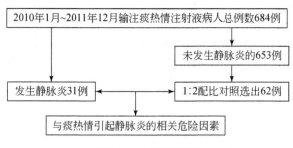

图 5-3-1 实施流程图

3. 研究结果

病例组 31 例，对照组 62 例，两组基线情况见表 5-3-1。

表 5-3-1 病例资料统计结果

组别	例数	性别		过敏史	盐水冲管	盐酸氨溴索、多索茶碱冲管	痰热清输注时间 (min)	头皮针	留置针	留置时间 (h) 长/短	平均留置时间 (h)	盐水冲管液量 (ml)
		男	女									
病例组	31	14	17	6	17	8	121.0	3	28	72/5	41	30
对照组	62	28	34	2	50	12	152.5	18	44	48/5	24	50

通过单因素条件 Logistic 回归分析方法对可能的相关因素进行单因素分析，静脉炎的发生与病人有无过敏史、痰热清输注时间及留置针埋管时间有关，而与盐酸氨溴索注射液及多索茶碱前后冲管无关。对以上 4 种主要变量进一步进行多因素条件性 Logistic 回归分析表明：过敏（$OR=3.77$），与静脉炎的发生相关性不大；痰热清输注时间（$OR=0.96$）、留置针留置时间（$OR=1.08$）2 项因素与静脉炎发生有很大相关性，而与盐酸氨溴索注射液及多索茶碱的输液顺序则无明显意义。

研究提示，痰热清输注所致静脉炎可能的危险因素有：①痰热清输注时间。根据对用药时间统计发现，病人每次输注时间越长，静脉炎的发生率越低，对血管的损伤性越小。临床上输注痰热清注射液时，速度不宜过快。②留置针置管时间。对使用留置针输注痰热清注射液病人的留置针留置时间统计，发现留置针的留置时间与静脉炎的发生有很大正相关性。痰热清作为中药提取物，相对分子量较大，使得血管内皮细胞脱水变性，并且药物微粒输入血管后会使局部血管的吞噬细胞对其进行吞噬而释放一些致炎因子如 5- 羟色胺等，使血管通透性增加。本研究留置针未超过规定时间使用，但仍有静脉炎的发生，因此输入痰热清注射液时，应缩短留置针留置时间。③有无过敏史。从痰热清的组方中看，黄芩中的黄芩苷、熊胆粉中的熊总胆酸、山羊角中的水解物、金银花中的绿原酸、连翘中的连翘苷等都可能是诱发过敏反应的过敏原，特别是绿原酸和山羊角水解物属于已知的高致敏物质，故临床应遵守中医药的"辨证施治"原则；注意询问病人的过敏史，对过敏体质者或高危因素者应勤巡视病房并严密观察病人用药反应。④输液顺序。随着中药注射剂的不断研发，中药与西药的联合使用日益增多，中药注射液成分复杂，目前还不能做到完全提取有效成分的单体来配制，未除尽的蛋白质、鞣质、黏液、树脂等杂质极易引起变态反应，且中药材的来源、质量不可能完全一致，当中药注射液与西药或其他中药注射液合用时更易发生不良反应。所以在使用中药注射剂时，为保证医疗安全，均采用 0.9%氯化钠溶液进行适度冲管为宜。该研究以利用医院信息系统中的数据为主，探讨痰热清注射液引起静脉炎的危险因素，提示在用药的过程中，护士应细心观察病人的全身及局部反应，采取有针对性的防护措施，发现问题及时处理，才能有效地降低静脉炎的发生，减轻病人的痛苦，使病人在舒适的环境中接受治疗，以提高护理质量，保证护理安全。

（二）中医护理方案的可操作化研究

中医护理方案的制定是国家中医药管理局面向住院病人，遴选具有中医护理特色的优势病种，通过建立优势病种协作组的方式，在全国范围内梳理、验证相关疾病的中医临床护理经验，从而形成科学实用、系统规范的中医专科护理标准，以规范中医护理行为，提高中医护理质量，为百姓提供安全有效、优质特色的中医临床护理服务。目前，国家中医药管理局已经正式颁布实施了 3 批共计 52 个病种的中医护理方案（试行），中医护理方案临床应用的效果成为研究的热点。在护理方案的可操作化研究中，医院信息化技术发挥着重要作用。

郭敬[236] 针对肺癌中医护理方案临床应用的过程控制及效果评价等进行了研究，肯定了中医护理方案在推动中医护理技术应用、症状辨证施护规范及病人满意度等方面的优势，同时，结合临床实践，对效果评价标准、辨证施护局限性因素提出了建议，为中医护理工作积累了经验。

1. 方案的应用

（1）成立管理小组

成立"肺癌中医护理方案"临床应用专项管理小组，由护理部主任担任组长，副主任担任副组长，护理部成员、肿瘤科护士长作为组员。小组主要负责对护理人员进行培训，制订临床应用计划，对方案在临床的有效落实进行督导，同时做好组织协调工作，确保相关工作顺利推进。

（2）选择应用科室

以肿瘤科作为"肺癌中医护理方案"实施科室。收集病例为 2013 年 7~8 月的住院病人共33 人。

（3）组织人员培训

该研究对肿瘤科护士长、肿瘤专科护士及肿瘤科全体护士进行逐级培训，依据"肺癌中医护理方案"，将培训内容分为两部分：①理论培训，包括肺癌的常见辨证分型及证候要点、常见症状/证候的施护方法、中医用药护理（中药汤剂、中成药、中药注射剂）、肺癌中医个体化健康指导及护理效果评价表的填写等；②操作技能培训，包括耳穴贴压、穴位按摩、中药外敷、中药泡洗等。理论培训采用集中授课的方式，技能培训采用操作示范及现场指导的方式。

（4）确保方案落实

1）确定责任护士为方案的执行者。凡当日入院、第一诊断为"肺癌"的病人均为此方案的实施对象。肿瘤科实施责任制整体护理模式，责任护士负责对自己分管的肺癌病人全程实施"肺癌中医护理方案"，直至其出院。

2）明确责任护士实施方案的工作职责。责任护士应根据医生确定的辨证分型及中医护理评估观察到的证候表现，按照"肺癌中医护理方案"要求，给予病人症状/证候施护、中医个体化健康指导；根据医嘱所用中药汤剂、中成药、中药注射剂给予中医用药护理；遵医嘱应用中医特色护理技术并实施相应护理。责任护士应认真填写每名病人的"肺癌中医护理方案效果评价表"，客观记录应用主要辨证施护措施/中医护理技术后的护理效果，病人对中医特色护理技术的依从性，病人对护理工作的满意度；客观评价方案的临床实用性，并根据临床护理实际情况书写改进意见。护理评估、干预、用药及中医护理技术的实施等均由中医护理信息系统实时记录。

3）通过中医护理查房保证方案的有效落实。护理部每月组织中医专科护理查房，通过提问护士、查看病人、进行满意度调查等方式，对"肺癌中医护理方案"临床实施的质量进行监控，发现问题及时解决；发挥专项管理小组的作用，组织小组成员定期深入病区，抽查责任护士对方案内容的掌握情况及各项中医护理措施临床落实情况。

2. 效果评价

该研究从常见症状施护效果、病人对中医护理技术的依从性和满意度进行了评价，具体结果见表 5-3-2 与表 5-3-3。

表 5-3-2　常见症状施护效果（单位：例）

主要症状	病例数	护理效果			
		好	较好	一般	差
咳嗽/咳痰	23	4	13	5	1
纳呆	12	2	9	1	0
胸闷气促	10	2	8	0	0
胸痛	8	1	6	1	0
恶心呕吐	6	0	5	1	0
发热	1	0	1	0	0
便秘	1	0	1	0	0
便溏	1	0	1	0	0

表 5-3-3　病人对中医护理技术的依从性和满意度（人）

项目	人数	依从性			满意度		
		依从	部分依从	不依从	满意	一般	不满意
耳穴贴压	30	27	2	1	29	0	1
穴位按摩	15	12	3	0	11	4	0
中药外敷	4	4	0	0	4	0	0
中药泡洗	1	1	0	0	1	0	0

（张素秋　白　杨　郭　敬　陈丽丽　张立宏）

第四节　中医临床决策支持系统

临床诊疗一直以来都是复杂决策处理过程，是需要结合现有医学知识、医生经验和病人信息的医生主观决策思维过程。鉴于疾病的复杂性和科学家对解决疾病诊疗问题的期望，在人工智能发展的初期（20世纪60年代），计算机及医学专家就临床决策支持系统（clinical decision support system，CDSS）进行了大量研究，而在早期多以医学专家系统（medical expert system，MES）为主要表现形式，甚至成为人工智能实际系统的典型代表。20世纪90年代以来随着机器学习（machine learning，ML）和数据挖掘（data mining，DM）技术的发展，以及大量临床数据的积累，出现了大量以 ML 和 DM 为主要方法的诊疗知识发现系统，在此基础上结合大量可视化分析技术如在线分析处理（online analytical processing，OLAP），形成以数据仓库（data warehouse，DW）、DM 和 OLAP 为主要技术的适用性 CDSS 平台。在早期，利用计算机进行辅助决策，提高诊疗的准确性和疗效，减少人为疏忽和相对降低医疗成本是医学信息学关注的热点[237]。目前大数据技术的发展，又催生了更大规模的 CDSS 平台如 IBMWatson，通过集成几千种 DM 方法和海量医学在线文献、基础数据和临床数据等，期望实现面向精准医疗的临床辅助决策支持，支持医生的个体化诊断和治疗。

本节分别从 CDSS 针对的临床问题，历史发展、当前热点、发展趋势和主要技术等进行探讨，希望提供 CDSS 悠久发展历史和当前焦点研究的概况。在此基础上，对作者近期研制的中医 CDSS 原型系统及相关技术：基于案例推理的中医 CDSS 和将案例推理与知识推理相结合的进行中医 CDSS 研发的主要思路和方法进行了详细阐述。为在当前中医临床数据和医学本体知识库具有一定基础的条件下，开展中医 CDSS 研究提供窥豹一斑的掠影，为大规模智能化中医 CDSS 的研发提供借鉴和参考。

一、临床决策支持系统现状与发展趋势

（一）研究背景与历史发展概要

由于人体生命系统和疾病现象的复杂性，人类对自身及其疾病规律的认知仍处于较低水平，因此，医学的研究和发展是一个永恒的命题。在临床实际中，病人的个体性又增加了现有医学知识与技能运用于临床的难度。因此，临床诊疗在未来长期的时段内都将是一个复杂、需要高度技巧和经验支持的决策过程。而如何提高该决策过程的准确性和效率，从而提高病人实际受益是医学长期努力的目标。

将计算机技术与医学临床诊疗过程结合，提高诊疗的效率或准确性，是人工智能研究过程中早期就关注到的重点应用方向。早在20世纪60年代初期，就有临床决策辅助支持系统和医学人工智能的相关研究，其中以医学专家系统为 CDSS 实现的主要方法。专家系统的著名学者包括 EA Feigenbaum（爱德华·费根鲍姆，获得1994年图灵奖，最早研制了识别有机分子的专家系统：Dendral，被称为专家系统之父）和 Edward Shortliffe（医学人工智能的开创者之一，基于规则的医学专家系统 MYCIN 的主要研发者）等。此后20世纪80年代，各大学广泛在课程中进行专家系统的讲解，且专家系统在各行业得到了广泛的研发和应用，如世界前500强的公司大部分都应用各种形式的专家系统进行日常商务活动的智能化处理。但在20世纪90年代开始出现了医学人工智能的低潮，其原因未见权威阐释和说明。但有学者认为，医学专家系统

实际推理能力和理想性预期的差距，以及研究向实际技术的转化问题是出现真的低潮和假象的两个可能原因。认为是假象的依据是大批公司如 SAP、Siebel 和 Oracle 等将规则引擎应用和集成到解决方案中实现多种灵活的商业逻辑机制。

相应的，在国内和中医药领域，人工智能学者涂序彦教授在 1976 年开始研制了第一个中医专家系统：关幼波中医肝病诊断处方专家系统，形成了较大影响。在 20 世纪 80~90 年代，陆续形成了上百个以规则推理和机器学习为主要方法的中医专家系统，这些系统以支持中医诊断为主要功能，包括一些通用的中医专家系统开发工具性软件等。相关工作如田禾等的通用中医专家系统 GTS[238]，罗运模的通用中医专家系统：MONKEY[239] 和彭春龙等自动从病例中获取知识的中医专家系统和金芝等中医专家系统工具 YHW-CTMEST[240, 241] 等。

总之，随着大量临床数据的积累和数据挖掘方法研究的进展，21 世纪在大数据概念的推动下，医学人工智能和临床诊疗决策已成为了医疗行业及 IT 巨头如 IBM、Google 和 Apple，以及国内的 BAT（百度、阿里巴巴和腾讯）等角逐的热点领域。而疑难病例的询证诊疗，降低诊疗错误率和提示药物相互作用禁忌等成为决策支持的基本问题。在中医药领域中，数据挖掘和基于大规模数据仓库的临床决策支持成为研究焦点。随着大量临床数据的积累，进行中医辨证诊断、复方治疗和疗效评价等方面的挖掘分析应用研究，在全国各中医医院和重点病种科室等大量开展。虽然结合临床诊疗信息系统如 HIS、LIS 和电子病历等的实用性中医 CDSS 还未见研发，但部分医疗机构已经在开展全院性的临床管理决策、甚至临床诊疗决策等研发。因此，在不久的将来，中医 CDSS 将有望成为推动临床个体诊疗水平提升的支持平台。

（二）临床决策支持系统的研究现状

自计算机诞生起，关注人类健康的学者们就投身于计算机是否能够帮助人们在就诊过程中做出诊断的相关研究当中。这个研究最终发展成为一门极具吸引力的学科：医学人工智能。为了总体了解 CDSS 在国内外的研究及发展情况，采用关键词"clinical decision support"在全球最大的医学题录文献数据库 PubMed 数据库（http://www.ncbi.nlm.nih.gov/pubmed/）进行了检索，返回共 2028 个文献记录。其每年的文献数量分布情况见图 5-4-1。由该图可见，自 1969 年开始出现第一篇文献，而后一直到 1990 年初都是零星报道。自 1995 年左右开始出现较多研究并体现了较快的增长趋势。近 10 年来，该研究成为热点，尤其近 3 年来，每年都有 300 篇以上的研究报道。

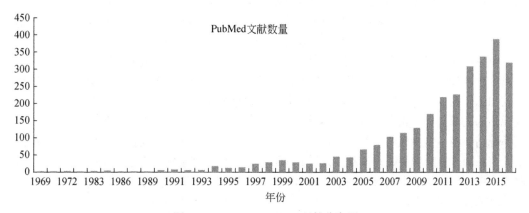

图 5-4-1 PubMed CDSS 文献分布图

　　早在 20 世纪 50 年代，提及计算机辅助临床诊断可能性的文章便出现了[242]，这篇经典的文章提出了在未来人工智能可能与人脑的决策能力相抗衡及计算机在诊断过程中起到辅助作用的可能性，它的观点引起了第一代基于计算机的临床决策支持系统的应用研究，其中大部分的实验室原型受到了这篇文章的影响。

　　20 世纪 60 年代起，出现了大批基于贝叶斯理论的实验性原型，比较有代表性的是 60 年代末期的 LeedsAbdominal Pain System[243]。1976 年，斯坦福大学研发了基于 600 余条规则的 MYCIN 系统[244]。MYCIN 系统用于诊断和推荐治疗某些血液感染的问题，是第一个功能较全面的临床决策支持系统。

　　Schwartz 曾于 1970 年宣称临床计算将在不久的将来会变得司空见惯[245]。然而，这种预期的结果并没有出现。不可否认，当时科学基础的不足是限制系统推广的一个主要因素；然而，更重要的是早期的系统作为一个单独的系统，无法顺利融入医生的日常工作流程中。随后诞生的 HELP 将决策支持功能与医学信息系统很好地整合在一起，成为临床决策支持系统的一个新的研究方向。

　　1986 年，哈佛医学院研发出鉴别诊断系统 DXplain[246]。DXplain 使用一组的临床结果（症状、体征、实验室数据）来产生一个可能解释（或关联）这些临床表现的诊断的排名列表。DXplain 的优势在于给出了系统提供诊断的理由。尽管 DXplain 初期是一个独立的系统，但后来 DXplain 被研发者发布到互联网中[247]，被医院和学校广泛用作咨询工具和教学参考。随着技术的发展，临床决策支持系统不再只局限在基于文字的决策上。1990 年，相对光密度图像分析（RODIA）被应用到临床决策支持系统中，它主要提供了两个功能：图像定量评价和骨愈合监测[248]。

　　2003 年，JasonMaude 研发出基于 Web 的决策支持系统 Isabel[249]。Isabel 不仅能够提供诊断决策，还链接其他的在线资源，整合多种资源以供用户参考。由于互联网的普及，越来越多的决策支持系统以 Web 的形式出现在大众面前[250, 251]。2006 年起，MEDgle 团队用 4 年多的时间来整合内科医生使用的第一手医学信息的资源，如 ClevelandandMayoClinic 的实践指南、同行评审期刊和可靠的网络资源等，形成了包含 10 000 个症状，3000 个诊断，7000 个治疗过程和 6000 种药物治疗等信息的知识库，此基础上应用人工智能和复杂的统计方法创建出健康诊断平台 MEDgle 系统[252]。

　　近几年，安卓的推广使得智能手机的应用花样繁多，移动产品更加贴近人们的生活。临床决策支持系统也顺势逐步进入移动健康领域。2011 年 11 月，春雨掌上医生作为首家移动医疗产品正式上线，其数据来源主要是 40 万病例的 FDA（美国食品药品监督管理局）的公开样本库，以"自诊＋问诊"的形式为普通用户提供医疗帮助。

　　临床决策支持系统具有不同的分类标准[253]。根据系统使用的数据来源不同，临床决策支持系统可以分为两类：基于知识的系统与基于非知识的系统。前者是指主要构建以规则形式表达的知识库，并进行规则推理；后者指从临床数据中发现某种模式或从过去的经验中学习，以实现临床决策支持。通常，基于非知识的系统主要针对某一类疾病的一系列症状，而基于知识的系统则覆盖不同疾病的诊断。根据系统使用的时间段，临床决策支持系统可以分为 3 类——诊断前系统、诊断中系统和诊断后系统。诊断前系统用于辅助医生做诊断相关的准备工作，诊断中系统用于辅助医生做诊疗决策，而诊断后系统则用于跟踪诊疗结果，辅助医生掌握、积累及适时调整诊疗方案。

（三）临床决策支持系统的发展趋势

目前，临床决策支持系统的研究中相对成熟的领域有糖尿病、肺炎、心脏病、乳腺癌等疾病的检测，这几类医学领域相关的理论和应用研究都比较充分。随着研究的深入，临床决策支持系统逐步涉及更多的医学领域如重症加强护理病房管理。Mahmud 等提出基于本体的临床决策支持系统的构想，以有效地管理重症加护病房设备的调整 [254]；Kumar 等提出使用基于案例推理与基于规则推理结合的复合方法构建用于重症加强护理病房的临床决策支持系统，两类推理方法的结合能够加强系统的灵活性和系统领域知识的独立性 [255]；Saverno 等认为现有配药临床决策软件可能会错过一些重要的药物交互信息，这可能会影响医生的决策，针对该问题他们对现有系统的此方面的性能做了相关评测 [256]。

随着临床决策支持系统的不断发展，其应用发展趋势：①更好地与医学信息系统相整合。如英国全科医生普遍使用的临床处方决策支持系统 PRODIGY，该系统与电子病历系统结合，为医生提供了病人的基本信息，并对不同条件下的非处方药的治疗方案给出建议和咨询 [257]。②研究并实现更可靠地推理机制。③更充分地利用互联网资源。整合多种资源，例如，WebMD 是一个结合健康和卫生保健信息，整合了症状、药物信息、医学字典及医师目录等资源的综合性系统。到 2011 年 1 月，WebMD（https：//en.wikipedia.org/wiki/WebMD）的网络的网站达到平均每月 8640 万的游客。④与移动终端相结合，逐步进入移动医疗领域。

近 10 年来，人工智能和机器学习技术取得了长足进步，形成了包括有监督学习和无监督学习等方法和成千上万种不同的学习算法，各种高端智能的应用系统层出不穷。随着医疗健康智能计算问题重要价值的突显，以及医学领域大数据的快速积累（有预测表明至 2020 年，医学数据将在每 73 天翻倍一次），原先以医疗领域专家驱动的研究模式转换成了信息公司巨头的深度介入，形成了大规模高性能的智能计算平台。Google Deep Mind 团队的 Alpha Go 围棋系统在 2016 年 3 月完胜世界冠军，其内部是高度复杂的深度估值神经网络（即所谓的深度学习方法），在大规模高性能计算能力的支持下，形成强大的即时博弈能力。实际上 Google 等国际 IT 巨头在健康医疗领域早有布局，利用智能计算能力，实现健康状态评估和早期诊断预测是其最终目标，如最近 Google Deep Mind 研究组与英国 NHS 合作，获得了 100 余万的电子病历信息访问权限，希望研发能够预测急性肾衰竭的智能系统，从而尽可能预防该事件的发生。实际上 Google 这种"先下棋后进入医疗"的策略是追随 IBM 的脚步。继深蓝系统之后，IBM 研制的 Watson 系统将大规模的自然语言处理技术和机器学习进行整合，形成能够支持决策者从大量非结构化数据如专业文献和临床病历等中揭示非凡的洞察力，支持临床医生形成可用的临床研究队列、发现新的疾病分型、可靠的个体化治疗方案和新药知识。可以预见，在当前和未来的长期时间内，以医疗健康保障和自动诊疗为目标的人工智能系统将是国际信息领域和科学研究的焦点。

鉴于临床诊疗和疾病现象的复杂性，医学数据挖掘和临床诊疗辅助决策仍然是最前沿人工智能技术的演练场，其中自然语言处理、知识表示与推理、机器学习（包括深度学习、贝叶斯学习、增强学习和迁移学习等）、复杂网络和信息检索等方法都是未来以转化医学和精准医疗等发现个体化诊疗知识为主要目标的重要智能计算方法。对中医临床病历文本的挖掘和分析，将中医理论和基本概念及其关系知识形成医学本体，将统计模型与医学本体相结合，构建高质量的中医临床知识图谱智能计算技术体系，形成面向医生、病人的个体化知识图谱将是实现中医医疗数据分析和检索利用，从而支持个体化诊疗的重要途径。而如何基于真实世界临床诊疗过程，进行即时的医疗数据质量评估和监管，筛选和提炼高质量的中医临床大数据，形成包含症－证－治－效完整知识实体的挖掘分析模型，评价和优化中医临床诊疗知识，形成可靠并不断更新的中医诊疗决策临床证据，是极具基础性和创新性的大数据分析研究课题。

二、临床决策支持系统的主要实现方法

临床决策支持系统的推理方法主要有 3 种方式：基于规则推理的方法、基于案例推理的方法和基于机器学习模型的方法等。而当前大规模的临床决策支持系统如 IBM Watson 等则是以下多种方法的融合利用。

基于规则推理的方法主要是指基于 IF-THEN 规则，如极具代表意义的 MYCIN 系统和在线健康诊断平台 MEDgle 等均是利用规则推理出相关诊疗方案。大部分基于规则的临床决策支持系统可分为 3 个部分——知识库、推理引擎和交流机制。知识库存储编译后的相关医学数据的规则；推理引擎将病人的信息与知识库中的规则相结合；交流机制为用户提供一个良好的交互界面，以供用户输入信息及查看系统的反馈结果。早期的决策支持系统主要是采用基于规则的方法来实现的，目前大部分的临床决策支持系统采用基于规则的方法。基于规则的优点是效率高、存储空间相对小和知识库容易构造；不足之处是推理复杂、知识获取困难、表述规则难度大和存在知识瓶颈，并且维护很困难，因为人对系统的交互操作（增加或是删除规则）可能会导致意想不到的系统行为。

基于机器学习模型的方法主要指根据临床数据构建出相应的模型。早期的临床决策支持系统部分是基于机器学习模型的，而鉴于贝叶斯因果推理与医学推断的相似性，使得贝叶斯模型在医学领域具有典型的适用性。因此，最初的贝叶斯模型影响了大批早期临床决策支持系统的实验室原型，如 Leeds Abdominal Pain System。基于机器学习模型的方法适用于知识不清楚的领域，相比基于规则的方法，该方法降低了知识表示与抽取的难度。而系统的性能则取决于机器学习模型本身的性能及所依据数据的质量和涵盖度。

基于案例推理的方法主要指利用已有的经验数据（通常以临床案例或者医案的形式进行收集），如英国的商业化临床决策系统 Exceli Care CBR 利用电子病历作为案例数据基础，实时地辅助医生做决策 [258]。基于案例的临床决策支持系统可分为 3 个部分：临床案例库、推理引擎和交流机制。与基于规则系统的不同在于，临床案例库存储完整的临床案例信息，而不是规则；推理引擎将病人的信息与临床案例库中的信息相结合。相比基于规则的系统，基于案例的系统具有自学习的能力，不会出现知识获取的瓶颈问题，并且结论易理解，更具可信度。

三、基于案例推理的中医临床决策支持系统

本节介绍基于案例推理的中医 CDSS[259]，以临床病历数据为案例来源，以症状和疾病的关键字为决策支持的切入点，实现相似案例的检索和排序。

（一）案例推理方法的原理

基于案例推理的原理是利用已有的经验来解决当前的问题。其兴起源于传统的基于规则推理存在系统知识获取难，处理领域受限等问题。

基于案例的推理过程主要分为 4 个阶段：案例检索、案例重用、案例修正和案例学习。实际上，基于案例推理的系统的完成需要 5 个基础的部分，因为系统进入案例检索的过程前需要构建案例库。

综上，基于案例推理的过程大致可描述为：首先，用户输入新的问题系统在案例库中进行案例检索，查询是否具有类似的问题描述的案例；然后，若查询到相似的案例，系统则判定该相似案例的解是否完全适用于解决用户的问题，如果适用则不需要进行任何修改而进入案例重用阶段，否则将进入案例修正阶段，即采用某种策略在相似案例的解的基础上做适当修改，使之适于解决用户的新问题；最后，用户输入的问题与系统得出的新解构成新的案例，经过系统判定是否满足学习的条件，若满足则进入案例学习阶段，将新案例添加到案例库中，完成系统的学习过程。

下面就实现基于案例推理的系统的 5 个基础部分的常用方法做详细介绍。

1. 案例表示

案例表示，是基于案例推理方法首先需要解决的问题。作为一种知识的描述形式，案例表示，简单的说，是指将知识以某种形式存储在计算机中。同样的案例可以采用多种不同的表示形式，然而，根据案例表示形式的不同，系统所得到的效果也不尽相同。准确的案例表示方法能够使系统高效地求解；否则，可能会导致系统求解问题比较低效，甚至是困难。

在基于案例推理领域，并没有通用的案例表示方法，通常是具体问题具体分析，并在现有的知识表示方法的基础上做适当地修改或综合。根据案例推理的目的可知，一个完整的案例应包含两个部分的内容——问题描述和问题的解，其中问题的解又可以再细分为解的描述和解的效果描述。例如，一个完整的临床案例包含的内容有病人的症状体征，医生的诊断和治疗方法，以及临床医生诊疗方案对病人的治愈结果。

2. 案例检索

案例检索是基于案例推理的关键，推理结果的准确与否很大程度上由检索出来的案例的质量高低来决定。案例检索与普通的数据库检索不同，它是一种基于相似度的检索。因此，在案例检索前，需要先定义相似度算法。

根据相似度计算范围的不同，相似度可分为局部相似度和全局相似度。局部相似度是指属性级别的相似度，全局相似度则指案例级别的相似度。每个案例由多个属性构成，因此计算案例相似度的前提为计算出案例各属性的相似度，即全局相似度的计算依赖于局部相似度的计算结果。

相似度的算法已经很成熟。常见的相似度算法如下。

（1）余弦相似度：余弦相似度采用向量空间中两个向量夹角的余弦值作为衡量两个个体间差异的大小。

（2）Jaccard 相似度：Jaccard 相似系数主要用于计算符号度量或布尔值度量个体间相似度。

3. 案例修正

案例修正是基于案例推理的难点。当检索出相似的案例后，如果该案例的问题与新问题的描述一致，则该案例的解无需修改可直接用于解决新问题；若该案例的问题描述与新问题的描述有出入，则需要进入案例修正过程。

案例修正的大致流程是将案例检索过程中得到的案例与新问题相比较，根据两个案例的问题描述差异，判断已有的完整案例的解决方案中哪些地方可以重用，哪些地方需要适当地调整以适应新的问题。调整方案的形式主要为增加、删除、替换和改造。

4.案例学习和维护

将案例修正后得到的解与其解决的新问题相结合，形成了一个新的完整的案例。这个新得到的案例加入案例库以后，有可能在日后解决类似的问题时提供帮助。这就是一个自主学习的过程。然而，并不是每个案例都值得加入案例库。加入的标准可以由系统的研发者和相关领域专家制订，也可以采用某些通用标准。例如，判断该案例是否能够提供足够多的信息，如果该案例与案例库中各案例的相似度均大于某一个阈值，则无需添加到案例库中；否则，认为该案例可能为日后解决新问题提供一定的信息，将其添加到案例库中。

（二）设计原理和主要步骤

1.系统概述

本小节主要介绍基于案例推理的中医临床决策支持系统的功能定位、系统架构及系统的处理流程。

临床决策支持系统的目的是辅助医生做决策，而不是代替医生做决策。因此，基于案例推理的中医临床决策支持系统定位为"利用已有中医临床诊疗经验，辅助经验不足的临床医生做出诊疗决策，以降低误诊风险的中医临床决策支持系统"。该决策支持系统的使用群体为社区医院中临床经验不足的中医从业人员。该系统也可以供中医领域其他相关人员学习症状诊断和药物的使用情况等。针对系统的定位引出系统的功能结构，如图 5-4-2 所示。

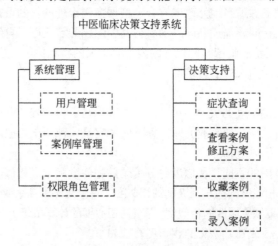

图 5-4-2　临床决策支持系统功能结构图

由图 5-4-2 可知，系统的功能可分为决策支持功能和系统管理功能两大类。系统管理功能主要包括用户管理、案例库管理和权限角色管理；决策支持功能主要是指根据用户输入的症状集，查找出相似的案例集，对其信息进行统计筛选，引导用户选择出最相似的案例，并在此案例基础上给出调整方案以供用户参考。系统的用户分为专业用户（医生等）和普通用户。两类用户使用系统的权限不同，他们的区别在于：医生用户可以查看到系统对原始案例的修正方案，能够在原有案例的诊疗方案上进行修正和完善，得到的结果也可存储到案例库中；而普通用户仅能够查询到与其输入的问题相似的原始案例的信息。此外，在临床意义上，有关诊疗的决策只是决策的一部分内容。因此，系统在辅助医生做诊疗决策的主线上还结合了中医医药字典，在使用系统辅助诊断决策的同时能够提供案例涉及的相关药物、疾病的医学解释或指南。

　　基于系统的定位和功能分析，遵循组件化、松耦合的结构化模式，该系统被设计成包括数据构建层和案例推理层的两层应用架构。该应用架构实现"接口标准化，组件模块松耦合，应用管理集中化"的应用架构特点。该系统具体的模块结构，如图 5-4-3 所示。

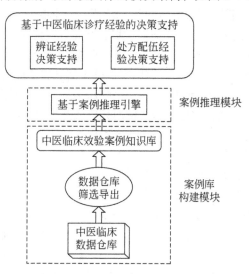

图 5-4-3　临床决策支持系统模块结构图

　　图 5-4-3 清晰地阐述了该系统的模块构成情况。系统由两大核心模块构成——案例库构建模块和案例推理模块。两个模块处理的内容如下：案例库构建模块——构建出信息完整而准确的案例库；案例推理模块——运用案例推理的框架实现决策支持。

2.案例库构建模块的设计与原理

　　临床决策支持系统依据案例辅助临床医生做决策，决策结果质量的高低与案例库中临床案例是否准确和完整有密切的关系。因此，构建临床决策支持系统的前提是构建出一个数据完整且准确的案例库。

　　构建案例库的常用策略有框架表示法、一阶谓词逻辑表示、产生式规则、语义网络、神经网络、脚本表示、过程和面向对象表示等。本小节将根据临床决策支持系统的具体需求和中医数据的特点，介绍系统中案例的表示方法和案例库的构建算法。

　　（1）中医临床数据的案例表示：中医临床决策支持系统采用已有的中医临床诊疗经验作为基础案例，将诊疗经验中的症状、诊断、药物等提取为案例的属性，每个案例由五个属性构成。为表述清晰，以一个五元组表示上述内容，则一个完整的临床案例的组合结构为：病人基本信息，病人四诊信息（症状体征），医生诊断集，医生药物处方集，诊疗方案的疗效。

　　具体来说，一个完整的临床案例至少应具备 5 个方面的内容：①就诊病人的基本信息，作为案例的背景信息，主要用于确保案例的完整性。②病人就诊时的四诊信息（症状体征）集，是指病人的症状和体征等。例如，"头疼，咳嗽，口干"可构成一个症状集。③临床医生针对病人四诊信息（症状体征）给出的诊断集，简要的说，诊断集由诊断类别和诊断名称两个部分构成。④临床医生开出的药物处方集，至少包括药物和方剂两个方面的信息，并且药物的类别应该涵盖中药、西药和中成药三类药物。⑤诊疗方案的疗效，疗效的好坏决定了案例的参考方向。通常对疗效的评价可以简单地分类为"好转"或"无效"。

　　（2）案例库构建：中医语言的灵活性和复杂性决定了中医临床决策支持系统案例库的构

建过程只能是一个需要人工参与的半自动化的过程。尽管这个过程需要耗费一定的时间和人力，却能够最大程度地保证案例的质量。随着后期数据采集规则和采集方式（电子病历系统的使用）的逐渐成熟，相信案例库构建的难度和成本也会逐渐降低。

　　该系统采用数据库储存案例信息，以结构化的形式储存临床信息，以文本的形式存储完整的病人病历。每个临床案例由 10 余个数据表关联构成，分别是用户信息表、案例基本信息表、案例就诊信息表、案例症状表、案例字典表、案例诊断表、诊断字典表、案例方剂表、案例中药表、案例西药中成药表、案例疗效表。其中案例就诊信息表是连接案例与临床案例的中间表，每个案例对应多个就诊 ID，每个就诊 ID 对应一个临床案例，每个临床案例的信息由案例症状表、案例诊断表、案例方剂表、案例中药表和案例西药中成药表等数据表构成。其中，案例症状表和案例诊断表分别关联各自的字典表。字典表的引入，是由于我国地域辽阔、方言众多，有相当一部分的中医学名词术语外延宽泛，经常存在一词多义、一义多词及词义演变等现象。因此，需要通过字典表来规范症状和诊断相关的名词术语。

　　在该系统中，案例库的构建采用导入和录入两种策略，以导入数据为主，以录入数据为辅。导入是指采用数据仓库中现有数据，根据一定规则对其筛选和处理，将处理后完整且有价值的案例存储到案例库中；录入是指用户通过案例库构建平台将新的案例信息手动逐条添加至案例库中。

　　（3）案例推理模块的设计与原理：中医诊疗过程一般分三步走，①通过望闻问切来判断，了解病人的四诊信息（症状体征）、病因或诱因等，以便对症下药。②组方和配药。③观察与调整。高水平的中医往往一药见效、二药病退、三药病除，但绝大多数中医一诊为试探性的诊断并开出方药，需要在一诊后注重疗效，及时调整诊疗方案。

　　临床决策支持系统的案例推理过程便是一个模拟临床医生做决策推理的过程。该系统的推理过程如图 5-4-4 所示。

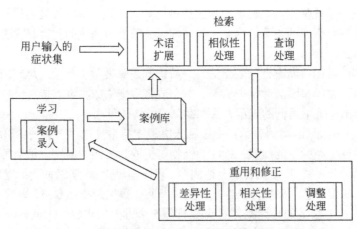

图 5-4-4　临床决策支持系统的案例推理过程

　　该系统依照医生临床实践的流程，适当地调整了传统的基于案例推理的方法，将重用和修正归并到一个模块中。由图 5-4-4 可知，该系统的案例推理模块由检索模块、重用和修正模块、学习模块 3 个部分构成。其中，检索模块主要由案例术语扩展、相似度处理和查询处理 3 个子模块构成，重用和修正模块由差异性处理、相关性处理及调整处理 3 个子模块构成，学习模块中嵌入案例录入子模块。

本小节以基于案例推理的理论知识为基础，将基于案例推理与中医临床决策支持系统相结合，按照图 5-4-4 中各环节及其模块来讲解，介绍基于名老中医诊疗经验的临床决策支持系统实现案例推理的各模块中涉及的算法，并重点介绍本系统的创新点———一个灵活的案例修正方案。

（4）检索模块：基于案例推理过程中的案例检索是指根据问题的描述从案例库中查找出最相似的一个或多个案例。

在该系统中，问题的描述由病人症状体征和基本信息两个部分构成。其中，病人的基本信息是指用户期望参考的案例集范围。例如，用户设定病人的基本信息为"女"和"10~25"，则系统将案例集的范围控制在病人就诊时年龄为 10~25 岁的女性。简而言之，该系统的检索过程是以用户输入的病人基本信息为筛选条件，在满足条件的案例集中检索出与用户输入的症状集相似的案例。

千百年来，中国语言的博大精深造就了中医术语具有结构性和多变性的特征。表 5-4-1 展现了中医术语间的这种微妙关系。

表 5-4-1　中医术语关系表

术语名称 1	术语名称 2	关系
疼痛	下肢疼痛	上下位关系
神志恍惚	人事不省	近义词
头疼	头痛	同义词

由表 5-4-1 可知，下肢疼痛是疼痛的下位术语。上位词和下位词具有种和属的关系，种和属的关系本质上是一般和个别的关系。假设用户输入"疼痛"作为症状的描述，而在案例库中无与"疼痛"相匹配的案例，却存在与"下肢疼痛"相关的 K 个案例集 C，则理论上案例集 C 也应该是与用户查询的问题相似的案例。

由于中医术语中存在大量的上下位词、同义词和近义词等关系，以用户输入的症状集对案例库进行直接地检索会导致检索结果不够精确。因此，该系统将检索过程的第一步设定为执行症状扩展模块，即采用术语扩展对用户输入的症状做适当的处理，以提高检索结果的精确度。

术语扩展，是指根据临床术语字典表，将用户输入的症状按照一定的规则扩展成与该症状具有一定关系的症状集，此症状集由该症状及其下位症状构成。

症状扩展模块采用的算法见图 5-4-5。

```
伪代码：
[1] conceptId=find_id(concept);
[2] Find_subId(parentId){              // 查找症状的下位症状
[3]     for each concept
[4]         if concept_parentid =parentId{
[5]             sub_concept.add(concept);
[6]             Find_subId(concept_id);   // 递归搜索
[7]         }
[8] }
[9] Translate_into_id(sub_concept);      // 将术语转换为唯一编码
```

图 5-4-5　症状扩展模块算法

完成症状扩展模块的处理后，系统的流程进入相似性处理模块，即检索相似案例的过程。在本系统中，案例检索的目的是从中医临床效验案例知识库中，检索出一个或多个案例，这些案例的症状集与用户输入的症状集最为相似。因此，案例检索的关键是案例症状属性集的相似度定义。

本系统中，完成案例的相似度处理分为以下 3 步。

1）定义相似度量算法：本系统采用多种相似度量算法来计算两两案例之间症状属性集的相似度。系统使用的相似度量算法由系统管理人员人工调整和设定。

经初步统计，数据仓库中原始数据共有 29 942 个症状，153 778 例临床案例。临床案例的症状集中症状个数组成情况如图 5-4-6 所示。其中，横坐标表示症状集中症状个数的范围，依次为 0~10、10~20、20~30、30~40、40~50、50~60、60~70、70~80 及 80~100，纵坐标为该症状组成个数范围下临床案例的计数。

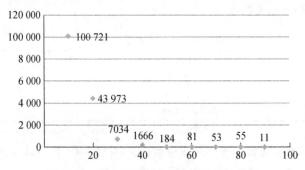

图 5-4-6　数据仓库中症状组合个数的情况

由图 5-4-6 可知，症状集由 10 个以下症状组成的临床案例占 65.49%，症状集由 10~20 个症状组成的临床案例占 25.6%，超过 50 个症状组合的临床案例仅为 0.13%。因此，本系统采用稀疏存储的方式来表示案例的症状集，稀疏存储可理解为案例的症状集以向量为表现形式。

常规的相似度量算法均适用于本系统。但在中医学领域中，Jaccard 相似度量算法经常被用来计算相似度，相比其他方法，该算法提供了一种更为直观的相似度解释。例如，两个症状集"头疼，口干，咳嗽"与"口干，四肢无力"，Jaccard 相似度量算法关注的是共有的症状"口干"占两症状集中症状总个数的比例，即共有症状越多，两个症状集相似度越高。

该系统将相似度的计算作为了一个接口，提供的方法有余弦相似度、Jaccard 相似度等度量算法。

2）设定属性的权重：根据语义可知，扩展后的症状集中各属性的权重并不相同。例如，"四肢疼痛"与"四肢疼痛"是完全匹配的程度，相似度为 1；尽管"臂痛"是"四肢疼痛"的下位症状术语，但"四肢疼痛"与"臂痛"的相似度应低于 1。

为了得到更精确的相似度结果，本系统根据症状术语的不同关系对其设定了不同的权重。若检索到的案例的症状集中包含扩展后的症状，则相似度的权重设为 a；若检索到的案例的症状集中完全包含扩展前的症状，则相似度的权重为 1。该系统将 a 的默认值设为 0.5。

3）计算案例的相似度：案例的检索策略有最近邻法、归纳索引法、知识引导法、模板检索法和模糊检索法等多种策略。由于中医知识的复杂性，规则提取的难度大，本系统采用最近邻法作为案例检索策略，系统将 K 值的定义权限赋予给用户，最大程度地增加了系统的灵活性和适用性。具体的算法如下：①按照公式计算输入的症状集与案例库中各临床案例症状集的相似度，得到相似值（similarityInfo）。②将 similarityInfo 中各案例按相似度降序排序。③取出前 K 个相似的案例 topCase。

相似性处理模块采用的算法见图 5-4-7。

伪代码：

[1] **for each** case in case base{

[2] 　　// query 为用户输入的症状集，*a* 为权重

[3] 　　*similarityInfo=calculateSimilarity(query,similarityMethod,a)*;

[4] 　　*caseSimilarityInfo.add(similarityInfo)* ;

[5] }

[6] *topCase=TopK(caseSimilarityInfo,k)* ; // 检索出最相似的 K 个案例

[7] **return** topCase ;

图 5-4-7　相似性处理模块采用的算法

4）查询处理：检索模块的最后一步流程为查询模块的处理。该模块随着用户的选择依次搜索和统计相关的临床案例信息。此模块涉及大量的数据库查询操作，系统通过 SQL 命令完成与数据库的交互。查询模块采用的算法见图 5-4-8。

伪代码：

[1] *DiagnoseInfo(topCase)*;// 相似的 K 个案例集中的诊断统计信息

[2] //K 个案例中包含某诊断的案例集 C 的摘要信息

[3] *CaseBasicInfo(diagnoseType,diagnoseName,topCase)*;

[4] *CaseInfo(inhosptialId)*; // 用户选中案例集 C 中某案例具体的信息

图 5-4-8　查询模块采用的算法

由该算法可知，查询模块将案例集处理范围限定在相似性处理模块所得到的最相似的 K 个案例 topCase 中。该模块查询的内容有 3 个部分：①诊断统计信息，即 topCase 中诊断类别及该类别下诊断名称的频数。②案例集 C 基本信息，即 topCase 中各案例的案例名称及其症状集、诊断集和药物集。③某案例具体的信息，即用户选择就诊编码为某 Id 的临床案例作为参考案。

例如，系统返回该案例的就诊医院、就诊科室、案例名称、症状集、诊断集、处方中药集、西药中成药集等信息。

该模块处理结束后，系统将根据用户的选择操作决定是否进入案例重用和修正模块。

5）重用和修正模块：本系统的创新点是采用了一种灵活的案例重用和修正方案。案例修正使用的知识主要有 3 种获取来源：领域知识、案例库和使用者。常用的修正方法有替换法、差异驱动修正法和派生重演法等。

案例修正不是基于案例推理方法必须具备的一个过程，但一个功能完备的决策支持系统应该具备案例修正的功能。目前，基于案例推理的决策支持系统采取的修正方案主要是依据临床指南或专家知识等规则，直接修改原始案例的诊断集或药物处方集，将修改后的结果提供给用户。

然而，实际诊疗中，单个病例样本数据的多样性和复杂性使得中医存在辨证诊治个体化的诊疗特点，直接套用规则无法确保结果的适用性。传统的案例修正方案破坏了案例信息的完整

性，并且存在方法学与中医临床诊疗"生搬硬套"的缺陷。

为解决如上缺陷，达到案例的完整性和中医诊疗个性化相统一的目的，本文提出一个灵活的案例重用和修正方案。本系统以差异驱动修正法的思想为理论基础，以上一步得到的属性相关性结果为数据基础，分析案例的调整方案。

中医临床研究的重点内容是基于临床事实和数据，以及相关领域知识的反复提炼和修正，得到代表中医临床诊疗规律的科学假设及变量的结构关系。用得到的提炼结果指导临床实践，其效果优于仅依靠临床指南等规则得到的指导结果。因此，该系统从临床诊疗的实践经验出发，通过分析已积累的临床数据，探索保持辨证诊治个体诊疗实践的规律，用此类知识指导案例修正。

本系统的案例修正方案原则是为用户提供尽可能完整的原始案例信息，并根据用户输入的症状集，在原始临床案例的基础上，给出诊断或药物使用的调整方案。有关诊断或药物使用的修正方案的算法见图 5-4-9。

```
伪代码：
[1] differentSet = DifferentSet(query,case) ; // 差异性处理
[2] symp =case.symptom; diag =case.diagnose ; herb =case.herb ;
[3] for each symp in differentSet {
[4]     // 相关性处理
[5]     relation_diag = relation(symp,differentSet.sympSame) ;
[6]     relation_herb = relation(symp,differentSet.sympSame, diag) ;
[7]     // 调整处理
[8]     n =0 ;
[9]     if case. symp in differentSet.sympIn {
[10]         for each d in relation _diag {
[11]             if d not in diag&&d not in adujstmentDiagInfo &&n<count
[12]             adujstmentDiagInfo.add(d) ; n++ ;}
[13]         for each h in relation _herb {
[14]             if h not in herb && hnot in adujstmentHerbInfo && n<count
[15]             adujstmentHerbInfo.add(h); n++ ; } }
[16]     else if symp in differentSet.sympOut{
[17]         for each d in relation_diag {
[18]             if d in diag &&d not in adujstmentDiagInfo && n<count
[19]             adujstmentDiagInfo.add(d); n++ ;}
[20]         for each h in relation_herb{
[21]             if h in herb && h not in adujstmentHerbInfo && n<count
[22]             adujstmentHerbInfo.add(h); n++ ;
[23]         } }
[24]     }
[25]     adujstmentInfo.add(adujstmentDiagInfo) ;
[26]     adujstmentInfo.add(adujstmentHerbInfo) ;
[27]     return adujstmentInfo ;
```

图 5-4-9　有关诊断或药物使用的修正方案的算法

通过上述算法可知，重用和修正模块由差异性处理、相关性处理和调整处理 3 个子模块构成。各子模块具体的算法如下。

1）差异性处理模块：首先，引入差异集的概念。两症状集的差异集 differentSet 的组成情况如图 5-4-10 所示。

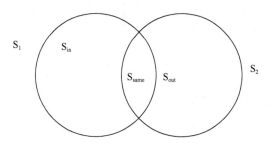

图 5-4-10　两症状集的差异集组成

由图 5-4-10 可知，症状集 S_1 和 S_2 的差异集由 S_{in} 和 S_{out} 两个部分组成。其中，S_{in} 是指包含在 S_1 中而不包含在 S_2 中的症状集，S_{out} 是指不包含在 S_1 中而包含在 S_2 中的症状集。S_{same} 是 S_1 和 S_2 的共有症状集。

S_{same} 和差异集在后续模块中均会被用到，因此该模块将 S_{same} 和差异集一并处理。由于系统对症状的存储采用编码的形式，计算差异集时将两个症状集视为两个整型数组。具体的算法见图 5-4-11。

```
伪代码：
[5] SortAscByNo(S₁); SortAscByNo(S₂); // 对两个症状集进行顺序排序
[6] for each s in S₁
[7]    for each s' in S₂ {
[8]       if(s ==s'){Ssame.add(s) ; S₁.next; S₂.next ;}
[9]       else if (s<s'){Sₙ.add(s) ; S₁.next ; }
[10]          else {Sout.add(s'); S₂.next ;}
[11]       }
[12]       if(S₁.hasNext)Sₙ.add(S₁.Next) ;
[13]       if(S₂.hasNext)Sout.add(S₂.Next) ;
[14]       ds = DifferentSet.add(Ssame,Sin, Sout) ;
[15]       return ds ;
```

图 5-4-11　差异集计算流程

2）相关性处理模块：该系统中案例修正过程的原则是基于临床事实获得中医临床诊疗规律。临床事实可被认为是临床案例集，即案例库信息。案例库蕴含着三类信息，即症状与诊断、诊断与药物、症状与药物之间的存在关系。将症状、诊断、药物视作随机变量，则两两之间的存在关系可视为两个随机变量的相关或相互依赖程度。本系统采用相关度算法来挖掘案例中各属性间的关系。

目前，统计相关度的理论已经成熟，比较常用的有互信息（mutual information）、条件互信息（conditional mutual information）、phi-coefficient、Goodman-kruskal index、Certainty factor、coherence（Jaccard）等相关度量算法。

两个模块采用的算法分别如下。

条件互信息处理模块：该模块利用条件互信息算法对症状与诊断，以及症状与药物之间的相关性进行度量。在概率理论，特别是信息理论中，条件互信息是指在给定第三个变量的条件下，另外两个随机变量的互信息的预期值，其简化的定义如式（5-4-1）所示：

$$I(X; Y|Z) = \sum_{x \in X} \sum_{y \in Y} \sum_{z \in Z} P_{X,Y,Z}(x, y, z) \log \frac{P_Z(z) P_{X,Y,Z}(x, y, z)}{P_{X,Z}(x, z) P_{Y,Z}(y, z)} \tag{5-4-1}$$

本系统中症状（S）与诊断（D）之间的条件互信息相关性度量公式如式（5-4-2）所示：

$$I\left(S; D|S_{same}\right) = \sum_{x \in S} \sum_{y \in D} \sum_{z \in S_{same}} P_{S,D,S_{same}}(x, y, z) \log \frac{P_{S_{same}}(z) P_{S,D,S_{same}}(x,y,z)}{P_{S,S_{same}}(x, z) P_{D,S_{same}}(y, z)} \tag{5-4-2}$$

本系统中症状与药物之间的条件互信息相关性度量公式如式（5-4-3）所示：

$$I\left(S; H|D\right) = \sum_{x \in S} \sum_{y \in D} \sum_{z \in SD} P_{S, H, D}(x, y, z) \log \frac{P_D(z) P_{S, H, D}(x,y,z)}{P_{S, D}(x, z) P_{H, D}(y, z)} \tag{5-4-3}$$

条件相关度计算模块：系统管理员通过系统的管理模块定期更新症状、诊断、药物两两属性的全局相关度。用户通过"自定义模块"设定相关性处理的方法后，该模块根据两两属性的全局相关度的加权求和分别得到症状与诊断，以及症状与药物的条件相关度。

症状与诊断的条件相关度计算公式如式（5-4-4）所示：

$$R\left(S, D|S_{same}\right) = \alpha \times R(S, D) + \frac{(1-\alpha)}{i} \times \sum_i R(S_{same}, D) \tag{5-4-4}$$

症状与药物的条件相关度计算公式如式（5-4-5）所示：

$$R\left(S, H|S_{same} D_o\right) = \alpha \times R(S, H) + \frac{(1-\alpha)}{i} \times \sum_i R(S_{same}, H) + \frac{(1-\alpha)}{2_j} \times \sum_j R(D_{oj}, H) \tag{5-4-5}$$

其中，系统默认 α 为 0.7。

3）调整处理模块：上述两个模块的处理完成后，系统进入调整模块的处理。以差异集中某个症状为例，若是处理差异集中的所有症状，则具体流程为：查找 S_{in} 中各症状最相关的前 N 个诊断或药物，如果该诊断或药物未在原始案例 C_0 中出现，则认为在用户输入的症状集 query 的前提下，该诊断或案例出现的概率较大，应当将其添加到 C_0 的调整方案中；查找 S_{out} 中各症状最不相关的前 N 个诊断或药物，若该诊断或药物在 C_0 中出现，则意味着该诊断或药物可能与 query 的关联度不高，同样将其添加到 C_0 的调整方案中。

简而言之，本系统的修正过程是基于两症状集的差异集，以相关性处理为基础，分析生成案例的修正方案，以调整意见的形式返回给用户。用户根据系统给出的调整方案，以原始案例的诊疗结果为基础做适当地修改，最终完成案例的修正过程。

（5）学习模块：用户以系统的调整方案为基础，对原始案例的诊疗结果进行修正，得到的新的诊疗结果与用户输入的症状集可构成一个新的临床案例。但这个临床案例的信息并不完整。因为，系统概述中曾指出，一个完整的临床案例的构成形式应该为 <病人基本信息，病人症状体征集，医生诊断集，医生药物处方集，疗效集>。为确保这个新的案例 Cnew 的完整性，本系统要求医生对 Cnew 的诊疗结果进行评价。通常，疗效的反馈需要一段时间。

目前，系统将案例录入模块嵌入学习模块中。若诊疗方案的反馈结果较好，医生可通过案例录入模块将该案例添加到系统中。添加后的案例需要通过系统管理员的审核才能够加入案例库中。到此，完成案例的学习过程。

（三）系统实现

本节将简要地介绍系统的配置信息及案例库的数据概况，并且通过实例展示系统的各项功能。

1. 环境配置

早期的临床决策支持系统未能得到很好地推广，主要是由于单机版本的临床决策支持系统很难融入医生的日常工作流程中。由此可见，系统操作的便捷性在该类系统的推广应用中是一个关键的影响因素。

为了更好地实现资源共享和提高用户使用系统的便捷性，该系统采用 B/S 结构，从而使任意一台连接到 Internet 的客户端均可以访问本系统。该系统的开发基于 Struts2 框架，前台采用 JSP 技术实现，后台开发采用 Java 语言，数据的管理使用 Oracle。该系统开发环境的软硬件配置信息，如表 5-4-2 所示。

表 5-4-2　开发环境软硬件配置信息

名称	配置情况
操作系统	Windows 7
处理器	Inter（R）Core（TM）i5-3210M@ 2.50GHz
内存	6G
硬盘	500G
数据库	Oracle11g
JDK	1.6
MyEclipse	7.0 Milestone-1
Tomcat	6.0.35

2. 数据概况

（1）案例库概况：案例库是决策支持系统的数据基础，案例库中案例质量的高低决定了系统推理结果的准确与否。该系统以数据真实、准确和完整为原则构建案例库。

该系统以我国各省市 68 家医院相关科室的中医临床住院数据和 20 余位名老中医的门诊数据为数据基础，从 250 454 例临床病例（按诊次计算）的大型数据集中筛选并对筛选结果做适当的补充或修改，构建出信息真实、准确和完整的案例库。目前，本系统名老中医临床效验案例知识库共计 2879 例临床案例。在案例库中，案例唯一编码与症状、诊断及药物是一对多的关系。案例库中案例涉及的症状频数统计情况，如图 5-4-12 所示。

案例库中共 3077 种症状，共出现 30 284 次。由图 5-4-12 可知，案例库中出现频次最高的症状为舌苔黄，占症状出现总频数的 4.14%，约计 43.52% 的案例中出现过该临床表现。

案例库中涉及的诊断类型频数统计情况，如图 5-4-13 所示。

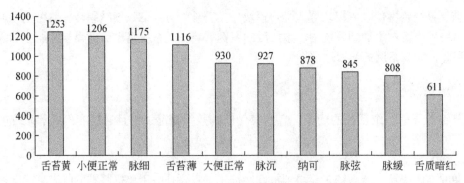

图 5-4-12 案例库中前 10 种症状的频数统计情况

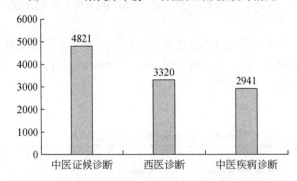

图 5-4-13 案例库中疾病诊断类型的统计情况

由图 5-4-13 可知，每个案例中可能具有多个诊断类别及诊断名称。案例库中出现频次最高的诊断类别为中医证候诊断，占案例库诊断数的 43.5%，平均每个临床案例中存在 1.67 个中医证候诊断。

案例库中涉及的诊断频数统计情况，如图 5-4-14 所示。

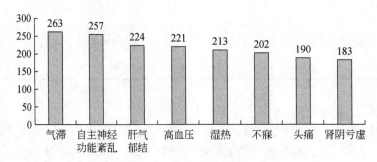

图 5-4-14 案例库中前十种最常出现诊断的统计情况

案例库中共计 751 种诊断，共计出现 11 082 次。由图 5-4-14 可知，出现频次最高的诊断为眩晕和气滞，出现频率各占诊断数的 2.4% 和 2.37%。

案例库中涉及的中药频数统计情况，如图 5-4-15 所示。

案例库中共计 350 种中药，共计使用频数为 40 685。由图 5-4-15 可知，案例库中使用频次最高的中药为陈皮和甘草，约占中药使用总频数的 2.51% 和 2.46%，约计于 34.7% 的案例中使用过这两种药物。

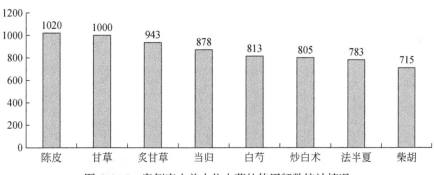

图 5-4-15 案例库中前十位中药的使用频数统计情况

（2）属性相关性的数据概况：案例库中共 3077 种症状，2941 种中医疾病诊断，3320 种中医证候诊断，3320 种西医诊断及 350 种中药物。该系统共采用互信息、phi–coefficient 及 Coherence（Jaccard）3 种方法对上述属性的任意两两组合进行全局相关度的预处理。各属性组合及其相关度量方法的统计结果如表 5-4-3 所示。

表 5-4-3 相关性处理的结果概况

属性组合	互信息	phi–coefficient	Coherence（Jaccard）
（症状，中医疾病诊断）	10 467	10 467	10 467
（症状，中医证候诊断）	18 204	18 204	18 204
（症状，西医诊断）	13 732	13 732	13 732
（症状，药物）	93 566	93 566	93 566
（药物，中医疾病诊断）	7105	7105	7105
（药物，中医证候诊断）	11 630	11 630	11 630
（药物，西医诊断）	11 060	11 060	11 060

3. 系统展示与评价

该系统的使用群体定位于中医领域相关从业人员。复杂的系统使用流程既不易于医生接受系统，也会影响医生的临床诊治效率。因此，该系统设计成搜索引擎的形式，界面的设计原则为简洁明了。

系统首页如图 5-4-16 所示。

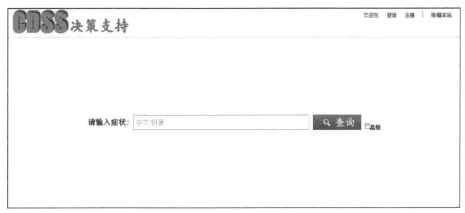

图 5-4-16 系统首页

用户查询症状的界面如图 5-4-17 所示。

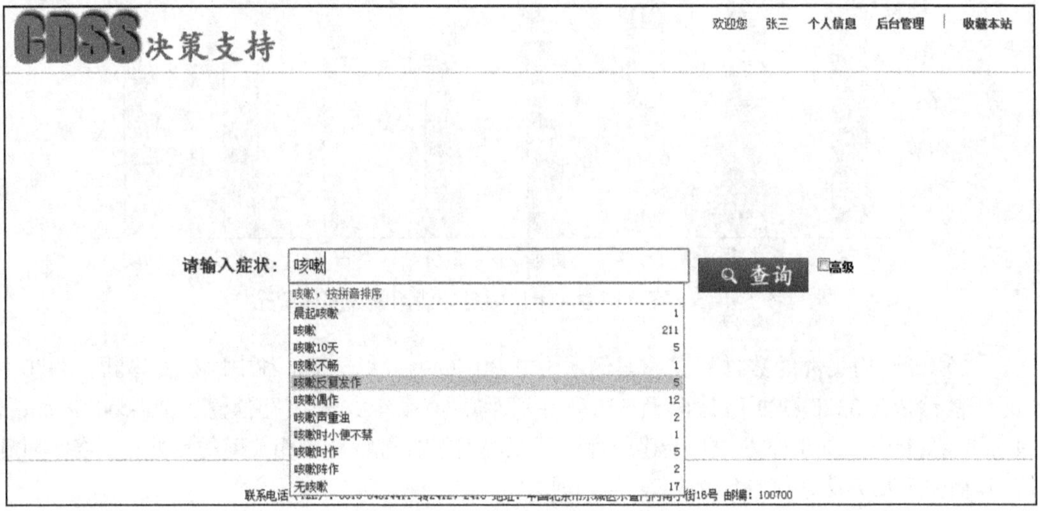

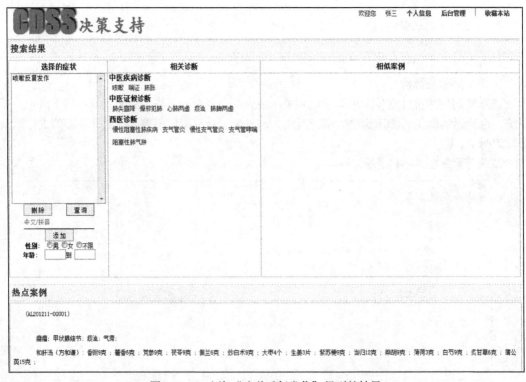

图 5-4-17　查询症状的界面

图 5-4-17 中系统根据用户输入的信息自动推荐相关的症状。提示信息包括症状名称及其在案例库中出现的频数，例如，咳嗽反复发作在案例库中出现 5 次。"查询"按钮后方的"高级"选项用于输入病人的性别和年龄段。

选择"咳嗽反复发作"并点击"查询"按钮后，得到的结果如图 5-4-18 所示。

图 5-4-18　查询"咳嗽反复发作"得到的结果

由图 5-4-18 可知，该系统返回给用户的信息为热点案例和相关诊断。热点案例是指系统中用户点击次数较多的案例。由"相关诊断"框可知，案例库中，包括咳嗽反复发作的案例集共有中医疾病诊断、中医证候诊断和西医诊断 3 种诊断类别，其中中医疾病诊断包括咳嗽、喘证和肺胀，相关的后台处理结果如表 5-4-4 所示。

表 5-4-4 中医疾病诊断统计的概况

诊断类别	诊断名称	频数
中医疾病诊断	咳嗽	2
中医疾病诊断	喘证	2
中医疾病诊断	肺胀	1

由表 5-4-4 可知，后台对相似案例中诊断信息进行统计后按诊断出现频数高低展现给用户。若用户观察到病人还具有其他症状，可通过界面中的"添加"按钮输入症状重新查询。

选择期望了解的诊断类别及诊断名称，用户添加"胸闷"症状后重新查询，根据系统返回的相关诊断，选择西医诊断下的慢性支气管炎，得到的结果如图 5-4-19 所示。

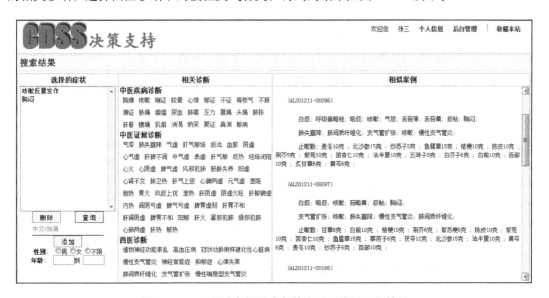

图 5-4-19 选择诊断慢性支气管炎后系统返回的结果

由图 5-4-19 可知，系统以慢性支气管炎为筛选条件，再次过滤上一步得到的相似案例集，将满足条件的相似案例展现给用户。

选择期望了解的相似案例：比对图 5-4-19 中各案例的症状集用户认为案例 AL201211-00096 与其输入的问题最接近，点击案例名称后，得到图 5-4-20 的结果。

该界面显示的内容为案例的详细信息，包括四诊信息（症状体征）、诊断和方剂药物使用情况。若用户对该案例感兴趣，可点击"收藏"。若点击"调整信息"，可得到如图 5-4-21 的结果。

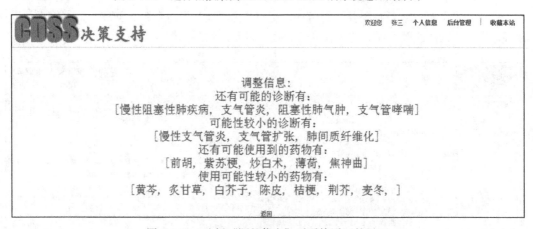

图 5-4-20 选择相似案例 AL201211-00096 后系统返回的界面

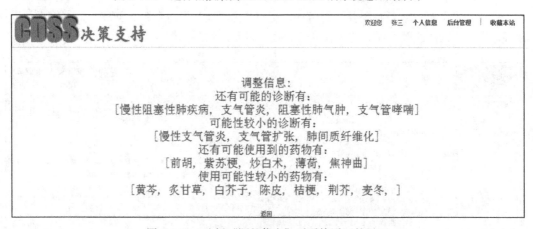

图 5-4-21 选择"调整信息"后系统返回的界面

系统修正方案的提出依赖于案例症状集的差异集和后台条件相关度的处理结果。

四、基于知识推理的中医临床决策方法

（一）知识推理方法和原理

基于知识的专家系统已经成为人工智能领域的重要研究课题。关于基于知识推理，专家们提出了许多改进的理论模型，下面介绍两种流行的知识推理模型，即归纳逻辑程序设计（inductive logic programming，ILP）[260] 和马尔科夫逻辑网（markov logic network，MLN）[261]，它们都是基于一阶谓词逻辑表达的知识来实现推理的。

1.归纳逻辑程序设计

归纳逻辑程序设计（inductive logic programming，ILP）是机器学习和逻辑程序设计的一个交叉研究领域。它使用归纳的思想，借助成熟的逻辑程序设计理论与方法，利用背景知识学习一阶规则。一阶规则具有很强的表达能力，可以使归纳结论内涵更加丰富和精确。ILP 已经

在很多应用领域取得成功，如生物化学、自然语言处理、软件工程、有限元网格设计、Agent 技术等[262]，特别是被用于数据挖掘，处理关系数据库中的数据。

归纳即表示从特殊推导出一般。从实例的归纳学习来说，学习器从给出的实例推导出实例隐含的一般规律或理论。ILP 系统中的案例、背景知识包括归纳出的理论都用一阶规则来表示。在机器学习中，挖掘 Horn 子句集是一阶规则挖掘的重要情形。由于 Horn 子句集可解释为逻辑程序设计语言 Prolog 的程序，一阶规则挖掘可以看作是从案例中学习出类似于 Prolog 程序表示的 Horn 子句。科瓦尔斯基对用高级语言编写的程序或者算法提出了一个著名的分析公式，即算法 = 逻辑 + 控制。逻辑程序设计将逻辑直接作为程序设计语言，将逻辑与控制分开，用户只需要编写程序的逻辑部分（逻辑程序设计之名由此而来），而控制部分功能则由系统中的解释程序完成，这从根本上改变了程序设计的方法。

ILP 的任务可以描述为，根据包括正例 E+、反例 E– 的训练例集合、背景知识 B，求解出一个假设 H，使之蕴涵 E+ 中所有的正例，并且不与 E– 中所有反例相矛盾。背景知识就是对学习问题具有的先验知识，背景知识确定了描述概念的搜索空间，或称为假设空间。在寻找一个假设时有两种基本的操作，即特殊化操作和泛化操作。特殊化操作是当一个假设蕴含了一些反例，我们就应该让它更具体，需要额外加一些条件使这个假设不蕴含所有反例。当一个假设不能蕴含所有正例时，我们应该找到一个更普遍的，使之蕴含更多的正例，这个过程称为泛化。所以，寻找一个正确的假设就是通过特殊化和泛化操作，来使这个假设适合所有实例。

2. 马尔科夫逻辑网

马尔科夫逻辑网（Markov logic network，MLN）结合一阶逻辑和概率图模型表达来处理不确定性问题。多年来，Domingos 研究团队不断完善 MLN 的理论体系[263]，并提供了一个学习和发展该理论体系的平台 Alchemy。国际上，其他研究团队也将 MLN 应用到了自然语言处理、地理信息系统和计算机视觉等方面。MLN 作为统计关系学习的统一框架，其应用前景十分广阔。近年来，MLN 备受人工智能、机器学习等领域的国内外研究学者的广泛关注[261]，研究进展非常迅猛，发展出一系列的推理和学习算法。

Markov 网[264] 是 n 维变量 X = $(X1, X2…Xn)$ 的联合分布模型。它由一个无向图 G 和定义于 G 上的一组势函数 Φk 组成。G 中的最大完全子图称为"团"，无向图的每个节点都代表一个随机变量，每一个团都对应着一个势函数，表示团的一个状态。Markov 网所代表的变量集的联合概率分布表示为

$$P(X=x)= \frac{1}{Z} \prod_k \phi_k(x_{\{k\}}) \tag{5-4-6}$$

x{k} 表示 Markov 网中第 k 个团的状态，即第 k 个团中所有变量的取值状态。Z 是归一化因子，且 $Z= \sum_{x \in X} \prod_k \phi_k(x_{\{k\}})$，这样保证 n 维变量 X 所有状态的概率之和为 1。通常，将公式（5-4-6）表示为对数线性模型，以便于对 Markov 网中蕴含的实体特征进行具体化，使得推理和学习等过程更加方便。若把 Markov 网中每个团的势函数表示为指数函数，指数项为对应团的加权特征量，则可得：

$$P(X=x)= \frac{1}{z} \exp(\sum_k w_k f_k(x)) \tag{5-4-7}$$

其中，w_k 表示权重，$f_k(x)$ 表示特征函数。从用势函数表达的公式（5-4-7）来看，可直观地认为每个特征量对应于一个团的某一状态，即团中变量集的一个取值。

（二）主要的支持方法

将知识推理技术应用到中医临床决策支持领域，关键是要考虑如何高效合理地模仿中医专家看病思维过程，这也正是中医诊疗系统构建的难点。如何更有效地获取、转换、利用医学知识和诊断经验，是中医诊疗系统和人工智能进一步发展的关键。本小节详细讨论将 ILP 和 MLN 技术应用到中医临床诊断决策应用中，并结合中医诊断特点，提出了改进的规则学习算法。

1. 基于 ILP 的规则学习

中医学博大精深，是我国的国粹，建立中医诊疗知识库对中医学知识的积累有着重大意义。知识获取是知识工程一个公认的瓶颈问题，可以从学科专家处或文献中获得已经被普遍认可的专业知识，中医有几千年历史，积累大量的医学知识，知识库可由医学专家建立。另外可以利用机器学习的方法从以往专家的诊疗经验中学习。

该系统最初采用 ILP 中的 FOIL 算法学习证候诊断规则，但是考虑到中医学中复合证候诊断问题，不同证候之间存在相似性，以及病人描述的症状具有语义相似性，因此为了使得所学习的诊断规则更符合实际，推理出的诊断更准确，我们扩展了结构学习的算法，即考虑将具有相似证候的案例从反例中去除，这样学出的规则没那么"特殊"，会覆盖更多的正例；另外根据症状术语本体库，在学习结构（规则）时将症状扩展成包含其上位词的集合，这样希望找到合适的粒度来作为规则的前件，具体方法在下面章节中详细说明。

2. 基于相似证候的规则学习方法

在学习规则时每条规则排除所有反例，考虑到中医证候诊断领域中不同证候之间的相似性，例如，证候"肝郁脾虚证"，"脾虚证"在临床上都有脾气虚，饭后明显乏力，肢体困倦，舌淡苔白等表现。我们在学习一个证候规则时在排除反例时可以放宽条件，不用排除拥有相似证候的案例，这样学出的规则前件相对少，限制没那么严，整体学习出较少的规则，每条规则平均覆盖的正例数会增加。实验证明也确实如此。

不同证候之间的相似性是基于他们对应的症状向量计算的，一个证候的症状向量由症状频数组成，每一维表示有该证候的病人中具有某个症状的有多少人。两个向量之间的相似性可采用余弦相似度[265]计算，余弦相似度定义如式（5-4-8）：

$$sim(x, y) = \cos\theta = \frac{\vec{x} \cdot \vec{y}}{\|\vec{x}\| \cdot \|\vec{y}\|} \tag{5-4-8}$$

通过设置阈值来保留相似性大的证候组合。在学习结构之前将不同证候之间的相似性计算结果存储在数据库中。

3. 基于临床术语本体树的规则学习方法

中医在看病时根据症状判断病人是否具有某种证候诊断，在诊断思维的过程中，常常通过"望闻问切"判断病人具有"某类特征"时，就会给出相应的诊断，这类特征是相对抽象的，例如，医生判断病人是否具有"阳虚证"时一个很重要的条件是"肢体发冷"，但是实际临床中医生往往记录的症状比较具体，不同医生描述的不一样，有的描述成"手足发冷"，有的描述成"足发冷"，在数据规范的情况下，我们希望找到一个合适的"粒度"来表达规则，"粒度"太具体就不能覆盖所有正例，太抽象会覆盖部分反例。如何找到这个合适的"粒度"，我们再次考虑到利用临床术语本体库。

在 TCMLS 的数据库中，症状术语本体树存在层次关系，层次越高，越抽象；层次越低，越具体，上下位关系通过"is-a"的关系关联。我们希望找到合适的"粒度"来形成规则的前件。那么这个"粒度"到底如何选择，我们可以在选择候选特征构成规则前件的时候对候选的症状特征进行扩展，每个症状扩展成包含本身及其所有上位词的集合，例如，候选特征是症状"手关节疼痛"，在利用案例归纳学习规则时就将"四肢疼痛"、"关节疼痛"也加入到候选的特征中。如果案例中包含某个特征或是这个特征的下位词，则认为匹配这个特征。在归纳时，最终所选择的"粒度"会是信息增益最大的症状。学习一个证候诊断 S 的具体算法步骤可以描述为：从数据库中取出有诊断 S 的案例集作为正例 E+，不具有诊断 S 的案例集作为反例 E－。其中取出的每个案例的特征信息包含症状和西医疾病。从数据库症状本体树信息中取出每个症状在层次树中的上位词信息，存入数据结构 M 中。

（1）初始化一个前件为空的规则 ri，取案例集 E*+=E+，E* － =E － 。

（2）除了 E*+ 中所有特征作为 ri 的候选条件，还要从 M 中找到 E*+ 中所有症状的上位词，将这些上位词一起作为规则的候选条件。当案例的特征包含候选特征（1）或是（1）的下位词时，认为这个案例满足（1）；否则不满足。按照基于信息论的增益的启发函数找到最优的特征 l 加入规则 ri 的前件。

（3）从 E*+ 和 E* － 中分别去除不满足（1）的正、反例。如果 E*- 不为空转到步骤（3）。

（4）规则 ri 学习完毕，将 ri 加入到规则集 r 中，剩下 E*+ 集合中的案例就是规则 ri 覆盖的正例，从正例 E+ 中去除案例集 E*+，如果正例 E+ 不为空，转到步骤（2）。

（5）规则集 r 即是证候诊断 S 的规则集。

目前已经实现基于临床术语本体树的规则归纳算法，但是由于术语本体库信息有限，临床案例描述的症状各种各样，症状经过规范后也不能都在术语本体树中找到，术语库信息的补充、完善需要专业人员投入大量的工作，实验得到的效果尚不理想。本节不再详细讨论，可作为后续研究工作。

4. 权重学习

规则学习完成后，为了区分每条规则的约束力，需要利用训练数据对规则进行权重学习。我们用 MLN 的 DN 迭代算法来训练规则的权重。具体算法步骤为如下。

（1）取案例库中的案例去匹配已经学习出的规则，匹配上就会形成一条闭规则，每条闭规则由活动的原子组成，原子的真假在形成闭规则时存入原子表中。

（2）初始化权重时，首先计算出每条规则 i 对应的闭规则的真、假值个数 tc 和 fc，若 tc=0，tc=0.00001；若 fc=0，tc=0.00001；若 tc=fc，tc=fc+0.001。权重初始化 wi=log（tc/fc）。初始化迭代次数 nDIter，采样次数 mcsatSamples 及 τ 值。

（3）进行第 n 次迭代，利用梯度下降法权重公式学习计算本次迭代规则的权重。根据原子的真值判断规则 i 所满足的闭规则总数 ni。而 E（ni）的计算用 mcsatSamples 次切片采样规则 i 对应的闭规则的真值个数的平均值来近似求得规则 i 在所有世界中真值个数的期望。同理 E（ni2）、E（ni nj）可根据多次采样规则真值个数的平均值求得。根据似然函数实际变化和预测变化的比值来调整 τ 值，从而改变搜索步长。

（4）n=n+1，如果 n<nDIter，或者 $\sum_i |w_{i+L} － w_i|^*| E（n_i） － n_i|<0.0001$ 转到步骤（3）。

（5）权重学习完毕，返回 wi。

最终将学习结果存入数据库中。表 5-4-5 是脾虚证的规则及权重。

表 5-4-5　脾虚证的诊断规则和权重

ID	Query	Evidence	Weight
1	脾虚证	纳差，耳鸣，苔薄白，健忘	2.28194875
2	脾虚证	脉沉弦细弱	-2.35845718
3	脾虚证	脉沉小	2.280603839
4	脾虚证	四肢无力	0.161173187
5	脾虚证	苔薄少，鼻塞	2.355477643
6	脾虚证	口干，睡眠障碍，汗出	0.000622668
7	脾虚证	精神衰弱	2.500372066
8	脾虚证	早泄	2.375693525
9	脾虚证	苔薄黄少	2.275902148
10	脾虚证	睡眠差	-0.006632446
11	脾虚证	口干，腹胀，失眠，头晕	-0.01360348
12	脾虚证	苔薄黄腻，口干，舌暗红，口苦	2.276950355
13	脾虚证	纳差，脉沉缓	2.274174156

　　规则的权重越大表明其约束力越强，权重为负的规则表明其大多数情况下对应的闭规则为假，即满足规则前件的案例往往没有对应的证候诊断。训练基于相似案例学出的规则权重时，也将具有相似证候的案例从反例集中去除。学出的规则应用到实例中到底如何，我们可以用训练案例集进行评价。在评价之前首先要考虑如何利用带权重的规则推理出可能的证候诊断，接下来介绍在 MLN 中如何实现诊断规则推理。

　　5. 推理

　　（1）MC-SAT：当病人输入症状体征时，我们希望根据学习出的带权重的规则推理出病人可能有的中医证候诊断，相当于给定 MLN 和常量集，求解一个规则取值为真的概率，属于边缘概率类型的推理问题，因此采用切片采样（MC-SAT）进行边缘推理。采用惰性思想，根据证据将能够被满足的规则形成闭规则拿来采样。具体可描述为：①初始化采样次数 num_samples，一次采样尝试改变原子值次数 MaxFlips。令 $n=1$。②进行第 n 次采样，令 flip=1，集合 M 为空，对所有的闭原子随机赋值。③根据原子的值判断每一个闭规则是否为真，如果闭规则 c_k 为真，就将权重为 w_k 的 c_k 以 1_e_wk 概率加入到 M 中。④随机选取一个未满足的子句，从子句中挑选一个闭原子 x 并改变它的取值，x 以一定概率随机选取，或者选取一个 a_cost 最小的原子；然后根据集合 M 修改 x 所在闭子句中所有原子的 a_cost。⑤ flip=flip+1，如果 flip<=MaxFlips，转到步骤（3）。⑥一次采样完毕，如果证据 i 对应闭规则的取值为真，$n_i=n_i+1$。令 $n=n+1$，如果 $n<=$num_samples，转到步骤②。⑦根据证据推理得到证候 i 的概率为 $n_i/$num_samples。其中步骤④中，原子 a_cost 根据集合 M 计算，也就是说当原子 a 的 a_cost 越小，a 的改变可以使 M 中满足的子句权重之和越大。每次采样完毕，记录每个证候对应的闭原子取值情况，最后判断规则是否为真（病人是否具有某个证候诊断）的概率等于多次采样中

值为真的次数除以总的采样次数。

但是，临床决策支持系统的实际应用过程中会存在大量的不确定性，同一种临床表现，病人也会有不同的描述。为了能够匹配到准确的诊断规则，得到更准确的诊断，我们考虑对症状进行扩展，扩展后的症状和原来的症状相似度比较高。当病人描述的症状与规则库中的某条规则的证据不完全匹配时，如果病人描述的症状和规则中没有匹配的症状相似度大于某个界限时，可以考虑将病人描述的症状近似匹配这条规则。在此我们引入语义相似度的概念。

（2）语义相似度计算：是对源和目标词语间在概念层面上相似程度的度量，需要考虑词语所在的语境和语义等信息。常见的语义相似度计算方法有两类，一种是根据本体知识（ontology）来计算；另一种利用大规模的语料库进行统计。基于本体知识计算方法是按照语义词典中概念间结构层次关系来计算词语的相似度。基于大规模的语料库进行统计，主要将词语的相关信息的概率分布作为其语义相似度的参照。

由于不同的概念关系所表征的语义相似度和相关度是不同的，另外相同类型的边处于不同深度，不同密度区域所代表的语义距离也有所不同，因此可以得出结论：当一对概念的路径包含在另一对概念之中时，这对概念间的相似度大些。

本体层次中局部区域密度越大，该区域对节点概念的细化程度就越大。区域内概念间语义相似程度较大。

一般来说，基于本体的语义相似度计算方法有：基于距离的度量，基于信息量的度量；混合式语义相似度计算。基于距离的度量方法和基于信息量的度量方法从完全不同的角度来考虑语义相似性。

基于边或距离的度量方法，通过计算两个术语对应节点之间的路径距离来衡量相似度，距离越大相似度越小，反之越大。基于距离的方法比较直观。但是该方法是假设本体中的节点和边都是均匀分布的。

基于信息量的度量方法是，当两个术语共享的信息越多，则它们越相似。但是，如果术语对的祖先是相同的，那么它们的相似度就不能比较。在这种情况下两个术语共享的信息可以使用在本体中包含它们的节点的信息量来进行计算。

混合式语义相似度计算综合考虑了影响语义相似度的因素，目前系统实现了以下 6 种相似度计算方法，分别是 **Leacock and Chodorow 方法（lch）**[266]、**Jiang and Conrath（jcn）方法**[267]、**基于语义路径覆盖的 Gene Ontology 术语间语义相似性度量方法**[268]、**Resnik（res）方法**[269] 等。

（3）评价指标：想要评价推理结果精确程度，即通过模型推理得到的诊断与测试数据中实际病人的诊断的匹配度，我们采用链路预测中精确度的衡量指标。

网络中的链路预测（link prediction）可以描述为如何通过网络结构和已知的节点等信息预测出两个节点间产生链接的可能性。链路预测的思想和方法，还可以用在已知部分节点类型的网络中预测未知标签节点的类型——这可以用于已知病人的症状体征的情况下判断其属于某种证候诊断的可能。在此，我们仅采用衡量链路预测精确度的相关算法来评价根据诊断规则推导出结果的准确性。

衡量链路预测精确度的算法主要有：① AUC（area under the receiver operating characteristic curve）[270]，给定某种预测算法，对于每个未知节点都会给出一个存在的可能性的值；②精确度（precision）[271]，精确度定义为在前 L 个预测节点中预测准确的比例；③排序分（ranking score）[272]，排序分考虑了测试集中的节点在最终排序中的位置。

它们对预测精确度衡量的侧重点不同，其中 AUC 是最常用的一种衡量指标，它从整体上衡量预测的精确度。精确度只考虑排在前 L 位的节点是否预测准确，L 由用户给出，而排序分更多考虑了所预测的节点的排序。

6.实验比较分析

系统利用 ILP 算法的自顶向下的搜索算法 FOIL 学习规则，基本的原则是每条规则排斥所有反例，覆盖部分正例，考虑相似证候后，学习的规则不排斥具有相似证候的反例。每种证候诊断都会对应几条规则，规则前件由症状和西医疾病组成，诊断规则学习完毕，存储在数据库中。

利用案例库中 2722 例失眠数据做实验，用两种方法学出的规则数及覆盖正例数如表 5-4-6 所示。其中，FOIL 表示用基本的 FOIL 算法学习规则，FOIL_SS 表示考虑相似证候的规则学习方法。基于相似证候的方法学习出的规则相对少，每条规则覆盖的平均正例数相对多。在学习时计算每条规则覆盖的正例数，两条规则可能覆盖同一个案例。原始的 FOIL 覆盖总正例数为 8134，规则数 4305 例，平均每条规则覆盖 1.89 个正例；将具有相似证候的案例从反例中去除之后，FOIL 算法平均每条规则覆盖 2.62 个正例。由于每条规则并不是排斥所有反例，限制没有那么严格，相对覆盖的正例数也增加，实验也证明如此。

表 5-4-6   两种规则学习方法正例覆盖情况

两种算法	正例数	规则数	平均每条规则覆盖正例数
FOIL	8134	4305	1.89
FOIL_SS	8606	3279	2.62

在 MLN 中利用 DN 算法和训练数据训练这些规则的权重。推理之前可以对证据中的症状进行扩展，将与其语义相似度高的一起加入证据集合中，用 MC-SAT 算法推导病人可能的证候诊断的概率。

采用交叉验证方法，将案例随机分成 10 份，训练 10 次，每次随机取 9 份作为训练案例集，1 份作为测试案例集，用训练集学习规则，训练权重。用 1 份测试集推理，将推理结果（包括诊断及其对应的概率，没有预测出的诊断概率设为 0）和测试集中的实际诊断进行比较，采用 3 种链路预测精确度的评分标准进行评分。在一次训练中，利用测试数据评价得到的分数是每个测试案例的平均分，最后计算出 10 次训练的平均分。不同算法的 3 种链路平均预测分数如表 5-4-7 所示。ES_FOIL 表示用基本 FOIL 方法学习规则，推理时扩展症状的方法预测精确度。ES_FOIL_SS 表示用考虑相似证候的 FOIL 方法学习规则，推理时扩展症状的方法预测精确度。

表 5-4-7   不同的规则学习方法链路预测精确度平均分数

规则归纳方法	AUC	精确分（L=10）	排序分
FOIL	0.66038	0.27528	0.38125
FOIL_SS	0.69513	0.30854	0.21379
ES_FOIL	0.68023	0.34523	0.28036
ES_FOIL_SS	0.71542	0.40838	0.13319

3 种评价方法中，AUC 和精确分的分值越高效果越好，排序分越低越好。由上表可以看出，考虑复合证候诊断的规则学习算法用 3 种评价方法评价效果都好，精确分只关注前面 L 个节点（根据概率对节点排序，实验中只关注前 10 个节点）的预测准确率。

扩展相似症状后，匹配了更多的规则，根据这些规则推导出的未知的节点包含了更多的测试节点，整体精确度比不扩展得要好。由于症状术语库不能包含所有案例的症状，不是每个症状都能通过基于本体语义相似度的计算将与其相似度高的症状也加进来，如果术语库信息完善，每个症状都能够扩展，效果会更好。

从整体上来说，改进后的算法学习出的规则相对泛化，规则数量少，每条规则覆盖的正例多，推理之前通过症状扩展，更能给出比较准确全面的诊断。

五、基于知识服务的临床决策支持系统

随着医院信息化水平的不断提高，在医院信息系统中开展中医药知识服务不仅具有了可行性而且对中医药临床科研的推动极具潜力，建立符合医院信息化规范的临床智能决策系统，是当今医学向循证医学发展潮流的需要，有助于实现新医改要求"为群众提供安全、有效、方便、价廉的医疗卫生服务"的发展目标。正是基于这样的目的，我们开发了基于电子病历的嵌入式临床智能决策支持系统与中医临床知识服务平台。

1. 临床决策支持成为医疗信息化发展的重要支撑

任何将临床数据作为输入信息，将推论结果作为输出，有助于临床医生决策并被用户认为具有"智能性"的软件，即称之为临床决策支持系统。临床决策支持知识库系统的核心就是通过人工智能技术应用，将医院信息处理与临床实践集成，根据医学专家提供的知识和经验进行推理和判断，模拟这些专家的决策过程，以解决各类复杂的临床问题。

世界上第一个功能较全面的临床决策支持系统是 20 世纪 70 年代斯坦福大学的 Shortliffe 等研发的 MYCN，这是一个用于诊断和治疗细菌感染病的专家咨询系统。从此，医学专家系统正式成为医学领域内一个重要的应用分支领域。随后，医学专家系统开发进入一个高潮时期，并且逐渐推向临床应用。我国医学专家系统的研制始于 20 世纪 70 年代末，北京中医医院著名教授关幼波与电子计算机室的科研人员共同合作，开发了"关幼波肝病诊疗程序"，在国内率先把中医学这门古老的民族科学与先进的电子计算机技术结合起来，开创了我国最早的中医医学专家系统。

随着医疗信息化的发展需求不断提升，临床决策支持已成为其不可或缺的重要支持。2009 年卫生部公布的《电子病历基本架构与数据标准》和 2011 年推行的《电子病历系统功能规范》，详细定义了新一代电子病历的数据标准和功能规范，改变了以往财务、药品、诊疗流程信息化的思路，确立了电子病历在医院信息化和区域医疗建设中的核心地位，将医疗信息化建设推向了前所未有的高度，国家已经下发了临床路径等规范要求，在临床路径中嵌入医疗工作流程管理规范，目的在于提高医务工作的规范性。

2. 知识表达应用技术是临床决策支持系统的功能核心

国内有很多研究医学知识库的医学研究机构和院校，开发了中医知识库、药学知识库和临床知识库，但是把知识库和信息系统整合到一起，提供决策支持的信息系统还非常少见。缺乏知识是制约临床决策支持系统的另一重要因素。因为临床问题涉及的知识面本来就非常广泛，现代医学模式的转变要求医生不仅要考虑生理因素，同时还要考虑心理和社会因素，这将极大地拓宽临床决策所需的知识领域。即使是范围很窄的专科也要建立大型知识库。

医学知识是人类最重要的知识，世界各国都在进行医学知识工程的研究。但目前还没有一个大规模、可共享、可复用的医学知识库，因此建立一个良好的医学知识库具有极重要的意

义。临床知识库收集的对象主要可分为隐性知识和显性知识。显性知识主要来自药品知识库、诊疗知识库、典型病案库、药学知识库及各专科知识库等。隐性知识是指高度个性化，只可意会，难以形式化和表述的知识。如由美国耶鲁大学医学信息部研究开发的基于指南元素模型（GEM）。该模型通过基于可扩展标记语言（XML）将各种异构的指南信息转化为计算机可处理的标准化信息。而由美国斯坦福、哥伦比亚等大学联合开发的指南交换框架（GLIF），通过对指南的概念层、逻辑层和运行层的抽象化，实现了临床指南知识通过临床决策系统支持数据库在医院内部和不同机构的共享。医院临床决策支持知识库系统中通过嵌入这些模型，就能有效处理各种基于循证医学的知识，及时更新和补充知识库的内容。提升知识库的实时性和有效性。

整体医疗行为决策系统的设计可分为主动和被动两种交互方式，主动方式可以在事件触发的同时提供决策支持和建议，例如，合理用药指南和库存监测系统，在医生开立药品医嘱时提示用药的禁忌配伍、剂量、院内药库是否有库存等，这种近乎强制的提示方式可以避免一些医疗事故和减少不必要的医务人员工作量。被动方式是在医生工作流程过程中，通过 InfoButton 技术或事件监测引擎间接提供辅助决策支持，而不干扰和打断医生工作，如临床路径应用指南、标准化诊疗指南、病历质控监测、病历基本规范，通过链接在线知识库和连接事件监测系统等，用类似于顾问或专家的方式提醒医生，辅助决策，而不限制面对复杂病例时医生思考和行为的灵活性。

推理引擎（inference engine，IE）是知识规则应用于问题求解的载体，通过运用系统中的知识及病人相关的信息，产生特定的结论。推理引擎使用的知识在知识库（knowledge base，KB）中表达。知识库是知识工程中结构化、易操作、易利用，全面有组织的知识集群，是针对某些领域问题求解的需要，采用若干知识表示方式在计算机存储器存储、组织、管理和使用的互相联系的知识片集合。这些知识片包括与领域相关的知识、事实数据，由专家经验得到的启发式知识，如某领域内有关的定义、定理算法则及常识性知识等。知识库的建立可以通过相关领域的专家，也可以通过计算机自动获取。逻辑推理是指基于知识推理的计算机实现，即在推理过程中解释和执行用某种语言表示的一系列推理规则。推理机负责控制、协调整个专家系统，并根据当前输入的数据，利用知识库中的知识，按照一定的推理策略，给出判断结果。

3.临床智能决策支持系统与中医临床知识服务平台的开发

（1）设计思想：本系统是通过本体表达将中医临床指南、专家经验等知识结合，构建起神经知识网络的数据知识模型，通过医生临床情景的识别和模拟，通过 Agent 技术将临床思维人工智能化，并通过 Agent 自主能力的提升，构建起中医脾胃病相关领域的智能专家决策系统，将本体学方法和情景模式的 Agent 技术结合，并将智能引擎嵌入到 EMR 系统中，是医学人工智能领域的前瞻性研究，也是在人工智能领域第一次将本体知识服务于临床应用决策诊疗的尝试，这是该系统的创新点。

（2）系统整体框架见图 5-4-22。

（3）运行设计：系统作为智能知识引擎嵌入在 EMR 系统中实时运行，并收集相关病人疾病信息，当医生在录入病人相关诊疗信息时，触发系统提供辅助决策。系统运行过程包括情景捕捉判断、数据确认、数据收集、数据分类、知识提供、决策结果显示、决策过程结束。

（4）情景设计：对于医生在电子病历中的不同工作情景，系统可以自动识别、调取服务、主动进行决策支持。情景分析包括疾病、证候、治法、方剂、加减、中成药等过程。

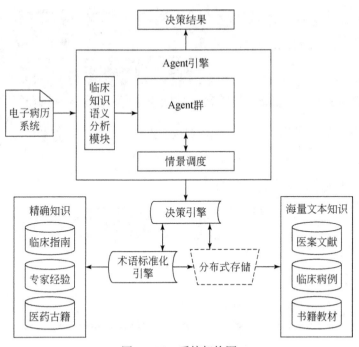

图 5-4-22　系统架构图

（5）Agent 设计：系统将整体运行功能分解成独立功能运行单元，包括格式转换 Agent、分类识别 Agent、情景判断 Agent、规则匹配 Agent、知识库 Agent（组）、公共知识 Agent；提供基础数据、配置信息和数据库接口调用，主要实现支持系统运行、智能决策和系统自我学习功能（图 5-4-23）。

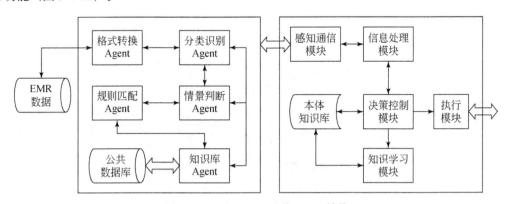

图 5-4-23　多 Agent 及单 Agent 结构

（6）接口设计：系统接口包括用户接口、外部接口、内部接口。

用户接口：系统提供一个显示窗口，将决策结果以数据块列表的方式，显示在固定的窗体中，用户可以选择点击数据块链接，调用结果，加载到 EMR 系统中（图 5-4-24）。

外部接口：获取 EMR 数据。当光标落在相应的 EMR 系统控件中，Agent 判断情景需求，再从 EMR 抓取的各种类型数据。在电子病历文本录入界面，通过鼠标划词,点击右键,选择"智能临床决策"。

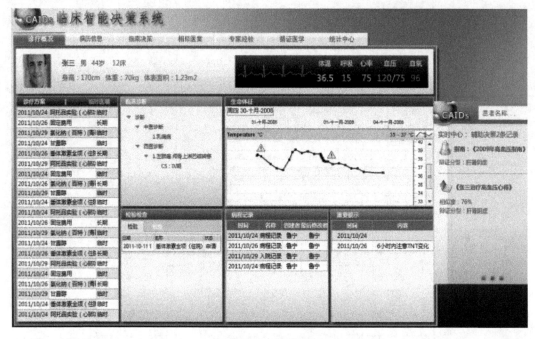

图 5-4-24　系统界面

内部接口：包括模块间的调用方式、反馈应答、接口的输入、输出等。

（7）知识库的架构：我们采用情景模式型的本体知识库构建方法，基于临床诊疗的情景组织知识间的神经网络关系，这样的好处是直接模拟医学基础知识在临床应用时的情景关系，更加真实、高效地提供决策逻辑，同时系统提供独立的中医临床知识服务平台互联网访问地址（图 5-4-25）。

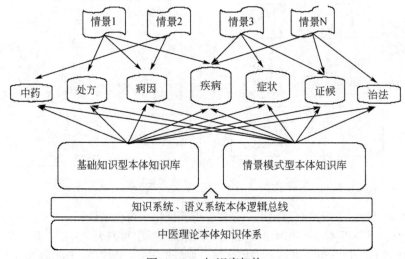

图 5-4-25　知识库架构

（8）数据字典设计：由于数据库中的本体知识库是基于情景模式，所以，每个情景逻辑上需要建立一个本体数据库，每一个本体数据库中可以有多个三元组关系，例如，情景 2 中，我们需要建立 3 个三元组，分别是"疾病 – 关系 – 证候"、"证候 – 主症关系 – 症状"、"证候 – 辅症关系 – 症状"。不同情景的本体库中的三元组可以复用。

4. 中医临床知识服务模式

（1）满足临床情景的实时中医智能决策知识辅助：以国家中医药管理局、中华中医药学会、中国中西医结合学会等部门组织发布的权威临床规范性指南为基础，基于本体表达中医临床知识规则，构建核心知识规则库，系统提供根据临床情景的实时中医智能决策知识辅助。在临床诊疗的信息环境中，知识以动态组织的方式实时支持个人思维活动，复杂多变的临床情景被知识化并有机组织起来，便于获取知识并形成规律性认识。

（2）基于分布式计算的相似案例匹配：系统以 1 万多例名老中医典型案例为基础，构建中医名家典型案例库，使用 Hadoop 分布式存储计算，实现电子病历文本与海量医案智能高速匹配，使临床医生从个人终端可以自由获取整个医案资源，可以在他人临证得失的基础上拟定更有针对性的治疗方案，从而实现中医临床疗效的保证与提高。

（3）以疾病为中心的临床知识组织：以疾病为中心，根据中医治疗疾病的认识属性，构建中医药临床知识组织模型，整合中医临床资源，形成中医药临床知识中心，提供基于疾病诊断的名医经验、诊疗规范、典型案例、名医名方、临床证据等。

（4）中医药本体查询：以中医药本体为核心，提供中医药名词术语的查询、阅览、资源整合、编辑等功能。

5. 中医药临床知识服务价值

医生在临床实践中，由于日常工作的忙碌，很容易忽略基础知识的再学习，尤其是遇到疑难情况，很多医生还是通过翻阅纸质书籍来补充医学知识，所以，基于临床情景的知识推送服务非常重要，医生可以在诊疗过程中获得特定的知识补充，而比泛泛地翻阅医学书籍更有效率、更有针对性。医学更是一门实践科学，医生在面对疑难病例或者青年医生在提高自身诊疗水平的学习中，参考典型病例、学习专家经验尤为重要。

在医护人员的日常医疗工作中，大量涉及相关医学知识的应用，如药物知识、检验知识、临床规范等。掌握和应用好这些知识，直接影响医疗质量。从医疗的角度看，带有一定临床决策的电子病历提供在线循证医学知识库，提供实时诊疗活动的现场决策支持，能提高医疗服务质量，减少医疗差错。在实时诊疗过程中，即在使用电子病历过程中如果系统能够提供情景化的知识服务和相似病案分析服务，能够让医生及时得到知识补充和临床提示，对提高医疗质量和医疗安全非常关键。

（周雪忠　李敬华）

第五节　中医医院运营与决策管理系统

面对卫生资源的稀缺性与卫生服务需求不断增长这一世界各国所面临的永恒矛盾，医院必须针对人、财、物资源建立起科学化、规范化、精细化的运营机制，低成本、高效率的管理体系，使有限的医疗资源获得最大化的利用效率和最佳的服务效果。

多年以来，我国医院普遍存在医疗管理为主体，运营管理较为薄弱的现象，医院信息化建设更多强调要建设"以病人为中心"的"前台"HIS 系统，而"以经济管理为核心"的医院运营管理"后台"系统尚未构成体系。在医疗体制改革不断深化与公立医院改革的新时期,卫生管理部门对于医院人财物的监测与评价,医院新财务与会计制度的实行,医疗运营与人财物运营同步融合,均对医院运营管理的优化与提升提出新的需求。

要想使医院向现代化管理的目标发展,在信息化建设中必须将医院综合运营管理和 HIS 建设齐头并进。医院今后信息化建设的重点应该逐步向运营管理倾斜,使医院管理的深度和广度在信息化建设中体现出来,充分发挥信息化的优势。

一、医院运营与管理决策系统的建设目标与总体架构

卫生信息化"十二五"发展规划中提出,加强信息标准化和卫生信息平台建设,逐步实现统一高效、互联互通,进一步提高建设的内涵和质量,构建信息集成平台,建立完善的医院运营管理系统,进而对医疗信息系统产生的海量数据进行深入挖掘和分析,最终构建完善的医疗体系,是我国医院信息化发展的关键所在。

医院运营与管理决策系统的建设目标:构建医院信息集成平台,有效提升传统 HIS 的管理功能,建立 HRP 系统,使医院全面实现管理的可视,形成一整套以成本控制为中心、以核算为基础、以管理为目标的医院运营管理信息系统,与医院 HIS 系统高度协同,将医院经营中的业务流程、财务会计流程、管理流程有机融合,从而实现了医院运营管理中"物流、资金流、信息流、业务流"的统一,进而对已有的信息系统产生的和 HRP 产生的海量数据进行深入挖掘及分析,最终构建完善的医疗信息化体系。

医院运营与管理决策系统的总体架构(图 5-5-1)。

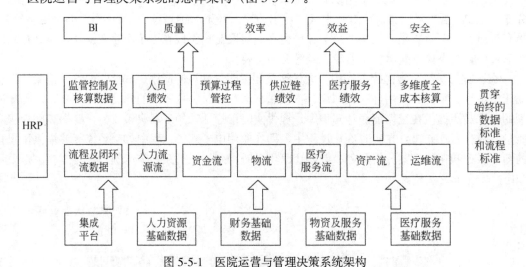

图 5-5-1　医院运营与管理决策系统架构

二、基于 ERP 理念建立医院运营管理系统（HRP）

全球发达国家超过 50% 的大中型医院都已经实施了企业资源计划（enterprise resources planning, ERP）系统。在全美排名前 100 的医院,约有 70% 部署了 ERP。而在欧洲,如奥地利有超过 90% 的医院实施了 ERP。新加坡的两大医疗集团——新加坡医疗保健服务集团和新

加坡国立健保集团都是 ERP 的用户。

国外的实践证明，ERP 的成功实施的确能够给医院的运营管理带来极大提升。首先，医院可以通过 ERP 有效整合各类孤立的信息系统，诸如物资管理系统、人力资源系统等，通常这些信息系统不能实现信息沟通共享，从而无法为管理者提供综合的有价值信息。在此基础上，ERP 系统的实施还能够帮助医院理顺和优化从采购到消耗整个业务流程，并用科学的方法进行预算和库存采购管理，从而提升管理效率。而更进一步的价值则体现在 ERP 提供的数据导航还可以引发一场医院管理的变革，通过全流程、全要素、实时可控的闭环管理，给医院管理决策带来质的变化。

（一）什么是 ERP

ERP 是 enterprise resources planning（企业资源计划）的缩写，最初是由美国 Gartner Group 咨询公司在 1990 年提出的。

ERP 是一种面向供应链的管理思想，是建立在信息技术基础上，以系统化的管理思想，为企业决策层及员工提供决策运行手段的管理平台。它把企业的物流、人流、资金流、信息流统一起来进行管理，以求最大程度地利用企业现有资源，实现企业经济效益的最大化。ERP 实质上就是对企业物流资源、资金流资源和信息流资源进行全面集成管理的管理信息系统，主要宗旨是对企业所拥有的人、财、物、信息、时间和空间等综合资源进行综合平衡和优化管理，协调企业各管理部门，围绕市场导向开展业务活动，提高企业经营管理的有效性（效率和效益），创造顾客价值，提高企业的核心竞争力，从而取得最好的经济效益。ERP 是不断发展的概念，竞争环境的变化、管理理论和运作模式的改变及信息技术的发展都会推动 ERP 的发展变化。

（二）医院 HRP 系统构建的原则

HRP 是医院引入 ERP 的成功管理思想和技术，融合现代管理理念和流程，整合医院已有信息资源，创建的一套支持医院整体运行管理的统一高效、互联互通、信息共享的医院资源管理平台。

根据新医改的政策及信息化建设的方向，医院 HRP 信息系统应坚持技术先进性、高度集成性、系统开放性、应用灵活性、操作易用性、实施稳健性、安全可靠性等原则，其构建的重点应为以下两点。

1. 监管及内控

医院 HRP 信息系统以财务管理为核心，以全面预算和全成本核算为手段，加强医院内控管理，结合总账、报表、资产管理、人事管理、工资管理、绩效管理、物料管理等，建立以财务监管和财务运营效率评价为基础的监管体系，以提高自身管理水平和为上级管理部门提供政策建议。

2. 整合

医院 HRP 信息系统不仅要做到内部各子系统、内部子系统与外部系统紧密集成，还要做到与上级主管部门数据上报系统集成。

（三）医院 HRP 系统的主要功能

建立以医院闭环式运营管理为目标的 HRP 信息管理体系是医院信息化建设的重要内容。

医疗安全、医疗质量和经济运行贯穿整个医院信息化建设过程，虽然有了前台 HIS 系统，但它只是一个业务医疗系统，它并没有运营管理功能，因此，可以在以前部分管理信息系统的基础上构建医院后台运营管理业务平台，即医院 HRP 信息系统。

医院 HRP 系统从功能角度主要可分为人力资源管理模块、财务模块（包括固定资产管理模块）、物流模块三个部分。

1. 人力资源管理模块

HRP 系统的人力资源管理模块包括人员招聘、培训、薪酬、福利、离职等环节，并与 HIS、科研等系统对接，将绩效考核同其业务量、服务质量、服务对象满意度、科研成果等信息挂钩，使绩效考核因素更全面、准确；在 HRP 中进行薪酬计提（工资计提、奖金计提、个税计算）、薪酬发放、离职费用清算等工作可以在系统内保留操作痕迹，便于查询；人事部门和财务部门可通过同一平台进行薪酬计算，避免可能因单一部门提供数据，无复核而产生的错误；通过系统生成报表，避免人为干预可能带来的误差；减少原薪酬管理人员的事务性工作，提高效率；防止员工薪酬等隐私信息外泄。同时，医院其他系统可以同步共享 HRP 系统的组织信息和人员信息，保证全院各种数据统计口径的一致性[273]。

2. 财务模块

HRP 的财务模块包括总账、预算管理、应收应付款管理、成本核算、财务报表等功能。HRP 的总账、应收应付等模块，可以将医院的业务信息和财务信息对接，将 HIS 等其他系统中的业务数据与财务模块接口，在经济事项发生的同时同步生成相应凭证，改变传统会计期末进行账务结转所导致的成本核算滞后等现象；改变原有的部分业务信息在系统外操作所导致的数据流失现象，保证数据的完整性。其实现了业务信息和财务信息的集成，避免人工重复录入工作的低效及其过程中可能产生的错误。上述特点同时也保证了 HRP 系统收入与支出数据的实时、准确、精细，成为成本核算的基础。

预算管理是医院财务内控的核心环节，通过 HRP，医院可更加灵活地进行全面预算管理。根据自身需要设定预算科目，自上而下或自下而上制订预算规划并进行即时调整，利于管理者进行实时及全面的预算分析和评价、预算管理控制，并为其提供决策支持[273]。

3. 物流模块

HRP 系统中物流模块主要用于全流程管理医院药品、低值物资、高值耗材等供应链，致力于降低物流成本，保证物资的品质和及时使用，加强管理的科学性，提高管理效率。同时，打通采购、收货到付款流程，实现系统集成，从系统层面进一步加强采购结算的内部控制，防范财务付款风险。

HRP 系统规范药品的申领、验收入库、领用、结算、盘点、付款及核算，药品需在系统中有完整并正确的主数据才可被申领和采购；订单全部在系统中生成及管理，避免系统外工作；订单情况通过 B2B 平台与供应商实时交互，一目了然[273]。

HRP 系统规范低值物资和高值耗材的采购、入库、出库、结算和核算全生命周期，一物一编码使信息准确可靠，提高管理效率；确保全程数字化，提供准确的数据；实现了与供应商、物流商、HIS 系统等上下游环节的对接，缩减预算内物资的申请审批环节，加快物资流动；提高了供应链的效率，起到加强管理的科学性，明确责任人，有效降低成本等作用；全流程透明可查，有效避免管理漏洞，防止舞弊现象。HRP 系统的应用，在提高管理水平的同时，也加强了对业务的监控，使高值耗材的管理流程更规范，更科学，更完善[274]。

4.固定资产管理模块

医院的固定资产包括医疗设备、一般设备、家具、房屋建筑、图书等内容。HRP 的固定资产管理包括资产采购管理、资产台账管理等，涵盖了资产的采购、收货、上账、维修保养、资产调拨、清查盘点、固定资产清理及核算等各个流程。

一方面，HRP 通过系统规范固定资产的采购流程，申请→审批→采购过程记录→收货→上账→成本过账，保证了记录的完整性；实现了同一平台的信息共享，替代了过去设备管理部门与财务部门纸质报表的传递，也避免不同部门的工作人员就同一事项进行重复工作及该过程中可能出现的误差；财务可以实时对单个设备的全流程进行监管，透明度高，避免浪费及舞弊现象；系统还可灵活定制不同设备的折旧计提模式便于准确计提折旧费用。另一方面，通过建立医院统一固定资产台账，按照统一的维度进行固定资产的管理；通过管理固定资产的实物变动信息，追踪固定资产的实物分布，确保医院资产的安全 [273]。

（四）HRP 系统在医院管理中的应用实例

医院资源计划是医院引入企业资源计划的管理思想和技术，整合医院自身资源，创建整体运行的系统化医院资源管理平台。医院借助 HRP 系统，可加强物资和药品的采购和库存管理，降低运行成本，提升医院科学管理和科学决策的水平 [275]。医院物资管理是医院各项工作基础，贯穿于医院诊疗活动的全过程。医院的物资包括药品、医疗器械与设备、医用耗材和其他耗材物资。其特点是品种多，采购分散、采购方式多样和管理协调难度大等。科学管理和控制物资采购、管理、使用和结算等环节是当今医院管理者关注的重点，管理者迫切需要对医院物资采购决策、计划、组织、实施、库存、应用、调节和监督等过程进行精细化管理，希望实时获取医院物资流转过程中的信息，为物资管理决策提供支持。本次以医院医用耗材管理为实例，就提高医用耗材管理的科学性和合理性，减少浪费和库存占用，优化管理流程，更好地从临床服务方面来阐述 HRP 系统在医用耗材管理中应用后取得的成效。

1.医院医用耗材管理中普遍存在的主要问题

（1）医用耗材名称不规范。近几年新型耗材品种及型号增多，现有的分类和编码体系无法满足对耗材的规范化管理，同类耗材名称有多种，临床科室申报需求计划和实际需求存在差异，导致采供管理人员采购的不是临床科室所需要的东西、退货时有发生、财务审核容易出现差错。每月各科室需专人报送纸质的耗材计划到库房，配送效率低下。

（2）医用耗材安全性不能保障。首先是供应商资质管理不规范。医用耗材采购有严格的证件管理制度和市场准入制度，目前我国实行经营许可证、注册证和卫生许可证制度，在实际工作中还要审查供应商的营业执照、厂家产品授权、销售员授权等证件。不规范的采购供应将给临床医疗安全带来隐患和纠纷，所以在采购环节时要严把资质关，但单靠人力来完成审核和动态管理工作效率低下，容易出现差错。其次，存货保质期监控缺乏管理。由于医疗耗材的特殊性，有效期要求的存货如果失效后进入临床使用不仅会导致医疗事故隐患，也会造成医院的经济损失，退回给供应商也容易引发经济纠纷。因此，需要加强存货的保质期监控和管理。

（3）医用高值耗材监管乏力。医用高值耗材一般指医用专科治疗用材料，直接使用于人体，对安全性有严格要求，且价值相对较高。医用耗材属于高风险材料，其质量的可靠性和有效性直接影响到病人的生命安全。由于高值耗材的特殊性，在实际运营中一直是临床科室直接向供应商提货，临床科室集采购、验收、保管、使用于一身，最后凭使用的四联单办理出入库手续到医院结账。这种现行的管理模式不符合医院内部控制的要求，也不能做到高值耗材使用过程的全程跟踪。

（4）缺货和不良库存时常出现。不良库存指积压库存和过剩库存，缺货指某物品的供应量不能满足临床需求，前两种库存都直接导致物流效率的低下和库存成本的上升，而缺货会直接影响临床使用，容易导致医疗纠纷。日常采购工作对需要耗材的数量和型号还停留在库管的经验层面上，不能有效关注库存的时效性。粗放的库存量控制方式使过期积压耗材增多，对医院的日常运营带来很大的经济损失[276]。

2. HRP 系统在对医用耗材进行全面管理后取得的成效

（1）统一名称编码，提高申领效率。充分利用 HRP 系统，根据工作要求规范，建立耗材编码体系，做到一物一码。要求临床科室和供应商严格按照规范的耗材名称申领和送货，否则无法领用和入库。应用 HRP 系统后，医用耗材需要通过网上申领，网上申领由领用科室通过浏览器客户端登录 HRP 系统后申领耗材、库房自动获取申领单、库房审核申领单后发送给供应商 3 个部分组成。每个环节的单据可以自动引入生成，避免数据的重复录入，提高数据的准确性，简化临床科室申领的手续，提高医用耗材领用效率。另外，通过与 HRP 接口，医院 OA 或手机 APP 也可以发起采购申领业务，实现院内随时随地办公，缩短流程时间。

（2）用系统控制供应商资质和效期，确保耗材安全。充分利用 HRP 系统对供应商的科学有效管理：首先，在 HRP 系统中录入审核过的供应商资质时效等数据信息，如当供应商授权资质时效到期前 30 天，系统将自动报警，提示供应商在期限内提供相应的有效资质材料。在供应商重新提交有效的资质文件之前，系统不允许发生与供应商的任何业务，确保医用耗材在使用资质上的安全可靠。其次，通过 HRP 系统对需要进行保质期监控的耗材设定保质期预警，确保材料的有效性，杜绝使用过程中的安全隐患。

（3）监管高值耗材，实现节支增效。通过 HRP 系统对高值耗材业务流程改造和条码技术的应用，实行科室临时申购、一物一码管理，高值耗材入库出库使用都有唯一条码关联追踪，供应部门只负责监管审批（如条码打印与现场粘贴），由使用专科科室人员直接验收入二级库房，使用具体某个耗材时同步实现扫码自动减库存的耗材管理流程。这样通过 HRP 系统减掉二级库库存数量的同时，自动生成补货采购申领单，传输到采购部门补充基础库存。可以实现高值耗材从采购、入库、出库到最终使用于病人的全过程追踪，实现科学监管，提高管理透明度，达到了加强管理、节支增效的目的。

（4）对常规耗材建立自动补货机制，提高库管人员工作效率。通过 HRP 系统对消耗量大且基本固定的耗材实行核定常规库存及库存上下限进行自动补货机制，避免漏报领用计划；生成科室自动申领计划同时，可通过医院审批流程在 OA 或手机 APP 端实现即时审批、修改计划。实现了库存根据业务量、医院管理要求、耗材平均使用期等科学管理数值及时变化。达到了降低医院库存成本，并为医院领导及相关的职能管理部门提供决策支持依据的目的，提高了医院核心竞争力。

3. HRP 系统在医院管理中的应用总结

医院物资管理经营决策分析，明确了系统实施目标是：在规范管理的前提下，实现医院全成本核算业务基础，同时建立全要素、全过程核算体系。从财务预算控制角度、采购审批控制角度、库存成本控制角度实现业务过程的可控性。从院科两级实现业务数据透明可视，实现核算数据的及时性、准确性、完整性，为领导决策提供全面的信息支持。基于 HRP 平台，采用供应链管理理念，构建医院物资闭环式管理模式，实现医院物资管理供应链从"采购计划→采购订单→供应商→送货单→库房入库单→应付账款→物资出库单→ HIS 应收费用计价→财务应付物资款"全流程闭环式的自动同步的物流、财流可视可控管理体系，满足了精细化、透明化管理的需要，减少了物资管理成本，提高了管理效率。

医院借助 HRP 系统平台，一方面，可与 HIS 无缝集成，实现人、财、物互联互通，做到账账相符、账实相符，面向多方位、多层级的绩效考评并建立起合理的业务流程，实现有效监管人、财、物处理过程，达到"科学化"、"精细化"、"可视化"管理；另一方面，可以积累非常明细且有效关联的业务和财务数据，为医院的决策分析奠定数据基础，从系统层面上有助于优化资源配置。

随着医改不断深化，药品实行零差价、医保按病种支付、按人头支付、总额预付等政策，迫使医院内部必须实行更精细化的管理。医院实施 HRP 系统都有自己独特的管理要求，2015年国家大力实施网络强国战略、国家大数据战略、"互联网＋"行动计划，促使传统产业的升级换代，新形势下医院对 HRP 系统的应用要充分利用移动互联网及移动智能设备，使 HRP 管理流程随之向更便捷高效的模式发展，真正满足医院全成本核算要求。

三、构建医院决策支持系统

医院管理决策中所面临的问题，往往是目标含糊不清，多目标相互冲突，方案的比较和选择没有固定的规则或程序可循，所需的信息不全或比较模糊的问题，同时不同的决策者的领导风格也是完全不一样的，对于这一类非结构化或半结构化的决策问题是原来 MIS 所不能解决的。随着 HRP 系统的不断运用和发展，将逐渐形成准确的、及时的、完整的管理决策基础数据，决策支持系统将会成为医院未来发展的重要工具和管理思想。

（一）决策支持系统的概念

决策支持系统（decision support system，DSS），它是围绕着决策行动主体进行的支持管理人员进行非程序性决策的一种信息系统。

DSS 的概念最先是由美国 MIT 的高瑞（GORRY）和莫顿（MORTON）针对传统的管理信息系统（management information system，简称 MIS）提出的，他们认为 DSS 是支持决策者对半结构问题进行决策的系统，后来，莫顿等又提出了更具体的看法，强调 DSS 是支持而不是代替管理者进行决策，是改善决策的效益而不是效率。

瑞盟（C.Reimann）强调人机之间的交互作用，他认为 DSS 最重要的特征是它有一种交互的特别分析能力，使管理者完整地模拟问题并使之模型化。

斯派奇（R.H.SPRAGUE）则把知识和人的行为这一概念引入 DSS 中，认为 DSS 是通过应用，力求改善组织机构中知识工作者行为的一种程序系统。

美国普渡大学管理信息中心的研究者们把决策支持系统看成是一个人的信息处理机，一个机器的信息处理机或者是一个渗透在组织决策制订系统中的人机信息处理系统。

尽管 DSS 目前仍没有一个公认的定义，人们对它的理解还存在着差异，但是这些看法有很多共同之处，例如，DSS 是支持而不是代替决策者；DSS 以处理非程序性决策为主，主要是支持上层管理的半结构化决策问题；DSS 是交互的计算机系统，具有适用的人机交互界面，以便利用人的经验和系统提供可供分析的信息来解决问题，等等。

所以一般来讲，决策支持系统是以管理科学、计算机科学、行为控制论为基础，以计算机技术、人工智能技术、经济数学方法和信息技术为手段，主要面对半结构化或非结构化的决策问题，支持中、高级决策者的决策活动的一种人机交互系统。它能为决策者迅速而准确地提供决策需要的数据、信息和背景材料，帮助决策者明确目标，建立和修改模型，提供备选方案，评价和优选各种方案，通过人机对话进行分析、比较和判断，为正确决策提供有力支持。

（二）决策支持系统的发展

自 20 世纪 70 年代提出 DSS 以来，DSS 已经得到了很大的发展。它是在 MIS 基础上发展起来的。随着信息技术和管理思想的不断发展，DSS 正在向智能化、群体和行为导向等方面发展。

（1）智能化：20 世纪 80 年代知识工程（KE）、人工智能（AI）和专家系统（ES）的兴起，为处理不确定性领域的问题提供了技术保证，使 DSS 朝着智能化方向前进了一步，形成了今天的 DSS 的结构，确定了 DSS 在技术上要研究的问题。

（2）群体：DSS 群体决策比个体决策更合理、更科学。但是由于群体成员之间存在价值观念等方面的差异，也带来了一些新的问题。从技术上讲，个体 DSS 是 GDSS 的基础，但要增加一个接口操作环境，支持群体成员更好的相互作用。

（3）行为导向：由于 DSS 是利用各种信息处理技术迎合决策者的需求，扩大他们的决策能力，是属于业务导向型的 DSS。而行为导向的 DSS 是从一个全新的角度即行为科学角度来研究对决策者过程的支持，其主要研究对象是人，而不是以计算机为基础的处理系统，主要是利用对决策行为的引导来支持决策，而不仅仅用信息支持决策的。这将会为人类最终解决决策问题开辟一条道路，但其研究范围和技术手段已超出今天的信息系统的范围。

（三）决策支持系统的关键技术

决策支持系统（DSS）主要包括 3 个技术：数据仓库（DW）、联机分析处理（OLAP）、数据挖掘（DM）。

数据仓库是存储和管理大量数据的技术，而数据挖掘是在数据仓库上的一种应用，就像财务软件在关系数据库上一样。当数据挖掘建好以后，就是数据表现，主要有多维分析（也就是OLAP）、数理统计、数据挖掘，它不仅仅验证人们对数据特征的假设，更重要的是寻找并发现蕴藏在数据之中的规律。这需要专家来数学建模，然后用数据仓库的数据试验，比较，过滤掉不现实的假设，最终找出规律性的东西。

（四）医院决策支持系统的需求

医院决策支持系统就是决策支持系统在医院的应用，它是医院信息系统向更高一级发展而产生的先进信息管理系统，为医院决策者提供了分析问题、建立模型、模拟决策过程和方案的环境，通过调用各种信息资源和分析工具，帮助决策者提高决策的水平和质量。

医院决策支持系统是建立在医院各类管理系统之上的，它将各类业务系统采集的基础数据加以整合，然后进行统计汇总分析。要构建一个合理的医院决策支持系统，必须从医院决策支持系统的需求入手。

从医院运营管理的角度看，可分为核心决策、一般管理决策和业务分析决策 3 个层面，简单来说就是领导层决策、职能部门管理决策、医务人员业务决策。由于各自角色定位的不同，对决策支持系统的需求也有所不同。系统实施要针对不同需求，确定不同目标。

1.医院领导层决策需求

医院领导层决策需要全面的多视角的统计、分析数据信息,对一些前瞻性、方向性的决策提供支持,因此医院决策支持系统在建设上应注重在医院基本建设、重点学科建设、社会效益提升、人员绩效考核等重大决策方面发挥作用,如医院经济指标的设定、重点学科业务的开展、医院建设、大型诊疗设备的引进、医院绩效考核体系的建立等。医院领导层决策的支持与管理者的意志有着很大的关联,同时也受医院的发展定位和自身条件因素的制约,对这类决策的支持决定了决策支持系统的特征,是建立决策支持系统的主要任务,是最能体现系统价值的,也是最难以实现的。

2.医院职能部门管理决策需求

医院职能部门管理决策需要多视角的统计、对比数据信息,结合管理指标对一些规范性、时效性的管理决策提供支持,如病案统计、经济核算、质量控制等业务指标的达成等。

决策支持系统对医院职能部门管理决策的支持比较容易实现,其数据规范性较强,是医院整体运营状况的多视角反映。由于这类一般管理决策不受管理者意志的影响,也不因医院的自身条件的制约而改变,故而对这类决策的支持是决策支持系统的必须要求,是建立决策支持系统的基本任务。其重点和难点是各职能管理部门管理指标的确立,关键是这些指标的达成和修正,以及注重现有 HIS 已有功能与 DSS 功能的重叠。

3.医务人员业务决策需求

医务人员业务决策需要局部的多视角的统计、分析数据,对一些知识性、专业性的决策提供支持,如单病种人员在地区、年龄、职业、性别等的分布状况、治疗方案的确定等。对这类决策的支持,仅仅依赖统计、分析数据信息还难以提供很好的决策支持,还需要相关知识库、专家系统等共同完成。因此,对医疗业务决策支持系统只能采取成熟一个建立一个,在构建决策支持系统时应结合医院专业分布,有选择性地预留出接口,以便于今后扩充其功能。

(五)医院决策支持系统的应用架构

基于数据仓库和数据挖掘的决策支持系统成为当前医院信息化建设的主流解决方案。医院决策支持系统应用架构如图 5-5-2 所示,包括 4 个部分:数据源层、数据存储层、支撑层、决策层。

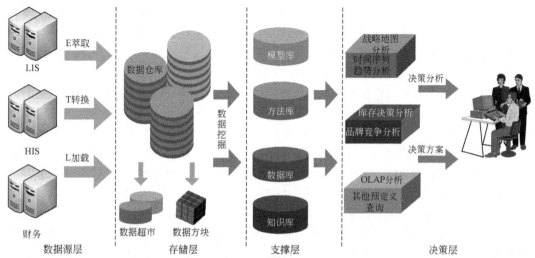

图 5-5-2 医院决策支持系统应用架构

（1）数据源层。数据源是整个系统的数据来源，包括医院内部数据和外部数据。内部数据包括医院 LIS、HIS、人员管理系统、财务管理系统的各类数据，以及办公自动化（OA）系统包含的各类文档数据；外部数据主要为各类外部统计数据及各类文档等。

（2）数据存储层。对数据源进行抽取、清理、转换和集成，并按照业务分析主题如医疗收入、库存或合同等，对数据进行重新组织，形成数据集市；同时组织存储数据字典、数据转换规则、数据自动加载频率及业务规则等相应的元数据。对某些需要重点分析的数据进行多维建模，形成多维数据立方体结构，以支持用户多角度、多层次的分析数据。

（3）支撑层。支撑层是决策支持系统的基础，由已建立的数据仓库、数据集市、数据立方体、模型库、方法库和知识库组成，其中模型库包含预测模型、分析模型和推理模型等，方法库包括商业智能（business intelligence，BI）支持方法、决策分析方法和数据挖掘算法等，知识库是存储利用 OLAP 和数据挖掘工具，发现隐藏在数据中的新知识的集合及专家经验和知识及历史诊断信息，而且对特定的、具有代表性的运营决策案例给出分析过程、方法和结果，存储在知识库中，以供决策分析过程参考。

（4）决策层。决策层是根据医院决策需求，利用决策工具进行分析和处理，为医院运营管理决策提供技术支持和工具，并结合专家知识经验及历史信息，给出决策方案，把数据转化为信息和知识，以供决策人员参考。该部分是整个系统的核心，基于 BI、数据仓库技术进行数据挖掘和 OLAP 分析，如医院业务工作量及收入预测分析、库存决策分析、品牌竞争分析、战略地图、时间序列趋势分析等。

（六）医院决策支持系统的主要内容

决策支持系统是建立多个决策分析层次，改变以往只注重使用报表进行事后分析的状况，力求通过分析子系统做到"事前可知，事中可控，事后可查"的效果。按照事前、事中、事后 3 个时间角度划分角色功能层次；支撑查询报表、多维分析和决策模拟等不同展现要求。

医院决策支持系统的主要内容包括以下三点。

1. 综合查询与挖掘分析

综合查询仍然是决策支持系统最基本的一个子系统，也是进入决策支持系统其他子系统的一个门户。其主要功能是可以按天、周、月、季度、年度或任意时间段统计和查询医院整体及各科室或个人门诊住院量，检验、检查治疗等医疗信息、手术的数量和质量及财经、药品、耗材等信息，也可以实时查询门诊及住院病人的基本情况，医院医教研、人事、后勤及其他管理层所需要的各种信息，也可以进行排比和对比分析等。

挖掘分析可以深层次地挖掘和分析各种信息，例如，可以分析地区、疾病、职业及年龄等分布，若需要还可以进一步找出哪些人、哪段时间、进行了哪些检查治疗、治疗效果如何等，为流行病学调查和疾病预防提供依据；可以通过分析门诊病人就诊、检查、治疗及取药等时间分布，为医院制订科学合理的门诊就医流程提供依据；可以从药物的用法与病人病情两个方面帮助医院决策层或管理层综合分析医生是否存在故意开具大处方或不合理使用药物的现象，从而为医院临床合理用药监管提供依据。

决策支持系统是对医院各级管理者决策行为的支持过程，因此，决策支持系统在功能设计上必须建立在对医院的业务数据进行深层挖掘，形成具有决策性的管理信息，只有这样才能使医院高层领导始终掌握医院各种动态和运行情况，从而提升医院的经营管理决策力。

2.管理预测分析

预测能力是衡量决策水平的重要标志之一。管理预测分析主要包括经济效益、人才需求、医疗投入、中长期发展规划预测等方面。例如，医院需要根据当前的医疗水平和市场环境等多种因素来确定未来的发展规划，医院决策层可以通过分析近几年门急诊人数、医疗收入与支出等数据来预测未来几年医院的发展趋势，进一步推算出医院对医疗设施设备、重点学科和人才建设等一系列的增长需求。决策支持系统还可以采集医院外部数据，如本地区的人群及职业分布、饮食习惯和医疗资源配置等，通过多方的数据采集和科学的数学模型来进行预测，从而为医院的决策提供依据。

3.绩效评价分析

医院绩效评价体系是为实现医院目标，按照系统论方法构建的由一系列反映医院各个侧面信息的指标集合而成的评价系统。评价指标是医院绩效评价内容的载体，也是医院绩效评价内容的外在表现，是医院绩效管理的重要环节。

医院绩效评价主要从两个层面来进行研究：一是组织或部门为对象进行绩效评价，包括医院、科室、班组等；二是以个体为对象进行绩效评价，包括医院院长、各级管理人员、科室主任、医生、护士和设备等。

评价方式主要有两种：一是综合评价，从数量、质量、效益、服务等方面全方位进行评价，例如，对医生进行绩效评价分析，首先根据工作性质将全院医生进行分类，从工作数量与质量、效率与效益、科研与教学成绩、职业素养等多方面制订评价标准，并给予合理的权重和分值，进行综合考核；二是专项评价，如财经、效率、流程等，全成本核算就是典型的对财经的专项评价。

建立决策支持系统是一个庞大、浩繁的系统工程项目，不能一蹴而就，多分析比较、突出重点，强化对核心需求的支持，才能让它发挥应有的作用。未来的医院决策形式不断呈现出动态的、个性化的决策，所以我们一定充分认识到决策支持系统仅仅能为医院提供决策支持，最终的决策还需要决策者根据医院的实现情况和自身的管理个性来选择一个最满意的决策方案。

（七）医院决策支持系统的应用实例

1.医院决策支持系统在管理层的应用

医院决策支持系统可以使管理层快速地鉴别在医院管理中问题存在的区域，缩小其调查范围，集中挖掘问题的根源，可帮助医院实现：①盈利能力分析；收入／成本／利润。②以部门或医生为单位进行综合分析。③提交降低成本的治疗方案。④提供高品质护理和优质的临床服务。⑤增加医院知名度，提高市场的竞争力和源动力。

表 5-5-1 以盈利能力分析为例分析预测：

（1）盈利能力分析主题：

表 5-5-1　盈利能力分析表

分析主题	明细主题	分析类型	分析方式	数据源
盈利能力分析	收入分析	报表	结构分析，趋势分析	HRP 系统
	成本费用分析	报表	趋势分析	
	实现利润分析	报表	钻取分析	

（2）盈利能力分析预测：盈利能力是指医院在一定时期内赚取利润的能力，是医院经营业绩的体现，也是职工福利不断完善的重要保障。通过盈利能力分析可以衡量和反映医院经营

业绩，找出医院盈利的关键驱动因素；结合动态监控、因素分析等手段，可以及时发现经营管理中存在的重大问题，进而采取措施解决问题，提高医院收益水平。

①收入分析及其趋势预测

②成本费用分析及其趋势预测

③利润分析及其趋势预测

以利润变化原因分析为例（如图 5-5-3）：①分析医院的利润发生了什么样的变化；②分析医院的利润变化受哪些因素的影响；③分析每一个影响因素对利润的影响程度；④综合前面3 个方面的分析，找出医院盈利的关键驱动点，帮助管理层改进医疗业务经营、费用、成本控制等运营策略。

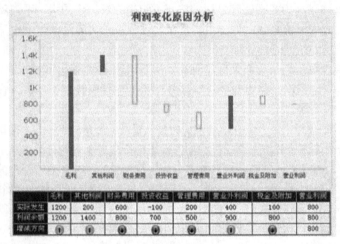

图 5-5-3　利润变化原因分析

2.医院决策支持系统在运营、管理方面的应用

医院决策支持系统在运营、管理方面的应用：①专业化的医疗研究及数据分析；②使用数据源检查不适当的临床服务；③提供给医生疾病发展趋势及专业的报表；④研究专家能够从结果数据来精确其科研数据；⑤数据模型的建立能够根据数据源预测个人的健康状况；⑥病症管理；⑦处方分析及应用研究；⑧医疗质量管理。

表 5-5-2 以医疗工作量为例分析，具体内容如下。

表 5-5-2　医疗工作量分析表

分析主题	明细主题	分析类型	分析方式	数据源
医疗	各科室工作量	模型	对比分析，趋势分析	HIS
工作量	各科室门急诊工作量报表	报表	结构分析	系统
	门诊病人费用分析	报表	结构分析	
	门诊挂号量趋势分析	报表	趋势分析	
	个人门诊费用情况分析	模型	结构分析，趋势分析	
	各科室住院工作量报表	报表	结构分析	
	住院病人费用分析	报表	结构分析	
	病床使用情况分析	报表	对比分析，预警分析	
	各科室平均住院日影响因素分析	模型	雷达图分析	
	各科室手术工作量报表	报表	结构分析	

（1）医疗工作量分析主题：医疗工作量直接反映医院工作、医疗服务和医院发展与竞争情况。未来医院的发展与竞争，不管是理念、管理、智力、规模、服务、人才竞争还是品牌竞争，争来争去都是为病人服务而争。因此，医院的工作量能反映出医院发展的趋势。通过工作量的分析，可以得出医院持续发展趋势与发展速度。以全院工作量为例分析（图5-5-4，图5-5-5）。

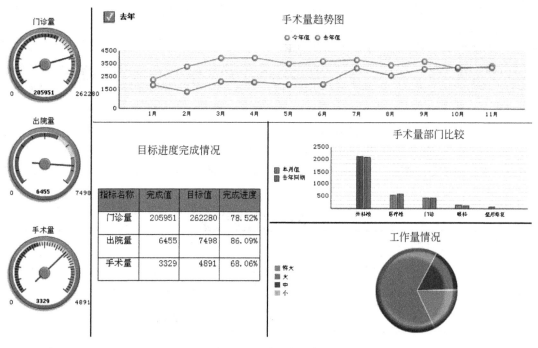

图 5-5-4　全院工作量情况

部别	门急诊接诊数	同比%	目标比%	出诊诊次数	同比%	专家诊次数	同比%	节假日诊次数	同比%	门诊收入（万元）	同比%	药费比%	有诊断数比%	分析
合计	49,953			13,895	-5.49	24,330	-3.42	17,649	-4.80	53,873	-5.63	53.75	53.09	
内科临床部	15,627	-2.84	95.72	4,663	-0.02	7,625	-7.02	5,751	-5.18	17,391	-8.23	52.03	58.22	查看
外科临床部	13,529	-1.82	113.13	3,463	-10.17	6,177	-4.87	4,565	-0.70	13,045	-10.83	57.70	47.14	查看
门诊部	6,222	-33.82	80.41	1,919	-7.56	3,407	-3.13	2,325	-10.37	7,813	2.25	46.55	56.59	查看
健康医学中心	1,668	-7.18	114.17	467	4.71	716	14.93	472	-13.87	1,566	-21.62	89.31	38.01	查看
南楼临床部	3,444	2.44	110.56	678	-9.24	1,429	3.70	954	-4.89	2,265	-33.36	104.20	51.19	查看
医技部	8,114	-8.24	99.46	2,273	-11.31	4,244	-2.37	3,004	-6.79	10,240	16.48	37.21	55.05	查看
其他	1,349	-6.25	80.88	432	23.08	732	15.64	578	13.56	1,553	-7.34	75.54	49.00	查看

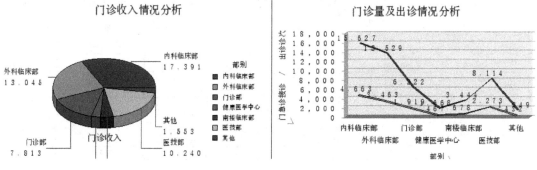

图 5-5-5　全院门诊量明细报表

（2）医院最核心的工作量指标：包括门诊量、出院量、手术量。单独从统计数据来看，需要了解以下内容：①全院各科室工作量，各科室与去年与目标比较的完成情况怎样；②哪些方面影响了工作量完成进度，如手术工作量各类型占比情况；③哪个科室完成情况差，哪个医师完成情况差。

使用工作量仪表盘，可以从全院情况跳转到各科室，追溯到各个医生。使用预制的医师工作量分析模型，分析医师工作情况。

3.医院决策支持系统在财务方面的应用

医院决策支持系统可以帮助财务部门进行有关业务处理，例如：①绩效考核分析；②按诊断和治疗进行的成本/收入分析；③成本构成、分类分析；④结余分析；⑤为审计出具客观性报告所需信息。

表 5-5-3 以绩效考核分析为例，具体内容如下。

（1）绩效考核分析主题：绩效考核分析指的是医院月度、季度、年度的按收入、成本、收益的科室排名，内容包括：①科室收入成本分析；②直接医疗科室收益排名分析；③医技科室收益排名分析。

表 5-5-3　绩效考核分析表

分析主题	明细主题	分析类型	分析方式	数据源
绩效考核	科室收入成本分析	报表	对比分析，趋势分析	HRP 系统
	直接医疗科室收益排名分析	报表	趋势分析，排名分析	
	医技科室收益排名分析	报表	趋势分析，排名分析	

以直接医疗科室收益排名为例（如图 5-5-6）：

直接医疗科室收益排名表

科室名称	收入 本期	收入 累计	成本 本期	成本 累计	收益 本期	收益 累计
心内科	7,712,271.73	7,712,271.73	5,991,131.45	60,348,690.26	1,721,140.28	-52,636,418.52
泌尿外科	7,380,395.22	7,380,395.22	7,446,995.85	56,185,357.66	-66,600.64	-48,804,962.44
急诊科	5,129,622.49	5,129,622.49	5,593,500.54	46,328,581.93	-463,878.05	-41,198,959.45
呼吸科	3,780,917.05	3,780,917.05	4,039,496.97	35,446,509.99	-258,579.92	-31,665,592.94
综合科	3,773,644.21	3,773,644.21	3,562,974.37	29,769,535.12	210,669.84	-25,995,890.91
骨科	3,717,182.85	3,717,182.85	3,687,740.10	27,552,787.70	29,442.75	-23,835,604.85
神经内科	3,408,984.16	3,408,984.16	3,526,623.96	28,343,118.68	-117,639.80	-24,934,134.52
普外科	3,223,485.17	3,223,485.17	3,204,631.74	27,989,623.44	18,853.44	-24,766,138.27
肾内科	2,702,928.20	2,702,928.20	2,677,846.88	20,844,978.76	25,081.32	-18,142,050.56
消化内科	2,456,158.36	2,456,158.36	2,167,420.49	18,634,657.96	288,737.86	-16,178,499.60
妇科	2,425,211.30	2,425,211.30	2,692,800.98	18,797,143.02	-267,589.67	-16,371,931.73
心外科	2,394,865.77	2,394,865.77	1,342,530.18	16,883,257.97	1,052,335.59	-14,488,392.21
中医科	2,053,178.81	2,053,178.81	1,945,719.92	15,524,266.61	107,458.89	-13,471,087.80
内分泌科	1,994,506.25	1,994,506.25	2,087,372.59	14,425,237.30	-92,866.33	-12,430,731.04
肝胆胰脾外	1,788,729.42	1,788,729.42	1,532,607.81	11,782,047.98	256,121.60	-9,993,318.56
外科ICU（S	1,604,455.19	1,604,455.19	1,305,939.16	10,225,529.34	298,516.03	-8,621,074.15
血液科	1,392,576.27	1,392,576.27	1,388,731.40	11,494,670.16	3,844.88	-10,102,093.89
肿瘤科	1,388,812.71	1,388,812.71	1,341,368.68	10,265,783.28	47,444.03	-8,876,970.57
胸外科	1,357,921.14	1,357,921.14	1,295,211.22	10,649,185.22	62,709.91	-9,291,264.09
神经外科	1,305,503.71	1,305,503.71	1,112,210.47	8,597,055.82	193,293.24	-7,291,552.11
介入医学科	1,232,772.61	1,232,772.61	839,106.46	9,806,493.94	393,666.15	-8,573,721.34

图 5-5-6　直接医疗科室收益排名

（2）通过以上数据分析得出：①收入高的科室未必收益高，科室的相应成本也可能很高；②科室的收入、成本、收益的明细数据和排名，为医院的绩效考核提供了数据基础。

（张　红　周建伟　樊俊芝　师　敏　李彦敏　张　静　刘　辉　周雪忠　李敬华

张素秋　白　扬）

参 考 文 献

[1] 刘保延.真实世界的中医临床研究范式.中医杂志.2013, 54(6): 451-455

[2] 刘保延,周雪忠,李平,等.个体诊疗临床科研信息一体化平台.中国数字医学,2007, 2(6): 31-36.

[3] Zhou X, Chen S, Liu B, et al. Development of traditional Chinese medicine clinical data warehouse for medical knowledge discovery and decision support. Artif Intell Med, 2010, 48(2-3): 139-152

[4] Liu B, Zhou X, Wang Y, et al. Data processing and analysis in real-world traditional Chinese medicine clinical data: challenges and approaches. Stat Med, 2012, 31(7): 653-660.

[5] 詹思延.循证医学和循证药学新进展.临床药物治疗杂志 , 2008, 6(6): 30-32.

[6] Roy-Byrne P P, Sherbourne C D, Craske M G, et al. Moving treatment research from clinical trials to the real world. Psychiatr Serv, 2003, 54(3): 327-332.

[7] Fayyad U, Piatetsky-Shapiro G P. From data mining to knowledge discovery in databases. AI magazine, 1996, 17(3): 37.

[8] Xuewei W, Haibin Q, Ping L, A self-learning expert system for diagnosis in traditional Chinese medicine. Expert systems with applications, 2004, 26(4): 557-566.

[9] Shibing S, Lu A, Shao L, et al. Evidence-based ZHENG: a traditional Chinese medicine syndrome. Evidence-Based Complementary and Alternative Medicine. 2012.

[10] Guoping L, Guozheng L, Yalei W, et al. Modelling of inquiry diagnosis for coronary heart disease in traditional Chinese medicine by using multi-label learning. BMC complementary and alternative medicine, 2010, 10(1): 1.

[11] 肖永华,王世东,李靖,等.吕仁和教授辨治糖尿病医案数据挖掘分析.北京中医药大学学报：中医临床版 , 2009, 16(3): 1-4.

[12] Feng Y, Zhaohui W, Xuezhong Z, et al. Knowledge discovery in traditional Chinese medicine: state of the art and perspectives. Artificial Intelligence in Medicine, 2006, 38(3): 219-236.

[13] Lukman, Suryani, Yulan H, et al. Computational methods for traditional Chinese medicine: a survey. Computer methods and programs in biomedicine, 2007, 88(3): 283-294.

[14] 田琳,阎英杰,朱建贵,等.数据挖掘及其在中医药领域中的应用.中国中医基础医学杂志.2005, 11(9): 710-712.

[15] 李远,赵婷婷,李海滨,等.基于数据挖掘的硬皮病中医辨证用药规律研究.医学研究与教育,2016, 33(1), 29-34.

[16] 郝宏文,张润顺,周雪忠,等.王素梅治疗多发性抽动症方药配伍的复杂网络法分析初探.世界科学技术—中医药现代化,2012, 14(1): 1297-1301.

[17] 高铸烨,张京春,徐浩,等.用复杂网络挖掘分析冠心病证候 - 治法 - 中药关系.中西医结合学报 , 2010, 8(3): 238-243.

[18] Zhang N L, Yuan S, Chen T, et al. Statistical validation of traditional Chinese medicine theories. The Journal

of Alternative and Complementary Medicine, 2008,14(5): 583-587.

[19] 张连文, 傅晨, 刘腾飞, 等. 隐结构分析与西医疾病的辨证分型 (Ⅲ): 辨证规则的建立. 世界科学技术—中医药现代化, 2014, 04: 723-730.

[20] 张连文, 许朝霞, 王忆勤, 等. 隐结构分析与西医疾病的辨证分型 (Ⅱ): 综合聚类. 世界科学技术—中医药现代化, 2012, 14(2): 1422-1427.

[21] 张连文, 袁世宏, 陈弢, 等. 隐结构模型与中医辨证研究 (Ⅱ)——肾虚数据分析. 北京中医药大学学报, 2008, 31(9): 584-587.

[22] 袁世宏, 王天芳, 张连文. 中医证候的认知思路及其数据挖掘方法. 中医杂志, 2011, 52(4): 284-288.

[23] 王天芳, 张连文, 赵燕, 等. 隐结构模型及其在中医证候研究中的应用. 北京中医药大学学报. 2009, 32(8): 519-526.

[24] 周雪忠, 刘保延, 王映辉, 等. 复方药物配伍的复杂网络方法研究. 中国中医药信息杂志, 2008, 15(11): 98-100.

[25] 张润顺, 周雪忠, 姚乃礼, 等. 基于复杂网络分析的肝脾不调证的配伍特点研究. 世界科学技术—中医药现代化, 2010, 12(6): 882-887.

[26] 王映辉, 周雪忠, 张润顺, 等. 利用复杂网络与点式互信息法分析挖掘名老中医用药经验研究. 中国数字医学, 2011, 6(4): 76-80.

[27] Xuezhong Z, Poon J, Kwan P, et al. Novel two-stage analytic approach in extraction of strong herb-herb interactions in TCM clinical treatment of insomnia. In International Conference on Medical Biometrics, Springer Berlin Heidelberg, 2010, 48(3): 258-267.

[28] 严蓓华, 杨铭, 陈佳蕾, 等. 复杂网络在中医药方面的研究和应用. 中国实验方剂学杂志, 2012: (7): 276-280.

[29] Zhou X, Liu B, Network analysis system for traditional Chinese medicine clinical data. In 2009 2nd International Conference on Biomedical Engineering and Informatics, 2009: 1-5.

[30] 雷蕾, 杨策, 温先荣, 等. 基于复杂网络的心绞痛血瘀证中药组方研究. 世界中医药, 2013, 8(9): 1101-1104.

[31] 李昕, 王天芳, 薛晓琳, 等. 运用复杂网络分析中医药治疗肝炎肝硬化的用药规律. 中华中医药杂志, 2013, 28(5): 1495-1499.

[32] 孟凡红, 李明, 李敬华, 等. 基于复杂网络挖掘古代止痛方剂用药规律. 中医杂志, 2013, 54(2): 145-148.

[33] 罗静, 徐浩, 周雪忠, 等. 基于复杂网络的不稳定型心绞痛中药配伍应用规律研究. 中国中西医结合杂志, 2014, 34(12), 1420-1424.

[34] 杨薇, 李杨, 孙磊磊, 等. 27 678 例缺血性中风病急性期病人核心中西药物动态变化复杂网络分析. 中国中药杂志, 2015, 40(24): 4783-4790.

[35] 谢辉辉, 祁波, 袁丹, 等. 基于复杂网络分析汪受传教授治疗小儿厌食的用药规律研究. 中华中医药杂志, 2015, 30(9): 3075-3077.

[36] 江丽杰, 何丽云, 周雪忠, 等. 基于复杂网络的失眠中医诊治规律研究. 中国中医基础医学杂志, 2015, 12: 1540-1543.

[37] 杨铭, 李嘉旗, 焦丽静, 等. 基于复杂网络结合生存分析的中医药治疗肺癌的核心有效处方的发现研究. 中国中药杂志, 2015, 22: 4482-4490.

[38] 孙天晓, 奉书薇, 任玉兰, 等. 基于复杂网络社团结构划分的古代治疗面瘫腧穴配伍规律研究. 针刺研

究, 2016, 03: 265-269.

[39] 张玲, 史琦, 王辛秋, 等. 李友林治疗慢性咳嗽临证用药复杂网络分析. 中医杂志, 2014, 55(16): 1371-1375.

[40] 黄源, 杨铭, 陈佳蕾, 等. 基于复杂网络的中医药治疗慢性阻塞性肺疾病的用药配伍特点. 中国实验方剂学杂志, 2012, 15: 7-11.

[41] Freund Y, Mason L. The alternating decision tree learning algorithm. In *icml*, 1999, 99: 124-133.

[42] Pearl, Judea. Probabilistic reasoning in intelligent systems: networks of plausible inference. Morgan Kaufmann, 2014.

[43] Hecht-Nielsen R. Theory of the backpropagation neural network. International Joint Conference on Neural Networks, 1989, 1(1): 593-605.

[44] Friedman J, Hastie T, Tibshirani R. The elements of statistical learning. Springer, Berlin: Springer series in statistics, 2001, 1.

[45] Wettschereck D, Aha D W, Mohri T A review and empirical evaluation of feature weighting methods for a class of lazy learning algorithms. Artificial Intelligence Review, 1997, 11(1-5): 273-314.

[46] 徐蕾, 贺佳, 孟虹, 等. 基于信息熵的决策树在慢性胃炎中医辨证中的应用. 第二军医大学学报, 2004, 25(9): 1009-1012.

[47] 孙亚男, 宁士勇, 鲁明羽, 等. 贝叶斯分类算法在冠心病中医临床证型诊断中的应用. 计算机应用研究, 2006, 11(1): 164-166.

[48] 徐璀, 许朝霞, 许文杰, 等. 基于贝叶斯网络原理的 835 例冠心病病例中医证候分类研究. 上海中医药杂志, 2014, 48(1): 10-13.

[49] 牟春笋, 张萍, 孔春妍, 等. Bayes 概率模型在新生儿黄疸阴阳属性判别中的应用. 中国中西医结合杂志, 2015, 35(9): 1078-1082.

[50] 朱文锋, 晏峻峰, 黄碧群. 贝叶斯网络在中医证素辨证体系中的应用. 中西医结合学报, 2006, 4(6): 567-571.

[51] 吴荣, 聂晓燕, 王阶, 等. 基于贝叶斯网络的名老中医治疗冠心病辨证规律研究. 中国中医药信息杂志, 2010, 17(5): 98-99.

[52] 朱咏华, 朱文锋. 基于贝叶斯网络的中医辨证系统. 湖南大学学报 (自然科学版), 2006, 33(4): 123-125.

[53] 王学伟, 瞿海斌, 王阶. 一种基于数据挖掘的中医定量诊断方法. 北京中医药大学学报, 2005, 28(1): 4-7.

[54] 边沁, 何裕民, 施小成, 等. 基于 MFB—P 算法的中医证型的神经网络模型初探. 中国中医基础医学杂志, 2001, 7(5): 66-69.

[55] 徐亮, 陈守强, 侯建辉, 等. 基于 BP 神经网络的中医辨证模型构建方法探讨. 世界中医药, 2016, (2): 335-338.

[56] 孙继佳, 苏式兵, 陆奕宇, 等. 基于粗糙集与支持向量机的中医辨证数据挖掘方法研究. 数理医药学杂志, 2010, 23(3): 261-265.

[57] 徐琳, 王忆勤, 邓峰, 等. 基于 SVM 的中医心系证候分类研究. 世界科学技术—中医药现代化, 2010, (5): 713-717.

[58] 李雪平, 谢艳虹, 许朝霞, 等. 概述不同数理统计方法在冠心病中医证候特征分类中的应用. 中华中医药杂志, 2016, 31(3): 957-960.

[59] 陈克龙, 樊永平. 数据挖掘中的分类算法及其在中医证候学中的应用. 中华中医药杂志, 2011, 26(3):

469-473.

[60] 吴宏进,许家佗,张志枫,等.基于数据挖掘的围绝经期综合征中医证候分类算法分析.中国中医药信息杂志,2016(1):39-42.

[61] Xuezhong Z, Shibo C, Baoyan L, et al. "Development of traditional Chinese medicine clinical data warehouse for medical knowledge discovery and decision support." Artificial Intelligence in Medicine, 2010, 48(2): 139-152.

[62] Jain A K, Murty M N, Flynn P J. Data clustering: a review. ACM computing surveys (CSUR), 1999, 31(3): 264-323.

[63] Tversky A. Features of similarity. Psychological review, 1977, 84(4): 327.

[64] 麻晓慧,王泓午,何裕民.胆病症状学聚类研究.中国中医基础医学杂志,2000,6(12),59-61.

[65] 高铸烨,徐浩,史大卓,等.急性心肌梗死中医辨证分型的聚类研究.中国中医急症,2007,16(4):432-434.

[66] 吴焕林,阮新民,罗文杰,等.319例冠心病病人证型分布聚类分析及证型诊断条件的确立.中国中西医结合杂志,2007,27(7):616-618.

[67] 张明雪,李京,李涵,等.基于聚类分析的冠心病合并高血压中医证候特征研究.中华中医药学刊,2016,34(7):1543-1546.

[68] 王彦刚,李立,李佃贵.慢性萎缩性胃炎证候学聚类研究.河北中医,2015,(1):22-24.

[69] 郑舞,刘国萍,颜建军,等.基于近邻传播聚类方法的慢性胃炎症状群分布特征研究.世界科学技术—中医药现代化,2015,(12):2558-2563.

[70] 安贺军,张波,郭雁冰,等.172例慢性萎缩性胃炎病人症状及舌脉聚类分析.辽宁中医药大学学报,2015,17(3):123-125.

[71] 陈彩凤,李云英,林文敏,等.喉癌前病变中医证候特点的调查研究及聚类分析.中华中医药杂志,2015,30(7):2567-2569.

[72] 张永慧,林丽珠.癌因性疲乏病人的中医证候聚类分析.广州中医药大学学报,2016,33(4):485-489.

[73] 张月,张培彤,赵冰,等.基于聚类分析的肺癌中医证候分类及诊断的研究.北京中医药大学学报,2009,32(2):132-135.

[74] 张声生,汪红兵,李振华,等.360例腹泻型肠易激综合征的聚类分析及证候特征研究.中华中医药杂志,2010,25(8):1183-1187.

[75] 刘维,王朝旭,吴沅皞.260例类风湿关节炎病人中医证型聚类分析.中医杂志,2016,57(6):508-511.

[76] 阎玥,王辛秋,史琦,等.基于聚类分析的感冒后咳嗽中医证候研究.世界中西医结合杂志,2015,10(6):741-743.

[77] 张连文,周雪忠,陈弢,等.论证候研究中变量聚类结果的诠释.中国中医药信息杂志,2007,14(7):102-103.

[78] 唐仕欢,陈建新,杨洪军,等.基于复杂系统熵聚类方法的中药新药处方发现研究思路.世界科学技术—中医药现代化,2009(2):225-228.

[79] 潘碧琦,潘建科,刘军,等.基于关联规则和复杂系统熵聚类的痛风用药规律研究.中华中医药杂志,2014,29(6):2040-2043.

[80] 任毅,陈志强,张敏州,等.当代名老中医治疗冠心病用药规律的聚类分析.中国中西医结合杂志,2016,36(04):411-414.

[81] Kaelbling L P, Littman M L, Cassandra A R. "Planning and acting in partially observable stochastic

domains." Artificial intelligence, 1998, 101(1-2): 99-134.

[82] Cassandra A, Littman M L, Zhang N L. Incremental pruning: A simple, fast, exact method for partially observable Markov decision processes. Proceedings of the Thirteenth conference on Uncertainty in artificial intelligence. Morgan Kaufmann Publishers Inc., 1997.

[83] 冯奇 . POMDP 近似解法研究及在中医诊疗方案优化中的应用 . 北京：北京交通大学 , 2011.

[84] Feng Q, et al. "A MDP solution for Traditional Chinese Medicine treatment planning." 2010 3rd International Conference on Biomedical Engineering and Informatics, 2010, 6:2250-2254.

[85] Blei, David M. Probabilistic topic models. Communications of the ACM, 2012; 55(4): 77-84.

[86] Blei, David M, Andrew Y Ng, et al. Jordan. "Latent dirichlet allocation." Journal of machine Learning research, 2003(3): 993-1022.

[87] Xiaoping Z, et al. A hierarchical symptom-herb topic model for analyzing traditional Chinese medicine clinical diabetic data. 2010 3rd International Conference on Biomedical Engineering and Informatics, 2010: 6.

[88] 张小平 . 主题模型及其在中医临床诊疗中的应用研究 . 北京：北京交通大学 , 2011.

[89] 高惠璇，赵素雯，杨学鹏 . 聚类分析在中医阴阳学说研究中的应用 . 数理统计与管理 , 1990, 02: 28-32.

[90] 衡炳芳，夏庆，张秀兰，等 .150 例人体体质阴阳偏盛类型的临床分析 . 华西医学 , 1999, 04: 446.

[91] 孙春丽，李秀颖，赵立纯 . 基于五行学说的五脏系统模糊建模与分析 . 鞍山师范学院学报 , 2011, 06: 1-4.

[92] 戴永生，刘亿淑，欧江琴 . 五行辨证治疗胃脘痛 1248 例调研分析 . 辽宁中医杂志 , 2015, 09: 1653-1654.

[93] 孙尚拱，高剑波，烟建华 . 用统计学方法研究中医藏象理论 . 数理统计与管理 , 2005, 02: 120-126.

[94] 金海浩 . 五行相生间接补法古代应用规律研究 . 南京中医药大学 , 2011.

[95] 肖生萍，唐丽 . 基于阴阳五行理论的上海市三个居住区绿地景观分析 . 湖北农业科学 , 2016, 15: 3938-3941.

[96] 高剑波 . 从临床症状分析探讨用统计学方法研究五脏生理功能的理论与实践 . 北京中医药大学 , 2003.

[97] 吴弥漫 . 把握藏象研究方法，走出中医藏象研究误区 . 广州中医药大学学报 , 2006, 03: 183-185.

[98] 刘瑜，项红，战丽彬 . 藏象本质与神经内分泌免疫网络指标相关性研究 . 中国中医药信息杂志 , 2014, 07: 18-21.

[99] 刘瑜 . 基于神经内分泌免疫网络相关指标数据库的藏象本质研究 . 大连：大连医科大学 , 2012.

[100] 莫芳芳 . 基于中医古籍研究的"肺与大肠相表里"理论应用情况分析 . 中医杂志 , 2012, 53(20):1711-1713

[101] 张启明 . 选录历代五脏病医案进行统计学处理对藏象学说中五脏的形态学基础和功能变化规律的研究 . 山东中医药大学 , 2004.

[102] 周莺 . 古代情志病证医案信息数理分析 . 广州中医药大学 , 2007.

[103] 张莎莎 . 基于数据挖掘的《临证指南医案》肝藏象的理论与临证研究 . 上海：上海中医药大学 , 2014.

[104] 焦顺发 . 经络现象初步研究（附经络普查 60 000 人总结分析）. 山西医药杂志 , 1975, 06: 15-29.

[105] 林枫，王媛媛，江钟立 . 网络思维和网络分析在经络研究中的应用前景 . 中国针灸 , 2011, 03: 281-284.

[106] 牛婷立，芦煜，马良宵，等 . 气血津液的动态检测方法及其识别装置研究 . 中国中西医结合学会：第九次全国中西医结合诊断学术研讨会 , 2015: 3.

[107] 廖云龙 . 从模糊理论看六经辨证 . 广州中医学院学报 , 1990, 01: 1-4.

[108] 吴雄志 . 聚类分析在六经辨证中的应用 . 国医论坛 , 2001, 01: 8-9.

[109] 李爱敏，王立堂，宋丽军 . 对现代六经辨证中运用中药配伍用量的数理统计分析 . 中医研究 , 1995,

05: 9-10.

[110] 何伟，程淼，乔文彪，等.证候要素及其演变规律研究方法探析.中医杂志，2013, 11: 901-904.

[111] 张润顺，周雪忠，姚乃礼，等.基于临床数据分析的肝脾不调证候诊断标准临床适用性研究.世界科学技术—中医药现代化，2010, 02: 181-184.

[112] 张润顺，周雪忠，姚乃礼，等.基于临床数据的肝脾不调证候诊断判定标准研究.世界科学技术—中医药现代化，2009, 03: 348-351.

[113] 张润顺.肝脾不调证候结构、分层的临床研究.中国中医科学院，2008.

[114] 谢颖桢，孙占全，程平荣，等.基于熵方法动态分析中风病中经络中脏腑证候要素的相关度.中国中医基础医学杂志，2009, 12: 896-898.

[115] 刘锋，徐姗姗，周宜，等.基于古代医案的数据挖掘对高血压病因的研究.国医论坛，2015, 06: 10-12.

[116] 李丹.基于数据挖掘的冠心病病因规律分析研究.电脑开发与应用，2012, 12: 88-90.

[117] 王义国，张启明，宋观礼，等.五脏发病不完全具有季节性.中国中医基础医学杂志，2008, 09: 641-642.

[118] 戴俭宇.《名医类案》《续名医类案》从肾论治医案系统研究.辽宁中医药大学，2012.

[119] 孙小添.清代名医从肾论治医案规律研究.沈阳：辽宁中医药大学，2014.

[120] 胡慧良.历代中医疫病治则治法的文献研究.杭州：浙江中医药大学，2015.

[121] 贺晓婷.基于数据挖掘的郭立中教授从温肾运脾论治慢性胃炎的病案研究.南京：南京中医药大学，2015.

[122] 蒋跃绒，谢元华，张京春，等.陈可冀治疗心血管疾病血瘀证用药规律数据挖掘.中医杂志，2015, 05: 376-380.

[123] 马晓昌.陈可冀教授治疗冠心病临床经验介绍——祛浊利湿与活血化瘀并重.中西医结合心脑血管病杂志，2005, 05: 441-442.

[124] 顾植山.让中医五运六气学说重放光芒.浙江中医药大学学报，2006, 02: 137-142.

[125] 黄金昶，张惠子，刘朋波.肺癌病人的运气学初探.中华中医药杂志，2010, 12: 2025-2027.

[126] 徐俊峰.缺血性中风证候组合规律及方证相应的初步研究.北京：北京中医药大学，2006.

[127] 徐俊峰，李保洋，高颖，等.缺血性中风病证候演变模式的研究.天津：天津中医药，2009, 26(6): 511-514.

[128] 徐俊峰，高颖，王振华，等.中风病证候与神经功能缺损程度的关系.中医杂志，2010, 51(6): 540-543.

[129] 游本铿.基于数据挖掘的《伤寒论》肺热证研究.北京：北京中医药大学，2015.

[130] 刘硕.冠心病合并心力衰竭中医证候要素、证候特征及演变规律研究.沈阳：辽宁中医药大学，2015.

[131] 刘强.心气虚证的数据挖掘和网络结构研究.长沙：湖南中医学院，2003.

[132] 王建华，张哲，肖蕾，等.因子分析结合关联规则探索心脑合病证候特点.中华中医药杂志，2016, 09: 3484-3489.

[133] 陈静慧.基于数据挖掘明清时代胃脘痛医案舌诊与脉诊研究.广州：广州中医药大学，2015.

[134] 张平.基于数据挖掘方法的慢性胃炎脾胃湿热证量化诊断标准研究.武汉：湖北中医药大学，2016.

[135] 唐伟，张炳秀，张文东，等.胃脘痛证候的聚类分析及因子分析研究.安徽中医学院学报，2012, 06: 35-37.

[136] 赵文光，赵凯.重症肌无力证候的聚类分析及因子分析研究.福建中医药，2014, 06: 4-6.

[137] 薛飞飞.基于数据挖掘的肝郁脾虚证研究.北京：北京中医药大学，2008.

[138] 郑绍勇.肝失疏泄所致病证的文献整理挖掘.南京：南京中医药大学，2010.

[139] Zhou X, Menche J, Barabasi A-L, et al. Human symptoms disease network. Nature communications, 2014, 5: 4212

[140] 原嘉民.基于数据挖掘的亚健康多维特征研究.广州：广州中医药大学，2012.

[141] 陈清光，许家佗，于波，等.亚健康状态脉图特征的数据挖掘研究.中华中医药学会中医诊断学分会：全国第十二次中医诊断学术年会，2011: 5.

[142] 倪青，陈世波，周雪忠，等.2型糖尿病合并代谢综合征病人并发症特征分析.中医杂志，2007, 09: 809-811.

[143] 李保洋.特征选择在中医数据挖掘中的应用研究.北京：北京交通大学，2008.

[144] 李明达.面向组学数据的疾病特征分析方法研究.北京：中国科学技术大学，2015.

[145] 贺淑萍.肝病流行病学特征分析及慢性乙型肝炎症状分布示范研究.武汉：湖北中医药大学，2015.

[146] 倪青，陈世波，周雪忠，等.基于无尺度网络分析的2型糖尿病代谢综合征方-药-证关系.中国中医药信息杂志，2006, 11: 19-22.

[147] 肖明良.仝小林教授辨治代谢性高血压经验总结.北京：北京中医药大学，2013.

[148] 周强.仝小林教授治疗糖尿病肾病用药规律分析及经验总结.中国中医科学院，2011.

[149] 于凌，名医医案心藏象辨证论治规律的研究，上海：上海中医药大学，2007.

[150] 李强.中医七情之"怒"的古代与近代医案证治规律的研究.广州：广州中医药大学，2008.

[151] 王佳笑.基于中医结构化住院病历数据的糖尿病合并高血压病证结合诊疗规律探讨.中国中医科学院，2014.

[152] 钱桂凤.基于数字化四诊合参及数据挖掘的帕金森病针刺干预策略研究.北京：北京中医药大学，2015.

[153] 郭明星.基于临床科研信息共享系统的慢性乙型肝炎证治规律研究.武汉：湖北中医药大学，2014.

[154] 赵静，郭洪涛，韩经丹，等.中医药治疗流行性感冒文本挖掘结果与诊疗方案的比较分析.中医杂志，2014, 07: 612-616.

[155] Xuezhong Z, Runshun Z, Shah Jatin, et al. Patterns of herbal combination for the treatment of insomnia commonly employed by highly experienced Chinese medicine physicians. Chinese Journal of Integrative Medicine, 2011 , 17(9): 655-662.

[156] 丁维.基于数据挖掘技术的中医方药量效关联研究.四川：成都中医药大学，2007.

[157] 姜开运，梁茂新.茯苓潜在功用的发掘与利用.世界科学技术—中医药现代化，2015, 09: 1838-1842.

[158] 姜开运，梁茂新.白芷潜在功用的发掘与利用.中国中医基础医学杂志，2016, 06: 860-862.

[159] 权红，解晓静.方和谦经验方加味和肝汤治疗慢性浅表性胃炎临床研究.北京中医药，2013, 05: 346-348.

[160] 杨秦，曾莉，李文林.中医外科关于疮疡研究的知识图谱分析.南京中医药大学学报，2012, 06: 535-537.

[161] 金末淑.基于数据挖掘的仝小林教授应用干姜黄芩黄连人参汤治疗T2DM用药规律研究.北京：北京中医药大学，2012.

[162] 贾铁东.基于数据挖掘分析近10年治疗糖尿病足中药方剂组方规律.沈阳：辽宁中医药大学，2015.

[163] 杨丽平，孔繁飞，杨阳，等.基于数据挖掘的风寒湿痹方剂用药规律研究.中国中医药信息杂志，2015, 03: 44-47.

[164] 李赵陵.基于数据挖掘方法的气滞血瘀证方剂组方规律研究.北京：北京中医药大学，2015.

[165] 赵鑫 . 应用数据挖掘技术分析治疗慢性心力衰竭方剂组方规律 . 北京：北京中医药大学 , 2012.

[166] 徐姗姗 , 翟慕东 , 傅元谋 , 等 . 从数据挖掘探析桂枝汤临床运用规律 (续). 河南中医 , 2007, 08: 4-7.

[167] 徐姗姗 . 从数据挖掘探析桂枝汤临床运用规律 . 成都中医药大学 , 2006.

[168] 冯玉华 , 杨育同 , 闫润红 . 升阳益胃汤方证相关性的文本挖掘 . 中国实验方剂学杂志 , 2013, 13: 359-362.

[169] 陈珺 . 五苓散证治规律研究 . 广州中医药大学 , 2014.

[170] 王帅 . 基于数据挖掘的仝小林教授临床 "药症相应" 规律探究 . 北京：北京中医药大学 , 2012.

[171] 朱葛馨 . 以黄连为例的中药饮片安全性研究 . 中国中医科学院 , 2015.

[172] 徐桂琴 . 基于文献的中医药治疗原发性骨质疏松症临床疗效评价研究 . 中国中医科学院 , 2009.

[173] 王雪峰 , 董丹 , 梁茂新 , 等 . 数据挖掘技术在小儿肺炎中医临床疗效评价研究中应用的思路与方法 . 中国中西医结合杂志 , 2007, 10: 949-951.

[174] 沈亚诚 , 印鉴 , 王小云 , 等 . 多变量序列模式挖掘在中医疗效评价的应用 . 计算机应用研究 , 2009, 07: 2633-2635+2639.

[175] 江丽杰 . 多医师辨证论治失眠有效治疗方药的发现研究 . 中国中医科学院 , 2014.

[176] 高铸烨 , 徐浩 , 陈可冀 , 等 . 用随机行走模型评价生脉注射液治疗冠心病的临床疗效 . 中西医结合学报 , 2008, 09: 902-906.

[177] 王雪峰 , 董丹 , 梁茂新 , 等 . 数据挖掘技术在小儿肺炎中医临床疗效评价指标研究中应用的思路与方法 . 中华中医药学会儿科分会、全国中医药高等教育学会儿科教学研究会：第 24 届全国中医儿科学术研讨会、中医药高等教育儿科教学研讨会、儿科名中医讲习班 . 2007: 6, 647-652.

[178] 柴雅倩 . 基于数据挖掘技术的瘀血舌研究 . 广州：广州中医药大学 , 2008.

[179] 贺宏波 . 基于数据挖掘的仝小林教授门诊 2 型糖尿病舌象信息研究 . 北京：北京中医药大学 , 2013.

[180] 赵天宇 . 基于图像分析的仝小林教授门诊 2 型糖尿病舌象客观化研究 . 北京：北京中医药大学 , 2015.

[181] 刘晋平 . 数据挖掘在中医脉诊研究中的应用 . 天津：天津中医学院 , 2002.

[182] 王欢欢 . 数据挖掘技术在吸毒者脉象信号识别中的应用 . 重庆：重庆大学 , 2013.

[183] 陈涛 . 基于当代名医医案数据库的舌脉诊研究 . 北京：北京中医药大学 , 2006.

[184] 沙海勇 , 李红毅 . 名老中医经验传承方法概况 . 江苏中医药 , 2009, 41(10): 78-80.

[185] 胡镜清 , 路洁 , 刘喜明 , 等 . 名老中医经验传承研究内容与方法的思考 . 中华中医药杂志 , 2009, 24(10): 1346-1348.

[186] 高蕊 , 徐咏梅 , 朱正祥 , 等 . 名老中医经验传承方法探讨 . 中国实验方剂学杂志 , 2011, 17(8): 275-278.

[187] 刘喜明 , 苏凤哲 , 路洁 . 名老中医经验传承的现状和未来走向 . 世界中西医结合杂志 , 2009, 4(3): 153-155.

[188] 王映辉 , 张润顺 , 吴洁 , 等 . 名老中医经验传承研究模式探索 . 中国中医基础医学杂志 , 2008, 14(6): 417-418.

[189] 张启明 , 王永炎 , 张志斌 , 等 . 中医历代医案数据库的建立与统计方法 . 山东中医药大学学报 , 2005, 29(4): 298-299.

[190] 王家良 . 临床流行病学 - 临床科研设计、衡量与评价 . 上海：上海科学技术出版社 , 2001: 1.

[191] 刘保延 . 中医临床疗效评价研究的现状与展望 . 中国科学基金 , 2010, 24(5): 268-274.

[192] 寇文榕 , 陈在嘉 , 陶寿淇 , 等 . 益气活血途径随机分组治疗急性心肌梗塞 268 例疗效观察 . 中西医结合杂志 , 1983, 3(3): 146-149.

[193] 周春祥 . 名老中医经验总结与传承过程中的问题与思考 . 江苏中医药 , 2004, 25(12): 124.

[194] 白春清 . 中医专家系统三十年 . 医学信息 , 2011, 24(2): 550-552.

[195] 贝太学 , 王涛 , 乔建滨 . 基于中医专家系统的评价技术综述 . 信息技术与信息化 , 2011, 36(1): 52.

[196] 维克托·迈尔 – 舍恩伯格 , 肯尼斯·库克耶 . 盛杨燕 , 周涛译 . 大数据时代 . 杭州 : 浙江人民出版社 , 2013: 104.

[197] 王映辉 , 姜在旸 , 闫英杰 , 等 . 基于信息和数据挖掘技术的名老中医临床诊疗经验研究思路 . 世界科学技术—中医药现代化 , 2005, 7(1): 98-105.

[198] 张华 , 刘保延 , 王映辉 , 等 . "人机结合、以人为主"的名老中医经验整理研究方法 . 中医研究 , 2007, 20(2): 4-7.

[199] 王映辉 , 张润顺 , 刘保延 , 等 . 结构化名老中医临床诊疗信息采集系统设计规范 . 中国中医药信息杂志 , 2007, 14(2): 95-96.

[200] 张润顺 , 王映辉 , 姚乃礼 , 等 . 名老中医电子病历中病史动态结构化数据录入规范 . 中国中医药信息杂志 , 2007, 14(3): 100-101.

[201] 周雪忠 , 刘保延 , 姚乃礼 , 等 . 中医临床数据仓库的研究及构建 . 国际中医中药杂志 , 2006, 28(6): 340-343.

[202] 张润顺 , 王映辉 , 周雪忠 , 等 . 名老中医经验要素研究及智能挖掘平台功能设计 . 世界科学技术—中医药现代化 , 2008, 10(1): 45-52.

[203] 王映辉 , 周雪忠 , 刘保延 . 名老中医经验共性规律及个性差异比较研究 . 世界科学技术—中医药现代化 , 2009, 11(6): 793-799.

[204] 张润顺 , 周雪忠 , 姚乃礼 . 基于复杂网络分析的肝脾不调证的配伍特点研究 . 世界科学技术—中医药现代化 , 2010, 12(6): 882-887.

[205] 刘晓峰 , 任廷革 , 高全泉 , 等 . 中医处方智能分析系统的研究与实践 . 中国中医药信息杂志 , 2007, 10: 97-99.

[206] 任廷革 , 萧旭泰 , 刘晓峰 , 等 . 中医方剂知识获取的研究 . 中国中医药信息杂志 , 2012, 07: 24-27.

[207] 任廷革 , 张帆 , 刘晓峰 , 等 . 基于智能计算的中医方剂治法模型研究的构思与流程设计 . 北京中医药大学学报 , 2012, 08: 524-528.

[208] 范玉妹 , 单平 , 艾冬梅 , 等 . 基于结构模型的知识发现技术 . 北京科技大学学报 , 2008, 07: 832-836.

[209] 张德政 , 刘洁卉 . 基于图分析的领域知识获取技术 . 北京市高等教育学会 . 着力提高高等教育质量 , 努力增强高校创新与服务能力——北京市高等教育学会 2007 年学术年会 , 2008: 7.

[210] 陈瑾 , 陆建峰 , 李文林 , 等 . 基于摄动思想的中医处方模糊聚类分析 . 北京生物医学工程 , 2011, 04: 376-380+386.

[211] 孟红梅 , 陆建峰 , 李文林 , 等 . 基于数据挖掘的中药功效相似度量化研究 . 辽宁中医杂志 , 2011, 03: 402-405.

[212] 冯奇 , 周雪忠 , 黄厚宽 , 等 . POMDP 基于点的值迭代算法中一种信念选择方法 北京交通大学学报 , 2009, 33(5): 77-80.

[213] 田琳 , 闫英杰 , 朱建贵 , 等 . 整理挖掘名老中医诊疗眩晕病辨证思维模式的思路与探讨 . 中国中医基础医学杂志 , 2006, 08: 618-620+622.

[214] 梁茂新 , 龚治平 . 对新版《中药新药临床研究指导原则》的若干意见 . 世界科学技术 - 中医药现代化 , 2004, 6(5): 40-43.

[215] 王映辉 , 刘保延 , 等 . 名老中医诊疗信息基础数据仓库与挖掘平台的建立 . 第二届著名中医药学家学

术传承高层论坛会 , 2006, (12), 179-185.

[216] 马家驹 , 张晓雷 , 王玉光 . 中医传承应以名老中医特色治则治法传承为核心 . 环球中医药 , 2016, 9(10): 1212-1214.

[217] 权红 , 李文泉 , 高剑虹 , 等 . 方和谦教授 "和法" 临床应用数据的挖掘研究 . 中国中医药科技 , 2009, 06: 470-471.

[218] 杨卫 . 朱仁康从 "毒" 论治皮肤病的数据挖掘 . 北京中医药大学 , 2014.

[219] 刘洪兴 . 基于数据挖掘的仝小林教授辨治胰岛素抵抗经验初探 . 北京：北京中医药大学 , 2014.

[220] 徐丽丽 , 薛燕星 , 张润顺 , 等 . 名老中医有效经验方发现研究的探索与实践 . 中国实验方剂学杂志 , 2015, 07: 1-4.

[221] 薛燕星 , 姚魁武 . 诊治外感热病为提高中医学术及医疗水平的关键——薛伯寿教授治疗外感热病学术思想系列之一 . 世界中西医结合杂志 , 2011(07): 553-554.

[222] 张菁 . 基于模糊聚类—关联方法的干祖望耳鼻喉疾病医案分析挖掘研究 . 南京：南京中医药大学 , 2011.

[223] 张华 , 刘保延 , 王映辉 , 等 . 田从豁教授临床常用穴方总结 . 中国针灸 , 2007, 27(9): 673-676.

[224] 毕文霞 . 名老中医治疗冠心病验案的数据挖掘及辨证模型构建 . 济南：山东中医药大学 , 2015.

[225] 张俊 . 基于聚类—关联方法的徐景藩脾胃病医案分析挖掘研究 . 南京：南京中医药大学 , 2010.

[226] 周雪忠 , 刘保延 , 姚乃礼 , 等 . 中医临床数及挖掘分析平台的研究与应用探讨 . 世界科学技术 - 中医药现代化 , 2007, 9(4): 74-80.

[227] Xuezhong Z, Baoyan L, Yinghui W, et al. Building Clinical Data Warehouse for Traditional Chinese Medicine Knowledge Discovery. International conference on biomedical engineering and bioinformatics (1) 2008: 615-620.

[228] 张润顺 , 王映辉 , 等 . 名老中医经验要素研究及智能挖掘平台功能设计 . 世界科学技术—中医药现代化 , 2008, 10(1): 45-52, 63.

[229] Xuezhong Z, Baoyan L. Network analysis system for traditional Chinese medicine clinical data. BMEI, 2009, 3: 1621-1625.

[230] 朱文欣 . 类风湿关节炎当代名医临床辨治规律探讨 . 广州：广州中医药大学 , 2009.

[231] 王映辉 , 姜在旸 , 等 . 基于信息和数据挖掘技术的名老中医临床经验研究思路 . 世界科学技术—中医药现代化 , 2005, 7(1): 98-105.

[232] 李文泉 , 权红 , 等。方和谦创 "和肝汤" 的组方原则和临床应用 . 上海：中医药杂志 , 2008, 42(2): 1-3.

[233] 薛燕星 , 华华 , 蒲永文 , 等 , 薛伯寿教授运用和法之经验 , 广州：第二届著名中医药学家学术传承高层论坛 , 2006, 12: 359-371.

[234] 丁富平 . 中医护理学科体系的形成、现状与发展策略研究 . 广东：广州中医药大学 . 2009.

[235] 张立宏 , 芮婷 , 等 . 痰热清注射液所致静脉炎危险因素巢式病例对照研究 . 中华中医药杂志 , 2013, 28(4): 1148-1150.

[236] 郭敬 , 周姣媚 , 陈扬 , 等 . 肺癌中医护理方案临床应用实践 . 中国护理管理 , 2013, 13 (10): 17-18.

[237] Holland J H. Adaptation in Natural and Artificial System.The University of Michigan Press, Ann Arbor, 1975.

[238] 田禾 , 周国栋 . 通用中医专家系统 GTS 模型的设计与实现 . 计算机学报 , 1987, 8: 508-512.

[239] 罗运模 . 中医专家系统 MONKEY 的实现方法与技术 . 计算机学报 , 1988, 6: 371-377.

[240] 彭春龙 , 付卓 . 一个能从病例中自动获取知识的中医专家系统生成软件 . 微型机与应用 , 1989(1):

27-29.

[241] 金芝, 刘凤岐, 俞咸宜. 中医专家系统工具 YHW-CTMEST. 计算机工程与应用. 1988, 6: 011.

[242] Ledley S, Lusted L B, Ledley R S. Reasoning foundations of medical diagnosis. Science, 1959, 130(3366): 9-21.

[243] F T de Dombal, D J Leaper, J R Staniland, et al. Computer-aided diagnosis of acute abdominal pain. Br Med J, 1972, 2(5804): 9-13.

[244] Shortliffe E, editor. Computer-based medical consultations: MYCIN. Elsevier, 2012.

[245] Schwartz, William B, G Anthony Gorry, et al. "Decision analysis and clinical judgment." The American journal of medicine, 1973, 55(4): 459-472.

[246] Barnett G O, Cimino J J, Hupp J A, et al. DXplain: an evolving diagnostic decision-support system. Jama, 1987, 258(1): 67-74.

[247] Elhanan G, Socratous S A, Cimino J J. Integrating DXplain into a clinical information system using the World Wide Web. InProceedings of the AMIA Annual Fall Symposium 1996 (p. 348). American Medical Informatics Association.

[248] Byng J W, Boyd N F, Fishell E, et al. Automated analysis of mammographic densities. Physics in medicine and biology, 1996, 41(5): 909.

[249] Maude J. Differential diagnosis: the key to reducing diagnosis error, measuring diagnosis and a mechanism to reduce healthcare costs. Diagnosis. 2014, 1(1): 107-109.

[250] Thomas, Karl W., Charles S. Dayton and Michael W. Peterson. "Evaluation of internet-based clinical decision support systems." Journal of medical Internet research, 1999, 1(2): e6.

[251] Musen, Mark A, Blackford Middleton, et al. "Clinical decision-support systems." Biomedical informatics. Springer London, 2014. 643-674.

[252] Medgle system homepage: http://www.medgle.com/. Accessed 2013.4.28.

[253] Berner, Eta S., ed. Clinical Decision Support Systems. New York: Springer, 2007.

[254] Mahmud F B, Yusof M M, Shahrul A N. Ontological based clinical decision support system (CDSS) for weaning ventilator in intensive care unit (ICU). InElectrical Engineering and Informatics (ICEEI), 2011 IEEEInternational Conference on, 2011, 17: (1-5).

[255] Chu A, Ahn H, Halwan B, et al. A decision support system to facilitate management of patients with acute gastrointestinal bleeding. Artificial intelligence in medicine. 2008, 42(3): 247-259.

[256] Saverno K R, Hines L E, Warholak T L, et al. Ability of pharmacy clinical decision-support software to alert users about clinically important drug—drug interactions. Journal of the American Medical Informatics Association, 2011, 18(1): 32-37.

[257] Purves I N. PRODIGY: implementing clinical guidance using computers. Br J Gen Pract, 1998, 48(434): 1552-1553.

[258] Martijn van den Branden, Nirmalie Wiratunga, DeanBurton, et al. Integrating case-based reasoning with an electronic patient record system. Artificial Intelligence in Medicine, 2011, 51: 117-123.

[259] 毕澜馨. 基于案例推理的中医临床决策支持系统研究. 北京: 北京交通大学. 2012.12.

[260] Muggleton S. Inductive Logic Programming. New Generation Computing, 1991, 8(4): 295-318.

[261] Richardson M, Domingos P. Markov logic networks. Machine learning, 2006, 62(1-2): 107-136.

[262] Bratkol, Muggleton S H. Applications of inductive logic programming. Communications of the ACM,

1995, 38(11): 65-70.

[263] Singla P, Domingos P. Lifted first-order belief propagation. In: Proc. of the 23rd National Conf. on Artificial Intelligence (AAAI2008). Chicago, 2008: 1094.1099.

[264] Domingos P, Lowd D. Markov logic: an interface layer for artificial intelligence. San Rafael: Morgan and Claypool, 2009.

[265] P.-N. Tan, M. Steinbach & V. Kumar, "Introduction to Data Mining", Addison-Wesley, 2005, 8: 500.

[266] Leacock, Claudia, George A M, et al. "Using corpus statistics and WordNet relations for sense identification." Computational Linguistics, 1998, 24(1): 147-165.

[267] Jiang J J, Conrath D W. Semantic similarity based on corpus statistics and lexical taxonomy. arXiv preprint cmp-lg/9709008, 1997.

[268] 李荣, 曹顺良, 李园园, 等. 基于语义路径覆盖的 Gene Ontology 术语间语义相似性度量方法. 自然科学进展, 2006, 16(7): 916-920.

[269] Resnik P. Semantic similarity in a taxonomy: An information-based measure and its application to problems of ambiguity in natural language. arXiv preprint arXiv: 1105.5444, 2011.

[270] Hanely J A, McNeil B J. The meaning and use of the area under a receiver operating characteristic (ROC) curve. Radiology, 1982, 143: 29-36.

[271] Herlocker J L, Konstann J A, Terveen K, et al. Evaluating collaborative filtering recommender systems. ACM Transactions on Information Systems, 2004, 22(1): 5-53

[272] Zhou T, Ren J, Medo M, et al. Bipartite network projection and personal recommendation. Physical Review E, 2007, 76(4): 046115.

[273] 邬凡, 彭丹丹, 闫华, 等. 浅谈 HRP 系统在公立医院管理中的运用. 中国数字医学, 2013, 8(7): 98-99.

[274] 闫华, 刘伟, 郝梅, 等. 企业资源计划在医院的运用 - 医院资源计划. 中国医院管理, 2011, 31(12): 61.

[275] 刘勇. 医院信息化 HRP 系统的探索. 中国当代医药, 2010, 17(18): 135.

[276] 王小平, 王贤裕, 刘德芝, 等. 浅谈 HRP 系统在医用耗材管理中的应用. 经济师, 2012(4): 165.

第六章　展　望

21 世纪是生命科学的世纪，医学模式、发展趋势及研究方法手段发生了巨大的变化。以疾病为中心的群体医学正在向以人为中心的个体医学转变。人民群众对健康的需求也越来越迫切。中医临床和信息学的交融更加明显，普通百姓利用信息科学技术来保障自身健康的能力已越来越迫切。目前全民健康保障信息化工程已被列为国家重大信息化工程第一大建设项目[1]。

随着互联网技术和移动端通信技术的不断进步，"互联网 +"的概念也与中医临床信息更多地结合起来。中医临床信息通过云计算、物联网、大数据的技术让传统医疗和互联网进行融合，从而推进传统医疗行业的升级与换代。移动互联网正在改变着人们的生活，并给医疗健康信息化服务带来了新的变革。因此，展望未来，中医临床信息学科的建设和发展，充分发挥跨学科知识及资源优势，促进中医临床各学科发展，从而增强防病治病能力。不久的将来，中医临床信息学将朝着以下方向不断发展及深化。

一、面向全生命周期采集，形成生物医学大数据

目前传统的中医临床数据多采集于诊疗阶段，健康管理、就诊前、随访及结局的信息采集较薄弱，而病人诊疗前和诊疗后的信息对于疾病的诊断和防止疾病的复发和已病的传变具有重要的诊断意义。因此，完善中医临床信息采集系统的建设是迫在眉睫的。通过电子移动设备、互联网，使病人自行录入诊疗前的疾病信息，可以合理地调整就诊时间，提高诊疗效率，改善病人就诊感受。在诊疗后信息的采集上，建设好疾病病例登记系统，能够很好地补充病人诊疗以后的信息的采集。通过移动医疗、物联网等相关技术，提供给病人更加友好和人性化的信息采集设备及平台，实现随时随地地信息录入，逐步实现全生命周期的健康相关数据采集。医生根据数据反馈分析，将更好地指导病人进行健康管理及疾病治疗。此外，通过病例登记系统，将全面了解疾病发生、发展规律，了解疾病诊疗经过，促进疾病治疗的质量改进。同时结合中医临床特点，发展中医四诊仪，实现中医的远程会诊、网上诊疗等。目前在"火星 500"试验中，利用中医四诊仪进行四诊资料采集，对长期密闭环境下人体的功能和生命活动规律进行探索[2]，远程健康状态的自动检测与干预已经显示出更大的优势和广阔前景。

（一）信息系统逐渐完善

临床信息系统是指以提高医疗质量和医疗工作效率为目的的病人医疗信息采集、处理、存储、传输系统。临床信息系统是直接为医疗工作服务的信息系统，是与医院信息系统中以医院管理为目的的管理信息系统相对而言的，两者既有较为明显的阶段性，又有相辅相成的融合性。在国内，临床信息系统还处在起步和发展阶段，住院医生工作站，住院护士工作站，中医临床研究分析系统，名老中医经验传承系统，中医辅助诊疗系统，中医特色治疗管理系统，住院病人入、出、转管理系统等这些典型的应用也还仅在少数信息化建设比较好的医院得到推广应用。总体上，医院临床信息系统有以下几个主要发展方向。

1. 构建具有中医特色的专业化系统

临床信息系统目前还刚处于起步阶段，因此开发的软件还不够精细，还不能适应各特色专科的要求。因为医疗各专科既有共性，又有很大的区别。如在门诊医生站，急诊与内分泌科就有很大的区别。但目前软件还很难适应这些特殊科室的需求。因此将来的临床信息系统一定是在满足共性的前提下，发展各具特色的专用软件。

2. 建立信息系统集成平台

由于软件开发分工专业化。根据医院的实际需要，整合不同厂商有特色的专业系统从而形成统一的大系统是临床信息系统的发展趋势。而要把这么多系统进行有机地整合难度是非常大的，特别是在我国卫生信息标准化程度比较低的情况下难度更大。而集成平台无疑是实现系统整合的一个非常有效的手段，如果医院能够通过集成平台实现各信息系统的有效集成，那么医院就掌握了信息系统发展的主动权[3]。

3. 研发具有完整临床信息的电子病历系统

在临床意义上，电子病历是一个信息高度集成的信息系统。实现电子病历实质上是医院医疗工作的全面信息化[4]。因此，它的实现是一个长期的发展过程，很大程度上也依赖临床信息系统的发展。临床信息系统是电子病历的直接信息源，电子病历建设需要以完善的临床信息系统为基础，而临床信息系统发展的最高阶段是实现具有完整临床信息的电子病历[3]。

（二）基于云计算的移动医疗服务

目前，国内将云计算和移动通信技术结合应用于医疗领域的研究案例较少，国外也只是处于起步阶段。Charalampos Doukase 在他们的研究中实现了一个移动应用系统。通过使用云计算，这个系统能完成电子医疗数据的存储、更新和检索。这个移动应用提供了病人的病历、医疗图片（支持 DICOM 格式和 JPEG2000 编码）的管理，同时使用了 Amazon 的 S3 云服务。

总体来说，传统医疗行业与云计算技术结合未来可以分为 3 个阶段：第一阶段医院建立移动医疗的服务体系；第二阶段是通过互联网在线完成电子处方、就近药物配送、转诊、医保实时报销、商业保险实时申赔等环节；第三阶段是开放大数据平台，结合云计算能力，与可穿戴设备厂商、医疗机构、政府卫生部门等合作，搭建基于大数据的健康管理平台。

基于云计算的移动医疗服务在实际的应用与发展过程中，仍存在着一些难题：如何部署云计算技术，使得各医疗角色（包括各级医院、医疗机构、药品用品供应商、保险公司等）之间能实现数据的共享和信息的交互；如何为个人提供更多优质的个性化的医疗服务，实现云计算与移动医疗的完美结合，让移动医疗在个人健康监管方面发挥更大功效。结合云计算技术及无线网络技术和移动智能终端的日益普及，基于云计算的医疗服务平台建设将明显提升医疗行业的信息化水平，尤其是在数据的统一管理、存储和共享方面，将会有更大提升，同时云计算本身"按需付费"和服务可计量的特点，在医疗领域部署云计算服务将极大降低其信息化建设的成本。另外，更多的手机应用可以基于此云医疗服务平台，实现医疗服务的随时随地获得，让每一个用户参与到自我健康保健的工作中来。

二、"互联网＋中医"：机遇与挑战

云医疗、移动健康、大数据相关技术的发展，带动了各种基于移动互联网的医疗健康 APP 的应用和发展，加之可穿戴医疗健康监测设备的推广使用、云医院的建立，为未来医疗健康服务提供了更为便捷、高效的服务手段，也为医疗服务业升级和转型提供了技术保障。

现行医疗服务模式存在的弊端是显而易见的，由于诊疗技术、设施、设备的限制，医患双方的诊疗、就医行为大多局限于医疗机构内部，造成了医患双方的不便，而"互联网＋"医疗的服务模式能够有效地破解这一难题，极大地改善医疗服务的提供模式和病人接受医疗健康服务的模式。通过互联网和"医疗专业云"，可以有效拓展并延伸医疗机构的服务能力，如病人网上就医、居家监护、就近抽血、集中检验、远程提供诊疗建议、远程手术及手术指导、个性化健康管理等，从根本上变革现有的医疗服务模式。而随着技术的进步，医学影像电子化，诊疗设备的微型化、可穿戴，以及交互式高清视频都为"互联网＋"医疗模式扫清了技术障碍[1]。

然而，"互联网＋"医疗也面临着许多挑战，怎样通过互联网医疗技术更好地提高服务效率、减少医疗差错、改善就医体验和控制医疗成本，是我们应该关注的问题。移动医疗服务建设成本高昂，投入产出比不高；同时，医保结算也有相关的行业壁垒。远程医疗在医疗质量的保障上也有一定局限性：一方面，远程医疗管理方面存在障碍，远程医疗属于医疗行为，需要有资质的机构和人员提供服务，在没有相应法律法规约束的情况下并不能保证每一次远程会诊的服务质量；另一方面，对于疑难病例的检验、检查、诊断、治疗也会存在一定的误差，一旦出现医疗纠纷后责任认定有一定困难。

"互联网＋"医疗服务的可及性也是我们需要面对的难题。根据国际电信联盟（ITU）发布的《衡量信息社会报告》，中国信息和通信技术（information and communication technology，ICT）水平排名第 86 位，非网民超过 50% 的比例。其中，50 岁以上的网民仅占 7.9%，中老年病人就医的惯性还是习惯于传统的就医方式，建立信任是个长期的过程。另一方面智能可穿戴设备的认知率为 54.3%，使用率仅 2.9%，认知到购买的转化率仅为 5.3%，造成了健康监测难以持续。

"互联网＋医疗"应用为民众带来的就医便捷及为医务人员和医疗机构提供的服务能力拓展是推动现行医疗服务模式升级、转型的动力，但能否实现还取决于医疗服务行业对"互联网＋"医疗模式的认可、服务理念的转变，以及资金投入和技术实现等多方面。"互联网＋"医疗模式的未来发展如何实现依然有赖于政府、业界和社会各方的努力、探索和创新[5]。

三、数据综合集成方案及技术进一步成熟，数据利用向更深更广方向发展

（一）数据共享机制及技术进一步完善

在中医药信息共享的基础上，依托国家中医药数据中心，为中医临床提供强有力的各类中医药数据资源。中医古代医籍数字化、数据化已初具规模，同时中医现代数据共享平台也已经成为国家人口健康科学数据共享平台的重要组成部分[6]。以中医古代文献相关数据可以为临床提供理论支持，现代科技文献数据为临床提供最新的科学认识。以海量的数据为强大后盾，有效提升中医临床的专业水平和科学研究水平，实现信息资源的综合开发利用和信息共享。

（二）数据挖掘利用进一步拓展深入，知识成果彰显中医精髓

数据挖掘技术善于从缺乏先验信息的海量数据中发现隐含的有意义的知识，预测未来趋势及行为，做出前瞻性的基于知识的决策。中医临床辨证是临床医师利用望、闻、问、切四诊得

到的病人整体信息进行综合判断来决定治疗法则，进而选择用药，与数据挖掘有相似之处。基于中医采集的临床数据，目前已经利用数据挖掘开展中医基础理论研究、临床研究，以及新方法与新技术研究等内容。而上述研究内容，其基本目的仍是将数据挖掘技术紧密联系中医临床理论从而作为工具辅助临床医师认识疾病，提高辨证论治水平，提高临床疗效。如中医理论中证候本身即具有判断疾病轻重及预后的作用，通过数据挖掘，目前已经证明证候对疾病具有预测作用，根据证候疾病信息与中西医疗法疗效的临床数据所建立的神经网络模型，能够显示证候疾病信息对疗效的预测作用[7]。由于中医数据存在多维、非线性、动态等特点，结合中医辨证论治的特点，发展智能信息处理技术，依靠数据挖掘技术，找出隐含在数据中的知识。

中医临床信息数据挖掘是一门涉及面广、技术难度大的新兴交叉学科，需要从事计算机、统计学、信息学的科研人员与广大医务工作者之间的通力合作。随着理论研究的深入和进一步的实践摸索，数据挖掘技术将会在中医临床科研中发挥巨大作用。

（三）医学信息数据挖掘与数据仓库

随着数据库管理系统在医院的广泛应用，针对医院数据量大、数据多样性的特点，如何挖掘激增的数据背后隐藏的重要信息、如何对其进行更高层次的分析，发现数据中存在的关系和规则，以便更好地利用这些数据辅助医务人员进行决策和管理，开展大规模、高水平的医学研究。这些问题都需要数据仓库和数据挖掘技术提供有力的技术支持。医学数据挖掘的应用方向主要有：在疾病辅助诊断中的应用；在医院信息系统中的应用；在药物开发中的应用；在遗传学方面的应用，等等[8]。

数据挖掘技术善于从缺乏先验信息的海量数据中发现隐含的有意义的知识，预测未来趋势及行为，做出前瞻性的基于知识的决策，正是这种优势使得数据挖掘技术在分析医学数据的研究中被广泛地采用并取得了许多有价值的成果[9]。例如：①自动预测趋势和行为，数据挖掘技术可以预测疾病发作，能够预防或及时救治病人，挽救病人生命；②关联分析，通过分析临床病症与用药之间的关系、临床病症与复方之间的关系、临床病症与化学成分之间的关系，数据挖掘技术可以建立一些潜在于症状及疾病间的关联规则；③偏差检测与控制，数据库中的数据常有一些异常记录，从数据库中检测这些偏差很有意义，偏差包括很多潜在的知识，如分类中的反常实例、不满足规则的特例、观测结果与模型预测值的偏差、量值随时间的变化等[10]。

基于医学信息数据仓库模型的数据挖掘系统采用了目前比较成熟的挖掘规则和算法，以面向临床应用为目的，可以实现诸如对糖尿病病人进行筛查，医院内的感染监测进行控制，冠心病预测等辅助功能，随着数据的进一步采集与整理及挖掘算法的不断完善，必能为医院疾病诊断和治疗、医院管理决策等带来极大的方便及可观的效益。

（四）临床决策支持系统

临床决策支持系统（clinical decision support system，CDSS）的充分利用，能提高中医临床决策水平，医生的决策关系到病人的安危，因此，丰富的医学知识与临床经验显得尤为重要。除自身的知识与经验的积累外，借助临床决策支持系统（CDSS）则是一种行之有效的方法[11]。临床决策支持系统是临床信息系统中专门辅助医疗工作的系统，它的应用可以有效解决临床医生知识的局限性问题、减少人为疏忽、相对降低医疗费用[12]。CDSS运用专家系统的设计原理与方法，模拟医学专家诊断、治疗疾病的思维过程编制的计算机程序，它可以帮助医生解决复杂的医学问题，作为医生诊断、治疗及预防的辅助工具，同时也有助于医学专家宝贵理论和丰富临床经验的保存、整理和传播[3]。

临床决策支持系统可以与异构 EMR 集成本地化映射工具，实现一个以非专科医生和低年资专科医生为目标用户，与临床恰当结合的决策支持系统[4]。在与临床工作流结合方面，CDSS 的支持的方式应该是主动和被动相结合的，既需要主动发现临床医生可能需要获得决策支持的时机，也要能够在临床医生寻求决策支持时及时方便地提供信息[13]。研究并开发临床决策支持系统，有助于提高医生的诊疗水平，提高医疗质量，最终使病人受益。

目前 CDSS 在临床中应用尚不是十分广泛，需要将中医临床信息学中的数据与 CDSS 结合起来指导临床。

区域及乃至全国的医疗信息集成平台的建立，不仅有利于医疗服务能力和水平的提升，也有利于提升药物研发的能力，例如，基于某药物的全部应用数据，可望对其疗效、安全性做出更全面、客观的评价，新的有效病例，可望对某些药品优化使用说明提供支撑，并能支持药物上市后再评价、国家中药保护品种的评审等。

四、中医临床信息助力中医精准医疗

2015 年美国总统奥巴马在发表国情咨文中，提出了精准医疗计划，目标是利用个性化信息提高治愈癌症和糖尿病等疾病水平。其实，精准医疗并非是一件新事物，国内学者夏锋早在 2010 年就提出过"精准医疗的理念及其技术体系"，认为精准医疗模式本着病人的最大获益和社会医疗投入的高效配置为宗旨，结合现代流行病学和预防医学、临床诊断学和治疗学、分子医学、医学信息学技术及卫生经济学和医学社会学，使传统的医疗模式走向整合化，为每一个人提供量体裁衣般的疾病预防、筛查、诊断、治疗和康复计划，以最小资源投入获取最大健康保障，从而提高整体人群的健康水平[14]。精准医疗不同于目前针对一般群体病人的循证医学模式，而是根据病人特征"量体裁衣"，制订个性化的精确治疗方案。其实施过程的重要一步，便是联合最新的遗传检测技术，对病人的基因组、微生物组及其产物进行检测，以更深入、准确、全面地反映疾病的本质特征，直接"定位"疾病的准确缺陷，进而精准用药[15]。

因此，精准医学代表了现代生命医学发展的方向，实质是基因组学、蛋白组学、代谢组学在分析疾病的分子机制的基础上，让诊断治疗找到更准确的靶点，提高处置疾病的针对性和有效性，是一个建立在了解个体基因、环境及生活方式基础上的新兴疾病治疗和预防方法[16]。

精准医学的医疗模式在理念上与中医学辨证论治个体化诊疗模式极为近似，有望在保障疗效的同时，更好地帮助临床医师总结辨证论治经验，提升个体诊疗能力与水平。

个体化诊疗即突出个性化特征的临床诊断及其与之相应的个性化治疗，中医药学的辨证论治就是一种典型的"个体化诊疗"方法。中医在诊治过程中将其重点放在对个性特征的辨析上。人体个性特征是由于人体形体结构的状况、心理状况及体质等因素所构成的，强调"因时、因地、因人"三因制宜，个性特征的不同是绝对的，因而决定了以具体证候为起点的辨证论治过程的个性化也是绝对的。

利用信息科学技术，提升中医药个体诊疗能力，发展中医药"精准医疗"。近 15 年来，以中国中医科学院为牵头单位，组织动员了国内数十家大型临床、科研单位，以临床医生为主体，包括信息化、统计学、临床流行病学与循证医学、标准学、工程学等多学科领域近千名人员共同参与，采用信息技术、网络技术、计算机、数据库技术等高新科技通过先进的管理体制与机制，从建立个体诊疗的评价平台、研究平台入手，进行了创建中医药学现代个体诊疗体系的尝试，建立了以中医医疗与临床科研信息共享系统为基础的工作平台，在国家中医临床研究基地建设中针对肿瘤、代谢性疾病、心血管疾病、艾滋病等重点病种提升临床疗效研究发挥了重要支持作用。

中医药经数千年的发展，形成了"从临床中来，到临床中去"的基本规律，历史上中医的成长需凭借悟性与努力，在个人诊疗实践中检验、领悟前人的医学理论与辨证论治经验并加以发挥创新，由于受到病案数量少、病种范围局限等条件的制约，致使高水平中医培养周期长、成效低。上海医药临床研究中心提供的数据显示，我国中西医执业人员数量比从20世纪初的9∶1倒置为当前的1∶7，而坚持实行传统中医理念的中医又仅占中医执业者的1/10左右，揭示了优秀中医师的培养难度。如何在确保高素质的前提下有效缩短中医人才的培养周期，成为迫切需要解决的科学问题。

现代信息科学技术的发展为临床数据采集、存储管理及分析利用提供了支持。如充分利用智能手机应用软件及相关外设、可穿戴设备、光学、动作、颜色、声音、温度、气味等各类传感器，就能够全面采集中医传统四诊信息及现代人体健康相关状态信息。实现便捷实时监测、采集中医健康信息，实时分析，并面向病人或健康人群提供实时服务。利用聚类、关联规则、贝叶斯网络与贝叶斯分类、SVM、回归分析和判别分析、神经网络、Rough集、文本挖掘、复杂网络、因子分析和主成分分析、隐结构模型等先进分析挖掘方法，可以深入总结中医辨证论治的诊疗规律。另外，随着医院信息化管理和电子病历普及，数据仓库、OLAP技术等广泛应用于中医临床数据的集成、统计与分析中，为较全面地统计分析中医临床信息提供了技术支撑。

因此，遵循中医药自身发展的客观规律，实施具有中医药特色的精准医疗研究方案，完善顶层设计，制订相关标准规范，建立并利用云平台、移动医疗、先进传感技术等现代信息科学的方法与技术工具，整合病人临床数据、古文献数据、现代文献数据及海量的生物学实验数据，如基因组、蛋白质组和代谢组数据及借助物联网所获取的人体健康相关的衣食住行的数据，以大数据支撑中医临床科研并提升中医师个体诊疗能力与水平，具有重大的现实意义。

五、构建中医药大健康体系，推进中医药大健康信息化

世界卫生组织于1948年在其《世界卫生组织组织法》给出了定义："健康是一种完整的体格、精神和社会的良好状态，而不仅仅是没有疾病或虚弱"，所以，健康不是单一地指身体没有疾病，而是更高地强调身体、精神、社会三者统一保持完好的状态。中医早在《黄帝内经》时期就已经确立了：天人合一的健康观，关注人与环境的统一协调；形神（身心）一体的健康观，关注生理与精神心理的统一；阴平阳秘的健康观，关注人身内外平衡共生；正气为本的健康观，关注规范行为、适应进化。其提出了"形与神俱，而尽终其天年"的健康目标，不仅要健康，还要健康地长寿，这是一种大健康的理念。要实现健康长寿的目标，只在疾病的"诊断和治疗"上下功夫显然是不够的，这就需要健康管理，提倡中医药大健康理念指导下的健康管理。

健康管理是以现代健康概念为核心（生理、心理和社会适应能力），适应新的医学模式转变（生理－心理－社会医学模式），弘扬中医"治未病"传统思想，运用管理学的理论和方法通过对个体或群体健康状况及影响健康的危险因素进行全面检测、评估和干预，实现以促进健康为目标的全人全程全方位的医学服务过程[17]。健康管理包括健康咨询、健康体检与监测、

健康教育、健康危险因素干预和健康信息管理等。健康管理是以个人和人群的健康为中心，借助医学、管理学和信息学技术来实现的。健康管理和中医治未病均以维护和增进健康为目标，强调预防为主，应以中医治未病思想为指导，充分利用现代信息学技术，构建中医药大健康服务体系。2015年4月国务院《中医药健康服务发展规划（2015—2020年）》提出，中医药健康服务主要包括中医药养生保健、中医医疗、中医特色康复、中医药文化和健康旅游等服务，同时也提出以中医药学为主体，融合现代医学及其他学科的技术方法，创新中医药健康服务模式，丰富和发展服务技术。

中医历来重视疾病的预防和养生保健，并提出了"治未病"概念。《素问·四气调神大论》中说："是故圣人不治已病治未病，不治已乱治未乱，此之谓也。夫病已成而后药之，乱已成而后治之，譬犹渴而穿井，斗而铸锥，不亦晚乎。"这段话生动地指出了"治未病"的重要意义。唐代医家孙思邈提出了"上医医未病之病，中医医欲病之病，下医医已病之病"，将疾病分为"未病"、"欲病"、"已病"3个层次，而现代预防医学提出的三级预防"病因预防、临床前期预防、临床预防"也体现了中医"治未病"理念。医圣张仲景在临床医学实践中贯彻"治未病"思想，他在《金匮要略·脏腑经络先后病脉》篇中云："见肝之病，知肝传脾，当先实脾。"这是运用五行乘侮规律得出的治病防变的措施，是"治未病"思想既病防变的具体体现。扁鹊是众所周知的名医，而《鹖冠子》中记载的关于扁鹊论医的故事也是为人所熟知的。魏文王问名医扁鹊说："你们家兄弟三人，都精于医术，到底哪一位医术最好呢？"扁鹊答："长兄最好，中兄次之，我最差。"文王吃惊地问："你的名气最大，为何反长兄医术最高呢？"扁鹊惭愧地说："我扁鹊治病，是治病于病情严重之时，不仅病人痛苦，且需要下大力、动大手术才得病除。所以以为我的医术最高，名气因此响遍全国。我中兄治病，是治病于病情初起之时。一般人以为他只能治轻微的小病，所以他的名气只及于本乡里。而我长兄治病，是治病于病情发作之前。由于一般人不知道他事先能铲除病因，所以觉得他水平一般，但在医学专家看来他水平最高。"可见，中医追求的最高境界正是"治未病"。2008年1月卫生部部长陈竺在首届"治未病"高峰论坛上指出，发展"治未病"，应建立我国独具特色的健康保障服务体系，以健康文化为基础，引导人们树立健康的理念和信心，掌握运用治未病的知识和方法，以健康促进为手段，将医疗部门、健康教育部门、健康管理部门及科技部门有机整合起来，开展预防保健服务，以健康保险为支撑，发挥其经济补偿、市场组织、资金融通等功能，为"治未病"的发展提供保障。这种新模式将是我国医药卫生体制改革的积极探索，是建立我国独具特色的健康保障体系的新尝试。

随着信息科学与技术、云计算、物联网等的发展，为构建中医药大健康体系提供了技术支持。遵循中医药发展规律，借助信息化技术，创新中医医疗服务模式，提高中医药的防治水平，推进中医大健康信息化。

充分运用大数据、云计算技术，整合、汇集古今中医药文献、临床数据库，研究开发面向临床专业人员以提高中医诊疗水平为目标的临床决策辅助人机互动系统，研究开发面向社会大众的中医药疾病诊治、养生保健等知识库、知识图谱，通过建立微门户、微博群、微信等移动平台，主动推送中医药预防保健和养生知识，逐步形成个性化、智能化健康决策支持服务能力，促进提升民众健康素养。

大力发展智慧中医医疗。大力发展"互联网＋中医药"，鼓励基于互联网、物联网和大数据的云医院、云支付、移动医疗、远程医疗、可穿戴诊疗监测、智能化诊疗服务、疗效跟踪反馈等的研究与建设应用，完善以中医电子病历为核心的医院信息系统，开展远程智慧医疗平台研究和试点，实现中医远程会诊、双向转诊、预约挂号、远程培训等功能，为民众提供更为方便、快捷的中医医疗养生保健服务。

充分运用信息技术手段，建立共享平台进行健康服务管理，充分运用现代信息网络技术，实现跨领域的诊疗活动。通过网络先进的声音、图像传播处理技术，实现对病人望、闻、问、切的动态诊疗服务，同时应充分利用信息软件技术，研制系统化、智能化、网络化与科研一体化的中医健康管理软件，以实现中医与现代科技的结合，提高中医药的服务质量与管理水平。

需要注意的是，我们在利用现代信息科学技术的同时，我们也要清醒的认识到，科学技术是一把双刃剑，它一方面为我们提供了各种便利；但另一方面也带来了一些弊端，应警惕这些快速发展的信息技术可能会替代了人的某些功能，使人本应具有的某些功能逐渐退化。中国古代先哲曾说："望而知之谓之神，闻而知之谓之圣，问而知之谓之工，切而知之谓之巧。"老子在《道德经》第47章说："不出户，知天下；不窥牖，见天道。"《黄帝内经》中所述的真人、至人、圣人、贤人云："上古有真人者，提挈天地，把握阴阳，呼吸精气，独立守神，肌肉若一，故能寿敝天地，无有终时，此其道生。中古之时，有至人者，淳德全道，和于阴阳，调于四时，去世离俗，积精全神，游行天地之间，视听八达之外，此盖益其寿命而强者也，亦归于真人。其次有圣人者，处天地之和，从八风之理，嗜欲于世俗之间，无恚嗔之心，行不欲离于世，被服章，举不欲观于俗，外不劳形于事，内无思想之患难夫妻，以恬愉为务，以自得为功，形体不敝，精神不散，变可以百数。其次有贤人者，法则天地，象似日月，辨列星辰，逆从阴阳，分别四时，将从上古，合同于道，变可使益寿而有极时。"从"提挈天地，把握阴阳，游行天地之间，视听八达之外"到"法则天地，象似日月，辨列星辰"等，这些功能不是靠技术来替代的，应提倡利用信息技术，提升人们感官功能的灵敏度，激发思维的活力。我们想要成为中医的"圣人"、"贤人"，不能仅仅靠物质手段、能量手段，应该充分利用信息技术，来帮助我们更好地获取信息，尽可能提升"望、闻、问、切"四诊能力，提升中医医生的临床思维能力，提升个体化诊疗的能力。

（王映辉　张　红　姜又琳　宋观礼　徐丽丽）

参考文献

[1] 肖勇，沈绍武．我国中医药信息化发展战略思考．中国中医药信息杂志，2013，20(9)：3-5.

[2] 中医四诊仪参与"火星500"试验．中医药临床杂志，2011(12)：1066.

[3] 陈金雄．"临床信息系统"的应用与发展．中国数字医学，2007，2(2)：36-38.

[4] 陈金雄．电子病历研究中必须关注的几个问题．世界医疗器械，2005，3：55-56.

[5] 周子君．互联网＋医疗：机遇与挑战．医院管理论坛．2015(5)：3-5.

[6] 刘保延．大数据绘制当代中医航海图．中医药临床杂志，2013(8)：55-58.

[7] 查青林，何羿婷，闫小萍，等．基于神经网络分析方法探索类风湿关节炎证病信息对疗效的预测作用．中西医结合学报，2007(1)：32-38.

[8] 刘光熠，赵迎宾，Johan Ellenius，等．一种灵活的基于临床指南的临床决策支持系统．计算机应用与软件 2011，28(6)：189-192.

[9] 何春黎．临床决策支持系统：用于提高临床工作和医疗质量．美国医学会杂志：中文版，1999：324-325.

[10] Chabat F, Hansell D M, Yang G Z H. Computerized decision support in medical imaging (challenges in using image processing and automated feature extraction for improving diagnostic accuracy). Engineering

Medicine Biology, 2000, 5: 89-96.

[11] 杨艳.基于临床指南的临床决策支持系统的设计与实现.杭州:浙江工业大学, 2009: 7-10.

[12] 薛万国,李包罗.临床信息系统与电子病历.中国护理管理, 2009, 9(2): 77-80.

[13] 常战军.HRPS 数字化医院信息管理系统整合的研究.华中科技大学, 2004.53-64.

[14] 夏锋,韦邦福.精准医疗的理念及其技术体系.医学与哲学(临床决策论坛版, 2010, 31(11): 1-3+17.

[15] 鲁肃.精准医疗计划:机遇与挑战.世界科学, 2015, 03: 12.

[16] 王朝君,荆伟龙.精准医疗蓄势待发.中国卫生, 2015, (8): 80-82.

[17] 郭清.健康管理学概论.北京:人民卫生出版社, 2011, 1(1): 7-8.